U0254930

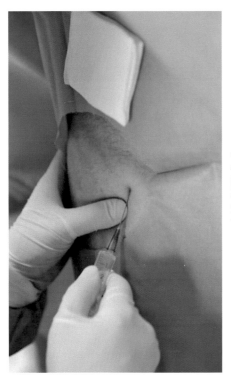

1. 右大腿股静脉穿刺点定位

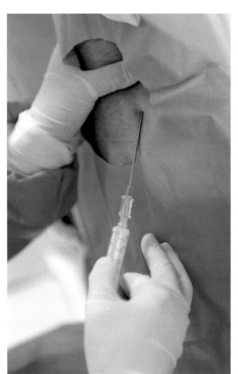

2. 局部浸润麻醉

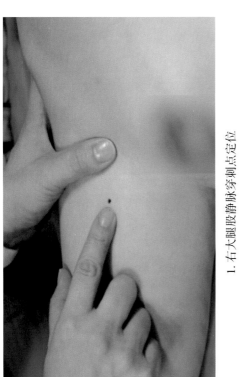

3. 探测股静脉血管位置

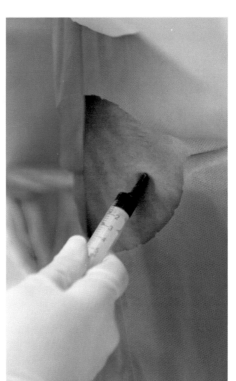

4. 双腔导管穿刺针穿刺

彩图 1-1　右大腿股静脉改良 Selding 置管术步骤

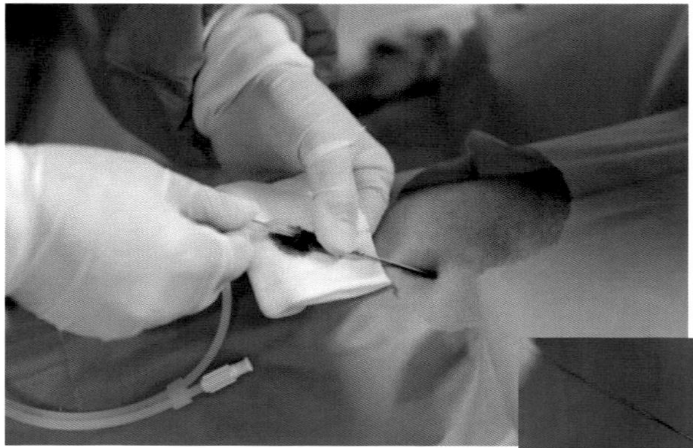

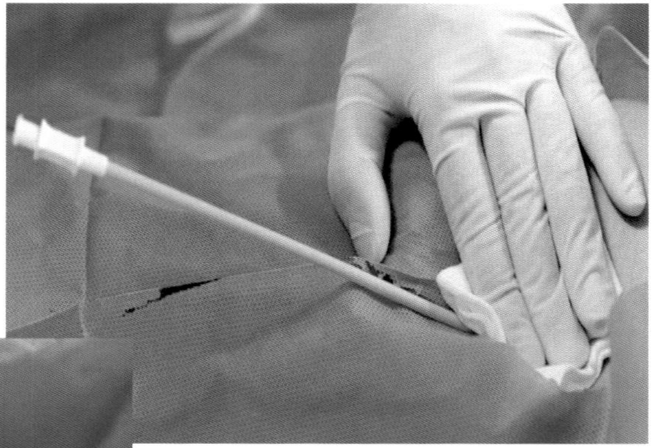

6. 扩皮器扩皮

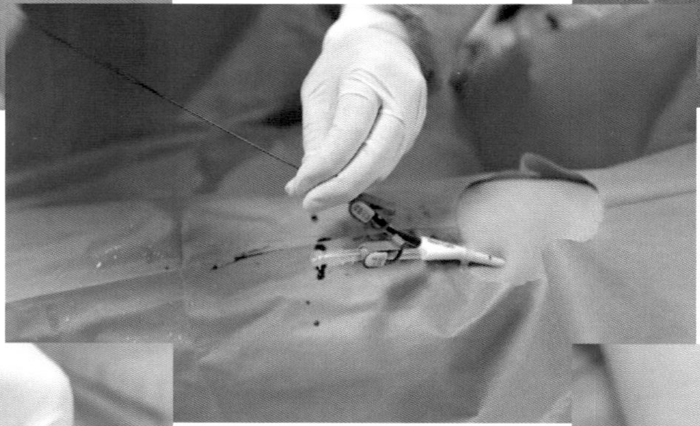

7. 置入双腔导管

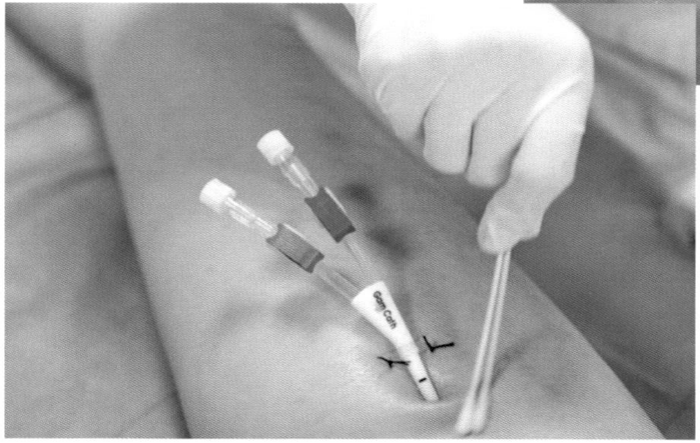

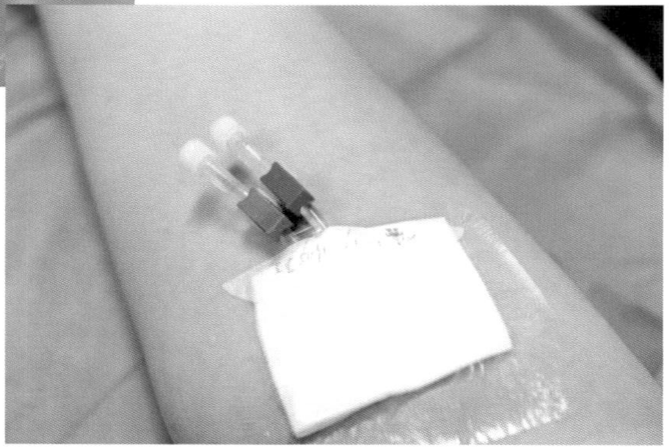

9. 纱布覆盖包扎

5. 置入导丝

8. 保管、消毒

彩图 1-2　右大腿股静脉改良 Selding 置管术步骤

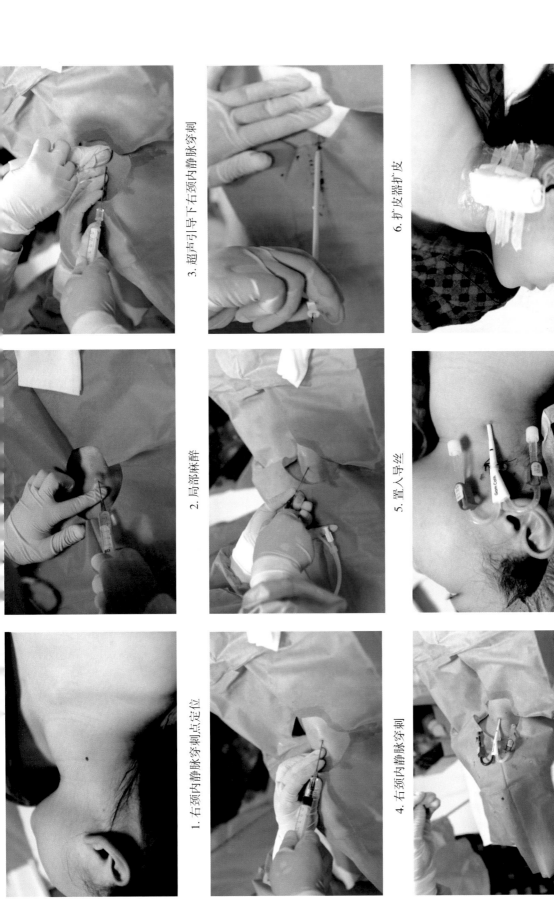

3. 超声引导下右颈内静脉穿刺

6. 扩皮器扩皮

9. 纱布覆盖包扎

2. 局部麻醉

5. 置入导丝

8. 保管、消毒

1. 右颈内静脉穿刺点定位

4. 右颈内静脉穿刺

7. 置入双腔导管

彩图 2　右颈内静脉超声引导下颈静脉置管术

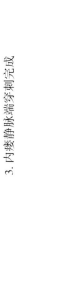

1. 内瘘静脉端穿刺前准备

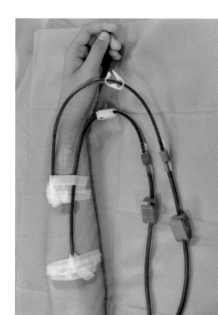

2. 内瘘静脉端穿刺

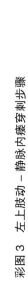

3. 内瘘静脉端穿刺完成

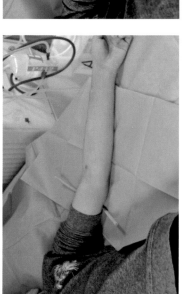

4. 内瘘动脉端穿刺

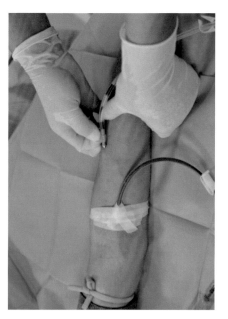

5. 左上肢动－静脉内瘘穿刺完成

彩图 3　左上肢动－静脉内瘘穿刺步骤

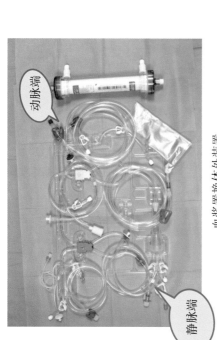

血浆置换体外装置

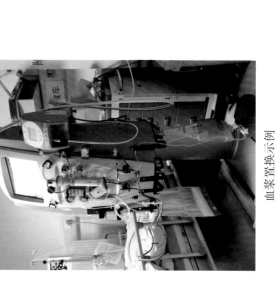

血浆置换机器装置

血浆置换示例

血浆置换的血浆

彩图 4　血浆置换

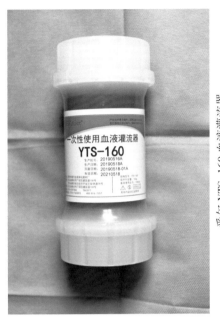

爱尔 YTS-160 血液灌流器

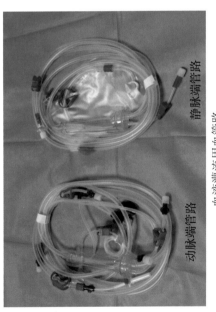

静脉端管路

动脉端管路

血液灌流用血管路

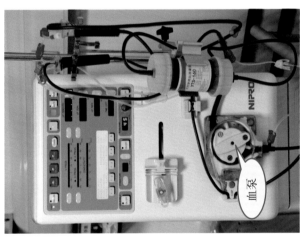

血液灌流体外管路

血液灌流装置

彩图 5　血液灌流

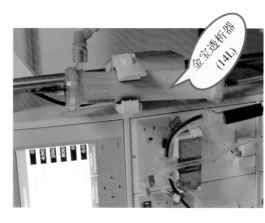

透析器
(FX5)

泵

血液透析装置

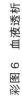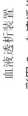

固定透析器
(14L)

治疗中血液透析器

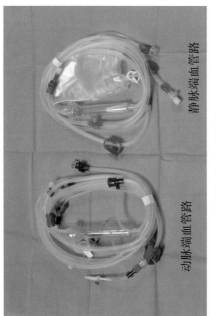

静脉端血管路

动脉端血管路

血液透析用血管路

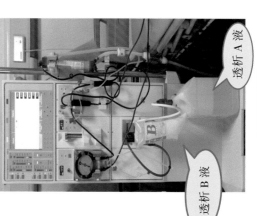

透析 A 液

透析 B 液

血液透析实例

彩图 6 血液透析

一次性中空纤维透析器

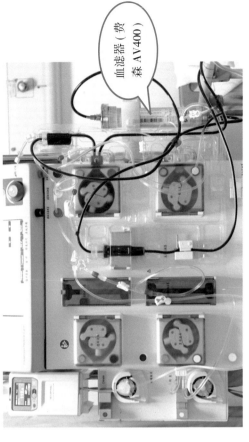

血滤器（费森 AV400）

CRRT 体外管路装置

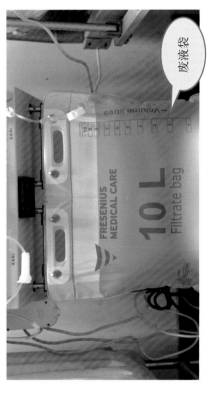

废液袋

CRRT 废液装置

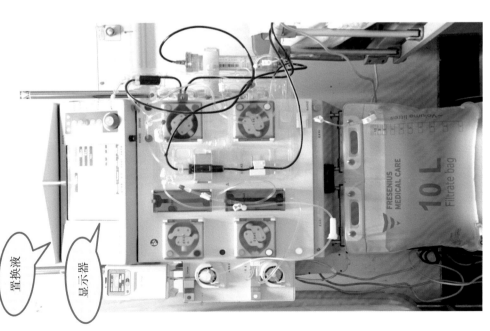

置换液

显示器

CRRT 装置示例

彩图 7　连续性肾脏替代治疗（CRRT）

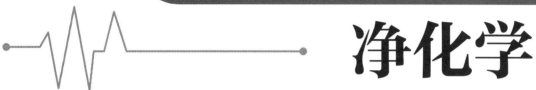

儿童血液净化学

净化学

主编／王　峥

四川科学技术出版社

图书在版编目（CIP）数据

儿童血液净化学/王峥主编. -- 成都：四川科学
技术出版社, 2023.1
ISBN 978-7-5727-0657-8

Ⅰ.①儿… Ⅱ.①王… Ⅲ.①小儿疾病－血液透析
Ⅳ.①R725.5

中国版本图书馆CIP数据核字（2022）第156421号

儿童血液净化学

主　　编　王　峥

出 品 人　程佳月
责任编辑　任维丽
封面设计　墨创文化
责任出版　欧晓春
出版发行　四川科学技术出版社
　　　　　成都市锦江区三色路238号　邮政编码 610023
　　　　　官方微博 http://weibo.com/sckjcbs
　　　　　官方微信公众号 sckjcbs
　　　　　传真 028-86361756
成品尺寸　**185 mm × 260 mm**
印　　张　**29.25　字数 585 千　插页 4**
印　　刷　**成都锦瑞印刷有限责任公司**
版　　次　**2023年1月第 1 版**
印　　次　**2023年1月第 1 次印刷**
定　　价　**239.00元**

ISBN 978-7-5727-0657-8

邮购：成都市锦江区三色路238号新华之星A座25层　邮政编码：610023
电话：028-86361770

儿童血液净化学
编委名单

主　编　王　峥
副主编　郭妍南　郭　慧　翟松会　刘莉莉
编　委　（排名不分先后）

陈莉娜（四川大学华西第二医院）

陈秀英（四川大学华西第二医院）

董丽群（四川大学华西第二医院）

党西强（中南大学湘雅二医院）

郭妍南（四川大学华西第二医院）

郭　慧（四川大学华西第二医院）

黄　亮（四川大学华西第二医院）

卢　婧（四川大学华西第二医院）

刘莉莉（四川大学华西第二医院）

刘小荣（首都医科大学附属北京儿童医院）

马桂芬（四川大学华西第二医院）

陶于洪（四川大学华西第二医院）

孙小妹（四川大学华西第二医院）

王　峥（四川大学华西第二医院）

徐　虹（复旦大学附属儿科医院）

张　辉（四川大学华西第二医院）

张利娟（四川大学华西第二医院）

翟松会（四川大学华西第二医院）

序　言

　　我国从 20 世纪 50 年代开始将血液净化技术应用于临床，首先用于治疗成人慢性肾功能衰竭患者，以期达到"长期存活，社会回归"的目的；20 世纪 90 年代，进入中国血液净化事业蓬勃发展的 10 年，透析设备达到国际水平，急、慢性肾功能衰竭患者死亡数量大量减少及生存质量有了飞速的提高；进入 21 世纪，中国血液净化治疗加快了追赶世界先进水平的步伐，诞生了血液净化专业杂志，建立了全国血液净化专业学术组织和病例信息登记系统，出版了中国《血液净化治疗标准操作规程》。

　　我国儿童血液净化技术起步于 20 世纪 80 年代，是在成人血液净化技术基础上发展起来，从最初腹膜透析发展至今，已有长足进步。近年来，由于经济飞速发展，人们对健康和生活质量的要求不断提高，儿童急、慢性肾功能衰竭的治疗需求同步增加。同时，由于血液净化装置和技术的迅速发展，推动血液净化治疗方式的多样化，促使儿童血液净化技术进步，值得提到的是 2008 年四川汶川特大地震发生时，地震中多数遭受挤压伤患儿急需救治，使得儿童血液净化技术进一步发展，包括连续性肾脏替代治疗、血浆置换等技术在儿科临床初步应用。但当时全国仅有为数不多的几家儿童血液净化中心，在这些中心的努力推动下，各地儿童血液净化队伍如雨后春笋一般萌芽壮大。此外，血液净化技术还应用于儿科泌尿系统以外疾病的治疗，治疗疾病谱越来越广，如：在国内外开创先河的儿童重型过敏性紫癜和各类中毒的全血灌流治疗、脓毒症、全身炎症反应综合征、多器官功能障碍综合征、免疫性疾病等，使临床治疗能力大大增强，重危患儿存活率显著提高，具有很好的社会效应。尽管我国儿童血液净化技术临床应用得到了长足发展，但仍落后于成人及临床救治需要，特别是儿童血液净化具有自身特点，急需培养更多相关人才及加大资金投入，特别是儿科专业医师观念亟待转变以适应这一技术发展所产生变化。

　　目前国内尚无用于指导儿童血液净化临床实践的专业书籍，尽管目前市场上有不少相关书籍，但这些书几乎只是针对成人血液净化，对提升儿科读者的临床实践能力很有限。因此编写一本帮助读者学习了解儿童血液净化基础理论，并有效提升其临床实践能力的书势在必行。本书从儿童血液净化发展历史入手，全面介绍儿童血液净化的基础理论知识，重点强调各种血液净化治疗方式临床实际应用。内容突出儿科特点，紧密结合临床实践，与时俱进，引入最新进展，着力于帮助从事儿童血液净化的工作者提升临床实践能力，全面提高我国儿童血液净化技术的水平及质量。

王 峥 郭妍南

2020 年 3 月 3 日

目　录

第一章 总 论

第一节 儿童血液净化的发展历史和现状

血液净化（blood purification）指把患者的血液引至身体外并通过一种净化装置，清除其致病物质，净化血液，达到治疗疾病的目的。现有血液净化技术包括：血液透析、血液滤过、血液灌流、血浆置换和免疫吸附等。虽然，腹膜透析没有将血液引出体外，仅以腹水交换达到净化血液的目的，其原理一样，也属血液净化技术。血液净化技术是在血液透析基础上发展而来。血液透析发展至今已有近百年历史。

血液透析技术发展历史悠久，早在 1850 年苏格兰化学家 Thomas Graham 首先提出"透析"（dialysis）这个概念，并利用牛的膀胱膜作为过滤溶质的膜。1926 年德国 Haas 首次在人体进行了实践。但是直到 20 世纪 30 年代肝素的提纯才得以完成。1937 年 Thalheimer 用玻璃纸作为透析膜，生理盐水作为透析液，肝素抗凝，对双肾切除狗进行了 3～5 h 透析，推动了血液透析事业发展。1943 年，荷兰 William Kolff 制成第一台现代转鼓式人工肾，并于 1945 年第一次成功救治了 1 名急性肾功能衰竭患者。随着透析机的临床应用，透析器也逐步发展起来的。1946 年加拿大 Murray、Delmore 和 Jhomas 研制成了第一台蟠管（coil）型人工肾投入临床。1967 年 Lipps 制成空心纤维透析器（hollow fiber），它体积小，具有透析效率高、除水能力强等优点，一直沿用至今。

20 世纪 60 年代至今，血液净化技术进入飞速发展期。华盛顿大学医院 George Schreiner 医生为肾衰竭患者提供长期透析治疗，开创了真正意义上肾脏替代治疗先河。关于血管通路问题，1960 年，美国学者 Quinton、Dillard 和 Sinbner 等提出了动静脉外分流，这是血液透析史上的突破性进展，标志着慢性透析成为现实。1966 年 Brescia 用手术方法建立了动静脉内瘘，这是透析史上重要的里程碑。随着数字技术和电子计算机技术的发展，人工肾更加智能化，不仅使医护人员操作起来更加简便、安全，还极大提高了人工肾的可靠和准确程度。为了防止血液净化中的出凝血并发症，医务工作者探索和尝试了许多抗凝方法，各类新型抗凝剂的合理应用及监测极大提高了血液净化水平。

儿童血液净化起步于第二次世界大战结束以后，是在成人血液净化技术基础上发展起来的。20 世纪 50 年代，欧美国家一些儿童医院开始尝试腹膜透析治疗，而少数血液透析治疗主要针对急性中毒患儿，大多数儿童透析患者只能在成人透析中心治疗。1976

年欧洲制定了规范的儿童透析中心指南，明确指出儿童透析中心的组成，包括透析设备、专职儿科医师、营养师、护理人员及儿童心理学家等。1967年儿童血液净化中心在美国成立，使儿童血液净化技术得以普及，透析患儿的生存率也逐年提高。随着血液净化装置和技术的迅速发展，治疗谱明显增多，使其在儿科领域的使用日益受到临床实际工作的重视。

我国儿童血液净化技术的使用始于20世纪80年代，从最初腹膜透析发展至今，已有长足进步。尤其是2008年四川汶川特大地震发生后，多数地震中遭受挤压伤患儿急需救治，促进了儿童血液净化技术进一步发展，如：连续性肾脏替代治疗、血浆置换等在儿科临床应用。此外，血液净化技术还应用于泌尿系统以外疾病的治疗，治疗疾病谱越来越广，如：脓毒症、全身炎症反应综合征、多器官功能障碍综合征、免疫性疾病及各种中毒等，使临床治疗能力大大增强，重危患儿存活率显著提高，具有很好的社会效应。尽管我国儿童血液净化技术临床应用得到了长足发展，但仍落后于成人及临床救治需要，急需培养更多人才及加大资金投入，特别是相关专业医师观念亟待转变以适应这一技术发展所产生变化。

第二节　血液净化技术在儿科的应用

儿童生长发育的不同时期在解剖、生理、免疫及病理等各方面都具有其特点，而且在疾病谱、病因和临床表现等方面均与成人有明显差异。儿科血液净化技术临床应用与成人相比有显著不同。从受精卵形成到胎儿娩出直至18岁，儿童生长发育分为以下7个时期：①胎儿期指受孕至分娩；②新生儿期指出生后脐带结扎至28天；③婴儿期指出生28天至1周岁；④幼儿期指1～3周岁；⑤学龄前期指3～6岁；⑥学龄期指6周岁至青春期前；⑦青春期，女孩自10～18岁，男孩自13～18岁。儿童各个时期都有其特点，相互独立又相互衔接。由于儿童解剖、生理和心理等特点使儿童血液净化技术应用在很多方面不同于成人，而且对血液净化设备要求更高，技术难点也更多。

一、儿童解剖及生理特点

现有血液净化技术不仅具有肾脏替代功能，而且具有比肾脏更强的排毒功能。故以下重点介绍儿童肾脏及与血液净化相关解剖生理特点。

1. 儿童泌尿系统生理特点

1）儿童泌尿系统解剖特点

（1）肾脏　儿童年龄愈小，肾脏占体重比例相对较大，新生儿两肾重量约为体重的1/125，而成人两肾重量约为体重的1/220。婴儿肾脏位置较低，其下极可低至髂嵴以下第4腰椎水平，2岁以后始达髂嵴以上。由于右肾上方有肝脏，故右肾位置稍低于左肾。由于婴儿肾脏相对较大，位置又低，加之腹壁肌肉薄而松弛，故2岁以内健康小儿腹部触诊时容易扪及肾脏。由于胚胎发育残留痕迹，婴儿肾脏表面呈分叶状，2～4岁时分叶完全消失。

（2）输尿管 婴幼儿输尿管长而弯曲，管壁肌肉和弹力纤维发育不良，容易受压及扭曲而导致梗阻，易发生尿潴留而诱发感染。

（3）膀胱 婴幼儿膀胱位置较年长儿高，尿液充盈时，膀胱顶部常在耻骨联合之上，顶入腹腔而容易触到，随年龄增长而逐渐下降至盆腔内。

（4）尿道 新生女婴尿道长仅 1 cm，且外口暴露而又接近肛门，易受细菌污染。男婴尿道虽然长，但常有包茎，尿垢积聚时也易引起上行性细菌感染。

2）儿童肾脏生理特点

肾脏有许多重要功能：①排泄体内代谢终末产物如尿素、有机酸等；②调节机体水、电解质、酸碱平衡，维持内环境相对稳定；③内分泌功能，产生激素和生物活性物质如促红细胞生成素、肾素、前列腺素等。肾脏完成其生理活动，主要通过肾小球滤过和肾小管重吸收、分泌及排泄。儿童肾脏虽具备大部分成人肾的功能，但其发育是由未成熟逐渐趋向成熟。在胎龄 36 周时肾单位数量（每肾 85 万 ~ 100 万个）已达成人水平，出生后上述功能已基本具备，但调节能力较弱，贮备能力差，一般至 1 ~ 1.5 岁时接近成人水平。

（1）胎儿肾功能 胎儿于 12 周末，由于近曲小管刷状缘的分化及小管上皮细胞开始运转，已能形成尿液。但此时主要通过胎盘来完成机体的排泄和调节内环境稳定，故无肾的胎儿仍可存活和发育。

（2）肾小球滤过率（GFR） 新生儿出生时肾小球滤过率比较低，为成人的 1/4，早产儿更低，3 ~ 6 月龄时为成人 1/2，6 ~ 12 月龄时为成人的 3/4，2 岁时达成人水平，故婴儿不能有效地排出过多的水分和溶质。血肌酐作为反映肾小球滤过功能的常用指标，由于身高和肌肉发育等影响，不同年龄有不同的正常参考值。

（3）肾小管重吸收及排泄功能 新生儿肾小管的重吸收及排泄功能同样也是逐步趋向成熟。新生儿的葡萄糖肾阈、排钠能力、醛固酮分泌等方面能力都较成人差。

（4）浓缩和稀释功能 新生儿及幼婴由于髓袢短，尿素形成量少（婴儿蛋白合成代谢旺盛）以及抗利尿激素分泌不足，使浓缩尿液功能不足，在应激状态下保留水分的能力低于年长儿和成人。婴儿每由尿中排出 1 mmol 溶质时需水 1.4 ~ 2.4 ml，成人仅需 0.7 ml。脱水时婴幼儿尿渗透压最高不超过 700 mmol/L，而成人可达 1 400 mmol/L，故入量不足时易发生脱水甚至诱发急性肾功能不全。新生儿及婴幼儿尿稀释功能接近成人，可将尿稀释至 40 mmol/L，但因 GFR 较低，大量水负荷或输液过快时易出现水肿。

（5）酸碱平衡 新生儿及婴幼儿易发生酸中毒，主要原因有：①肾保留 HCO_3^- 的能力差，碳酸氢盐的肾阈低，仅为 19 ~ 22 mmol/L；②泌 NH_4^+ 和泌 H^+ 的能力低；③尿中排磷酸盐量少，故排出可滴定酸的能力受限。

（6）肾脏的内分泌功能 新生儿的肾脏已具有内分泌功能，其血浆肾素、血管紧张素和醛固酮均等于或高于成人，生后数周内逐渐降低。新生儿肾血流量低，因而前列腺素合成速率较低。由于胎儿血氧分压较低，故胚肾合成促红细胞生成素较多，生后随着血氧分压的增高，促红细胞生成素合成减少。婴儿血清 1，25-（OH）$_2$-D_3 水平高于儿童期。

3）儿童排尿及尿液特点

（1）排尿次数　93%新生儿在生后 24 h 内，99% 在 48 h 内排尿。生后头几天内，因摄入量少，每日排尿仅 4 ~ 5 次；1 周后因新陈代谢旺盛，进水量较多而膀胱容量小，排尿突增至每日 20 ~ 25 次；1 岁时每日排尿 15 ~ 16 次，至学龄前和学龄期每日 6 ~ 7 次。

（2）排尿控制　正常排尿机制在婴儿期由脊髓反射完成，以后建立脑干 – 大脑皮质控制，至 3 岁已能控制排尿。在 1.5 ~ 3 岁，儿童主要通过控制尿道外括约肌和会阴肌控制排尿，若 3 岁后仍保持这种排尿机制，不能控制膀胱逼尿肌收缩，则出现不稳定膀胱，表现为白天尿频尿急，偶然尿失禁和夜间遗尿。

（3）每日尿量　儿童尿量个体差异较大，新生儿出生后 48 h 正常尿量一般每小时为 1 ~ 3 ml，48 h 内平均尿量为 30 ~ 60 ml/d，3 ~ 10 d 为 100 ~ 300 ml/d，10 d 至 2 个月为 250 ~ 400 ml/d，3 个月至 1 岁为 400 ~ 500 ml/d，2 ~ 3 岁 500 ~ 600 ml/d，4 ~ 5 岁为 600 ~ 700 ml/d，6 ~ 8 岁为 600 ~ 1 000 ml/d，9 ~ 14 岁为 800 ~ 1 400 ml/d，14 ~ 18 岁 1 000 ~ 1 600 ml/d。若新生儿每小时尿量 < 1.0 ml/kg 为少尿，每小时尿量 < 0.5 ml/kg 为无尿。学龄儿童每日尿量少于 400 ml，学龄前儿童每日尿量少于 300 ml，婴幼儿每日尿量少于 200 ml 时为少尿；每日尿量少于 50 ml 则为无尿。

（4）尿的性质　新生儿生后第 2 ~ 3 天尿色深，稍混浊，放置后有红褐色沉淀，此为尿酸盐结晶。数日后尿色变淡。正常婴幼儿尿液淡黄透明，pH 值多为 5 ~ 7，接近中性或弱酸性。正常小儿尿中仅含微量蛋白，通常 ≤ 100 mg/（m^2·24 h），定性为阴性，一次随意尿的尿蛋白（mg/dl）/ 尿肌酐（mg/dl）≤ 0.2。若尿蛋白含量 > 150 mg/d 或 > 4 mg/（m^2·h）或 > 100 mg/L，定性检查阳性为异常。尿蛋白主要来自血浆蛋白，2/3 为白蛋白，1/3 为 Tamm–Horsfall 蛋白和球蛋白。

新生儿尿渗透压平均为 240 mmol/L，尿比重为 1.006 ~ 1.008，随年龄增长逐渐增高；婴儿尿渗透压为 50 ~ 600 mmol/L，1 岁后接近成人水平；儿童通常为 500 ~ 800 mmol/L，尿比重范围为 1.003 ~ 1.030，通常为 1.011 ~ 1.025。正常新鲜尿液离心后沉渣显微镜检查，红细胞 < 3 个 / 高倍视野，白细胞 < 5 个 / 高倍视野，偶见透明管型。12 h 尿细胞计数：红细胞 < 50 万个、白细胞 < 100 万个、管型 < 5 000 个为正常。

2. 儿童血管解剖生理特点

小儿血液净化日益增多的情况下，小儿血管通路的建立越来越受到重视。但是小儿血管具有其特殊的解剖学特点。

小儿血管较细，管壁较薄，且患儿年龄小不配合，穿刺针较难穿入，较易穿破对壁，容易形成血肿，置入管后较易形成贴壁现象，导致血流量不足。现儿科血液净化难点是半岁内婴儿。其原因是该年龄组婴儿，皮下脂肪厚、血管细小及血容量较少。

小儿的动脉相对较粗，如新生儿的动、静脉内径之比为 1 : 1，而成人为 1 : 2；冠状动脉也相对比成人粗，心肌供血充分。大血管方面，10 ~ 12 岁前肺动脉比主动脉粗，之后则相反。婴儿期肺、肾、肠及皮肤的微血管口径相对较成人粗大，故其器官的血液供给比成人佳。

3. 儿童液体平衡的特点

体液是人体的重要组成部分，保持其生理平衡是维持生命的重要条件。体液的总量分布于血浆、间质及细胞内，前两者合称为细胞外液。儿童的水、电解质、酸碱及食物成分按单位体重的进出量大，尤其是婴儿在生后数月内肾功能不如成人健全，常不能抵御及纠正水或酸碱平衡紊乱，其调节功能极易受疾病和外界环境的影响而失调。由于这些生理特点，水、电解质和酸碱平衡紊乱在儿科临床中极为常见。

1）年龄愈小，体液总量相对愈多，这主要是间质液的比例较高，而血浆和细胞内液量的比例则与成人相近。成人体液占体重60%，新生儿约占80%，婴儿约占65%。小儿体液总量虽相对多，但按体重来说，绝对量则比成人少，如有效循环血容量少，血液净化时对体外循环导管、滤器要求较高。

2）小儿代谢旺盛，需水量比成人多，水的交换量也相对成人多。儿童正处于生长发育过程中，对水和各种营养物质需要量比成人大，年龄越小，生长发育越快，需水量越多。水的交换量也大，婴儿的交换量约等于细胞外液的1/2，而成人仅为1/7。小儿水的交换量多，对新陈代谢有利，但患病时则易发生水、电解质代谢紊乱，且症状较成人重。

3）小儿体液电解质组成与成人相似，但出生数日的新生儿，除血钠与成人相似外，血钾、氯、磷及乳酸多偏高，碳酸氢盐和钙偏低，血液净化时更易出现水电解质紊乱。

4）小儿的体液调节功能相对不成熟。正常情况下水分排出的多少主要靠肾脏的浓缩和稀释功能调节。肾功能正常时，水分摄入多，尿量就多；水分入量少或有额外的体液丢失（如大量出汗、呕吐、腹泻）而液体补充不足时，机体就会调节肾功能，以提高尿比重、减少尿量的方式来排泄体内的代谢废物，最终使水的丢失减少。小儿年龄愈小，肾脏的浓缩和稀释功能愈不成熟。在病理情况下，容易发生水和电解质代谢紊乱等。

二、儿童心理特点

儿童除了其独特的生理特点外，还有其不可忽视的心理特点。较年长患儿得知须进行血透时，绝大多数均产生较强恐惧心理，年幼患儿进入血透室进行血透后，也将因环境陌生，见到血透设施，对透析管中血液等产生强烈恐惧感，易引起患儿在置管及血液净化过程中不配合，最终可导致血液净化失败。在血液净化中可能出现的不良反应，如恶心、呕吐、出冷汗、低血压等。透析中随时注意患儿情绪变化，及时予以疏导、调整，给予安慰。心理护理对血透患儿及其家长而言是一项不可忽视的重要工作。护理人员应运用护理心理学理论，了解患儿及家长不同心理需求和失衡心态，运用良好的言行，启发诱导患儿，使其在心理上产生信任感和安全感，对家长有针对性地、有效地实施心理疏导。消除和减少不利于小儿血液净化的负性心理，保证血液净化顺利进行。

三、儿童血液净化技术

血液净化主要是利用半透膜原理，将患儿的血液及透析液同时引进透析器，在透析膜两侧呈反方向流动，凭借半透膜两侧的溶质梯度、渗透梯度和水压梯度，通过弥散、对流、吸附以清除毒素；通过超滤和渗透以清除体内多余的水分；同时补充需要的物质，纠正电解质和酸碱平衡紊乱。

由于小儿体内电解质组成与成人相近（除新生儿数日内），所以儿童透析液或置换液的电解质配方与成人相似。新生儿血容量占体重的10%，2～3岁后儿童的血容量相当于体重的8%，加上小儿血流动力学不稳定，因此透析器和血管路总容量不应超过患儿总血容量的10%，最好选用低血容量和低顺应性透析器。若体外循环血量大于8 ml/kg时（或体外循环血量大于小儿全身血量的10%）需采用血液制品预充。儿科病人要求每分钟流入透析器内的血流量控制在3～5 ml/（kg·min），体重＞40 kg者可使血流量为120～200 ml/min。一般儿童血流速度通常50～150 ml/min，新生儿及小婴儿血流速度10～30 ml/min，血流速度太快，易引起低血压，血流速度太慢，易致体外循环血管路凝血，所以对血流速度较慢者，要适当增加肝素用量。

小儿血液净化的主要方法包括：血液透析、血液滤过、血液灌流、血浆置换、免疫吸附、血液透析滤过以及连续性血液净化。此外，血液净化在小儿疾病领域的应用越来越广，除急、慢性肾功能衰竭外，已涉及了全身各个系统疾病，例如：重度中毒、过敏性疾病、风湿免疫系统疾病以及多器官功能衰竭等。

四、儿童血液净化相关注意事项

小儿血液净化成功的关键在于：①建立良好的血管通路很重要，以保证足够的血流量，当患儿血容量相对和绝对不足时，最好治疗前在体外血路中预充血液制品，可预防低血压；②可选用普通肝素或低分子肝素抗凝，后者副作用相对较少，凝血功能异常者可根据病情少用或不用肝素，治疗结束可用鱼精蛋白中和肝素，有出血倾向者可选用枸橼酸钠或阿加曲班抗凝；③密切观察及时处理并发症。

五、儿童血液净化技术面临难题及展望

现有的儿科血液净化设备及耗材缺乏是儿科血液净化技术瓶颈。尽管各大品牌血液净化设备及耗材均有适用于1岁以内婴儿，甚至是新生儿的，但临床实际应用于体重小于3 kg的新生儿时仍困难重重。新生儿置管技术、医护人员操作技能尚待提高；对长期透析患儿并发症判断及处理需要更多临床积累；医护人员对患儿家属的治疗护理宣教；对于这一特殊群体，医护人员还应做好患儿及家属心理辅导；某些特殊血液净化治疗模式，如高通量血液透析、血液灌流、免疫吸附等尚缺乏低体重儿童适配的耗材。

（王　峥　郭妍南）

第二章　血液净化的基本原理

人工肾基本原理和生物物理学

血液净化是指将患者的血液引出体外，通过人工肾的生物物理机制来完成对血液中应清除的代谢废物、毒物、致病因子、水及电解质的传递和清除，达到内环境平衡。血液净化是以血液透析为基础发展起来的，其清除溶质和水分的原理包括弥散（diffusion）、对流（convection）、渗透（osmosis）和吸附（adsorption）。

一、溶质转运——弥散和对流

1. 弥散

溶质依浓度梯度从高浓度侧向低浓度侧运动的过程称为弥散。弥散是血液透析的基本原理。血液透析使用的透析膜是半透膜，其厚度一般为 $10 \sim 20\,\mu m$，膜孔直径平均为 30×10^{-10} m；通常分子量在 2 000 u 以下的中分子物质能自由通过半透膜，分子量大于 5 000 u 的大分子物质则不能通过。在血液透析时，血液中的尿素氮、肌酐、钾及磷等小分子物质跨过半透膜向透析液中扩散，白细胞、白蛋白、致热原、病毒及细菌则不能通过半透膜的膜孔；同时，透析液中碱基、钙离子等跨过半透膜向血液中扩散。

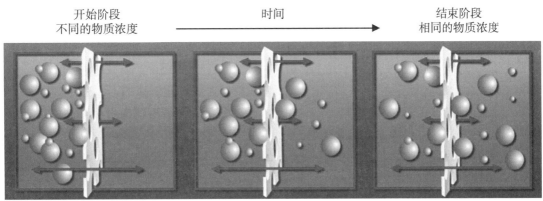

開始阶段　　　　　　　　　　时间　　　　　　　　　　结束阶段
不同的物质浓度　　　　　　　　　　　　　　　　　相同的物质浓度

图 2-1　弥散示意图

弥散是溶质依浓度梯度从高浓度一侧向低浓度一侧运动的过程，最适合小分子量溶质（如尿素和肌酐）的清除。

弥散是随机的分子运动的结果，即分子动力学，它受温度、压力和浓度等因素影响。在透析过程中，透析温度和压力相对恒定。因此，影响弥散的主要是溶质的浓度。

弥散率与浓度梯度呈线性相关关系，由 Fick 定律决定，即：

$$J=-D \times A \times \Delta C/X$$

J：溶质流量（mg/min），即单位时间内某溶质的弥散清除量；

D：弥散系数（cm²/min），单位面积上的溶质流量与溶质浓度差值之比的常数；

A：透析器的膜表面积（cm²）；

ΔC：膜两侧的溶质浓度梯度（mg/ml）；

X：溶质转运的距离，指透析膜的厚度（cm）。

减号放在公式的右边，表示溶质由透析侧向其他侧移动。

该公式反映了溶质流量与透析器的通透性（K_0）、膜表面积（A）及溶质在透析液和血液间的浓度差 ΔC 成正比，而与膜厚度成反比。

衡量透析器效果的指标称为透析清除率，反映了在一定的血液流速条件下，透析器清除溶质的量。透析清除率 $=J/\Delta C=-D \times A/X$。从该公式可见，无论透析膜两侧的溶质浓度如何变化，透析清除率始终处于恒定状态，它与溶质浓度无关。

在临床上，很少使用透析清除率，而是使用清除率，以比较各种透析器的效能。清除率是指每分钟有多少毫升血液中某种物质被透析清除，用容量速率（ml/min）表示。透析清除率与清除率的唯一区别是由血液侧的 C 来替代公式 $J/\Delta C=-D \times A/X$ 中的 ΔC。当透析液侧的溶质浓度为 0 时，$\Delta C=C$，清除率 = 透析清除率。透析刚刚开始时，$\Delta C=C$；在其他情况下 $\Delta C < C$，清除率小于透析清除率。清除率关注的是溶质在透析器血路侧进、出两端溶质浓度的下降率，其与血液流速密切相关，但忽视了透析器透析液侧特别是透析液流速对溶质弥散清除的影响。因此，某特定透析器在同样血流速条件下，其溶质清除率并不能完全代表它的透析清除率。清除率常低估了透析器实际清除的总量。

影响弥散清除的因素：

1）溶质浓度梯度 溶质的弥散率与透析膜两侧的溶质浓度梯度成正比。溶质分子不停地撞击透析膜，撞击的频率与分子的浓度有关。在血液透析开始时，小分子毒素从浓度较高的血液侧进入透析液侧的速度大大高于从透析液侧返回血液侧的速度，此时清除效率最高。在透析一段时间后，透析膜两侧浓度逐渐接近，毒素从血液侧进入透析液侧速度与从透析液侧返回血液侧速度逐渐相等，毒素清除逐渐减少。在血液透析中，要保持血液及透析液循环流动，血液侧不断补充未透析的血液，透析液侧不断补充新的透析液；要保持透析液流动方向与血流方向相反，形成对流，使透析器内血液与透析液间存在着最大的浓度差，保持血液与透析液间的浓度梯度，防止透析膜两侧的浓度达到平衡。

2）溶质的分子量 溶质弥散率与分子量成反比。小分子物质，如尿素、肌酐可很容易地通过半透膜，而较大的分子，如 β_2- 微球蛋白或白蛋白弥散很慢或没有弥散，体积更大的大分子物质更是被小孔阻挡。分子量 100 u 的溶质弥散率是分子量 200 u 溶质的 2 倍。尿素的分子量为 60 u，有效清除率为 70%；肌酐分子量为 113 u，有效清除率为 50%。

3）膜的物理特性 透析膜的厚度、结构、孔径和面积等物理特性均可影响溶质清除率。壁薄的、孔大的、大表面积的、具有血液和透析液最大限度接触的高效透析器比低效透析器清除代谢废物的百分率更高。普通透析器的表面积一般为 1.2 m² 左右，表面积越大，其弥散清除率越高，透析效率也越高，透析时间可以缩短。但是，膜的表面积主要影响小分子物质的清除率，对大分子物质影响不大。目前通过检测透析器总的纤维束体积（TBV）来反映其残留的有效透析面积，其标准也是判断透析器是否重复使用的先决条件。当 TBV 必须 < 80% 的原血容量时，认为膜器不适宜透析治疗。纤维素膜的孔道弯曲，彼此间有交通支、阻力大，各种相同的小分子物质弥散量较合成膜低；合成膜的孔道直，壁薄，无交通支，阻力小。此外，透析膜的亲水性有利于小分子的弥散清除。膜电荷将蛋白质吸附于膜上（生物膜）将影响中、大分子清除率。

透析器清除溶质的效率可以采用膜转运系数（K_0A）来衡量。K_0A 可被理解为针对特定透析器最大的溶质清除率，单位是 ml/min。K_0A 值越高，表示其溶质清除能力越大。K_0 是每单位浓度梯度、每单位面积的溶质流量。由于每单位浓度梯度的溶质流量被定义为透析清除率；所以，K_0 可表示为每单位面积的透析清除率，将因溶质及透析膜类型不同而有所差异，但与溶质浓度和膜面积无关。

从理论上将，K_0A 只取决于 K_0 和有效表面积（A）。在一定限值内，K_0A 率对于所有的血液和透析液都是一个常量，不随血液及透析液流量而变化。每个透析器的 K_0A 由生产商提供。大多数透析器的 K_0A 值介于 300 ~ 500，高效透析器可在 700 以上。在提高溶质清除效率方面，使用高 K_0A 透析器比提高血液或透析液流速更有效，提高高效透析器血流速可以更有效提高溶质清除率。

4）流量对清除率的影响

（1）血流速度　一般而言，血流速度的设定应为自身体重的 4 倍。增加血流量的净效应是增加溶质清除的总量。血流速度越大，溶质清除率越大；但是，也并非完全与血流速度成正比。当血流量小于 200 ml/min 时，其尿素清除率与血流量呈线性关系。当血流量大于 300 ml/min 时，两者线性关系消失，逐渐达到平台。一般来讲，血流速度增加一倍，溶质清除率增加 20% ~ 50%。目前，国内成人血液透析普遍采用的血液流速在 200 ~ 400 ml/min。大分子物质弥散通过透析膜的能力有限，所以大分子物质的清除是时间依赖性，而不是血流依赖性。增加血流速度对大分子物质清除率影响不大。

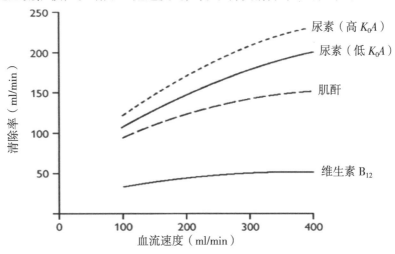

图 2-2　增加血流速度对溶质清除的影响

（2）透析液流速：较快的透析液流速能提高溶质从血液到透析液的弥散效率，但影响较小。透析液流速主要影响小分子溶质的清除。使用普通透析器时，当透析液流量小于 500 ml/min，其弥散清除量与透析液流量呈线性关系。当透析液流量大于 500 ml/min 时，透析膜两侧黏附液体层阻力增加，两者线性关系消失，逐渐达到平台增加流量所获得的好处将减少。一般情况下，透析液流速为血液流速的两倍，最有利于溶质的弥散清除，如果一味增加透析液的流速将消耗更多的透析液，增加透析成本。目前，国内成人血液透析普遍采用的透析液流速为 500 ml/min。在使用高效透析器时，在高血流量（大于 300 ml/min）和高透析液流量（大于 500 ml/min）的情况下，其弥散清除率仍与血流量或透析液流量成正比，透析效率增加。

5）时间　每次透析时间是决定溶质清除率最重要的因素之一。提高血流速度、透析液流速都可以缩短透析时间。短时间透析常可通过使用高通透性膜、提高血流速度等方法保持小分子物质的清除率，但是长期预后并不确定。短时间透析液不能保证大分子物质的清除率。

6）溶质的弥散阻力　邻近透析膜的不流动的血液层阻力和透析液层阻力分别受血液和透析液流速的影响。高血液流速和透析液流速有利于溶质的跨膜转运。当血液与透析液低流速时，易在膜表面产生滞留液体层，增加膜厚度和降低膜表面的有效浓度梯度，阻碍溶质分子的跨膜清除。因此，增加血液与透析液流速可最大限度地保持溶质的浓度梯度差，降低滞留液体层的厚度，减少膜的阻力。其中，血流速对溶质、水清除影响比透析液流速更加明显。

2. 对流

对流是通过透析膜两侧的压力梯度，使血中的物质随水的跨膜移动而移动的过程。对流的推动力不是浓度差，而是压力差。血液滤过就是基于这个原理清除毒物。对流的本质是超滤的过程，当水分在静水压和渗透压的驱动下跨膜发生超滤时，溶于水中的溶质将受牵带作用随水一起清除。

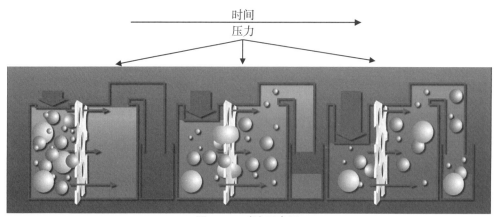

图 2-3　对流示意图

对流是通过透析膜两侧的压力梯度，使血中的物质随水的跨膜移动而移动的过程，
能增强中、小分子量溶质的清除。

影响对流的因素有：

1）膜两侧净压力差 膜两侧的净压力差由静水压和渗透压形成。静水压（$P_{静}$）为血泵、透析器对血流的阻力以及患者的静脉压形成的正压（P_B）与透析液侧透析液泵、透析液入口的阻力、透析器对透析液阻力形成的负压（P_D）两者的绝对值之差。渗透压（$P_{渗}$）取决于血液侧血浆胶体渗透压和大量代谢产物形成的晶体渗透压两者形成的负压与透析液侧晶体形成的正压之和。对于大多数的血液透析系统，渗透超滤的作用是暂时性的，静水压明显高于渗透压。因此，总的跨膜压，即净压力差（$P_{总}$）主要取决于静水压，即：$P_{总}=P_{静}=P_B-P_D$。对于空心纤维或平板透析器，其跨膜压力可根据入口和出口的血液侧及透析液侧的压力计算：$P_{总}=P_{静}=（P_{Bi}+P_{BO}）/2-（P_{Di}+P_{DO}）/2$。其中，$P_{Bi}$：血流入口处压力；$P_{Di}$：透析液入口处压力；$P_{BO}$：血流出口处压力；$P_{DO}$：透析液出口处压力。

2）溶质的分子量 对于大分子的溶质（如清蛋白分子），因其不能通过膜孔，而不能被转运。对于能透过膜孔的中、小溶质分子均以相同速度随水分子被清除，不论溶质分子量大小，其清除率都是相同的。因此，血液滤过对大、中分子的物质如（β_2-微球蛋白）的清除效果优于血液透析，而对小分子物质的清除相对于血液透析而言相对较低。血液滤过极少有弥散，而血液透析除了弥散也有对流。

3）膜的筛选系数 反映溶质在超滤时被滤过膜清除的指标是膜的筛选系数（S），即某溶质在超滤液中的浓度与流出透析器的血中浓度之比值。

对流清除量（C）$=S\times QUF\times Cb$

筛选系数（S）$=Cu/Cb$

S：膜的筛选系数；QUF：水的超滤量；Cu：某溶质在超滤液中的浓度；Cb：某溶质流出透析器的血中的浓度。

S 为 1.0 表示溶质由透析器完全通过，S 为 0 表示完全不能通过，S 为 0.5 表示半量通过。对流清除量与筛系数呈正比，不同种类的膜、不同的溶质的筛系数均不同。聚胺膜＞铜仿膜，尿素＞葡萄糖＞维生素 B_{12}＞白蛋白。溶质中蛋白质含量、溶质分子、半透膜的电荷结构也是其筛系数的影响因素。

二、水分的清除机制

1. 超滤

超滤是液体在静水压力梯度或渗透压力梯度作用下通过半透膜的运动。透析时，超滤是指水分从血液侧向透析液侧移动。超滤是血液透析清除体内过多水分的主要途径。

影响超滤的因素有：

1）跨膜压（transmembrane pressure，TMP） TMP 即透析膜两侧的压力差，是超滤最重要的影响因素。TMP 与超滤率成正相关，跨膜压越大，超滤作用越强。

血液净化中，常使透析膜血液侧为正压，透析液侧因负压泵吸引而呈负压，两者差值即为跨膜压（TMP）。血液侧的正压由血泵、透析器对血流阻力和病人静脉压形成，一般 6.7～13.3 kPa（50～100 mmHg）。血流量过快或血流部分阻塞时，血液侧的正压可高达 33.3 kPa（250 mmHg）。透析液侧的负压由夹住透析液入口处或在透析液流出径路上加泵等方法产生，最大 –60 kPa（–450 mmHg）。目前，临床所用的透析器能承受的 TMP 一般在 400 ~ 600 mmHg，超过此范围易使膜破裂。因此，超滤量依脱水量设定，并参照透析器超滤系数（Kuf）而定。

2）超滤系数（ultrafiltration coefficient） 超滤系数是指在 1 mmHg 的跨膜压（TMP）下，每小时通过透析膜超滤的液体毫升数，是反映透析器对水分的清除效率的一个指标。普通透析器 Kuf 为 2 ~ 6 ml/（mmHg·h）。Kuf 大于 20 ml/（mmHg·h）为高通量透析器。高通量透析器可为 20 ~ 100 ml/（mmHg·h）。在膜面积相似的情况下，Kuf 值的顺序为：再生纤维素＜血仿膜、合成改良纤维膜＜醋酸纤维膜＜三醋酸纤维膜。当血中蛋白浓度或血红蛋白异常增高或降低，透析器的 Kuf 可相应地降低或升高；透析器部分凝血时，Kuf 值显著降低。需要注意的是，透析器标明的 Kuf 来自体外实验的结果，实际体内的 Kuf 值一般较体外测定值低 5% ~ 30%。

3）透析时间 水分的清除量与透析时间成正比，时间延长，则在 TMP 和 Kuf 值不变的情况下，水的清除量增加。

4）红细胞比容 红细胞压积增高，血液黏度增高，血流在管道内阻力加大，从而会增加透析器压力，使脱水量增加；同时，血流速度减慢，则增加膜的总阻力，使脱水减少，二者作用抵消。因此，红细胞比容对脱水的影响较小。

5）液体动力学 膜表面的切变力或速度梯度等液体动力学对超滤的影响。

6）温度 在高通量血液透析或血液滤过时，温度与超滤率呈直线关系。

2. 渗透

渗透是指依靠膜两侧的渗透压差，使水向高渗透压方向转移。透析膜上水的净跨膜压计算公式为：

$$Pnet=Posm+Ponc+（PB－PD）$$

$Pnet$：透析膜上水的净跨膜压；$Posm$：透析液渗透性晶体物质产生的压力；$Ponc$：血浆胶体渗透压；PB：血液侧压力；PD：透析液侧压力。

时间

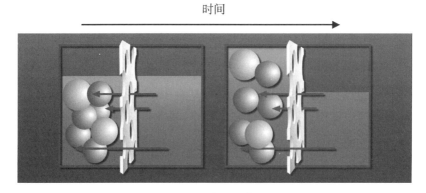

图 2–4 渗透示意图

溶质不能通过半透膜，水分可以通透，最终导致两侧浓度趋于平衡。

渗透压由透析膜两侧溶液中溶质的颗粒数多少决定，水分向溶质颗粒数多的一侧流动，同时也牵带溶质跨膜移动。随着水分移动，膜两侧的溶质浓度相等时，渗透超滤也停止。因此渗透超滤的作用通常是暂时性的。$Posm+Ponc$ 远远低于 $PB-PD$，因此在血液透析时可以忽略不计。与腹膜透析不同，血液透析主要通过水压梯度超滤脱水；而渗透脱水很少。

三、吸附

吸附是指溶质分子通过正负电荷的相互作用与膜表面的亲水基团结合，该作用与溶质和膜间的生物亲和力、静电作用力和范德华力有关。血中某些异常升高的蛋白质、毒物、药物可被选择性吸附到透析膜表面，从而被从血中清除。高选择性的蛋白质吸附膜通过固定于膜上的单克隆抗体或激素清除特异的异常蛋白质。目前常用于血液透析的膜吸附蛋白质的能力为：聚甲基丙烯酸甲酯 $20 \sim 30 \ mg/m^2$，聚丙烯氰膜 $49 \ mg/m^2$，聚氨膜 $30 \sim 80 \ mg/m^2$。

在透析治疗中，透析膜的吸附作用是非特异性且十分有限。研究证实，AN69 膜仅为对流清除量的 15% ~ 17% 即达到饱和状态，膜吸附蛋白质后可使溶质的对流清除率降低。因此，吸附作用越强的膜不易再复用。

影响吸附的因素有：

1. 吸附剂的分子化学结构和极化作用

根据要清除吸附的溶质的化学结构与生物特性来选择合适的吸附剂。水溶性溶质宜选用活性炭类吸附剂，脂溶性溶质宜选用树脂类吸附剂，大分子类的溶质宜选用亲和型吸附剂。

2. 吸附剂的孔道结构

吸附剂都具有孔道结构，有丰富的大孔、中孔及微孔，大孔及中孔主要是溶质的通道，大量的微孔具有一定的孔径和孔容，形成相当大的比表面。要根据清除吸附溶质的分子尺寸大小来选择吸附剂适宜的孔径、孔径分布、孔隙率及比表面。吸附较大相对分子质量的吸附材料并不要强调过高的比表面，因为比表面太大的吸附剂孔径小了，反倒不易吸附分子量较大的溶质。

3. 吸附剂表面是否有生物活性物质

若吸附剂表面固定有抗原、抗体，则利用生物亲和力也能将血液中相应的抗体、抗原吸附。

4. 吸附剂的微囊化

具有微孔结构的球形吸附剂，一般要采用微囊进行包膜。血液中的溶质直接与其接触到达吸附剂表面，经弥散通过微囊膜进入吸附剂的大、中孔道，最后才进入微孔，从而被吸附。吸附剂的微囊化能提高生物相容性。

（陶于洪　罗凤兰）

第三章　儿童透析器

第一节　透析膜结构和功能特点

透析器是透析型人工肾的关键，主要利用半透膜的原理，将患者的血液与透析液同时引进透析器，两者在透析膜的两侧呈反方向流动，借助膜两侧的溶质梯度、渗透梯度和水压梯度，以达到清除毒素和体内滞留过多的水分，同时补充体内所需物质的目的。透析器主要由支撑结构和透析膜组成。根据支撑结构、膜的形状及相互配置关系，主要将临床使用过的透析器分为三类：平板型、盘管型、空心纤维型，目前基本上使用的是空心纤维型透析器。

人工肾治疗效果的好坏关键取决于透析器的好坏，而决定透析器性能最重要的部件是透析膜。对于人工肾用的透析膜有以下一些基本要求：

1）容易透过需要清除的分子量较低的和中等分子量的溶质，不允许透过蛋白质。

2）具有适宜的超滤渗水性。

3）有足够的湿态强度和耐压性。

4）具有好的血液相容性，不引起血液凝固、溶血现象发生。

5）对人体安全无害。

6）灭菌处理后，膜性能不改变。

表 3-1 列出正常人 24 h 排出水分及溶质的量，以及 6 ~ 8 h 血液透析要求清除水分及溶质的量的比较。

表 3-1　正常人排尿及透析清除水分溶质比较

水分及溶质名称	24 h 尿中排出的量	6 ~ 8 h 透析清除的量
水	1.5 ~ 2 L	2 L
Na^+	100 ~ 300 mmol	0 ~ 700 mmol
K^+	75 ~ 150 mmol	0 ~ 150 mmol
Ca^{2+}	2.7 ~ 7.5 mmol	0.25 mmol
Mg^{2+}	2.5 ~ 5 mmol	0 ~ 50 mmol
Cl^-	100 ~ 300 mmol	0 ~ 500 mmol
HCO_3^-	—	—

续表

水分及溶质名称	24 h 尿中排出的量	6 ~ 8 h 透析清除的量
P^{3+}	107.7 ~ 161.5 mmol	21.5–215.3 mmol
SO_4^{2-}	2.6 mmol	5.2 ~ 10.4 mmol
尿素	4 500 ~ 10 710 mmol	4 284 ~ 10 710 mmol
肌酐	39 780 ~ 265 200 mmol	88 400 ~ 442 000 mmol
尿酸	35 700 mmol	59 500 ~ 238 000 mmol
结构不明	1 000 mmol	不明

近年来，世界范围开发了许多符合临床要求的透析膜品种制成的各种透析器。据不完全统计，世界上目前有 300 多种透析器生产，表 3-2 列出用于临床的各种透析膜品种。

表 3-2　用于临床的透析膜

材料名称	制造公司	膜的形态
铜氨纤维素	德国 AKZO-EnKa 公司 日本旭化成株式会社	空隙纤维，平膜 空隙纤维
醋酸纤维素	美国 Cordis Dow 公司 日本帝人株式会社 美国 Celanese 公司	空隙纤维 空隙纤维 平膜
血仿膜	德国 Braun 公司 美国 Cobe 公司 瑞典 Gambro 公司	空隙纤维 空隙纤维 空隙纤维
聚丙烯腈	法国 Rhone Poulen 公司 日本 Asahi 公司	平膜 空隙纤维
聚甲基丙烯酸甲酯	日本东丽株式会社	空隙纤维
乙烯 – 乙烯醇共聚物	日本可乐丽株式会社	空隙纤维
聚碳酸酯	美国膜公司 美国 Amicon 公司	平膜
聚酰胺	瑞典 Gambro 公司	空隙纤维
聚砜	德国 Frensenus 公司	空隙纤维
聚醚砜	日本尼普洛公司 中国成都赛欧公司	空隙纤维 空隙纤维

血液净化疗法在治疗和挽救人类生命中起到重要作用。长期以来，血液净化用膜的研究一直受到世界各国的重视，目前已研究和开发的用于制备血液净化用高分子膜的材质有几十种，如天然高分子材料再生纤维素及纤维素衍生物，合成高分子材料聚丙烯腈、聚碳酸酯、聚酰胺、聚砜、聚醚砜、聚烯烃、聚乙烯醇、乙烯 – 醋酸乙烯共聚物、聚苯乙烯、聚乙烯吡咯烷酮、丙烯酸甲酯的共聚物和聚醚嵌段共聚物。

一、天然高分子材料

天然高分子膜材料主要是纤维素机器衍生物。纤维素是最丰富的天然高分子材料，自然界通过光合作用，每年生产几千亿吨的纤维素、木质素及其他抽取物。纤维素分子链上有大量反应性强的羟基，通过化学反应可以制备很多性能优异的化学物质。纤维素及纤维素衍生物由于原料易得，价格低廉，而其湿态机械强度和尿素等溶质的透过率能满足人工肾临床的初步要求，特别是近几年纺丝技术提高，膜厚已由原来的 $16\mu m$ 降至 $6\mu m$，而湿态强度仍能满足临床要求。因此其用量仍居人工肾用膜材料的首位。问题是这类膜的超滤能力和对中等分子量物质的透过性能较差，血液相容性也不能令人满意，这些方面性能的改进仍有大量工作需要进行。

长期用纤维素透析膜进行血液透析易产生并发症，现已查明引起并发症的主要原因是纤维素膜无法排除的尿毒性物质 β_2 微球蛋白在体内的沉积，因此，大孔径膜的开发得以迅速地发展。目前已开发出能有效去除 β_2 微球蛋白及其他中、低分子量有害物质的三醋酸纤维素中空纤维素透析膜。该中空纤维膜的内径为 $200\mu m$，壁厚 $15\mu m$，具有较高的超滤速率。

1. 铜氨纤维素

铜氨纤维素制成的透析膜又称铜玢膜或铜仿膜，它的用量虽因国家不同而有差别，但其总用量仍居各种透析膜之首。据不完全统计，日本铜氨纤维素透析膜用量占所有透析膜用量的 73%，美国占 37%，西欧占 55%。铜氨纤维素的发现可追溯到 1857 年，Schweizer 首先发现木棉可以溶于铜氨溶液。以后很长时间人们把它忘却了，直到 1890年 Pepaissis 注意到了 Schweizer 的发现。经过努力他用木棉的铜氨溶液抽成丝，制造出了人造纤维。1898 年德国的 Glanzstoff 公司改进这项技术，实现了工业化生产。铜氨纤维素的平板膜和管式膜是 20 世纪 60 年代西德 ENKa-Glanzstoff 公司最早研制出来的。文献中最早明确记载铜氨纤维素在人工肾中应用是在 1966 年，当时德国的 Holtzenbein 开发了盘管型透析机。空心纤维素的铜氨纤维素透析器是 1975 年日本旭化成株式会社生产的。

用铜氨盐法制备的铜氨纤维素膜，由于具有较高的聚合度，可以制成湿态强度高的超薄膜。同时，膜的微观结构具有很高的膨润性，其表面结构规整，因此这种超薄膜很好地符合人工肾的要求，并能以恰当的比例透过血液中代谢废物、离子和水分。产品问世不久，很快地得到医务工作者的认可，在临床得到推广。早期开发的铜仿膜较厚，膜厚 15 ~ 20 mm，后来临床使用的膜厚一般为 10 ~ 13 mm，膜孔径平均 30 nm，超滤脱水量为 3.5 ml/（mmHg·h·m^2）左右。近年在制模过程中进一步定向拉伸以降低膜厚，临床应用的铜氨纤维膜厚已降为 6 ~ 9 mm，如膜厚由 11 mm 降低到 8 mm，发现膜孔加大，超滤量可提高到 4.1 ml/（mmHg·h·m^2），中分子量代谢物的清除率亦得到提高。

铜氨纤维膜临床使用的问题主要有两个，一是它对中等分子量尿毒素的透过性能较差，通过减小膜厚可望解决这个问题；二是此种膜可通过旁路系统激活补体 C3、C5，进而造成白细胞暂时性下降，血中氧分压下降，过敏综合征等临床病症。近期还发现由于补体激活，一方面作用于中性粒细胞，同时也激活单核细胞，使其释放白细胞介素 –1（IL–1）。IL–1 刺激免疫细胞释放 β_2 微球蛋白，这也是患者长期使用铜氨纤维素透析器产生体内 β_2 微球蛋白显著升高的原因之一。因此，铜氨纤维素空心纤维的血液相容性有待提高。近期有报道，若采用聚氨酯涂覆及聚丙烯腈处理的铜氨纤维素膜表面，则可改善其血液相容性。

2. 醋酸纤维素

它是纤维素的醋酸酯。若改变醋酸纤维素的酯化度，控制成膜条件及进行后处理，则可以制备具有不同孔径、厚度的醋酸纤维空心纤维膜。它的用量占据各种透析器总用量的比例，其中西欧占 50%，日本占 22%。世界上第一种空心纤维透析器就是 1965 年美国的 Cordis–Dow 公司用醋酸纤维素来制备的。

醋酸纤维素制备空心纤维的方法主要有两种。一种是美国 Cordis–Dow 公司的生产方法。它在醋酸纤维中加入和醋酸纤维混溶性好的增塑剂环丁砜，在熔融状态下纺丝，尔后用碱液进行皂化处理。在脱醋酸的工序中，增塑剂被溶解出来，膜形成微孔，具有透析性能。这种方法，由于环丁砜和醋酸纤维互溶性优良，增塑剂的存在影响醋酸纤维的结晶。由于醋酸纤维的结晶度小进而影响其机械强度。目前 Cordis–Dow 公司制成一种不经皂化的醋酸纤维空心纤维透析器，不仅透水性优越，强度亦有提高；另一种方法是日本帝人株式会社采用的方法，它的基本技术思路是醋酸纤维素中加入一种与其互溶性不好的增塑剂，如聚醚。同样采用熔纺和皂化处理。但是，由于聚醚和醋酸纤维互溶性不好，仅滞留在醋酸纤维分子的非晶区，聚醚存在不影响醋酸纤维晶区的结晶速度，成膜后结晶依然能迅速进行，强度得到提高。而非晶区由于增塑剂的作用膨润性加大，皂化工序中膜形成微孔而使膜具有优良的透过性，见表 3–3。

表 3–3　增塑剂对醋酸纤维膜透析效果的影响

透过性能	增塑剂	
	环丁砜	聚醚
尿素传质系数（10^{-2} cm/min）	2.3	2.4
肌酐传质系数（10^{-2} cm/min）	1.6	1.9
维生素 B_{12} 传质系数（10^{-2} cm/min）	1.0	1.8
超滤系数 10^{-3} cm/（min・mmHg）	2.3	3.0

醋酸纤维透析膜由于采用熔纺工艺，所以尺寸稳定，膜面光滑。同时它还具有可以用加热的方法来灭菌消毒的优点。临床使用醋酸纤维透析器的问题，大体上与铜氨纤维透析器相仿。生物相容性的提高仍然是今后研究的主要方向。

3. 硝化纤维素

硝化纤维素是纤维素通过其分子中的羟基与硝酸进行酯化反应而生成的纤维素硝酸酯。改变不同的硝化度，则可以制备具有不同特性的硝化纤维素。虽然现在临床上已不再使用硝化纤维素的透析膜了，但是在人工肾透析膜的发展史上它具有不可磨灭的历史功绩。1943 年 Kolff 首次用于临床的透析器就是采用含氮 11% 的硝化纤维制成的赛璐玢膜。1965 年以前，人工肾临床使用的都是这种膜孔 200 ~ 500 nm 的赛璐玢膜。由于它的血液相容性较差，且对尿素、肌酐的透析也不充分，之后被铜仿膜及醋酸纤维膜所替代。

二、合成高分子膜材料

纤维素透析膜由于能激活补体，导致一系列生理生化反应及临床并发症的问题，人们期望制备具有更好的血液相容性的透析膜。此外，人工肾用的透析膜材料还必须同时满足对尿素等溶质的渗透性和湿态强度这两方面的要求。综合考虑上述因素，就膜材料的结构而言，溶质的渗透性主要由亲水基团、亲水非结晶区造成的空穴提供，而膜的湿态强度与疏水结晶区的存在密切相关。从血液相容性的提高来说亦希望透析膜具有两相分离的结构。因此，合成高分子膜材料，包括嵌段、共聚物膜材料的研究非常广泛。对现有膜材料的改性也是提高膜性能的有效手段。

1. 聚甲基丙烯酸甲酯膜（PMMA）

PMMA 是甲基丙烯酸酯的均聚物和共聚物的统称，为热塑性线型高分子聚合物，其性能稳定，呈阴离子型，不耐强酸、强碱及电解质。将全同立构的 PMMA 和无规或间同立构的 PMMA 混合，溶于二甲基亚砜（DMSO）中，而后加热到 110 ℃，在溶胶状态下进行纺丝，冷却后溶胶恢复为凝胶状态，再浸渍在水中。由于 DMSO 与水可以无限比例混溶，凝胶中溶剂 DMSO 逐渐被水所置换，形成孔穴，得到透析性能良好的 PMMA 空心纤维。再把 PMMA 空心纤维和纤维素共混就制成了空心纤维透析器。

2. 聚丙烯腈膜（PAN）

由于 PAN 与单体丙烯腈的互不相容性，使 PAN 易于提纯。这个特点有利于它用于体外循环和血液净化。PAN 膜是少数已临床使用的合成高分子膜之一。同再生纤维素膜相比，PAN 膜对中分子物质的去除能力强，超滤率是前者的几倍，同时有优良的耐有机溶剂等特性。

3. 聚碳酸酯膜（PC）

PC 膜的研究主要是双酚 A 型 PC，目的是将芳香族 PC 优异的机械性能，与对溶质及水的良好渗透性结合起来，这种思路体现在合成聚碳酸酯 – 聚醚嵌段共聚物，以寻求亲水性和疏水性的平衡。聚碳酸酯 – 聚醚嵌段共聚物膜机械性能优良，对尿素、维生素 B_{12} 和水的透过率均高于再生纤维素膜。这类膜不仅从干态到湿态性能不发生变化，而且可以热密封，耐高渗透压力，可用于血液透析、血液过滤和序贯超滤 – 血液透析过程。据报道，在 PC 膜上涂覆丙烯酸的聚合物或含前列腺素的丙烯酸聚合物有利于血浆的快速分离。

4. 聚乙烯醇及其共聚物膜（PVA）

PVA 通常由聚醋酸乙烯醇制得，产品因分子量及残留的乙酰基团的含量不同而不同。由于 PVA 是水溶性聚合物，PVA 的制备有两种方法：进行适当的交联，交联前先共聚。共聚采用的单体有丙烯酸甲酯、甲基丙烯酸甲酯、丙烯腈、乙烯等。最成功的是乙烯 – 乙烯醇共聚物膜，该膜有致密的外层和多孔的内层，孔径为 10 ~ 70 nm，被应用于血液透析、血浆交换和双重过滤。用此膜制成的血液透析器对中等分子量物质如 β_2 微球蛋白有很强的去除能力。

聚乙烯 – 乙烯醇共聚物是由乙烯和醋酸乙烯共聚，而后通过酯交换脱醋酸而制得。由于聚乙烯链段和聚乙烯醇链段的亲疏水性不同，前者疏水而后者亲水，结晶形态亦不同，因此调节聚乙烯 – 乙烯醇共聚物分子中聚乙烯和聚乙烯醇的比例以便控制醋酸乙烯酯的不同水解度，能制备出具有不同渗透性能的膜材。这种材料具有良好的血液相容性。日本可乐丽公司用乙烯基含量33%的聚乙烯 – 乙烯醇共聚物溶解在二甲基亚砜中，在 3 ℃下进行湿法纺丝制造出空心纤维。内径 275 mm，膜厚 32 mm，膜孔较大，这种材料做成的空心纤维透析器 KF–101 在临床应用效果良好，它对中等分子量溶质的渗透性是铜仿膜的 1.5 ~ 2 倍，脱水效果亦不错，尤其是用这种透析器进行血液透析，患者可以不用或少用肝素，从而避免了患者进行血液透析治疗中由于长期使用肝素而致骨质疏松、凝血功能低下等并发症。

5. 聚酰胺膜（PA）

聚酰胺纤维俗称（Nylon），聚酰胺类聚合物分子主链上都含有酰胺基团，它可由内酸胺开环聚合制得，也可由二元胺与二元酸缩聚等得到的。PA 分子由两部分组成：酰胺部分 –NH–CO– 具有极性，能与水分子形成氢键，为亲水基团；另一部分为 –（CH$_2$）–，亚甲基链的存在赋予了 PA 疏水性。其亲水性的大小与其分子中的这两种基团相关。PA 类材料及其制备成的膜材料亲水、耐碱、不耐酸，在酮、酚、醚及高分子量的醇中不易被侵蚀，可以制备成不同孔径大小的膜。

PA 类材料具有高强度、高熔点，对化学试剂（除强酸外）稳定。它具有溶解性、吸水及染色性差的特点，本身无臭、无味、无毒，不会霉烂。可溶解于浓硫酸、甲酸和酚类中。PA 类材料对氯极端敏感，最高允许浓度为 0.1 mg/L，因此在膜应用中要注意对氯的预处理。PA 是结晶性聚合物，酰胺基团之间存在牢固的氢键，因而具有良好的力学性能。PA 具有吸湿性，随着吸水量的增加，它的屈伸强度下降，伸长率增大。

6. 聚砜膜（PSF）

一种机械性能优良的膜品种，它具有膜薄（< 40 mm）、内层空隙率高、孔规则且无致密外层的特点，因而有较好的传输性能。用于血液净化的 PSF 膜主要为不对称中空纤维膜，其纤维内壁厚度可低于 50 mm，孔径 2 ~ 4 nm，可改变膜的结构使膜对水及溶质的传送能力增强。

PSF 可制成三层结构的膜：锭状孔的内表层、圆形孔的外皮层和枝形孔的中间层，同铜氨纤维素膜透析器相比，长期用 PSF 膜进行血液透析不会导致生化参数的改变，因而是一种极有潜力的长期血液透析用中空纤维膜。目前日本生产的 PSF 膜主要用于血浆分离，而德国 Frensenius 生产的 PSF 膜则用于血液透析，包括高通量和低通量的透析器。德国 Frensenius 公司生产的高通量 PSF 透析器对中分子溶质的清除率高，血液相容性好而不产生补体激活。由于它的机械强度与化学稳定性高，因此这种透析器耐清洗性较好，宜重复使用。

7. 聚醚砜膜（PES）

由 4，4'– 双（磺酰氯）二苯醚在无水氯化铁催化下，与二苯醚缩合制得。耐热性介于聚砜和聚芳砜之间，长期使用温度 180 ～ 200 ℃。耐老化性能优异，在 180 ℃使用可达 20 年。耐燃性好，即使燃烧也不发烟。耐蠕变性好，在 150 ℃和 20 MPa 压力下的应变只有 2.55%。耐化学药品性良好，除氯代烃、酮类、酸类以外，耐一般有机溶剂。对一般酸、碱、脂肪烃、油脂、醇类等稳定。可耐 150 ～ 160 ℃热水或蒸汽，在高温下也不受酸、碱的侵蚀。PES 膜可在 140 ℃可经多次蒸汽消毒。与 PSF 一样耐紫外线性能较差，在 268 nm 左右有很强的紫外吸收峰。PES 透析膜有很多性能与 PSF 膜类似，其最大优势是由于结构中不含异丙基团，因此 PSF 在与强氧化剂接触时，会产生甲基自由基（–CH$_3$），对人体有很大影响；PES 中（–O–）键代替了［–C–（CH$_3$）$_2$］，不会产生自由基。自由基对膜的长期重复利用有重大影响。在 PSF 和 PES 中空纤维透析器中使用的都不是单纯的 PSF 和 PES 材料，在制备膜时一般是共混聚乙烯吡咯烷酮（PVP），以提高膜的亲水性，降低蛋白污染，提高膜材料的血液相容性。另外在 PES 中引入磺酸根基团（SO$_3$）可制得磺化聚醚砜（SPES），可改善材料的亲水性，提高抗凝血性能。高通量 PES 中空纤维透析器将 PES 与大分子量亲水性聚合物 PVP 共混，纺制成中空纤维膜，膜壁厚 50 mm，内径 200 mm，纯水超滤系数达到 72 ml/（mmHg·h·m^2），制备的中空纤维透析器，对中分子量毒素 β$_2$ 微球蛋白也有较高的清除率。

8. 聚丙烯腈 – 丙烯磺酸盐共聚物

这类共聚物由丙烯腈与丙烯磺酸钠共聚而成。共聚物的大分子内部，既有亲水性链段（聚丙烯磺酸链盐），又有疏水性链段（聚丙烯腈），前者提供了尿素的溶质通透性，后者提供了湿态强度。同时，由于分子链局部上带有负电荷，能防止血小板的黏附与变形，改善膜的血液相容性，调节亲疏水单体比例以及制膜条件，可以制备具有不同孔径的透析膜。这种膜对中分子量的溶质透过性高、膜表面不激活补体，血液相容性好，用于临床的聚丙烯腈透析器大多数是平膜制成的积层式平板透析器。日本旭化成株式会社制成内径为 200 mm，壁厚为 50 mm 的空心纤维透析器，对相对分子质量 50 000 以下溶质的截留率达 95%。

9. 聚醚 – 聚碳酸酯共聚物

聚醚 – 聚碳酸酯共聚物是用聚醚（聚乙二醇）、双酚 A 和光气制备的嵌段共聚物。亲水性的聚醚链段和疏水性的碳酸酯链段相互嵌段的结构，提供了足够高的湿态强度和优异的渗透性。与铜仿膜相比，它对中分子溶质有较高的渗透速率，与其他高分子膜相比溶质渗透性高 2 ～ 3 倍，而脱水性能却保持在人工肾允许的范围内。此外，它还具有可热溶封闭，湿态强度高，可用 γ 射线消毒特点。

10. 聚乙烯醇 – 丙烯腈等三元接枝共聚物

聚乙烯醇 – 丙烯腈接枝 a– 甲基丙烯酸 –b– 羟乙酯及接枝 N– 取代羟丙基丙烯酰共聚膜是一种聚离子复合膜，这类新型透析膜材料的特点是血液相容性优良，渗透性能可以在很大的幅度内调整，截留分子量大小亦能控制。此类复合膜材料还包括了聚乙烯醇缩醛阳离子及阴离子衍生物的复合物、聚丙烯酰胺 N 取代的阳离子及阴离子衍生物的复合物、聚丙烯酸与 N 取代阳离子丙烯酰胺的复合物、甲基丙烯酸烷基磺酸与 N 取代阳离子丙烯酰胺的复合物以及类似 Loplex–101 结构的 Loplex–103 复合物。

11. 其他新型膜材料

将 2% 骨胶原溶液调节至 pH 值为 3，通过一只喷嘴进入到 35% 的 NaCl 溶液中，紫外线辐射 1 min，再用 0.1%Na_2CO_3 溶液（含 5%NaCl）处理，水洗后在 40 ℃下干燥制成外径 372 mm，膜厚 24 mm 的空心纤维，对肌酐的传质系数为 4.9×10^{-4}/（cm·s）。甲壳素的分子结构和碳水化合物具有相似的结构。用碱对甲壳素进行乙酰化处理，乙酰化后生成的壳聚糖溶于酸，这种酸性水溶液可以制成透析膜。这种膜的湿态强度、透水性以及透过中分子量溶质的能力均优于铜仿膜。最近有人研究纳米结构的无机非金属薄膜，如氧化铝膜同样可以应用于血液透析。血液透析膜材料正在向血液相容性优异、超滤性能好、能有效清除低分子溶质以及相对分子量 15 000 左右的中分子溶质，并且价格便宜的方向发展。利用干细胞的生物杂化膜技术也是另一个重要发展趋势。但是，这类新型膜材料何时能形成产业化，并投放于临床实践是个问题。

第二节　透析器的分类与功能

一、透析器种类

透析器主要利用半透膜的原理，将患者的血液与透析液同时引进透析器，两者在透析膜的两侧呈反方向流动，借助膜两侧的溶质梯度、渗透梯度和水压梯度。以达到清除毒素和体内滞留过多的水分，同时补充体内所需的物质。透析器主要由支撑结构和透析膜组成，根据支撑结构膜的形状及相互配置关系，透析器分为以下几类：

平板型透析器：20 世纪 70 年代至 80 年代初期流行标准平板型透析器，因透析器体积大，预充血量及残血较多，操作复杂，溶质及水的清除效果差，已被淘汰。改良的小平析型，是由多层长方形透析膜重叠构成，血流阻力小。与空心纤维透析器比较，压力耐受性差，预充血量多，破膜率高，清除率和超滤率低。国内外均不使用。

蠕管型透析器：预充血量大，残血多，破膜率高，采用正压超滤且脱水效果差，20 世纪 80 年代即已被淘汰。

吸附型透析器：Redy 吸附型血液透析民标准血液稼析器不同，利用吸附筒人工肾将"废"透析液再生。废透析液中溶质（尿素、肌酐、磷酸盐、钾、钙、镁）被含有活性炭、尿素酶、磷酸铬、水合氧化锆五层吸附筒所吸附，对毒物吸附作用大，临床应用较少。

中空纤维型透析器：由 8 000 ~ 15 000 根空心纤维构成，纤维膜由不同膜材料制成，内径约 200 mm，壁厚度不同，为 10 mm 左右。空心纤维捆成一束，外由透明塑料制成封裹外壳。透析器上下各有二个管口，即血液与透析液的进口与出口。这种透析器在国内外应用最多，优点是体积小而轻，血流阻力小，预充血量与残血量均少，超滤及溶质清除效果好，外壳透明，便于观察，缺点是空心纤维内容易凝血，空气进入纤维内不易排出，影响透析效果。

表 3-4　标准透析器主要参数（体外试验）

类型	名称	生产厂家	面积（m²）	膜材料	膜厚度（µm）	溶质清除率（ml/min）				超滤率 ml/（mmHg·h）
						尿素	肌酐	磷	维生素 B₁₂	
平板	Lundia 400	Gambro	0.7	铜仿	8.0	149	120	103	32.2	4.4
平板	Lundia 600	Gambro	1.0	铜仿	8.0	171	145	131	42.9	5.3
中空	100HG	Cobe	0.2	血仿	6.5	73	56	50	14.9	2.1
中空	200HG	Cobe	0.7	铜仿	11.0	145	114	94	24.3	2.6
中空	F4	Fresenius	0.7	聚砜	40	143	115	76	24.3	8.36
中空	FB70U	Nissbocorp	0.7	三醋酸纤维素	15	168	149	143	83	4.5
中空	HT 80	Baxter	0.8	血仿	8.0	157	131	120	33.5	3.8
中空	Focus 90	NMC	0.9	铜仿	8.0	159	132	114	28.6	3.8
中空	400HG	Cobe	0.9	血仿	0.5	161	137	127	39.1	6.8
中空	Alwall-12	Gambro	1.2	铜仿	8.0	169	143	127	36.3	5.0
中空	Disscap60E	Hospal	1.2	铜仿	9.5	176	153	139	45.7	6.9
中空	CA 130	Baxter	1.3	三醋酸纤维素	15	169	144	120	60.4	9.7
中空	F6	Fresenius	1.3	聚砜	40	170	150	117	40.2	7.5
中空	BL-643LF	Bellco	1.4	聚砜	40	164	14	116	52.8	8.0
中空	EDG15/32	Althin	1.5	EVAL	32	137	110	87	33.1	9.8
中空	ClransSE15	Terumo	1.5	铜氨	26	171	154	148	84.9	21.5

注：EVAL——聚乙烯乙烯醇。

表 3-5　Gambro 市售儿科常用透析器（AN69）主要参数（体外试验）

名　称	Prismaflex ST60	Prismaflex ST100	HF20
配套内血容量	93 ml ± 10%	152 ml ± 10%	
最大 TMP	450 mmHg		500 mmHg
最大血液侧压力	500 mmHg		200 mmHg
血流速范围	50 ~ 180 ml/min	75 ~ 400 ml/min	20 ~ 100 ml/min
有效表面积	0.6 m²	1.0 m²	0.2 m²
中空纤维内径	240 µm		
中空纤维壁厚度	50 µm		
滤器内血液预充量	44 ml	69 ml	20 ml
清除率（CVVHD 模式，牛血浆，T 37 ℃）			

续表

名　称	Prismaflex ST60	Prismaflex ST100	HF20
	Q_B 100 ml/min, Q_D 1 L/h	Q_B 150 ml/min, Q_D 1 L/h	
尿素	17 ml/min ± 10%		
维生素 B$_{12}$	15 ml/min ± 20%		
菊粉	13 ml/min ± 20%		

表 3-6　NIPRO 市售儿科常用透析器（三醋酸纤维素）主要参数（体外试验）

名　称	UT300	UT500	UT700
最大 TMP	500 mmHg		
最大血液侧压力	500 mmHg		
血流速范围	ml/min	ml/min	ml/min
有效表面积	0.3 m^2	0.5 m^2	0.7 m^2
中空纤维内径	200 mm		
中空纤维壁厚度	15 mm		
滤器内血液预充量	20 ml	35 ml	45 ml
超滤率	1.32 ml/（mmHg·h）	1.38 ml/（mmHg·h）	1.59 ml/（mmHg·h）
清除率（HD 模式，牛血浆，T 37 ℃，Q_B 100 ml/min，Q_D 30 ml/min）			
尿素（ml/min）	30	30	30
肌红蛋白（ml/min）	8	13	15

表 3-7　Fresenius 市售儿科常用透析器（聚砜）主要参数（体外试验）

名　称	AV pead	FX40	FX5	FX50
最大 TMP	600 mmHg			
最大血液侧压力	215 mmHg			
血流速范围	10 ~ 100 ml/min	35 ~ 400 ml/min	35 ~ 400 ml/min	35 ~ 400 ml/min
有效表面积	0.2 m^2	0.6 m^2	1.0 m^2	1.0 m^2
中空纤维内径	220 μm			
中空纤维壁厚度	35 μm			
滤器内血液预充量	18 ml	32 ml	54 ml	53 ml
超滤率 ml/（mmHg·h）		8	8	10
清除率（HD 模式，牛血浆，T 37 ℃，Q_B 200 ml/min，Q_D 30 ml/min）				
尿素（ml/min）		170	180	179

二、透析器的评价标准

1. 清除率和超滤系数

清除率和超滤系数是透析器的两个主要功，也是评价透析膜质量的关键指标，清除率是指穿过血液透析器或血液滤过器的纯溶质。常用小分子物质如尿素、肌酐；中分子物质如维生素 B_{12}，β_2 微球蛋白作为评价透析器清除率的指标。

低通量透析器：尿素清除率 180 ~ 190 ml/min，肌酐清除率 160 ~ 172 ml/min，维生素 B_{12} 清除率 60 ~ 80 ml/min，几乎不清除 β_2 微球蛋白。

高通量透析器：尿素清除率 185 ~ 192 ml/min，肌酐清除率 172 ~ 180 ml/min，维生素 B_{12} 清除率 118 ~ 135 ml/min，β_2 微球蛋白透析后下降率为 40% ~ 60%。

超滤系数：透析膜对水的清除能力，其大小决定脱水量，单位为 ml/（mmHg·h）。低通量透析器超滤系数为 4.2 ~ 8.0 ml/（mmHg·h）；高通量透析器超滤系数为 20 ~ 55 ml/（mmHg·h）。

2. 透析膜面积

通常面积越大，尿素清除效果越好，但预充血量也越大，透析器面积 < 1.0 m² 为小面积，儿童常用此面积的透析器，1.0 ~ 1.8 m² 为中面积，> 1.8 m² 为大面积。

3. 生物相容性

透析膜的生物相容性包括许多方面，它的概念还没有明确的定义，补体激活的能力曾被作为判断透析膜生物相容性的主要标准，有人认为生物相容性好的膜是"最低程度的引起接触透析膜的病人发生炎症反应的膜"，也有人认为应是"对补体无激活能力的表面"。生物相容性是判定透析膜的主要指标。目前临床上判断相容性的主要指标是检查透析 15 min 后白细胞、血小板计数、血氧分压、补体 C3a、C5a 水平等的变化。

4. 透析膜材料

目前透析器膜材料主要是纤维素及其改良型，如再生纤维素、铜仿、血仿等。纤维素类透析膜具有超滤率低、生物相容性差等缺点。近年出现许多高分子合成材料，如聚枫（PS），聚丙烯腈膜（PAN）、聚甲基丙烯酸甲酯（PMMA）、聚乙烯乙烯醇（EVAL）等。高分子合成膜具有超滤性能好、生物相容性好等优点，临床应用越来越多。

5. 膜的亲水性

透析膜的亲水性取决于膜材料化学基团与水的相互作用，如纤维素膜、聚乙烯乙烯醇膜亲水性强；而聚甲基丙烯酸甲酯、聚酰胺亲水性弱。通常讲，膜亲水性越低，黏附蛋白量越多；由于膜亲水性不同，膜对湿度反应也不同，如铜仿膜遇湿厚度增加，合成膜遇湿厚度一般无变化。

6. 膜吸附性

合成膜比天然纤维素膜有明显的吸附性，在透析过程中可以吸附血液中的蛋白质，如小分子蛋白（β_2 微球蛋白）和某些治疗药物（如红细胞生成素），因此具有双重的生物学意义和临床作用。

7. 消毒方式

目前透析器消毒方式主要有三种：环氧乙烷（ETO）、γ 射线和高压蒸汽（湿法或干法）。高压蒸汽消毒对人体危害小，但有些聚合膜不能耐受高压蒸汽，故 ETO 仍是广泛应用的消毒剂。透析器封装体（芳香族聚氨酯）在 γ 射线消毒后可释放出亚甲二苯胺（MDA），有致癌作用，如用脂肪族聚氨酯则不产生 MDA，但临床尚无报道。

8. 顺应性

关于空心纤维膜的顺应性，即血室扩张性不宜过大，以免增加体外循环血容量。

9. 血流阻力

空心纤维型透析器，膜内阻力＞平板型，通常为＜ 20 mmHg（血流量 200 ml/min），如果阻力过大将增加动脉压。

10. 破膜率

透析膜应有适度的抗压能力，通常可耐受 500 mmHg 压力，在透析中很少超过此压力，故不应该有破膜率高现象。临床所遇到的破膜多是由于在复用过程中压力过大损伤膜，或因用氢氧化钠净化剂腐蚀透析膜，特别是纤维素膜。

11. 残余血量

透析结束用 200 ml 生理盐水回血后，透析器内残血量越少越好，通常不超过 1.0 ml。

12. 预充容量

透析器内预充容量要适中，通常成人透析器容量为 60 ~ 80 ml。容量小影响透析效率；容量过大，增加体外循环血量，容易引起低血压。

13. 重复使用率

临床工作中关键是保证透析器的复用质量，按正规程序冲洗和净化透析器，严格消毒。评价复用透析器的质量重要指标是清除率和超滤率，二者与透析器容量下降有相关性，故通常认为复用透析器的容量下降 15%，超滤率下降 25% 应该丢弃。

14. 抗凝性

如果膜与肝素或其他抗凝物质相结合可以减少透析肝素的用量，防止长期透析与肝素相关的并发症。目前尚无不用肝素的透析膜，聚乙烯乙烯醇膜可以减少肝素的用量，或适用于无肝素透析。

15. 质量价格比

有较好的清除率和超滤率，有满意的重复使用性，价格低于同类产品。

三、透析器设计工艺与清除率的关系

透析器有两大基本功能：溶质清除率和对水的超滤率，减少透析膜的厚度或增加膜孔径可明显增加超滤率。溶质清除率受透析膜的厚度和孔径的影响，还与透析器的物理性质以及工艺设计有关，涉及很多几何和物理原理。

透析器阻力与溶质清除率有密切关系，溶质通过透析膜弥散的阻力（R_0）受以下三种阻力的影响：

$$R_O=R_B+R_M+R_D$$

注：R_B——血液侧弥散阻力；R_M——透析膜阻力；R_D——透析液侧弥散阻力。

如果提高血液流速、降低膜厚度、提高透析液侧流速、增加纤维间均匀灌注，可以降低血液侧、透析膜以及透析液侧阻力，减少滞留层厚度，提高溶质清除率。

四、提高溶质清除率的措施

1. 降低血液侧滞留层阻力

血液减慢或血细胞比容增高，血液黏滞度增大，中心部血流缓慢，容易导致凝血，增加滞留层阻力，从而降低清除率，从以下几个方面可降低滞留层阻力。

1）增加血液流速　有助于降低血液侧的传质阻力，可以在不改变透析膜溶质转运系数（K_OA）的情况下，提高透析效率，缩短透析时间，更有利于提高透析效率。透析器尿素清除率的决定因素之一是血流速度，在透析中通常实际血流速度比设置的要低，尤其是在血流速度设定较高时更突显血流量不足，这将导致尿素的清除率下降，这种作用可在内瘘的血流充足时减轻。

2）改进血液侧流体状态　一些体外实验提示，与稳定的血流量透析相比，搏动式血液透析可以提高超滤量和溶质清除。新型搏动式血流泵与传统滚动泵相比，其超滤量显著提高，甚至在停止超滤作用 10 min 后尿素清除仍较高。天冬酰苯丙氨酸甲酯和维生素 B_{12} 在搏动血流时清除率也升高。Runge 等认为搏动血流通过更高的流体能量、避免分子隧道现象和膜的分层机制，比稳定血流透析更有效清除溶质。另一项研究发现搏动血流透析用于平板透析器以增加中分子物质清除。测定相对分子量范围变动从 342（蔗糖）、540（蜜三糖），到 1 355（维生素 B_{12}），检测铜玢膜对蔗糖、蜜三糖和维生素 B_{12} 的清除率，比较非搏动血流和搏动血流时的清除率，发现搏动血流比稳定血流有更好的清除效果。然而，当溶质相对分子量增加，液体层阻力变得不重要，转运率主要依靠膜的特性。

3）降低血液侧滞留层阻力　通过以下方法可降低血液侧滞留层阻力：①缩短空心纤维长度，增加空心纤维数目，但受体外循环量的限制，因为体外循环量增大将降低体内有效血容量，会引起低血压。②改进透析器端部结构，保证血流均匀灌注，提高清除率。如 FX-class 透析器的端盖改进，血流从端盖侧面螺旋状进入，有助于血液匀速流动，均匀充满纤维顶端。聚丙烯外壳的两端有凸缘状结构，确保透析液均匀包围每个纤维，使透析液与血液均匀、充分接触，提高清除率。

2. 降低透析液侧滞留层阻力

增加透析液流速可以减少透析侧阻力，提高溶质清除率，但是增加透析液流速会产生隧道现象，即当透析液流量＞ 600 ml/min，在纤维远侧液流速高，纤维内侧液流速低，结果透析液流速高的部位正是血液流速低的部位，使透析液在中空纤维较密的局部液流不均匀并产生涡流，引起血流量和透析液流量不匹配，从而降低膜两侧浓度梯度，减少清除率。

如果将透析器分成多个同心圆，分别测量各同心圆的尿素和肌酐清除率，我们会发现透析器外环的溶质清除显著高于内环，若增加透析液流量，所有的同心圆溶质清除都明显增加。在磁共振下观察中空纤维透析器透析液分布的流动时发现，透析液侧的液流分布由于外周切面隧道现象存在而不均匀。在这些研究的基础上，对透析器进行了改进，以减少隧道现象，增加溶质的清除。Ronco 等研究了 Optiflux200NR 透析器，以标准 F80A 透析器为对照，应用螺旋 CT 扫描体外血液室和透析液室（注入造影剂）。然后用两种不同透析器对 6 名患者透析的研究结果表明，与 F80A 相比，Optiflux200NR 透析器可减轻血液和透析液的不匹配，减少隧道现象，显著增加尿毒清除。同时，Ronco 证实纺丝型纤维可以使透析液分布更合理，从而避免隧道现象。

3. 改变透析器的工艺

1）膜的厚度、面积、孔径　溶质的清除与透析膜厚度呈负相关，与面积呈正相关。血流量、透析液流量和膜面积是影响尿酸、肌酐和磷清除的独立而显著的因素，但 β_2 微球蛋白的清除增加只与膜面积相关，通过改良透析器的纤维几何形状和孔径分布可改善 β_2 微球蛋白的清除率。

2）扩大纤维内径　透析器内径从 200 mm 增至 250 ~ 260 mm，阻力下降，强迫超滤减少，但易导致凝血；如减小透析器内径由 200 mm 至 175 mm，提高纤维内血流速度，加大超滤与反超，可提高中分子清除。肾小球滤过膜的截留相对分子量 60 000，合成膜的截留相对分子量 35 000 ~ 40 000。膜孔穴率和分布均一性非常重要，能保证筛选系数稳定，如 β_2 微球蛋白可达 0.6。

3）中空纤维的几何形状　改变空心纤维的几何形状，一种办法是在纤维中间加线捆扎，形成纺锤样，使透析液分布均匀，尿素、肌酐清除率增加 15% ~ 20%，菊粉增加 30%。另一种方法是将空心纤维制成波纹状，增加与透析液接触孔径，提高溶质弥散率。

4. 透析液流量对溶质清除的影响

目前对透析液流量的研究主要集中在对小分子溶质的清除，很少涉及对大分子溶质的清除。大多数研究认为，提高透析液流量可降低总的面积相关转运阻力，提高 K_0A，增加小分子溶质的清除。其机制从理论上来讲有两种可能，透析液侧边界层变薄和透析液的再分布均匀。但当透析液流速大于 600 ml/min 时容易发生隧道现象，又抵消了流量带来的优点。

5. 血流量与透析液流量的匹配对清除率的影响

研究表明，K_0A 受血流量和透析液流量的影响。体外研究测定 22 种不同种类的中空纤维透析器的体外 K_0A，每种用 4 ~ 5 个透析器，总共 107 个，在 37 ℃、血流量（Q_B）和透析液流量（Q_D）逆向流动条件下，应用标准碳酸氢盐透析液。在血流和透析液的入口和出口测量尿素浓度计算清除率，当 Q_D 从（504±6）ml/min 增加到（819±8）ml/min，尿素 K_0A 平均增加（14±7）%，$P < 0.001$。这些数据显示通常 Q_D 从 500 ml/min 增加到 800 ml/min，提高了中空纤维透析器的转运系数，比预期的 K_0A 常数更大，显示提高透析液流量可增加透析器 K_0A。

6. 增加内滤过

内滤过（internal filtration）可以提高溶质的对流传递，增加弥散作用。内滤过受血流量（Q_B）和透析液流量（Q_D）、红细胞比容（Hct）、血浆蛋白以及透析器的有效长度、纤维内径、空心纤维密度的影响。纤维内径变小、有效长度增加、纤维密度加大，将使内滤过增加。然而通过透析器内滤过应注意保证患者安全，避免溶血和内毒素从透析液进入血液。

7. 增加膜吸附功能

各种感染或非炎症性因素刺激机体产生大量的炎症介质和细胞因子，这些因子对血管张力和通透性产生明显的影响，引起微循环紊乱、血管内皮细胞损伤，最终导致机体对炎症介质反应失控出现多脏器功能衰竭。有报道称连续性血液净化可以清除炎症介质，其机制主要是通过对流和吸附，所以工程技术人员努力开发膜的吸附功能。

由于材料的分子化学结构和极化作用，许多不同材料表面带有不同基团，在正负电荷的作用下或在分子间力的作用下，许多物质可以被膜材料表面所吸附。一些特殊的透析膜具有良好的吸附功能，如 PAN、PMMA 和 PS 膜比铜仿膜更容易吸附血浆蛋白，不对称的疏水性 PS 膜比对称的疏水性 PS 膜吸附更多的 β_2 微球蛋白。AN69 膜有很强的吸附能力，在治疗脓毒症时，肿瘤坏死因子（TNF）以四聚体形式存在（相对分子量 54 000），只能依靠吸附清除，并对 β_2 微球蛋白也有很好的吸附清除作用。一些透析膜还对细菌和内毒素有吸附作用。此类具有吸附功能的膜主要应用于急重症抢救以及自身免疫性疾病的治疗。为了提高溶质的清除效率，从而改善透析质量，研究者们从弥散、对流和吸附方面进行了各种尝试。

1）膜疏水性和电荷　体内体外试验表明，PAN、PMMA 和 PS 膜比铜仿膜更容易吸附血浆蛋白，是因为合成膜有较高的疏水性和多孔性。膜的疏水性越强吸附蛋白越多，膜的疏水性又取决于膜材料基团与水的相互作用，如羟基、氨基和羧基依靠氢键与水结合。Clark 认为，膜局部带电基团与吸附功能有直接关系，如带负电荷的 PAN 膜表面可以与蛋白局部的正电荷基团结合。试验证明高通透性膜与蛋白之间静电的相互作用和膜的疏水性是影响血浆蛋白吸附的重要因素。

2）膜的多孔性及对称性　Clark 等发现，AN69 膜不仅在膜表面吸附 β_2 微球蛋白，其微孔结构可以吸附更多的 β_2 微球蛋白，因为膜孔面积远远大于膜表面积，而小分子蛋白主要在孔中吸附。Ronco 等用对称的疏水性 PS 膜与不对称疏水膜进行研究，发现 β_2 微球蛋白总清除量相当，但是不对称疏水膜吸附 β_2 微球蛋白占总量 90%，而对称疏水膜吸附 β_2 微球蛋白占总量 5%，表明不对称疏水膜吸附性强。

3）膜对内毒素的吸附　Polyflux 膜是采用纳米技术精心研制的疏水 – 亲水区域结构，保证了该膜的优良品质。Polyflux 有三层膜材料，包括聚酰胺、聚芳香醚砜和聚乙烯 – 吡咯烷酮（PVP）组成的混合物，聚酰胺存在疏水位点，能阻滞内毒素。

第三节　新型透析器

一、高通量透析器（high flux dialyzer，HFD）

通量指的是透析器对水的清除能力，用超滤系数 Kuf [ml/（mmHg·h）] 表示，意义为每小时、每个毫米汞柱（mmHg）压力下透析器超滤的水的毫升数。根据透析器的 Kuf 值把透析器分为低通量、中通量、高通量透析器。国际上将高通量透析器定义为 $Kuf > 20$ 的透析器。高通量透析器能比低通量透析器清除更多的中分子量毒素，应用于血液滤过、血液透析滤过、高通量血液透析这些血液净化治疗模式。高通量透析器对维生素 B_{12}（相对分子量 1 355）的清除率相当于标准透析尿素（相对分子量 60）的清除率，对尿素的透析清除率 > 200 ml/min，对 β_2 微球蛋白（相对分子量 11 800）的透析清除率 > 40 ml/min。有空心纤维型和积层两种，需要配合使用有容量超滤控制系统的人工肾机（高通量血液透析，high permeable dialysis，HPD）。如加以改进，还可以做血液透析滤过，特别适合于治疗尿毒症并发急性肺水肿、高度水肿等。高通量透析器采用高分子合成膜，生物相容性明显改善，与去铁胺配合使用可以治疗铁、铝蓄积引起的骨病；高通量透析器能明显清除 β_2 微球蛋白，使 β_2 微球蛋白相关淀粉样变发生率显著降低；它能有效降低血磷水平和血甲状旁腺素，维持血清钙在正常范围，可降低高转运性骨病的发生率；它可以清除脂蛋白脂酶抑制物及载脂蛋白 C Ⅲ，使载脂蛋白 C Ⅲ /C Ⅱ比值和脂蛋白脂酶活性增加，降低总胆固醇，减少心血管并发症。有研究显示，高通量透析器可通过减少中性粒细胞活化产生的 TNF-α 和 IL-6 等细胞因子，改善白蛋白代谢，使透析患者的血浆白蛋白无明显影响，减少炎症反应，保护血管内皮；有助于保护尿毒症患者的残肾功能；提高非糖尿病透析患者存活率。然而，由于高通量透析时要求血流量在 300 ~ 500 ml/min，透析液流量在 500 ~ 1 000 ml/min，儿童无法提供足够的血流量，会出现反超滤，使透析液中的内毒素逆向进入血液中，因此尚不能在儿科应用。

二、多黏菌素 B 修饰的透析膜

已知多黏菌素 B 可以吸附内毒素及中和它的毒性，据此用多黏菌素 B 与被聚丙烯强化的氯乙酰胺甲基聚苯乙烯纤维以共价键结合，制成含多黏菌素 B 的聚苯乙烯纤维透析器（PMX-F）。多黏菌素 B 含亲脂基团，与细胞膜的磷脂相互作用后，使细胞膜完整性丧失，代谢产物溢出，使细胞死亡。Uriu 报道用 PMX-F 直接吸附革兰阴性杆菌脓毒症休克患者 24 例，治疗后内毒素水平下降，休克状态改善。Nemoto 研究 PMX-F 治疗对 98 例败血症患者存活率的影响，以随访 28 天或出院为终点，根据急性生理和慢性健康估测评分（APACHE Ⅱ）分为 3 组。结果用 PMX-F 治疗后存活率比对照组显著提高，APACHE Ⅱ 评分少于 20 分用 PMX-F 治疗后存活率提高（19% vs 65%），预后改善，严重病例（APACHE Ⅱ 20 ~ 30 分）用 PMX-F 治疗后对存活率也有效（11% vs 40%）；但是 APACHE Ⅱ 大于 30 分患者存活率没有改善。Nakamura 等指出，用 PMX-F 治疗脓毒症休克，可以减少患者血浆内皮素 -1（ET-1）水平，降低血小板活化因子，减少可溶性 P 选择素、血小板因子Ⅳ和 β 血栓球蛋白。

三、维生素 E 修饰的透析膜

Yawata 等发现血透患者红细胞中维生素 E 显著降低。在细胞膜上氧自由基可以激发多聚不饱和脂肪酸的降解，产生短链醛，如丙二醛（MDA）。红细胞内 MDA 提高了红细胞的僵硬度，降低了变形能力，使其对血透相关损伤因素更敏感。血透中应用抗氧化剂维生素 E，可以看到红细胞中的 MDA 水平下降，减少了血透时溶血，并且提高红细胞比容（Hct）水平。内源性抗氧化剂维生素 E 能改善应用铁剂患者可能出现的副作用，如用促红细胞生成素（Erythropoietin，EPO）治疗，患者的红细胞中内源性维生素 E 耗竭，因此需要补充外源性维生素 E，可缓解铁剂和 EPO 治疗引起的氧化应激反应，并逐步恢复红细胞中维生素 E 水平。维生素 E 可延迟脂质过氧化，减少 EPO 用量。Cristol 等观察 12 例接受 EPO 治疗患者，在容许的范围内停用 EPO 4 周，期间 Hct 降为 23% 以下。重新应用 EPO 并给予维生素 E 口服 15 mg/（kg·d），结果发现同组患者用同剂量 EPO 治疗，并用维生素 E 时血红蛋白在 2 周时显著升高，单用 EPO 时血红蛋白在 8 周时才显著升高，这一结果可解释维生素 E 可防止氧化应激溶血作用。维生素 E 有抗氧化应激效应，使维生素 E 通过油醇键与含烯酸聚合物及氟树脂聚合物的共聚体组合并与透析膜结合，构成维生素 E 修饰的透析器。长期用维生素 E 包被的纤维素膜透析，发现患者的主动脉钙化指数明显下降。维生素 E 包被膜透析后血清中进行性糖基化终末产物（advanced glycation endproducts，AGEs）水平下降，表明 AGEs 对 β_2 微球蛋白的蛋白修饰作用将有所下降，可能改善淀粉样变性的发生与发展。维生素 E 包被膜透析后，血浆中维生素 E 水平上升，可能是在透析膜原位进行抗氧化，减少血浆中抗氧化物质的消耗，而不是膜上维生素 E 释放的结果。Mune 等用维生素 E 修饰的透析器进行两年的透析临床观察，50 名稳定血透患者随机分为两组，一组用传统透析膜，一组用维生素 E 修饰膜，检测透析前后血清 LDL-MDA、ox-LDL、主动脉钙化指数（ACI）。结果发现，使用维生素 E 修饰膜组透析后血中 LDL-MDA 和 ox-LDL 显著降低，对照组无变化，血脂和血浆维生素 E 浓度两组无显著差别。虽然两组基础的 ACI 水平基本相同，但经过两年透析治疗，用维生素 E 修饰膜组可显著降低 ACI 上升百分率，说明维生素 E 修饰膜可以通过降低氧化应激预防透析患者动脉粥样硬化。维生素 E 修饰膜还可以通过改变其等电点来影响透析清除 β_2 微球蛋白，从而降低血浆 β_2 微球蛋白水平。

四、高亲水性透析器

当前对透析器进行改进的研究主要是通过共价、接枝、聚合等方法改进膜材料的结构，调节膜表面的微观不均匀性，改善膜表面的亲水性，减少透析膜对凝血及氧化应激的影响，从而提高膜的透析充分性和生物相容性，减少并发症的发生。透析膜表面的亲水性与溶质清除及膜材料的吸附性能有密切关系。研究结果表明：在透析膜内层加亲水凝胶，对中、小分子毒素的清除率均明显增加；将聚砜膜主链与乙烯乙二醇的侧链接枝形成 PSF-g-PEG，亲水但不可溶，显示了较强的蛋白吸附和细胞附着功能；将 2 甲基丙烯酰氧乙基磷酸胆碱 - 丁基异丁烯酸固化在醋酸纤维素膜上，通过控制湿纺过程，可生成 CA/PMB30、CA/ PMB80 和 CA/ PMB30 ~ 80 透析膜。该类透析膜具有较高的溶质清除率和水通透性，血液和细胞相容性好，可用于血浆置换和血液滤过。

五、具有抗凝作用的透析器

将某些具有抗凝作用的物质固化在透析膜材料上，可抑制血液凝固，提高膜的生物相容性，还可降低肝素用量，并有可能实现无肝素化透析。研究结果显示：将肝素聚合在聚丙烯腈－聚乙烯亚胺膜上，透析效果良好，并可减少透析期间的过敏反应；固化壳聚糖和肝素共价物的聚丙烯腈透析膜也显示了良好的血液相容性，并可抑制铜绿假单孢菌的活性，降低了细胞毒性反应；将肝素共价结合到聚醚砜表面，既保持了聚醚砜的力学性能，又能提高透析膜的抗凝血性能；在醋酸纤维膜上共价固化亚油酸膜，或将共价结合到聚丙烯酸的亚油酸嫁接到聚砜膜表面，都可以有更好的组织相容性和抗凝血效果。

高通量、高效、生物相容性好，仍将是今后透析膜发展的主要方向。随着高分子材料和纳米技术的不断发展，与人类血管内皮接近的透析膜在不久的将来肯定会出现。同时，也应注意到，透析膜本身并不是孤立存在的，应与其他条件如透析用药、透析液成分、透析方法等一起考虑，才会有更好的临床应用价值。

（郭妍南）

第四章　儿童血液透析设备

血液透析设备包括：血液透析机、透析器、透析用水设备及辅助装置。广义的血液透析设备还包括透析器复用机、透析液配置设备及中心供给设备。在本章主要讨论血液透析机及其附属装置和透析机发展前景。

第一节　血液透析机

血液透析机是实现肾脏功能替代的机电一体化设备，完成体外循环路径与患者循环系统的连接。虽然血液透析机品种很多，设计各具特点，但基本构造是相同的。简单来说，是由体外血液循环系统、透析供给系统及基于微电脑技术的控制监测电路组成（图4-1及彩图6）。

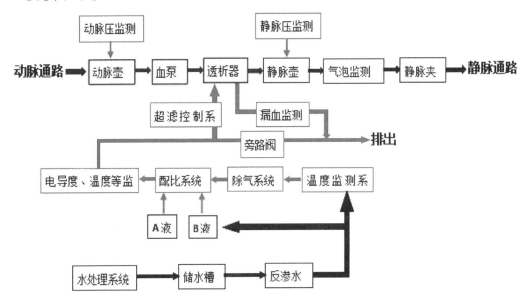

图4-1　血液透析装置组成图

一、体外血液循环系统

体外血液循环系统（extracorporeal blood circuit）包括血泵、肝素泵、压力监测系统、空气收集室、空气气泡监测器及静脉血路夹（图4-2）。

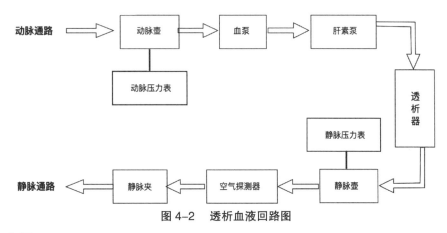

图 4-2 透析血液回路图

1. 血泵

血液泵装置一般采用蠕动泵通过两轮或三轮滚轴挤压血液管路并滚动驱赶血液向前运动，通常用泵的转动次数和泵管口径的大小表示其血流量，滚动轴压得过紧会破坏血细胞，产生溶血，过松会使血液反流，降低实际血流量。

通过调节血流量旋钮来控制血流量大小，小儿体外循环血流量及血流速度是维持小儿血液透析血流动力学稳定的关键条件。因此，小儿透析机泵头能控制血流速度为 3 ~ 20 ml/（kg·min）。

2. 注射泵

注射泵是以要求的速度持续地向血液管路中注入肝素等抗凝物质，使体外循环的血液不发生凝血。当注射液注射完毕而透析装置还继续工作时，超负荷检测器将发出警报。注射泵持续推注便于精细调节抗凝剂使用量，同时避免肝素等抗凝剂的血药浓度波动。

部分厂家为了避免抗凝过度引起出血倾向，在透析机上还设有鱼精蛋白等用来中和抗凝剂的注射泵。

3. 空气收集室

体外循环的血液管路上设有动脉壶和静脉壶，用以测量血管内的压力，并捕捉从上游进入血管路的空气。壶内装有阻止血凝块的滤过器，用于防止血凝块逆流和其碎屑进入患儿体内。

4. 压力监测器

血管路系统中压力监测分动、静脉压力监测器。当血路出现变化时，如血流通路不畅、透析器凝血、血液环路梗阻、通路中接头脱落等，通路内压力异常变动，监测装置将发出警报。

动脉压监测器多位于血泵前，检测动脉血流压力，一般为 -2.7 ~ 8 kPa，主要反映穿刺针阻力、内瘘或双腔导管提供的血流情况。

静脉压测量计借助静脉壶监测透析器血液侧的出口压，测量静脉回流阻力。静脉压一般为 -6.7 ~ 27 kPa。主要反映透析针、管路及瘘对血流的阻力。当血路内压力超过限定值时，透析机将报警并关闭血泵。

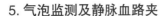

5. 气泡监测及静脉血路夹

气泡监测器一般采用超声波方式，置于静脉血路。一旦测得血液中有气泡，通过透析机内置电脑控制静脉管夹，自动关闭管路，切断血泵，阻止空气进入患儿体内，同时发出警报。气泡报警常见于管路接合不紧密，负压引起血中气体释放，系统中静脉输液不慎、空气回血不慎等引起空气进入透析系统。

二、透析液系统

血液透析机透析液系统运转目的有以下几点：①使适当温度、浓度、压力及流速的透析液进入透析器；②完成弥散、对流、超滤等透析基本过程；③监测报警和消毒功能。结构上包括温度控制装置、除气系统、配比装置及电导率监控系统、流量控制系统、超滤控制系统、透析液旁路阀／隔离阀。

1. 温度控制装置

温度控制装置有热交换器、加热器及温度传感器组成，通过计算机系统控制透析液温度在 35 ~ 40 ℃。若温度＜ 34 ℃或＞ 41 ℃，透析机监测装置将发出低温或高温报警，同时将透析液改为旁路循环，以保证透析安全。透析液温度一般保持在 36 ~ 37.5 ℃，当使用热消毒程序时，由加热器将液体温度升至 85 ~ 97 ℃，并循环冲洗 20 min 以上。

2. 除气系统

一般包括除气室、除气负压阀和相关管路。该系统将反渗水中溶解的气体去除，以防止透析液中气体过多。

3. 配比装置及电导度检测

透析机的配比装置一般包括 A 液泵、B 液泵，A 液、B 液混合室和 A 液、B 液电导率监测单元。

配制透析液是将透析浓缩液以一定比例与反渗水混合，使透析液达到适当离子浓度。一般配比是一份浓缩液与 34 份反渗水混合，还可以根据患者情况而做适当调整。老式透析机多为操作人员预先手工配制透析液，而现代透析机多采用自动比例稀释的配液功能，计算机系统根据预先设定的配方控制 A 液泵、B 液泵吸入定量的 A 液、B 液分别与反渗水混合。

临床透析液的混合配制装置分两类：①中央透析液输送系统，透析液由统一机器配制供给各透析机使用，具有占地面积小，冲洗简便优点。②单机透析液输送系统，每台透析机配制自己的透析液，其优点是可根据具体病人调节透析液组成，达到个体化治疗。

电导率探头用于监测透析液离子总浓度，监测报警和／或反馈控制泵速。需要测量至少两个电极间流经液体的电导率，以反映透析液总离子浓度。透析液的电导率主要反映钠离子浓度。电导率检测数值超过预定值 5% 时，透析机发出声光报警，此时透析液不流经透析器，而改为旁路流过。

4. 流量控制

流量控制装置是控制透析液流量在所需的流速范围内。一般透析室流速为 500 ml/min，部分高通量透析可上调透析液流速至 800 ml/min。儿童透析液流速一般控制在 300 ~ 500 ml/min。

目前市场上血液透析机的透析液流量控制装置有可调和不可调两种。儿童因为体重不同所要求的透析液流量也不同，故儿童透析机多选择透析液流量可调节型透析机。

5. 超滤控制系统

超滤既是血液透析机的基本功能，也是患者关注自身透析质量最直观和最敏感的因素。

早期超滤控制系统通过操作人员对跨膜压（TMP）的调节控制超滤速度，实现最终的超滤目标值。根据计划确定超滤量，超滤量（UF）=UFR × TMP × 小时（h）。超滤系数（UFR）受透析膜种类、血液黏滞度、肝素抗凝效果、跨膜压变化影响。而跨膜压也受血流量大小、静脉压高低及透析液管道上水流受阻等情况影响，这两方面的变化将引起超滤误差。因此这种方法使用比较复杂，超滤量不容易控制，现已逐渐淘汰。

现代超滤控制系统是通过操作者设定最终超滤目标值和透析时间，完全由透析机自动完成。这种超滤控制系统在早期超滤控制系统的基础上增加测量超滤率的装置。增加的检测超滤率装置依据工作原理不同分为两类：以流量计为核心的实时流量控制法和以平衡腔为核心的结构控制法。这种容量超滤系统可以精确地控制超滤，与膜的超滤系数和跨膜压无关。

6. 漏血监测装置

该装置用于检测透析器废液中有无血液渗漏，用以判断透析器是否发生破膜。当 1 L 透析液中有 0.5 ml 以上血液混入时透析机即发出报警，同时系统停止血泵运转。漏血检测装置由光源和光敏电阻构成。当跨膜压高于 67 kPa 时可引起透析器破膜，发生漏血，当透析液中混有血液有形成分时，光电管接受光信号衰减而被透析机内电脑所测知，并发出警报。同时由于透析器破膜时未灭菌的透析液与血液接触可危及生命，因此透析机在发出报警同时血泵停止运转。

7. 透析液旁路阀 / 隔离阀

透析机内的旁路阀是一重要安全装置，透析液旁路阀避免不合格透析液进入透析器。同时若执行单纯超滤指令时，旁路阀将透析液导入旁路系统，中止透析器的弥散过程。

隔离阀在发生漏血报警、血泵停转或必须停止透析器任何透析过程时，其与旁路阀协同作用实现透析器"隔离"，完全截断透析液进出透析器。

除了上述的装置之外，透析液系统还有许多的阀门、压力调节器、冲洗和消毒液吸口等装置，这些装置共同作用以建立冲洗和消毒回路，实现旁路透析及机器自检和校准。

第二节　透析液供给装置

一、传统透析液供给装置和现代透析液供给装置

传统透析机缺乏透析液配比装置，做透析治疗前需预先配制透析液，并存放在足够

大的容器内以供使用。在操作过程中容易造成透析液污染，且不适合做碳酸盐透析。

现代透析液有透析浓缩液和透析用水一起在透析过程中通过机器自动按比例混合生成。二者的优缺点比较见表4-1。

表4-1 传统透析液供给装置和现代透析液供给装置比较

供给装置	传统透析液供给装置	现代透析液供给装置
预先配制	需要	不需要
配制人员	透析机操作人员	机器
容器占地面积	大	小
发生污染	容易	不容易
碳酸氢盐透析	不适合	适合

现代透析机根据透析液供给装置可分为单机独立的供液系统和多机共享的集中供液系统。

单机独立的供液系统：透析液的配比混合过程在每台透析机内完成，这种系统可根据个人需要改变透析液中离子浓度，实现个体化的透析处方。缺点是每台透析机均需要独立的透析液配比系统，因此造价相对较高。若在大的透析中心该系统可增加技术人员劳动力。

集中供液系统：独立的透析液配比系统，同时为多台透析机共享，且独立于透析机设备。优点是可节省每台透析机造价，节省技术人员劳动力。缺点是透析液处方单一，不利于个体化治疗，配比系统要求更高的安全性和可靠性。

改良配液系统：结合单机独立供液系统和集中供液系统优点，经改良后仍使用单独有配液功能的透析机，而A浓缩液、稀释的B液及反渗水在水处理间分别输送到单机，由单机的配比系统混合制成使用透析液。这一改良系统既节约劳动力，又利于满足个体化透析治疗需求。

二、透析液配比装置

不同厂家生产的透析机其透析液配比装置不同，根据使用比例泵的不同而分为三类：

1. 使用陶瓷泵为比例泵

陶瓷比例泵的活塞及外套有精密陶瓷制作，由步进电机驱动，具有耐磨优点，并且可以精确调节排量，准确控制混合比例。Gambro、Baxter、Nikkiso、B-Braun等公司生产的透析机私用陶瓷泵为比例泵。

2. 使用计量泵为比例泵

Fresenius公司生产的人工肾机使用工业上通用的计量泵，能较准确控制排出量并且可以调节。但其与液体接触的部分材料是塑胶，如单向阀门垫圈、活塞等，使用时间久易老化、变形，需注意定期维护。

3. 使用硅油泵为比例泵

NIPRO 生产的人工肾机使用硅油泵为比例泵。硅油泵分别安装在两个类似平衡腔的装置上，通过电脑控制电磁阀配合。一个硅油泵在配比透析液的时候，另一个硅油泵完成超滤液的抽取。这一装置使人工肾机整体设计简洁，方便维护。配比透析液的硅油泵需同时用于 A、B 两种浓缩液的抽取，这样是混合浓度上升迟缓。

第三节 透析机监测装置

透析机主要监测三方面内容：①监测透析液流量、温度、压力、电导率；②监测血液流速、动静脉压力、血液中气泡；③监测其他内容，如：漏血监测、超滤量及超滤率监测、跨膜压监测。

一、透析液监测装置

1. 透析液浓度监测

一般通过监测透析液电导率实现对透析液浓度的监控。电导率代表了被测物的导电能力，表示透析液中各种离子的总量，而温度对相同离子浓度液体导电能力有影响，因此电导率的测量均有温度补偿。透析液电导率单位为 ms/cm，报警限为设定值的 ±5%，若出现报警常提示透析机配置透析液时 A、B 液吸取比例不恰当。

2. 透析液流量监测

透析液流量监测装置有两种方式，一种方式是以 Baxter 公司生产的人工肾机为代表，通过流量传感器直接测量。另一种是由平衡腔换向时间来控制的间接方式。透析液流量的单位为 ml/min，最大流量应 ≥ 600 ml/min。

3. 透析液温度

透析液温度监测常采用热敏电阻控头，温度 < 34 ℃ 或 > 41 ℃ 均发生报警。从安全角度考虑，水银温度计开关或热继电器可用做后备温度监测装置。

4. 透析液压力

透析液压力监测多采用压力传感器，报警限为预定值的 ±20 mmHg。

二、血液监测装置

1. 血液流速

透析机上的血流速度是通过控制血泵转速而间接换算而来，其单位是 ml/min，而适用于儿童的透析机需要将血流速控制在 3 ~ 20 ml/（kg·min）。

2. 动静脉压力监测

动静脉压力监测主要监测体外循环管路内压力的状态，其大小主要取决于血流速、血流通路上的阻力及透析器大小。动静脉端压力发生变化，透析机发出报警并停止血泵。报警限为预设值的 ±10 mmHg。

3. 血液中气泡监测及静脉管夹

气泡监测装置一般安装在静脉管路上。当发现管路中有气泡经过，静脉夹自动夹闭管路，切断血泵，并发出警报。该装置与血液管路接触面积较少，有时可能出现假警报。

三、其他监测装置

1. 跨膜压

跨膜压是血液侧和透析液侧的压力差。因各厂家设备监测血液侧压力不同，因此在相同的情况下不同机型的跨膜压可能不同。一般最大跨膜压报警限为 450 mmHg。

2. 超滤量

一般超滤量的精度为 ±30 ml/h，报警的上限由操作人员设定，以防止超水速度过快，下限为 0。

3. 漏血监测

透析机采用光电传感器测量透析液中有无血液成分存在，若每分钟漏血 > 0.5 ml时，机器将发出声光报警，同时关闭血泵，防止透析液进入血液。

第四节　超滤控制方式

超滤是透析过程中液体在压力作用下通过透析膜的运动，是清除患者体内多余水分的重要手段。超滤除水依靠静水压和渗透完成，其中静水压起主要作用。影响超滤的因素有膜的特性、血液成分、液体动力学及温度。随着透析器超滤系数的增加，在现代透析设备上，超滤的控制由电脑指令下的超滤控制系统自动完成，操作人员只需设定需要透析的时间和超滤总量即可。

超滤控制方式多种多样，但常用的超滤控制系统是流量计系统及平衡腔系统。

一、流量计系统

以流量计为核心的超滤控制系统是实时流量控制，主要通过监测透析器出入流量计算出瞬时超滤率，与理想的超滤率比较后，调节透析液压力通过控制跨膜压来调节超滤率，以实现对超滤量的控制。

超滤量 = 透析液流出量 - 流入量

超滤率 = 跨膜压（TMP）× 超滤系数（UFR）

超滤系数是透析器自身固有的特性，而 TMP= 透析器血液侧压力 - 透析液侧压力。

流量计系统中使用的传感器主要有两类：一类是 Baxter Volume Sensor 为代表的光电流量计。使用光电流量计控制超滤的透析机常使用成对传感器。测量统一流量的两个传感器的信号同时被传输到计算机中进行比较，以保证传感器良好的工作状态。

另一类是以 Gambro 公司的 AK 系列透析机为代表的电磁流量计。使用电磁流量计的透析机采用电磁方式测量流量，并定时自动较准，以保证准确测量进出透析器的容量。

二、平衡腔系统

采用平衡腔系统的超滤控制方式是以平衡腔为核心的结构控制法。在透析过程中透析器流量分为两部分，一部分流入平衡腔，以保证透析液的进出平衡；另一部分经"超滤泵"流出，完成超滤量设定目标（图4-3）。

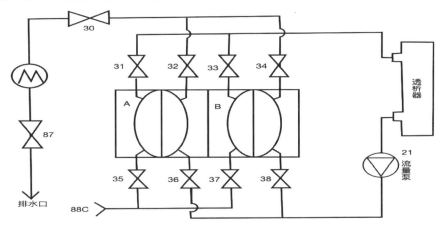

图4-3　平衡腔工作原理图

目前采用平衡腔系统的透析机有 Fresenius 系列、B-Braun 的 Dialog、Baxter 的 Altra Touch/Tina、Nipro、Kawasumi 等机型。虽然这些厂家均采用平衡腔系统的超滤控制方式，但使用"超滤泵"有所不同。一类是以 Fresenius 系列、B-Braun 的 Dialog、Baxter 为代表，使用化学计量泵；另一类是 Nipro 公司透析机使用的硅油泵，该技术由于水泵和透析液不直接接触，没有污染，故可以长期保持高精度的超滤，而硅油泵的容量有出差配液泵调节。

平衡腔系统使用了许多电磁阀，且要求同步动作，因此对机械性能要求很高，并且没有自我监测能力。

随着技术进步，Nikkiso 的复式泵系统用活塞代替隔膜，不依赖电磁阀，且有自主动力系统做到两次液体出入量之间的平衡。

第五节　透析中报警装置

透析过程中透析参数出现异常时，透析机的监测装置发现异常并及时发出警报，做出相应反应以保证治疗安全。报警一般通过声光信号引起操作人员关注，随后通过灯光或文字提示，帮助操作人员确定具体问题。

一、报警分类

报警分为三类：①操作报警，操作顺序不当或操作不到位，及其将给予黄灯警告。

②透析参数报警，在透析过程中，压力、流量、温度、超滤量超过报警限时，透析机将发出黄灯或红灯报警，示意操作人员注意或干预。③机器故障报警，机器出现故障将发出红色报警，此时需要联系维修人员解决。

二、血液透析机使用中常见的机器报警原因

1.静脉压高报警

患者侧卧位，静脉受压；静脉壶下部通道受阻或管路扭曲、折叠；静脉侧静脉壶凝血；静脉壶滤网阻塞；肝素量不足引起循环管路中血液凝固等。处理：保持管路通畅；若超滤过高可适当降低超滤率，延长透析时间；若管路凝血需要停止血泵，更换管路和透析器。

2.静脉压低报警

静脉侧管路连接处脱落；静脉压测量处连接管前阻塞；血流不足、中断或血路连接脱落；患者血压降低、血流量减小；压力传感器失灵等。处理：检查血路各连接处有无脱落、漏血；动脉壶滤网有无堵塞；静脉压报警限值是否合适。

3.动脉压低报警

提示血液流出不畅、动脉血供不足；动脉管路受压、扭曲；从动脉端输血、输液；患者血压下降、心搏量减少；空气进入动脉管路等。处理：检查动脉管路有无空气进入，是否受压、扭曲；减小血流量后动脉压恢复正常多提示动脉血流不足，多为动静脉瘘狭窄或导管、动脉穿刺针位置不当。

4.空气报警

管路接头松脱或输液；动脉压低产生气泡；透析液气泡进入血中。处理检查管路连接处是否紧密、输液端是否夹闭；动脉压低产生的气泡，可用无菌空针从静脉壶处抽取打掉；若血中未见气泡，可重新安装静脉壶和管路，改变探测部位，使静脉壶或管路与空气探测器探头贴紧。

5.电导度报警

浓缩液用完；浓缩液阻塞、浓缩液管与吸管接头漏气；水流量或水压异常；报警限设置过高；A管或B管吸管中过滤网堵塞；B管错吸A液、A管错吸B液等。处理：检查浓缩液释放正确，观察浓缩液是否吸入，吸管位置是否准确；检查接头是否漏气，滤网是否堵塞。

6.漏血报警

透析器破膜；空气大量进入透析液；漏血探测器有脏物沉积；探测器故障。处理：观察透析液颜色，必要时取样检测；若无漏血需观察有无空气进入透析液；若无漏血也无空气进入，应暂停透析，将漏血探测器擦试清洗，若为探测器故障需请专业人员维修（图4-4）。

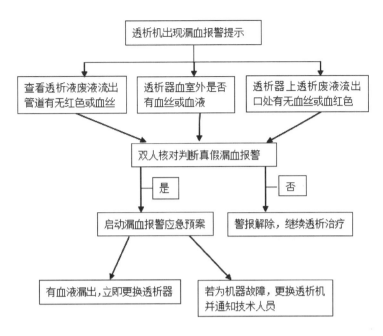

图 4-4　漏血报警及处理流程图

第六节　透析机添加功能

随着科技发展，透析机逐渐向模块化、网络化和智能化发展，现代透析机可以加装各种附件，可以联网，提供充分性透析指标、超滤量可控曲线、钠曲线等功能。

一、钠曲线及超滤曲线

透析机提供钠变化曲线，其目的是实时调整透析液中钠浓度，维持血浆渗透压在要求的范围内，防止因渗透压突然变化引起透析失衡症状、低血压、减少肌肉痉挛、提高水钠清除、维持血流动力学稳定。

实现钠变化曲线的方式有两种：①通过提升浓缩液的吸入比例来实现，如Fresenius、Baxter、Gambro 公司生产的透析机。② Nikkiso 公司使用的钠注入泵。

超滤曲线在减少血容量不足而引起的透析并发症方面更有优势，并且能避免透析后高钠的危险。

透析机将钠曲线和超滤曲线同时显示更能减少透析中因血容量的变化而导致的并发症发生。目前先进的透析机可以提供钠曲线和超滤曲线联用，如：Baxter 的 Tina 和 Fresenius 4008E 机型。二者联用更有利于实现个体化治疗方案。

二、温度控制

温度控制是在透析过程中将患者体温设定在某一值，然后设定一个变化范围输入透析机电脑中，以保持患者体温在透析过程中稳定，或实现特殊患儿的低温透析，保持相对血容量稳定。

透析中患者的体温是由回血温度来控制的，而控制回血温度通过调节透析液温度来实现。透析过程中，通过温度监测模块实现患儿的动、静脉血管路内部血液温度的持续监测，通过调节透析液温度来控制患儿静脉回血温度。但在透析过程中，环境温度、血流速、透析器大小等因素均影响回血温度。因此除了采用温度监控模块监测回血温度外，我们在需要用体温计进一步确认患者温度，并反复调节。

三、血容量监测

透析机提供血容量监测功能，可以防止因血容量过低引起的并发症，同时帮助医护人员确定理想干体重和最佳钠曲线及超滤曲线。

血液透析机多采用光电方式和超声方式实现血容量监测。

1. 光电方式

以 Baxter Critline 中的 Hemavision 模块为代表，利用光电分光光度计通过红细胞的光线的散射和漫射，持续测量血细胞比容和血氧饱和度，透析机内计算机自动计算出相对血容量以图形方式显示在血透机屏幕上。

2. 超声方式

以 Fresenius 的 BVM 模块为代表，该模块采用超声波穿过体外循环的动脉血，超声波传递速度变化反映血液中有形成分的变化。BVM 可以连续的精确监测，透析机内的计算机实时地计算出患儿血细胞比容和血红蛋白浓度的变化，进而推算出相对血容量变化。根据计算的相对血容量，计算机指令透析机自动的调整超滤速度及时间，防止低血容量导致的并发症发生。

比较三种超滤模型（恒定超滤率、阶梯式超滤率和 BVM 控制的超滤率）所引起的不良反应，结果显示 BVM 控制下的超滤模型更能合理、形象和有效地监控血透时血容量的变化。

四、尿素清除率测量

患儿透析充分性通过尿素测量进行评估。传统上采用实验室方法测量血中尿素含量，该方法不能实时监测，并且采血要求透析结束尿素反弹期过后进行，患儿依从性差。而现代透析机实现了在线尿素清除率测量。测量方法有两类，一类是生化电极法，另一类是采用电导率模拟法。

1. 生化电极法

采用生化电极法在线测量尿素清除率的透析机以 Baxter 的 Urea Monitor、Gambro 的 DQM200、Bellco 的 Multimat 等机型为代表。尿素清除率在线测量仪利用氨离子电极随时检测废透析液中尿素浓度及总的尿素清除量，然后透析机内计算机程序根据相关指数推算出血尿素浓度，再根据单－双室尿素动力学模型计算出 Kt/V、尿素下降率、溶质清除指数（SRI）等数值。操作人员进一步计算出透析剂量，制作出个体化透析方案。

2.电导率模拟方法

Fresenius 公司生产的透析机采用电导率模拟方法在线测量尿素清除率。电导率模拟技术主要通过测量透析液离子（主要是钠离子）在透析器中的清除率，进一步推算出尿素清除率。该监测方法简单，但其测量准确性在临床实践中存在较大争议。

五、血管通路血液再循环检测

血管通路血液再循环在线测量主要有超声、光电、血液温度三种方式。

1.超声方式

以 Tramsonic System 为代表，在静脉端推注生理盐水，超声探头测量血路管中血液密度，计算机系统比较动、静脉血液密度变化，进一步计算出再循环比率。

2.光学方式

以 Baxter 的 Tina-Hemavision、Criteline 机型为代表，检测时在静脉端推注生理盐水，用多光谱测量血液红细胞比容值，由透析机内的计算机系统进一步计算出再循环比率。

3.血温方式

采用血温方式检测时，透析机内计算机监测动、静脉血液温度差。由于透析器两侧血液温度差由心肺再循环和透析时瘘管路（或双腔导管）再循环所致，而心肺再循环相对固定，因此瘘（或双腔导管）导致的温度差为动静脉温度差减去心肺再循环所致的温度差，由此计算出瘘或双腔导管所致的再循环量。

六、个体处方卡

透析中做到个体化透析需要包括以下几个参数：个体化透析处方、选择个体化透析器、抗凝方案、钠曲线及超滤曲线等。个体化处方卡将多个个体化参数一起设定，操作人员给患儿做透析是只需插入个人处方卡即可。该方法使个体化参数设置更简捷，减轻操作人员负担并减少操作失误，使患者得到最佳的透析舒适度，同时便于透析室的计算机管理。现代透析机大多选用此技术。

七、在线血液透析滤过

在线血液透析滤过的置换液通过多重过滤器直接制备而成。优点是方便，无须特别准备置换液。但该系统对透析液质量要求较高，因此多数厂家建议使用干粉透析液，由透析机自动配比生产透析液。此外，当患儿置换量大时，由于透析液离子浓度与人体血浆离子正常浓度存在差异，需要密切注意患儿临床反应，以保证透析治疗安全。

第七节　血液透析的其他附属设备

一、干粉透析液

操作人员在浓缩透析液配比操作过程中，即使原料是无菌、无热源，但由于操作不当会带来微生物污染，也不利于采用在线血液透析滤过治疗模式。因此 Gambro 的 AK200 Bicart、Fresenius 的 4008S/H BiBag、Baxter 的 Tina 等机型可以在线溶解碳酸氢盐透析液干粉，该附属设备避免了透析液在制备过程中因操作不当而带来的微生物污染，并保证透析治疗的安全。

二、透析液过滤器

Fresenius 的 4008S/H、Gambro 的 AK 系列、Baxter 的 Tina 系列均安置了透析液过滤器。该装置能截留内毒素，但对透析液纯净度要求高，并且需要经常更换，一般一个过滤器使用 30 次就需要更换。

三、血压计

部分机型为方便透析期间血压监测，安装集成电子血压计。透析机能在透析过程中自动测量血压，并显示在透析机面板上。该装置减轻了操作人员工作负担，并为透析数据联网提供方便。

四、电脑数据联网

随着时代进步，为满足无纸化和数字化办公需求，我们需要管理软件代替传统的手工方式抄录数据参与到透析患儿的管理中。

Baxter 的 Renal Link、Gambro、Fresenius 的透析机机型均使用了电脑联网功能，配合相应的管理软件，使得患儿的实时透析数据、药物使用情况、病历、检验结果、医嘱、护理计划一体化，方便了医护人员、临床科研人员进行检索、分类统计、书写报表等管理、科研工作。

第八节　透析机的发展前景

随着医保范围的普及，慢性肾衰竭患者接受透析治疗比例逐年上升。但目前血液透析机大多为适合医院使用的机型，其体积通常比较大、笨重，肾衰患者必须到医院排队等候做透析治疗。随着透析技术在临床应用日趋广泛及 IT 等行业的发展，透析机的发展将体现个体化、人性化、智能化和网络化。

一、个体化的透析设计

随着更多在线监测功能的开发，医护人员能够发现不同患儿或患儿的不同年龄阶段对透析治疗的差异，这些因素迫切需要儿童透析处方的个体化。

自动化实现个体化的透析处方逐渐取代手工调节，目前主要通过患儿的个体化处方卡实施。

IT 行业可以开发透析机软件，逐渐完善透析机功能，使其可根据在线监测数据实时调整透析参数，保证患儿透析治疗安全、有效、舒适地进行。

二、"智能化"的透析设计

透析治疗是为了有效地清除毒素和多余水分，维持内环境稳定，同时避免并发症的发生。为达到这一目的，各厂家开发了在线监测和在线生物反馈功能的技术。随着这些技术的完善，具有实时的在线监测和生物反馈功能的血液透析机有更广泛的应用前景。如体温监测、容量监测、血压监测、尿素监测及超滤监测等技术帮助医护人员确定透析清除率，有效避免瘘或双腔导管再循环对透析清除率的影响，帮助患儿平稳地达到干体重。

三、人性化透析设计

透析机的人性化设计应体现体积小、移动方便、操作简便、便于非医护人员操作等优点，可以设计便携式透析机方便患儿学习和外出旅游，提高生活质量。

家用或背包式透析机的研发上市将满足这一需求。研究发现家庭透析患者血压更稳定，所需的促红素等药物更少，环境更熟悉，生活质量得到明显提高。如：

美国 NXStage 医疗器械公司开发的 PureFlow SL，该系列机型具有体积小、重量仅 70 ～ 90 磅[①]，移动轻盈特点。

德国 Fresenius 医疗器械公司研发的 Fresenius Medical Care，该机体积为 52 英寸 × 21 英寸 × 25 英寸[②]，重 160 磅，带有彩色触摸显示屏。

瑞典 Gambro 公司研发的 AK96™Self Care 也可用于家庭透析。

附：几种常用品牌血液透析机

1. 德国 Fresenius 透析机

满足各类肾衰患儿血透治疗及新的技术指标的需要。特点：①醋酸盐或碳酸盐供液系统，可使用碳酸盐干粉，也可连接到中心供液系统。②整套透析液供液系统都是为高效透析而设计。③可提供超纯度透析液。④可使用双针或单针连接，满足不同血流量的需求。⑤可进行常规的或在线血液透析滤过或血液滤过。⑥在透析过程中，可进行不同的钠曲线和超滤曲线透析，实现个体化治疗。⑦可选择使用不同的监控系统自动监测及记录血压、脉搏、控制血温及血容量的变化，以防止低血压的发生并及时告知血流短路情况的出现。⑧随机配备的电池可使机器在停电情况下继续运行。

---

① 1 磅 = 0.45 kg。

② 1 英寸 = 2.54 cm。

2. 德国 B-Braun 血液透析机

质量可靠，操作方便，使用安全，数据显示为独特的彩色触摸屏控制、图式化显示，所有参数显示在一个屏幕上，信息量大。整个屏幕上能显示所有的治疗参数，报警原因、报警部位、如何处理，并能记录整个治疗过程中的所有数据，医生能随时了解到病人情况。主要适用于急慢性肾功能衰竭、中毒等病人血液透析治疗。

3. 瑞典 Gambro 公司的血液透析机

作为目前市场上的主流血透机，其质量、技术、售后服务均是一流。瑞典 Gambro 公司是目前世界上唯一专业做肾科产品的厂家，其研发的透析器（14 L、6 LR、8 LR、14 S、17 S、17 R）膜材料是聚砜、聚胺、聚乙烯的三种混合结构，大大提高了透析器的生物相溶性、通透性，降低了微炎症反应，保证了病人的透析质量。

4. 日本 NIPRO 血液透析机

该公司透析机具有设计紧凑、占地面积小、操作方便、维护成本低等优点。可做血液透析、血液灌流、血液滤过，治疗急、慢性肾功能衰竭，抢救各类药物中毒效果好。

5. 美国 Baxter 透析机

该公司透析机具有功能先进、样式灵巧、使用安全、病人舒适等特点。透析仪屏幕宽大，背景颜色独特，为临床操作提供了丰富的信息和可靠的认知度。适用于各种原因导致的急、慢性肾功能衰竭，各种药物中毒，农药中毒，毒蛇咬伤等多种疾病。

第九节　儿童血液净化设备

一、血液净化机

透析机是血液净化的力量源泉，儿童血液透析顺利进行不仅需要血泵，同时由于儿童血容量少，导管口径细，血流缓慢，血流量太小既影响治疗效果又容易发生滤器和血液管路中动、静脉壶凝血，因此儿童血液净化治疗设备要求更高。小儿血流量为 3 ~ 5 ml/（kg·min），因此血液透析时要求透析机的泵头能精确控制血流速度为 3 ~ 5 ml/min。儿童血液透析治疗时血流速一般按 3 ~ 5 ml/（kg·min）计算，若管路和滤器预充全血或血浆时，在保证血流动力学稳定的基础上血流速可以逐渐增加到 3 ~ 5 ml/（kg·min）。置换液流速为血液流速的 20% ~ 30%。

儿科常用的透析机有 Frensenus 公司的 5008S、Gambro 公司的 AK200S 等。Frensenus 公司的 5008S Gambro 公司的血流速 0.2 ~ 500 ml/min，置换液流速 0.3 ~ 2.0 L/h。AK200S 血流速 0.2 ~ 500 ml/min，置换液流速 0.3 ~ 2.0 L/h，调节范围宽，调节精确。透析机血流速可调速度精确且精密，满足儿童血流速慢的要求。

使用于儿童，尤其是小婴儿重症患者的连续性血液净化机有 Gambro 公司的 PrismaFlex、Frensenus 公司的 multiFiltrate 和旭化成公司的 IQ21。Gambro 公司的 PrismaFlex 血流速是 6 ~ 450 ml/min，增幅为 2 ~ 10 ml/min；置换液增幅 2 ~ 50 ml/h；透析液增幅

50 ml/h；液体控制的测量原理是重量分析法，显示屏是彩色触摸屏，有中文界面；该机器有条码识别器用于识别和跟踪使用配套，因此只能使用 Gambro 公司生产的 Prismaflex AN69 膜滤器配套如 M60、M100 等，Prismaflex AN69 ST 膜滤器配套如 ST60、ST100 等，或适用于儿童及成人血浆置换治疗的一体化配套 TPE1000、TPE2000。

二、儿童血液净化血液管路选择

儿童血容量小，因此血液净化治疗时需采用管腔直径小、血流速度低的特殊血液管路。此外对于学龄前儿童、婴幼儿和新生儿须预充管路，防止血容量骤减。体重 ≥ 15 kg 的儿童采用生理盐水预充，体重 10 ~ 15 kg 婴幼儿可采用同型血浆预充，体重 < 10 kg 的新生儿或婴幼儿可采用全血预充。若血液管路和滤器总预充量 > 体重的 10%（即 > 8 ml/kg）时，需全血预充。不同品牌、不同型号的管路预充量不同。

三、儿童血液净化治疗滤器选择

透析器的性能很大程度上决定透析的质量，而透析器由透析膜和支撑结构组成，目前临床上常用的透析器是中空纤维型透析器。中空纤维型透析器具有容积小、面积大、清除率和超滤率高，预充血量少、残余血量少、破膜漏血的发生率低等优点。而透析器的透析膜材料是决定透析效果好坏的关键。目前已研发和使用的人工肾透析膜主要有天然高分子膜材料和合成高分子材料。天然高分子膜材料主要是纤维素及其衍生物，主要是铜仿膜、醋酸纤维素膜和赛璐玢膜，其中赛璐玢膜因其血液相容性较差和对尿素、肌酐清除不充分而逐渐被铜仿膜和醋酸纤维素膜所取代。该材料构成的透析器具有价格低廉，缺点是这类膜的超滤能力和对中分子量物质的透过性能较差，血液相容性也较差，长期使用易产生并发症。

另一种材料是人工合成的高分子膜材料，如聚丙烯腈膜、聚砜膜、聚碳酸酯膜、聚醚砜膜等，具有生物相容性好和超滤性能好的优点。儿童血液净化的常用的透析器主要来自瑞典 Gambro 公司和德国 Frensenus 公司，Gambro 公司的透析器主要是聚酰胺膜透析器。Frensenus 公司生产的透析器则使用聚砜膜，有高通量（如 F60）和低通量（如 F6），由于聚砜膜耐清洗较好而宜重复使用。

评价透析器的功能主要参考透析膜材料、膜的亲水性和吸附性、清除率和超滤率、生物相容性、破膜率、残余血量、预充容量、抗凝性、质量价格比等标准。儿科血液透析治疗的透析器应该是小容量和低通透性的。因为儿童体外循环血量与患儿体重不成比例时，如使用大容量和高通透性透析器，容易造成低血容量或低血压休克。总之选择的滤器需满足预充量少、滤过面积与体重相适应、血流阻力小的标准，再结合患儿体重和血容量、滤器膜面积、滤器材质等进行综合考虑。因为患儿外循环透析管路与透析器的预充量 < 10% 体重（即 8 ml/kg），因此临床选择透析器膜面积主要参考患儿体重。

人工肾透析器除了膜材料不同外，按照膜的通透性分为低通量透析器、高通量透析器、血液滤过器和血浆分离器。

1）儿童血液透析治疗时体重与透析器膜面积的选择如下：体重 < 20 kg，选

0.1 ~ 0.4 m^2；体重 20 ~ 30 kg，选 0.4 ~ 0.8 m^2；体重 30 ~ 40 kg，选 0.6 ~ 1.0 m^2；体重＞40 kg，可选择成人类型透析器。目前国内市场在售的儿童血液透析器主要由瑞典金宝公司和 Frensenus 公司生产，其中 Frensenus 低通量透析器有膜面积 0.4 和 0.8 两个型号，能满足 10 kg 以上儿童透析治疗需求。

2）儿童连续性血液净化治疗时滤器的选择与血液透析类似，目前临床上应用的儿科滤器主要来自瑞典 Gambro 公司的 Primsma M60 和 M100，日本旭化成公司的 AEF03、07 和 10（国内耗材紧缺）以及德国 Frensenus 公司的 Ultraflux AV Paed、AV400s、AV600s。

Gambro 公司的 M60 预充量约 83 ml，能满足 10 kg 以上患儿治疗需求；M100 预充量为 153 ml，满足 30 kg 以上儿童治疗需求；而体重在 25 ~ 30 kg 的儿童治疗是可根据情况选择 M60 或 M100，临床实际工作中若 10 kg 以下危重患儿必须做 CRRT，而没有其他选择时可以采用全血或血浆预充来进行使用。

3）儿童血液灌流治疗时灌流器的选择需考虑患儿体重及灌流器的容量。目前国内市场主要有珠海丽珠公司的 HA280、HA230 和 HA30；山东爱尔公司的 YTS60、YTS100 和 YTS60。一般来说，患儿体重与血液灌流器选择如下：体重＜15 kg，选择 YTS60 或 HA130；体重 15 ~ 20 kg，选择 YTS100 或 HA130；体重 20 ~ 30 kg，选择 YTS160 或 HA230；体重＞30 kg，选择 YTS160 或 HA280。

4）儿童血浆置换治疗是选用的血浆滤器主有瑞典 Gambro 公司的 TPE1000 和 TPE2000、日本旭化成公司和德国 Frensenus 公司的 plasma Flux P1dry 和 plasma Flux P2dry。瑞典 Gambro 公司的 TPE1000 预充量约 71 ml，适用于＞9 kg 患儿使用；而 TPE2000 预充量约 152 ml，适用于＞21 kg 患儿使用。

（翟松会）

第五章 血液透析用水处理和透析液

第一节 血液透析用水处理的意义和污染物危害

一、血液透析用水处理目的和进展

健康人通过肾脏将体内的多余水分和代谢废物排泄出体外，以维持身体的水平衡。出于对人体安全的考虑，饮用水要经过一定的处理，才能提供给人们。饮用水在进入血液之前要经过肠道屏障作用，但对于透析患者来说，水与血液的接触只是通过一种半透膜来实现，透析膜这种半透膜对通过它的物质没有选择，透析液中所含的有害物质，不但影响透析液电解质浓度，对血液透析设备造成损坏，更严重的是有害物质会通过透析膜扩散进入患者体内，造成透析患者发生急性或慢性并发症。与口服摄入水相比，血液透析患者暴露于大量的透析液当中（每月至少 300 L）。因此，作为透析用水，纯度的要求非常高，如果含有害物质，很容易通过透析膜进入患者的血液中，即使是较低浓度的有害元素，长期蓄积也会导致慢性中毒。

为了保证透析患者的安全，要对水进行处理。儿童血液透析的水处理与成人血液透析水处理相同。水处理系统就是由去除水中有害物质成分设备组成的一个系统。在这个系统中，每个部分之间相互联系并且相互提供保护。透析用水制备近年的进展可分为四个阶段。

1）从 20 世纪 60 年代开始，血液透析的目的只是维持尿毒症患者的存活。水处理的目的是去除胶体、钙、镁、活性氯等有害物质，防止产生"硬水综合征"。同时认为，透析液中的细菌污染是透析患者的潜在威胁。

2）20 世纪 70 年代，发现加入到自来水中用来降低水浑浊的硫酸铝和杀灭水中细菌的活性氯能引发一些透析并发症，如透析性痴呆和溶血。因此，水处理系统被改进，加入了活性炭过滤器，用来去除活性氯和氯胺。反渗透装置和离子交换装置也被作为常规部分使用，去除各种离子。

3）20 世纪 80 年代以后，血液透析技术被改进。采用碳酸盐透析、高通量透析和容量控制超滤，对水的纯度要求更高。透析用水中的微生物污染引起了人们的重视。

4）20 世纪 90 年代以来，要求在透析中使用超纯水和超净透析液，防止内毒素的产生和由此引发的急性和慢性并发症。对水的要求是要达到注射水的标准，建议水处理系统使用双级反渗透，反渗水循环流动，管道没有死角。

二、水中污染物质的种类和对机体的影响

水中污染物质的种类包括微生物、化学物质和不溶性颗粒。

1. 微生物

水中的微生物主要指细菌及其释放和降解的产物（内毒素），偶尔也有真菌、病毒和酵母等。

1）细菌：在水和透析液中常见的细菌是革兰阴性菌和非结核分枝杆菌，它们特别适应在水中生存。由于这类细菌能形成一种叫生物膜的物质，使它能够附着在物体的表面，很难被清除。特别是反渗水箱、透析液原液桶和送液管道等地方，同时生物膜能够保护细菌免受消毒剂的杀灭。革兰阴性菌在透析用水和透析液中存在，当有合适的 pH 值、营养和温度时，它们能很快地繁殖。如果透析膜出现破坏，细菌就可以进入患者的血液中，引起败血症。如果透析膜不破，细菌的产物和细胞膜的成分也可以通过透析器膜孔进入血液，引起患者的致热反应，使患者出现发热、寒战、低血压、恶心等症状，严重的导致患者死亡。

细菌可以被很多种方法杀死，包括加热和化学杀菌，也可以被水处理的一些系统过滤掉。

2）内毒素：内毒素是细菌壁的成分，称为脂多糖（LPS），另外有多肽聚糖、膜蛋白、外毒素等。当细菌分解，内毒素便被释放出来。因为内毒素能引起透析患者的发热反应，所以它们又被称为致热原，由此而引起患者的反应称热原反应，具体的表现为患者在透析开始时没有发热和感染现象，透析开始 1 h 左右体温升高，同时伴有发冷、寒战、肌肉痛、血压下降、呕吐等症状；透析患者长期和含有内毒素的水接触可引起慢性并发症，如免疫功能下降、淀粉样病变、动脉粥样硬化、血管疾病、分解代谢亢进等，同时也引起透析患者机体对促红细胞生成素的抵抗。

内毒素的碎片可通过弥散作用通过透析膜进入血中，特别是使用高流量透析器和有反超滤发生时。在复用过程中通过水直接进入透析膜内是引起热原反应的主要原因之一。

因为内毒素不是一种活体，不可能被杀死，也很难被消除。所以通常情况下保持水中细菌的低浓度，可以避免内毒素的积累，同时保证水和透析系统处于流动状态。在水处理系统中去除内毒素的单元是反渗膜和超滤膜、内毒素过滤器。

3）病毒：像细菌一样，病毒体积较大，不能通过完整的透析膜。但如果透析膜破损，将增加病毒进入血液的机会。病毒可被很多化学消毒剂杀灭。

2. 化学物质

1）残余氯：残余氯是指水中化合氯与游离氯的总和，化合氯指氯胺化合物，如一氯胺（NH_2Cl）、二氯胺（$NHCl_2$），它是氯与存在水中的氨通过化合反应而生成。以上氯与氨的反应主要受水中 pH 值和氯与氨质量比的控制。游离氯是指水溶性分子氯、次氯酸、次氯酸根或它们的混合物，它们的相对比例取决于水中 pH 值和温度。有效氯指氯化剂所含的氯中可起氧化作用的比例。有效氯被用来进行饮用水的消毒，杀死水中的细

菌、病毒和真菌。活性氯和氨反应生成活性氯胺，它具有氧化性（与氧发生反应破坏细胞壁），如果患者与高浓度活性氯胺接触，可发生溶血性贫血（红细胞破裂）。

氯胺能够弥散通过透析膜，所以要求透析用水中活性氯胺不能超过 0.1 mg/L，游离活性氯不能超过 0.5 mg/L。活性氯胺的测定方法比较复杂，可通过测定游离活性氯含量来间接监测活性氯胺的水平。

2）可溶性无机盐：包含透析液中的离子和微量元素。

（1）透析液中的离子：包括钠、钾、钙、镁。如果水中钙镁离子浓度过高，可引发"硬水综合征"，典型的症状有恶心、呕吐、发热感、血压高、头痛、嗜睡、癫痫、记忆丧失和记忆障碍。

（2）微量元素：包括铝、铜、锌、镉、砷、汞、铅、银、铁、硒、铬、硅和钡等。

①铝：水中铝的产生是由于自来水中加入硫酸铝，产生絮状沉淀使浑浊水澄清。另外铝还来源于水加热系统中的铝电极、透析管道系统中的铝泵等。除此之外，通过胃肠道进入体内的食物、饮水、药物中的铝也可以部分进入血液。当血清中铝含量 > 500 μg/L 时，可引起急性铝中毒。持续含量在 100 ~ 200 μg/L，可引起慢性铝中毒。产生的并发症有铝脑病、铝相关骨病、抵抗红细胞生成素的小细胞低色素性贫血等。

②铜：铜是组成血红蛋白的基本微量元素，也是与造血有关酶的组成成分，参与氧化磷酸酶化作用、单胺的降解、黑色素合成、维生素 C 代谢。铜中毒是由于透析水经过的管道中有铜离子的释放或在自来水中加入硫酸铜用于去除藻类。当浓度达 500 μg/L 时，红细胞与游离铜接触可发生急性溶血，引起发热、严重贫血、死亡率增加等。

③锌：锌是将近 70 种酶的基本成分，在透析患者的血浆中，含量为 630 ~ 1 020 μg/L，引起透析水锌污染与电镀的水箱和水管中锌的释放有关。如果血浆中锌含量大于 7 000 μg/L，可引起发热、恶心、呕吐和严重贫血。现代水处理设备由于应用离子交换和反渗透设备，保证患者的正常锌含量在 800 ~ 1 200 μg/L。发生低血浆锌的现象是由于透析引起锌的丢失或是口服硫酸亚铁影响肠道对锌的吸收。锌缺乏的主要症状有智力障碍、精神抑郁症、视觉障碍、伤口不能愈合、嗅觉减退、畏食、血浆睾酮水平低、性功能缺乏。

④镉：一种由于环境污染而普遍存在于人体内的微量元素。严重镉中毒可导致骨软化，透析患者慢性镉积累可引起顽固性贫血。

⑤砷：慢性砷中毒可引起皮肤色素沉着、肝脏问题和神经系统的危害。一般情况下，在透析液中的砷浓度低于最低值。由于它与血清蛋白结合，所以容易蓄积。

⑥汞：慢性汞中毒可产生神经、肾脏损伤和口腔炎等问题，以及震颤、失眠和语言障碍等并发症。

⑦铅：铅中毒有皮肤和胃肠的表现（急性腹痛、顽固性便秘），也有神经系统的表现（纹状肌麻痹）和红细胞的损伤，其典型表观是红细胞膜上的嗜酸性斑点。铅对透析用水的污染根据城市所处的地理位置不同而异。由于铅和蛋白结合，血液滤过透析不能去除铅。

⑧银：银对透析用水的污染与整体的微量元素有关，没有临床报道。

⑨铁：高浓度的铁可以在许多地下水中以碳酸盐和硫酸盐的形式存在，铁在透析水

中不能引起急性的并发症。但是，如果长时间与高浓度铁接触可引起含铁血黄素沉积症、贫血和骨病。

⑩硒：硒是基本的微量元素，存在于谷胱甘肽过氧化酶内。硒缺乏时可发生充血性心肌病、贫血、免疫功能改变、骨骼肌病变和增加心血管系统的发病率。在透析患者中发现，低硒的情况下硒的水平和蛋白分解代谢速度成正比；因为硒与蛋白结合，透析不能去掉硒。

⑪铬：铬是人体需要的基本微量元素，但当它以六价形式存在时有特殊毒性，可以使皮肤、鼻溃烂。

⑫硅：硅是地球表面普遍存在的第二大元素，是位于线粒体中的基本微量元素。在透析患者血浆内可发现高浓度硅，可引起肾脏、骨骼和乳腺的疾病及贫血。

⑬钡：钡污染透析用水常常伴有其他微量元素的增加，没有临床反应的报道。

（3）硝酸盐、亚硝酸盐、亚硝胺、硫酸盐、氟化物。

①硝酸盐、亚硝酸盐、亚硝胺：因为有机肥料的大量使用，污染了地下水，高浓度的硝基盐可诱发正铁血红蛋白血症，引起发绀和血压下降。正铁血红蛋白的产生决定于大肠的微生物将硝酸盐转化为亚硝酸盐，亚硝酸盐被吸收引起血红蛋白直接氧化为无功能的正铁血红蛋白。它的另一个潜在危害，此类化合物是一种致癌物质。

②硫酸盐：硫酸盐可诱发恶心、呕吐和代谢性酸中毒。

③氟化物：氟的相对分子量只有 19，可以很容易由透析入血。城市自来水中通常包含 53 μmol/L 左右的氟。配制透析液的水中氟含量不能超过 11 μmol/L，血液透析患者血清中氟含量不能超过 1.3 μmol/L，透析患者的氟中毒与自来水中氟浓度过高有关。因为氟具有氧化性，可以直接干扰多种细胞代谢过程。也可以与有机物结合产生特殊的毒性。因为它是带负电离子，可以与阳离子有很强的结合力，降低钙、镁在血清中的含量。高氟的临床并发症开始是恶心、呕吐和心脏兴奋增强，随后发生迟缓性心律失常和手足抽搐。如氟与钙结合可以干扰血液凝固，有出血点和使受伤部位增加出血危险性，如果不及时处理可能引起死亡，长期低水平的氟中毒可造成骨软化和骨质疏松。

④气体：包括氧气、氨、硫化氢、氮和氯等。

3. 不溶性颗粒和纤维

水中含有大量的不溶性颗粒、纤维和胶体，如沙子和泥土等。在水处理过程中要通过过滤器去除，防止损坏设备和反渗膜。

第二节　透析用水处理设备

一、水处理系统组成部件（图 5-1）

1. 砂过滤器

砂过滤器的主要作用是消除水中的各种悬浮颗粒、藻类和泥沙等，系统主要包括缸体和填料，这里的填料为石英砂。在砂过滤器工作中，透析用水会通过石英砂填料层，以完成第一次过滤，从缸底的防漏网罩通过后再经中心管流出缸体，进入下一部处理系统。在使用一定期限之后，填料层会沉淀一定数量的泥沙、杂质，为保证砂滤系统的过滤效果，这就需要定期对填料进行反向冲洗，以保证砂滤系统的正常运转。在反向冲洗过程中，水流方向与过滤工作时相反，水由中心管流入缸底，进而对石英砂填料完成冲洗，最后废水由废水口排除，通过反向冲洗，将砂滤系统冲洗干净，保证砂滤系统的最佳过滤状态。

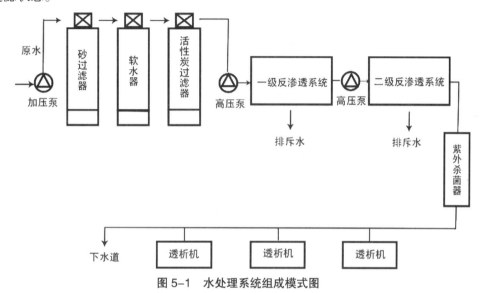

图 5-1　水处理系统组成模式图

2. 活性炭过滤器

活性炭过滤器是水处理系统的一个重要组成部分。活性炭的微孔结构可以提供非常大的表面积，吸附水中的可溶性有机物、活性氧和氯胺、致热原、色素等。

活性炭的吸附能力因使用炭种类不同而有所区别。其效果可用以下参数衡量：炭的容量、颗粒的大小、来源、炭的自然特性和活化程度。活性炭过滤器的综合性能取决于过滤器的结构、进水流量、水中活性氧和氯胺的含量，关键是水与炭接触的时间。活性炭的吸附容量饱和后，可有活性氧和氯胺溢出，定期测定下游水中活性氯浓度是监视活性炭效果的最简单方法。经常测定自来水中的活性氯含量，有助于了解本地不同时期自来水活性氯含量的变化。测定活性氯含量必须在水处理系统正常工作的状态下和水流量较大时进行，以免造成错误的判断。在以下情况下应加强过滤水中含活性氯量的测定：①自来水中含活性氯量增高时；②活性炭使用较长时间后；③患者出现难以解释的贫血加重、疼痛和乏力等症状时。

如净化水中活性氯超过标准，应加强活性炭过滤器的冲洗，但不能再生。定期反冲能冲掉吸附的细菌，故每月冲洗一次即可，同时每月做一次细菌培养，如菌落计数超过200 CFU/ml（CFU 为菌落形成单位，即在活菌培养计数时，由单个菌体或聚集成团的集落，称为菌落形成单位，以其表达活菌的数量），则应增加冲洗次数。如水质较差，砂滤不能完全清除杂质，杂质进入炭罐内减少活性炭的表面积，在这种情况下增加冲洗频度可能改善吸附效果。

更换活性炭时，活性炭的量应与水流量相适应，炭量太少无法完全清除水中的活性氯和氯胺。一些大型透析单位可考虑采用双级活性炭过滤器的方法，可并联或串联。

活性炭可能释放出微粒子，在其下游一定要安装微量过滤器，避免微粒子对下游设备的堵塞和对反渗膜的破坏。

3. 软水器

水的软化是为了防止透析患者在透析过程中因水中含有高于正常浓度的钙、镁离子而发生"硬水综合征"。同时也为了防止在下游设备中有碳酸钙生成，堵塞反渗膜和其他设备。软水器是一种离子交换器，包含有阳离子树脂。在树脂的表面有钠离子包裹。钠离子与水中的钙、镁离子交换，而达到去除水中的镁、钙等二价阳离子的目的。软水器的效果是由进水总硬度、进水流量、树脂的质量和再生频率来衡量的。当树脂上的所有钠离子被交换掉以后，树脂上的钙、镁离子饱和，应及时再生，再生要用饱和的活性氯化钠盐水。钠离子再次取代钙、镁离子包裹在树脂上。再生要在没有透析时进行，并且要有旁路排出废水。要连续每天或定期监视下游水的硬度，可手动再生，或设定自动再生程序。

软水器中的树脂使水流缓慢或停滞，容易引起细菌的繁殖，定期用高浓度次氯酸钠或过氧乙酸冲洗软水器，可以帮助降低细菌污染水平，同时不降低树脂的性能。

4. 反渗透系统

反渗透进行水的纯化是基于分子筛和离子排斥的原理，反渗膜是一种半透膜，可以阻挡相对分子量大于300的溶解性无机物、有机物、细菌、内毒素、病毒和颗粒，可以排斥90%～95%的双价离子和95%～99%的单价离子。因而反渗膜对水分子通透性极高，而对水中的化学物质，胶体物质和微生物通透性极低。

渗透是指两种不同浓度的液体，被半透膜分开，低浓度液体中的溶剂向高浓度一侧移动，促使移动的力量叫渗透压。当我们在高浓度溶液一侧施加外力超过渗透压时，溶剂就反向从高浓度一侧移向低浓度一侧，这个过程称为反渗透。水处理系统的反渗透装置就是根据这一原理设计的，使用高压泵施加压力迫使水通过反渗膜。

水进入反渗透装置以后，在经过反渗膜时被分成两部分。透过反渗膜的水叫反渗水（纯水），另外一部分不通过反渗膜而被排斥掉，称为排斥水（浓缩水），含有90%～99%的无机物和有机物。

自1960年发明反渗膜以来，最初的结构是平板型，以后为聚丙烯塑料包绕的螺旋形反渗膜，最后发展为中空纤维型反渗膜。到了1990年，中空纤维反渗膜被淘汰，重新使用螺旋反渗膜。反渗膜被包裹在坚硬的聚丙烯外桶内，这种设计容易清洗，没有死腔，细菌不会生长。

反渗膜由以下几种材料制成：

1）醋酸纤维膜（单醋酸纤维和三醋酸纤维）：醋酸纤维膜是首次被使用于反渗膜，但这种膜易受pH值（5以下或8以上）的变化和细菌的破坏，三醋酸纤维膜受影响较小。

2）合成膜（聚酰胺、聚砜）：这种高分子聚合物膜排斥盐类和溶解的有机物的效果比醋酸纤维膜好，并且很少受细菌、温度和 pH 值影响，但氧化剂（如活性氯）可对膜产生破坏作用。

3）薄复合膜：由聚胺和聚砜两种物质构成，很少被细菌腐蚀，但可被氧化剂破坏。

反渗膜的性能由不同的因素所决定：

（1）温度：大部分膜要求有一个合适的温度范围（25 ～ 28 ℃）。温度升高，膜的出水量大于正常值，但会缩短膜的寿命。温度降低，出水量减少。当温度高于 38 ℃可立刻引起膜的破坏，同时危及透析患者的安全。

（2）总固体溶质：进水总溶质的浓度能够影响到为抵抗渗透压而施加的压力，降低纯水 / 排斥水的百分比和改变各种溶质的百分比，可通过测定电导度来计算。

（3）不溶性颗粒：悬浮在水中的颗粒能够堵塞反渗透膜，必须在前处理中去除。

（4）碳酸钙：硬水中形成的碳酸钙可附着在反渗透膜的表面形成水垢，可通过前处理的软水器清除或用柠檬酸清洗。

（5）活性氯：有些反渗透膜能够抵抗饮用水超标（1 mg/L）的活性氯，但对另外一些膜这个浓度时危险的。在短时间内反渗透膜可抵抗 5 mg/L 的活性氯。

（6）细菌：所有反渗透膜都可能被细菌污染，如果膜有破损，细菌可以进入纯水。反渗透装置应提供对膜的清洗、消毒功能，同时有监测系统，防止在透析当中误消毒。

（7）水压：当选择适合水处理工作范围的压力后，反渗透装置能很好地工作。反渗透装置能抵抗 14.3 ～ 32.14 kg/cm² （1 401.4 ～ 3 149.72 kPa）的压力，当压力范围在 10.7 ～ 14.3 kg/cm² （1 048.6 ～ 1 401.4 kPa）时，系统工作状态最好。

可通过连续监控纯水和排斥水的电导度和出水量来监视反渗透膜的性能。纯水 / 排斥水的比率应在 0.85 ～ 0.95，证明反渗透膜的性能很好。当比率小于 0.8 时，反渗透膜需要更换。长期使用后反渗膜由于堵塞或水垢的形成，出水的纯度可能受影响，这也与进水纯度有关，适合的前处理和定期的冲洗是保证反渗水纯度的关键。

反渗膜对于去除水中的污染物质是非常有效的，但要保证膜的完整性和框架的紧密性。膜的效果在很大程度上取决于膜材料，也和水中化学物质及细菌的相互作用有关。如果水中的离子浓度很高，反渗膜的整体效果可能受影响。在这种情况下，有必要在其下游安装去离子装置，但要防止去离子装置上的微生物污染。

5. 离子交换装置

离子交换装置的功能是通过阴阳离子交换，去除水中溶解的无机物，本系统分为固态离子交换器和电去离子交换器。

固态离子交换器是当水经过阴、阳离子树脂时，水中溶解的离子与树脂上的离子进行交换。阳离子树脂带有硫酸基，上面的氢离子与水中阳离子（钠、钙、镁、铝等离子）交换。阴离子树脂带有氨基，上面的氢氧根与水中阴离子（氯离子等）交换，置换下来的氢离子和氢氧根结合成水。

当离子交换器中的树脂达到饱和后，一定要进行再生，防止结合上的阳离子和阴离子释放出来。因为阴、阳离子交换的不平衡，使下游水质变酸。再生可计划地自动进行或当电阻率小于 1 mW/cm 时手动再生。再生是反离子交换过程，分为第一反冲去颗粒；

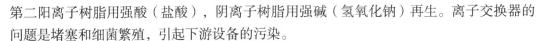

第二阳离子树脂用强酸（盐酸），阴离子树脂用强碱（氢氧化钠）再生。离子交换器的问题是堵塞和细菌繁殖，引起下游设备的污染。

6. 蒸馏水

蒸馏水是最早的制药工业生产纯水的方法。其基本原理是将液体状态下的水加热变成气体，再冷凝后生成液体。在这个过程中去除不挥发的有机物、无机物、粒子、胶体、微生物和致热原，但对去除易挥发物质效果不好。

虽然蒸馏作用制造纯水的效果很好，但在透析中不常用。原因是制水的费用很高；制造过程需要管道系统和不锈钢贮水桶，有可能再次污染；在加热和冷却过程中需消耗很多能量。

7. 紫外灯

紫外线杀菌是一种电离过程，能够杀灭多种细菌。微生物对紫外线的耐受性在水中比在空气中高。紫外线杀菌的效果决定于紫外灯的能量和每种细菌的耐受性。紫外灯的结构和水通过紫外灯的流速影响紫外线的穿透性，而水中矿物质、有机物、胶体的浓度和灯上的水垢对紫外线的穿透性也有一定影响。紫外灯的紫外线强度主要由电压、水温和工作时间决定。紫外光源由水银提供（冷蒸气水银），外面有石英保护套，可耐受高温。

紫外线的杀菌效果很好，但杀菌的同时增加了水中的内毒素，有条件者在其后面安装内毒素过滤器。

8. 贮水箱

水箱在水处理系统中提供水的贮存和缓冲。水箱的水是停滞状态，特别适合细菌的生长。因此，有条件的透析单位可以将其省去，特别是小透析室和家庭透析。对于大的透析中心，需要一个水箱来保证纯水的用量及水处理各部分之间的水流和压力平衡。

水箱一定要特殊设计，与水的输送管路一体化，桶壁要光滑，不要有死角。不锈钢是最好的选择。同是要防止水在水箱内的滞留，水箱内的水最好与管道内的水一起循环流动。

9. 输送管道系统

水处理系统生产出的纯水，经过（或不经过）水箱后由管道系统输送到透析机旁，供透析机使用。管道的设计、安装一定要非常严格，防止细菌和内毒素的污染。在设计上要求是密闭循环系统，尽量减少旁路引起的水滞留，如果管道上有阀门，应安装在侧支上，且侧支长度不能超过循环管道。为了防止细菌附着在管壁上，可选择内径细一些的管道，以保证高流速。要选择没有接头、裂纹、内壁光滑的管材，内壁没有焊接裂纹的不锈钢管是理想的材料，但它价格高，不能广泛使用。高级 PVC 是普通使用的材料，价格低，安装方便。可用甲醛常规定期消毒，保证透析用水对细菌和内毒素的要求。

二、水处理系统的功能划分和透析用水的不同要求

1. 水处理系统的功能划分

单独的水处理设备不能提供理想的高纯水，只有这些设备合理地组合在一起才能实

现这一目标。要根据每个单独水处理设备的不同性能，当地原水的情况和每个水处理单元之间的相互补充，提供一个最佳的水处理系统组合。处理水是一个复杂的过程，任何一个小的缺陷都会影响最终的水质。

水处理系统分为三个部分：前处理系统、水纯化系统、水贮存和输送系统。

1）前处理：包括不同规格的过滤器，活性炭过滤器，软水器。去除水中的颗粒、活性氯、氯胺、钙和镁离子等。减轻对下游水处理设备的压力，保护反渗膜不被破坏。

2）水纯化系统：包括 1 ~ 2 个反渗透装置和离子交换装置，使水完全纯化，达到透析水质要求。

3）水贮存和输送系统：提供纯水的贮存和向血液透析机的输送。

2. 透析用水的不同要求和设备组成

透析用水按照不同的标准，分为纯化水和超纯水。

1）纯化水：可以通过简单的水处理系统获得，包括前处理系统和反渗透装置，组合在一起。生产出的纯化水，可用来进行常规的血液透析。根据原水的质量，前处理由不同规格的过滤器、软水器、活性炭过滤器组成。

2）超纯水：超纯水中的化学物质和微生物要严格限制，要达到静脉用水的标准。对于生产超纯水的水处理系统，其组合要相对复杂，有两种选择：

（1）前处理 + 二级反渗透系统：前处理是一系列过滤器、软水器和活性炭过滤器。两个反渗透装置的排斥水再循环与软水混合后进入第一个反渗透装置，反渗膜为醋酸纤维膜或复合膜，第二个为 0.1 mm 的过滤膜，超纯水通过一个封闭循环管道送到透析机中。

（2）前处理 + 反渗透装置 + 连续去离子装置（CDI）+ 超滤器或微滤器（0.22 mm 或 0.1 mm 的膜）：前处理与前面一样。反渗膜使用合成膜或复合膜，反渗透装置的溶质排斥率在 50% ~ 60% 以降低膜堵塞的速度。超滤器由螺旋形合成膜或中空纤维制造的，反渗膜、CDI 和超滤器至少一个月消毒一次，根据制造商的要求使用甲醛（溶液）、过氧乙酸或活性氯，也可以使用同一种消毒剂同时消毒反渗膜、CDI 和超滤器。

三、水处理系统的维护

如前所述，合适的流线式循环设计和合格的卫生学指标是获得高质量透析用水的关键，水处理系统的维护是确保生产出合格的纯水并将其安全地输送到透析机中的必要条件。水处理系统的日常维护包括消毒、更换器件和生物膜的清除。

1. 消毒

细菌沉积在过滤器、软水器（树脂）和活性炭的内部很难清除，这些介质可为细菌繁殖提供最佳的生长环境，细菌也可以穿越它们污染下游设备。

消毒对于降低水处理系统的细菌污染是必要的，可根据水处理系统的各部分组成不同和各部位细菌污染的程度采取不同的消毒方法。

消毒的方法有：①长期在原水中加入活性次氯酸钠，使过滤器和软水树脂内的游离活性氯达到 0.3 mg/L；②每周一次使用高浓度次氯酸钠溶液对活性炭加强消毒；③定期对反渗膜、CDI（连续去离子装置）和超滤器进行化学消毒，消毒剂的选择要根据设备的材料特性和制造商的要求，避免出现危险和对设备的损害。消毒的周期、消毒剂浓度、消毒时间可根据消毒剂的性质、设备的污染情况决定。近年来提出的热消毒、氧化电位水也是可供选择的安全有效的消毒方式。

2. 更换器件

过滤器、软水器、活性炭和离子交换器是微生物理想的繁殖场所，一方面这些材料有多孔结构，适合细菌附着和透过，另一方面有机物的存在为细菌生长提供了养料。因此，当细菌扎根在这些材料中后，很难被冲洗掉或被消毒剂杀灭。当严重污染发生后，单纯的消毒不能确保安全使用，只有定期更换结合定期的消毒，才能保证纯水的长期安全生产，降低微生物污染。

另外，过滤器、软水器树脂、活性炭、反渗膜和离子交换器由于长期的使用和受化学物质的影响，降低了清除水中污染物的能力。需要根据监测情况定期清洗、再生或反冲。当清洗、反冲和再生还恢复不了它们的功能时，就要对它们进行更换，以确保合格的水质。

3. 细菌生物膜的清除

细菌不可避免地附着在水箱和管道的内表面，特别是在水管交界处和内表面有裂纹的地方，当水流降低或偶尔停滞时，各种细菌就附着在上面。时间一长，固定的细菌促使其他的微生物附着，形成了细菌的堆积。在开始时，细菌的相互作用是可逆的，以后相互作用变成了不可逆。在营养缺乏的环境下（如超纯水），细菌在物体表面的生长是靠它们的疏水性，它们的多糖包被附着在表面，产生黏多糖，使细菌繁殖，在附着物体表面形成生物膜。生物膜为细菌提供一个抵抗自然环境和生物杀菌剂的保护膜。它能够转化细菌的代谢产物，促进其他微生物的生长。微生物的聚集对附着物表面产生腐蚀后，引起分子的改变。

四、水处理系统的质量控制

1. 化学纯度

水处理系统的每个组成部分都有其特殊的去除某种化学物质的功能，监测它们的工作情况，对于整个水处理系统的正常制水和保证纯水的质量非常重要。

1）软水器的效果可以通过以下方法保证：①定期（每天或一周）测定下游水的硬度。②在下游安装敏感的探头，在硬度不合适时，有报警功能提醒技师。③两个软水器交替使用，一个硬度超标时，自动转到另一个软水器。

2）过滤器的堵塞情况可以通过观察前后压力表的压力差，当压力差超过安全界线后，过滤器一定要更换。

3）活性炭除去活性氯对于保护反渗膜很重要。活性炭的功能可以通过测定下游水中游离活性氯的浓度来检测。可定期测定或使用有报警功能的固定探头。

4）离子交换器和反渗透装置可以使用有温度补偿的电导度表或电阻率来测定制水纯度。对于最终水质情况，要按照对纯水或超纯水制定的标准来限定。

2. 微生物纯度

为了保证纯水的连续性和可靠性，对于水处理系统的工作状态有一个严格的监控，其中微生物污染情况的检测是非常重要的。要定期进行检测，取样口要选择合适的地方，既易于取样又能代表水处理的污染情况。

在一些水处理组件如树脂和活性炭，细菌浓度较高，一定要严格检测。在循环水的进出、当水处理停止使用一段时间、水路不正常的情况下，测定的频率要高一些。根据检测结果绘图，便于使用者对污染情况的了解和指导消毒的进行。测定包括细菌和内毒素，细菌进行培养，内毒素使用 LAL（鲎试剂溶解物）方法检测。

五、现代透析的水质标准

在透析的早期，对透析用水的要求是限于使用软化水，防止硬水综合征。后来使用反渗透和离子交换装置，防止透析性铝中毒。现在，根据我们的技术和对透析条件的要求，已经很明确只有高纯度透析用水才是我们透析所要求的。反渗透装置制水电阻率在 $0.1 \sim 0.3$ mW/cm。细菌要求 < 100 CFU/ml，内毒素 ≤ 0.25 EU/ml。

现在提倡透析中使用超纯水，理由是：①血液透析作为一种长期的肾脏替代治疗方法，患者生存期限变得越来越长（10 年以上）。在长期透析的患者中，由于 β_2 微球蛋白淀粉样变引发的骨病和其他的长期透析综合征的患者数量在增加。②血液透析引发的生物不相容性，作为一个潜在的危险因素正在增长，因为水的污染促进炎性介质的释放，导致炎症反应。③现代透析技术对透析液的要求很高，也增加了使用污染透析液的危险和危害。其中，碳酸氢盐透析液的大量使用为细菌生长提供了生长条件和导致产生内毒素。高效透析器在增加溶质通透性的同时也增加了反超滤和反渗透的机会。④血液滤过是将大量置换液注入患者的血液中，通过对流清除透析患者体内的中分子和部分大分子毒素。而现在采取在线生产的置换液，对透析用水和透析液中的微生物要求非常严格。

第三节 透析液的成分和作用

在血液透析过程中，为了达到血液净化和电解质酸碱平衡的目的，透析液的作用极为关键，不单是透析液的化学成分很重要，其物理和微生物特性也同样重要。当血液与透析液接触时，产生双向弥散过程。溶质在透析膜两侧逐渐达到相同浓度，血液中高浓度的尿毒症毒素经过膜弥散进入无毒素的透析液中，透析液中浓度较高的离子和缓冲碱反向弥散入血液，由于透析膜两侧的透析液和血液逆向流动，得以维持膜两侧浓度平衡，达到清除毒素，纠正电解质紊乱和酸碱失衡状态。

一、透析液成分及临床意义

从 20 世纪 80 年代开始，随着碳酸氢盐透析液的普及，床旁个体化配制透析液对透析机投放市场。透析液已成为一种真正的"药物"，因此应采用药物学标准制备，使其达到高质量和标准化的要求。现代透析机不但可保证处理水和浓缩液的准确比例，还可持续监测最后成分的准确性。

目前已有一些商业配方，每个中心常根据透析机装置和临床的需要，用一种透析液配方作为标准，也可为了满足不同患者的各种病情需求，使用几种透析液配方。

1. 钠

钠是决定细胞外液的主要阳离子，维持晶体渗透压的主要成分，很容易通过透析膜，故而透析液中钠浓度对血液透析患者的心血管系统稳定性起着重要作用。存在于血浆中与蛋白结合的钠不能通过透析膜。事实上，超滤液中的钠浓度低于血浆中的钠浓度。这是因为 Donnan 效应，钠是阳离子，在血浆中要结合带负电荷的蛋白质，只有游离部分能通过透析膜。因此，相对于血浆，超滤液为低钠，这在单纯超滤时可以证实。

1）透析液钠浓度的演变：20 世纪 70 年代，为纠正高血压，透析液钠浓度常低于血浆钠，使钠弥散丢失。当使用低钠透析液（Na^+130 mmol/L）时，患者无口渴感，透析间期体重增加不多，但是负钠平衡可刺激肾素分泌，反而升高血压。另外，低钠透析液产生的负钠平衡，可导致血钠浓度和血浆渗透压的降低，使得液体从细胞外液转移进入细胞内，使有效血容量减少，而细胞内容量过多。这些渗透压的改变，以及随后发生的液体转移，是发生透析失衡、痉挛和低血压的主要原因。

随后几年中，随着透析患者低血压的增多以及透析机可调钠技术的出现，低钠透析液不再被接受，转而提高透析液钠浓度以增加临床耐受性，当透析液钠从 130 mmol/L 增加至 136 mmol/L，发现肌肉痉挛明显减少。有人比较了使用透析液 Na^+ 为 132.5 mmol/L 的患者和同一组患者使用 Na^+145 mmol/L 的结果，较高 Na^+ 组感觉较好，较少主诉头痛、恶心和呕吐。此外，当使用较高透析液钠浓度治疗患者时，达到适当干体重时，更容易控制高血压，提高患者心血管稳定性。

透析治疗的目的之一是通过弥散和对流来清除透析间期蓄积于体内的盐和水。当使用低钠透析时，弥散最重要，但被认为是非生理性的，负钠平衡可使细胞外液脱水，而细胞内液含水过多，导致严重的不良反应。当透析液钠与血浆钠相近时，弥散将变得不重要，甚至停止。在这种情况下，水和钠的消除仅仅通过对流来实现，应仔细评价超滤与反超滤。事实上，由于 Donnan 效应，这种情况下的超滤为低钠，而反超滤液中的钠浓度与透析液中相同。通过使用更符合生理性的透析液钠浓度，维持稳定的渗透压，可防止细胞内外液脱水不均匀，纠止细胞内水肿，可达到比低钠透析液时更低的干体重。

2）可调钠透析：为了解决高钠透析液导致的口渴，高血压等问题。一些作者提出可调钠透析，即从治疗开始到结束时，透析液钠浓度呈现从高到低或从低到高再到低的动态变化，保持透析中血钠高水平，有利于细胞内水分向细胞外转移，维持血容量稳定。可调钠的方法有三种。

（1）上升型：透析液钠浓度呈上升型曲线，耐透析后半期的血容量维持有一定作用，能明显减少肌肉痉挛的发生。但透析后血钠值较高，患者口渴明显。

（2）下降型：透析液钠浓度呈下降型曲线，可呈线性下降、阶梯样下降、脉冲样下降三种形式，是临床上最常用的方法，能明显维持透析期间的血容量，对透析失衡症状也有一定的作用。

（3）间断型：用较低钠浓度（130 ~ 150 mmol/L）的透析液，在透析过程中，每间隔 0.5 ~ 1 h 用高钠浓度（145 ~ 150 mmol/L）透析液，造成细胞内外液洗涤的效果，有利于清除细胞内的毒素。

第一种和第二种方法都需要结合超滤模式同时进行，如先高钠高超滤，后低钠低超滤。所以，不管应用哪一种方法，原则上都不会增加患者的钠负荷，这更有利于稳定心血管功能。

3）血液透析滤过

血液透析滤过（HDF）于 1978 年提出，透析中使用高通透膜，使溶质弥散（透析）和对流（超滤）同时进行，使用此技术时，应联合使用透析液和置换液，以达到最终的电解质和酸碱平衡。弥散是通过溶质化学浓度梯度来进行，而对流则是通过压力梯度来转运溶质的。超滤量远远超过了需达到干体重的液体量，应注入等量的置换液。

血液透析滤过时，钠通过弥散排出、对流消除和置换液中钠的输入后，最终的钠平衡极为复杂，这时，不仅要考虑透析液钠浓度，置换液的钠含量对钠平衡和最终血浆钠的影响很大，而且在这种情况下，水钠失衡引起的不良反应概率增大。当置换液速度为 49 ~ 66 ml/min，置换液钠含量为 140 ~ 145 mmol/L 时，钠的平均梯度为 9.5 mmol/L，此梯度高于透析液所观察到的数值。对于弥散来说，此梯度可平衡输注置换液引起的钠潴留，以及产生的低钠超滤液。

由于钠在心血管血流动力学方面起着重要作用，应通过准确的钠平衡来避免不良反应。在此平衡中止应评估的因素包括：钠的摄取、透析间期体重变化、透析时间和全身水含量。

2. 钾

高钾血症是急性和慢性肾衰经常发生的危险并发症，钾在透析间期容易蓄积。为达到足够的清除，透析液钾浓度应明显低于血浆钾浓度，常维持于 1.5 ~ 2.0 mmol/L。此浓度足以在整个透析治疗过程中产生弥散梯度。与钠不同的是，正常人血钾浓度 3.5 ~ 5.5 mmol/L，即使超滤 2 L 水，排钾仅为 10 mmol，可以忽略超滤的排钾作用。

高血钾的影响因素除饮食摄入外，还有组织坏死，高分解状态等，主要是造成了细胞内钾的转移，受酸碱平衡的影响很大，如代谢性酸中毒可使钾从细胞内转移至细胞外，导致细胞内钾降低。因此，透析液中碳酸氢盐的浓度、代谢性酸中毒纠正的程度均是透析中钾平衡的重要影响因素。在这些情况下，细胞的极化可受影响，细胞内外液钾浓度比例是影响心脏节律和收缩力的因素之一，可改变透析过程中心血管的耐受性，诱发心律失常。

急性肾衰时，一些其他因素可干扰钾平衡，透析液钾浓度应该个体化。在急性肾衰的少尿期，通常使用较低的透析液钾浓度。伴有内出血和广泛血肿的创伤患者，红细胞中释放的钾可产生严重的高钾血症，这些患者的透析液应含少量或不含钾。相反，当进行每日透析时，对于钾摄入很差，通过呕吐腹泻或大量利尿丢失钾的患者，建议使用钾含量为 4 mmol/L 的透析液，以防止危险的低钾血症。

对于饮食规律的慢性透析患者，每日钾的摄入通常为 60 ~ 80 mmol，一周 3 次的血液透析，当透析液钾含量为 1.5 ~ 2.0 mmol/L 时，可以达到钾平衡。但是对于畏食、呕吐、腹泻的患者，透析液钾需要依据临床情况来设定。正在接受地高辛正性肌力药物治疗的透析患者，当钾清除过多或过快时，很容易发生心律失常。对于这些患者，应使用相对高钾透析液来替代常规使用的透析液。

3. 钙

透析液钙浓度对维持机体钙的动态平衡极为重要，且可避免患者体内钙代谢紊乱而导致的不良反应。

1）血钙的组分：正常人血浆钙中结合钙（与血浆蛋白结合的非扩散钙）占 40% ~ 45%，离子钙占 50%，有重要生理活性，络合钙占 5% ~ 10%，结合形式可以是枸橼酸钙、磷酸钙、碳酸钙等。其中离子钙和络合钙统称为可扩散钙，可以自由通过透析膜，结合钙和可扩散钙的比例取决于血浆 pH 值及血浆白蛋白。酸中毒时，血浆 pH 值每降低 0.1，离子钙增加 0.2 mg/dl。低蛋白血症时，需要矫正血钙值，见下列公式：

血钙矫正值（mg/dl）= 血清测定钙值（mg/dl）– 血清白蛋白（g/dl）+4

尿毒症患者表现为低钙血症、甲状旁腺功能亢进症时，血钙水平升高或正常。但由于酸中毒和低蛋白血症，尿毒症患者的可弥散钙高于正常人，有人报道占总血浆钙的 57.6% ~ 64.3%，这对于血浆总钙浓度接近正常的患者来说，可用于透析交换的钙总量增多，相当于平均浓度为 1.6 mmol/L（6.5 mg/dl）。考虑到轻度低钙血症，平均透析液钙浓度为 1.5 mmol/L 时，通常可提供零或轻度正平衡。

2）硬水综合征：当水处理系统失控时，处理的水中钙、镁离子增高，导致透析液钙水平升高，可达 3.6 mmol/L（14.4 mg/dl）。在这种情况下，常发生恶心、呕吐、高血压、出汗和进行性昏睡、无力的急性综合征。这一群症状通常被称为硬水综合征。

软化、去离子和反渗水处理装置正常工作可避免此现象。目前，此综合征几乎消失了。透析液中最终钙浓度仅决定于纯水与含钙的液体浓缩液的混合。

4. 镁：镁是一种细胞内离子，主要存在于骨组织中。因此，血浆镁水平（0.6 ~ 1.0 mmol/L）仅反映了体内总镁水平的变化，血浆中一部分镁与蛋白结合，仅有 70% 可经弥散通过透析膜。透析液镁含量的重要性在临床透析中研究较少，其作用尚在评估中。

食用低蛋白饮食的尿毒症患者其镁摄入减少，但因为经尿排泄减少，血镁水平轻度升高。胃肠道吸收亦是影响血浆水平的主要因素，在尿毒症患者中变化较大，所以血浆水平最终可能是降低、升高或正常。

因此，透析液镁含量可明显影响透析患者的离子平衡。许多商业透析液镁浓度为 0.25 ~ 0.75 mmol/L。值得注意的是，透析患者常使用含镁药物（静脉输入、螯合剂、灌肠、泻药），使得最终的血浆镁离子水平轻度升高。急性高镁血症被认为可部分抑制 PTH 分泌，慢性高镁血症的作用有限。最近研究表明，严重低镁血症可减少尿毒症骨质疏松和骨营养不良的临床表现，有学者建议使用低镁浓度的透析液（0.2 ~ 0.35 mmol/L）。

为避免使用含铝的磷结合剂，最近开始使用含氢氧化镁或碳酸镁的药物。对于接受这种治疗的患者，推荐使用低镁浓度透析液。为避免明显的高镁血症，也可考虑使用无镁透析液。

在血液透析滤过中，通常置换液中不含镁，以避免钙和镁盐的沉积。在这种情况下，应调整透析液浓度。总之，透析液的镁水平也应根据患者的临床需求个体化调整。

5. 氯

大部分透析液中的氯浓度为 98 ~ 112 mmol/L。因钠、钾、钙、镁常以氯化物形式存在于浓缩液中，透析液中的氯浓度决定于总阴离子电荷应等于阳离子电荷的电化学关系。调整钠浓度时，氯浓度也随之变化，由于氯离子浓度过高不利于纠正酸中毒，因此，必要时透析液钠离子的增加可用少量醋酸钠或碳酸氢盐代替。

6. 锌

锌缺乏常引起味觉障碍、食欲下降、性功能减退、免疫功能低下等症状。发现慢性透析常有低锌血症，特别是儿童透析患者补充锌是非常重要的。在透析液中加入锌使其浓度为 400 mg/L，对 15 例透析患者进行试验，正常对照组血清锌（16.35 ± 1.9）mmol/L，患者透析前血清锌（13.66 ± 1.56）mmol/L，透析后血清锌（17.08 ± 1.56）mmol/L，与治疗前比较有显著性差异（$P < 0.05$）。连续治疗 8 周，未发现任何不良反应，临床相关症状也有改善。

7. 缓冲剂

纠正尿毒症患者的代谢性酸中毒是透析的基本目标之一。血液透析不能清除大量的游离氢离子（H^+），但是可以被血浆中的碳酸氢根迅速缓冲，身体中其他缓冲剂在血浆中浓度极低。

通过透析完全纠止代谢性酸中毒所需的缓冲剂量，至少应等于患者在透析间期所产生酸的总量。临床透析中，通过含醋酸盐和碳酸氢盐的透析液来达到碱的跨膜转运。透析液和血液间的化学梯度是使透析液中的缓冲剂发生弥散的动力。

缓冲剂的历史演变：1943 年 Kolff 首先使用碳酸氢盐作为缓冲剂进行血液透析，但是发现加入钙和镁后，很快与碳酸根发生反应，产生碳酸钙和碳酸镁结晶沉淀，不但影响电解质浓度，对透析机也有损害。20 世纪 60 年代开始使用醋酸盐作为透析液中的缓冲碱，醋酸可以经过肝脏转换成碳酸氢盐，该溶液具有化学稳定性，且避免了微生物污染。很快，醋酸盐透析液广泛用于常规透析中，低廉的价格、在体内等摩尔转换为碳酸氢盐、溶液中的抑菌作用，使得醋酸盐成为透析治疗纠正酸碱紊乱的首选物。在全世界使用了 20 多年，醋酸盐透析液使得透析简单易行，促进了血液透析技术的发展。

8. 葡萄糖

在透析治疗的开始阶段，葡萄糖用于透析溶液中，以提高渗透压，将液体从血液中超出。早期透析治疗常使用的浓度为 5 g/L。随着血液透析机器的进展，可通过调整跨膜压来达到超滤，因此，从这一点来说，透析溶液中的葡萄糖已无作用。透析液中葡萄糖的重要性还在于治疗中引起高血糖，从而预防从血中快速清除尿素而致失衡综合征。含 2.7 g/L 葡萄糖的透析液，可以减少透析中渗透压下降的 50%。此点在小儿透析中更为明显，透析后尿素浓度的反跳可被快速葡萄糖代谢所补偿。

含糖透析液能更好地达到酸碱平衡，缺乏葡萄糖时，三羧酸循环减慢，许多中间产物蓄积，致使其在血液中水平增加，结果使具有潜在缓冲作用的有机阴离子排出增加，血液的缓冲效应轻度受损，糖尿病患者使用含糖透析液能避免低血糖反应，目前多数透析单位都选择含糖透析液。但是，与无糖透析液相比，含糖透析液比较容易被细菌污染，有机于细菌生长。

最近研究表明，血液透析患者的高胆固醇血症和高甘油三酯血症与透析液中的葡萄糖浓度无关。血液透析患者中较高胰岛素和生长激素水平，与透析液中较高的葡萄糖浓度有关，然而它们并不影响患者的血脂状态。对一些患者来说，透析液中葡萄糖的存在，在一定程度上可避免低血压、神经功能紊乱和血浆渗透压的改变，可避免低血糖症状的发生。含糖透析液对营养的真正影响尚存在争议。值得注意的是，在急性透析和儿童患者中，血液透析可显著改善血循环中糖的利用，而在这种情况下，维持葡萄糖在生理水平绝对重要。在常规透析治疗中，可通过含 1 g/L 葡萄糖的透析液达到此目标。

二、透析液质量要求

在广泛应用高通透膜透析器之前，透析液的质量未得到重视，随着致热原反应的报道和长期透析不良反应机制的探讨，人们意识到透析液质量的重要性。一些新的分析技术也发现自来水和透析液中的污染在增加。因此，要求血液透析的水处理应足以消除所有不同类型的污染源，以制备适用于个人床旁透析的超纯水，最好达到注射用水标准。

透析液质量应从化学、物理和微生物特性方面进行检测和规定。透析液的选择、透析机器消毒及最后透析液中微生物的控制，均是制备"纯"透析液的重要环节。

1. 透析液的化学和微生物污染

水处理功能欠缺或维护不规范，可成为透析液的污染源。透析液中的微量元素对接受慢性血液透析出患者也存在着潜在的危险，其中铝可导致透析相关脑病、骨软化和对EPO（促红细胞生成素）抵抗性贫血，而引起了越来越多的关注。早期认为，铝的污染来自于未充分处理的透析用水，如今，透析液中铝的存在常常是来源于浓缩透析液的干粉。与口服摄入的水相比，血液透析患者暴露于更大量的透析液中（＞300 L），因此，即便是很小剂量的微量元素，亦可导致长期蓄积中毒，应密切监测血清中微量元素水平。

如上所述，用于水处理的所有系统，因细菌感染、系统故障或系统老化，均可成为透析液污染的潜在来源。一般情况下，不管处理的水质量有多好，在最终透析液中都可发现相当剂量的化学和微生物污染。

要考虑到透析患者的一些临床症状与不同的系统故障有关，这些症状会明显影响患者对治疗的耐受性。

除了水处理系统以外，透析液的污染还依赖于一些其他因素，如贮存容器、管路、透析机和重复使用的透析器均可能是细菌污染部位。水的滞留、管路布置不合理及消毒不够，均可导致透析液的严重污染。污染亦可能因为浓缩液的质量和保存期限，酸性浓缩液因其 pH 值和渗透压而使细菌不容易生长，而液体的碳酸氢盐浓缩液则极易细菌繁殖。一些作者报道，在商品化的碳酸氢盐液体中存在污染的细菌和细菌代谢产物。这些来自于革兰阴性细菌的污染物可以不同浓度存在于最终透析液中，其中包括完整的脂多糖（相对分子量 10^4 ~ 10^6）和相对分子量 2 000 ~ 4 000 的鲎试验（LAL）阳性片段，以及 LAL 阴性的肽聚糖。亦可激活单核细胞，产生白细胞介素 -1（IL-1）。很小量的 IL-1（1 ~ 2 ng/kg）即可在人类产生致热原反应。目前已证实，透析液中内毒素浓度（＞0.25 EU/ml）与致热原反应有关。关于内毒素是否可通过透析膜的问题尚有争议。膜结构对内毒素的吸附和捕获，可导致内毒素与人单核细胞伪足的可能接触，在这种情况下，即便血液中检测不到内毒素，亦可使单核细胞释放 IL-1。一些报道显示，通过反超滤和反弥散，不同的片段亦可通过透析膜，后一机制常常见于较薄的醋酸膜，而前一个机制常常见于孔径大的合成膜。因其吸附能力，合成膜具有潴留内毒素和内毒素片段的显著能力，这一特性已用于将过滤器置于透析器前的透析液管路上，以减少透析液中内毒素含量。这些滤器已证明有效减少透析液污染，获得一种"超纯透析液"。目前一些公司提供一种特殊设计的系统，包括合成膜过滤器和无效腔管路以保证透析液完全灭菌，运送透析液的管路没有水潴留，这种系统可在透析治疗中提供高纯度的透析液。

2. 透析液的物理特性

透析液暴露于物理因素如压力和温度之中，最终的温度和压力控制很重要。

1）温度控制：透析液的温度应准确调节，并在血液透析过程中维持在特定范围，以保证患者的舒适和中枢体温平衡。

在透析器入口处，透析液的温度通常维持在 36.5 ~ 38 ℃。为达到这一目标，透析机内有热交换器和温度监测器。透析液温度过高可导致患者发热、高通气、心动过速、恶心、呕吐、低血压等，还有在温度检测失灵时发生严重溶血的报道。温度较低可导致患者的冷感、寒战和低体温。

有学者提出，较低温度的透析液可改善低血压倾向患者的血管稳定性，其机制是增加血管张力和去甲肾上腺素水平，使血液透析过程中对脱水的耐受性提高。但有些类似研究，却因患者的不适、寒战和低氧血症而终止。

2）排除气体：气体在水中的溶解度依赖于温度和气体 / 水交界处的气体压力。当加热透析液时，可产生气泡。此外，当超滤控制系统为了增加超滤量，使透析液腔为负压时，进一步产生气泡。气泡可以明显减小透析膜的有效面积，从而降低透析效率。当空气存在于透析膜一侧时，弥散过程终止，溶质的转运立即减少。当使用高血流量和细针穿刺时，可在血室内形成微气泡。气体亦可通过透析膜，增加血液管路静脉壶对气泡的捕获，导致血液形成泡沫。

由于气泡容易在透析液腔内形成，需要透析机配置排除气体的设计，通常使用通气活瓣，在温度和负压室突然改变时使用。为了避免透析液中的气泡影响透析器效率，透析器设计为血液和透析液反相流动，将透析液入口置于底端，出口置于透析器顶端。

3）透析液作为置换液使用：最近几年，高通透膜的使用推动了高效透析治疗中水转运动力学相关的一系列研究，使得高通透膜既可用于血液透析滤过，亦可用于高通透性血液透析。血液透析滤过需要大量的置换液，而高通透血液透析不需要任何置换液，后者在透析器入口端所产生的超滤量，可被透析器出口端的反超滤量所平衡，此时的反超滤量为 30 ~ 50 ml/min。因此，应仔细研究并调整透析液的组成，以达到预期的溶质平衡。一些新型的透析机可以使用透析液在线产生置换液，被称为在线血液滤过或在线血液透析滤过，治疗中在透析器维持高超滤率，通过再注入在线制备的置换液来达到液体平衡。这时，缓冲盐和电解质平衡均不同程度地受影响，应进行足够的调整以避免任何可能的并发症。一些国家因不能完全保证在线产生液体的质量控制，不允许进行这种治疗。

4）生物反馈的个体化：现代血液透析机可完全精确地控制透析液组成、温度、流量和压力。可依据患者需求和医生处方，安排个体化透析治疗。这种方法可更好地纠正代谢性酸中毒、电解质失衡及其所致的临床症状。透析过程的准确评价和监测表明，当患者在透析开始时、透析过程中，临床条件都有可能改变，从而肯定影响每次治疗结果。因此，含有计算机程序的新型透析辅助设施问世，透析前输入相关的数据，随着治疗过程的监测而改变参数，透析终点时达到舒适的最佳效果。这种情况下，治疗的整个过程中透析液的钠、钾和碳酸氢盐均可设置调整，透析机也在治疗过程中控制这些程序化的改变，使治疗中缓冲盐和电解质交换达到最佳效果，避免短暂而危险的失衡。比如，通过调整碳酸氢盐浓度，可避免急性透析后碱中毒；程序化的钾浓度，可维持血浆和透析液之间的恒定梯度；可调钠透析则可减轻渗透压改变，从而降低因脱水所致的低血压发生频率。

所有这些都是依据以前的临床观察和患者的病情而事先设计的，因此，它们所代表的是患者的静止状况，不能与治疗中患者的真实情况相同。

透析液是目前终末期肾病个体化治疗的一个重要方面，我们应认为透析液是一种药物，其成分和质量都应满足患者的不同临床要求，以保证有效的透析方式和完全个体化的治疗。利用废弃透析液作为生物反馈的信息来源，从而改变透析治疗参数，对血液透析未来发展极为重要。

（卢婧，郭妍南）

第六章　儿童血液净化抗凝方法

第一节　儿童机体凝血、纤溶系统

机体内存在着复杂的凝血系统，包括凝血和抗凝两个方面，两者间的动态平衡维持体内血液流动状态和防止血液丢失（见表6-1）。

一、凝血过程

根据"瀑布学说"，血液凝固大致可分三个阶段：第一阶段，凝血酶原激活物的形成，依其形成途径，分为内源性凝血系统和外源性凝血系统。外源性凝血系统又称组织系统凝血，是受伤的组织释放凝血因子Ⅲ，进入血浆，与因子Ⅶ和钙离子（Ca^{2+}）一起形成复合物，它可催化因子 X 变成活化因子 X（Xa）。Xa、V、Ca^{2+} 及血小板磷脂共同形成凝血酶原激活物。内源性凝血系统又称血液系统凝血，指参与凝血的全部物质都存在于血液中。在动脉粥样硬化及脉管炎等病理情况下，血管内膜损伤，血浆中的因子Ⅻ接触到损伤血管暴露的胶原纤维而被激活，在血小板释放的血小板因子和 Ca^{2+} 参与下，相继激活某些凝血因子（Ⅺ、Ⅸ、Ⅷ、Ⅹ、Ⅴ），共同形成凝血酶原激活物。此后，外源性与内源性凝血过程就无区别了。由于组织损伤后的出血必然伴有血管损伤，所以血液流出体外的凝血过程，既有外源性凝血系统也有内源性凝血系统参与。第二阶段，在 Ca^{2+} 参与下，凝血酶原激活物催化凝血酶原（因子Ⅱ）转化为具有活性的凝血酶（Ⅱa）。第三阶段，在凝血酶、Ca^{2+} 和因子 XⅢ 的催化下，血浆中可溶性的纤维蛋白原转变为不溶性的纤维蛋白。纤维蛋白呈细丝状，纵横交错，网罗大量血细胞，形成凝胶状的血凝块，从血液流出体外起，至出现细丝状的纤维蛋白所需的时间，称凝血时间，正常为 2 ~ 8 min（玻片法）。

表6-1　参与凝血的因子

凝血因子	同义名	合成部位	存在部位
因子Ⅰ	纤维蛋白原	肝	血浆蛋白
因子Ⅱ	凝血酶原	肝	血浆蛋白
因子Ⅲ	组织因子（TF），凝血（酶）致活酶（凝血活素）	机体所有组织细胞中，以脑、肺、胎盘中含量较多	在血液中经一组反应后形成或细胞受伤后放出

续表

凝血因子	同义名	合成部位	存在部位
因子Ⅳ	Ca^{2+}	来自饮食和骨骼	在血浆中以离子形式存在
因子Ⅴ	前加速素,加速球蛋白,易变(不稳定)因子	肝	血浆蛋白
因子Ⅶ	血清凝血酶原转变加速因子(SPCA),前转变素,稳定因子,辅凝血致活酶	肝	血浆蛋白
因子Ⅷ	抗血友病因子,抗血友病蛋白(AHF,AHG)	肝	血浆蛋白
因子Ⅸ	血浆凝血激酶(PTC)	肝	血浆蛋白
因子Ⅹ	Stuart-Prower因子	肝	血浆蛋白(正常血浆中此因子无活性)
因子Ⅺ	血浆凝血激酶前质(PTA)	肝	血浆蛋白
因子Ⅻ	接触因子(Hageman因子)	来源不明	血浆
因子ⅩⅢ	纤维蛋白稳定因子(FSF)	来源不明	血浆
血小板因子	PF,脑磷脂	骨髓	血小板,一种磷脂

二、纤溶系统

血液凝固过程中形成的纤维蛋白,被分解液化的过程,叫纤维蛋白溶解(简称纤溶)。参与纤溶过程的一系列化学物质组成的系统称为纤溶系统。纤溶是体内重要的抗凝血过程。它和血凝过程一样,也是机体的一种保护性生理反应。对体内血液经常保持液体状态与管道畅通起着重要的作用。纤溶系统包括:纤维蛋白溶解酶(简称纤溶酶,Plm)、纤溶酶的激活物与抑制物三个组成部分。纤维蛋白溶解(简称纤溶)的基本过程可分为两个阶段:纤溶酶原的激活与纤维蛋白的降解。

三、抗凝系统

抗凝系统是机体内重要的防御系统之一,它与纤溶系统共同构成机体内两个重要的防御系统,也是既对立又统一的功能系统(见表6-2)。只要它们之间保持动态平衡,机体就可在出血时有效地止血,又可防止血块堵塞血流,从而使血液保持液态。

1)血管内皮细胞分泌血栓调节蛋白(TM)于内皮细胞表面,与凝血酶结合生成凝血酶/TM复合物,该复合物活化蛋白C(PC),活化的PC在蛋白S(PS)参与下分解Ⅴa和Ⅷa,从而抑制凝血活化和凝血酶生成。通过这一系统将凝血酶的促进作用转化抑制凝血作用,这是机体最重要的凝血负反馈系统,是防止血栓形成的最重要机制。

2）抗凝血酶Ⅲ（AT Ⅲ）由肝脏合成，为一种多功能的丝氨酸蛋白酶抑制物。不仅直接与凝血酶结合，形成凝血酶/AT Ⅲ复合物（TAT）灭活凝血酶的活性，而且与活化型凝血因子Ⅸa、Ⅹa、Ⅺa、Ⅻa和激肽释放酶结合，并抑制其活性；并且，在肝素作用下 AT Ⅲ可与Ⅶa结合，抑制 TF/Ⅶa复合物形成。因此，AT Ⅲ可抑制机体内源性和外源性凝血活化，是机体最重要的抗凝物质。

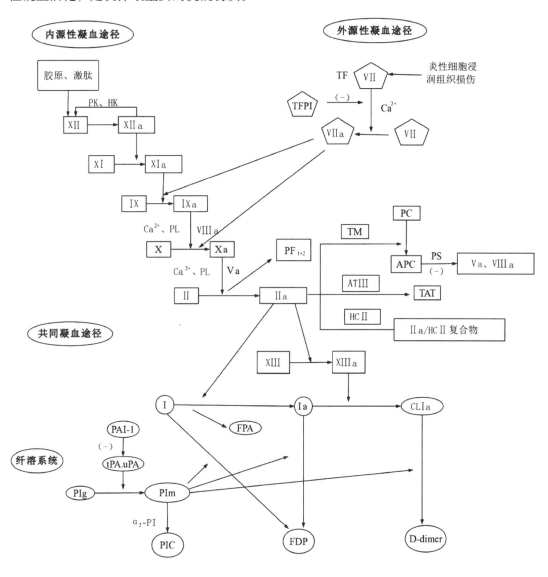

图 6-1　凝血、纤溶过程

3）肝素辅助因子Ⅱ（HC Ⅱ）系丝氨酸蛋白酶抑制物家族成员，在肝素或硫酸皮肤素辅助下可迅速并特异性抑制凝血酶活性。

4）组织因子途径抑制物（TFPI）系丝氨酸蛋白酶抑制物家族成员，为外源性凝血途径的天然抑制物。TFPI 首先与活化的凝血因子Ⅹa结合，并抑制其活性；随后在 Ca^{2+} 的存在下，凝血因子Ⅹa/TFPI复合物中的 TFPI 与凝血因子组合因子/Ⅶa复合物中的Ⅶa

活性部位结合，形成稳固的 Xa/TFPI / Ⅶ a /TF 四元复合物，从而在外源性凝血途径活化的起始阶段实现对凝血因子Ⅶa–组合因子复合物的抑制，从根本上阻断凝血因子 X 和凝血因子Ⅸ的大量活化，阻断凝血酶生产。由此可见，TFPI 在外源性凝血途径的负反馈调节中起着非常重要的作用。形成 Xa/TFPI / Ⅶ a /TF 四元复合物被单核细胞和内皮细胞等吞噬清除。

5）组织型纤溶酶原激活剂抑制物（PAI–1）属于丝氨酸蛋白酶抑制剂超家族，是一种单链糖蛋白，相对分子量 52 000。除血管内皮细胞产生和释放 PAI–1 以外，肝细胞、血小板、间质细胞和单核细胞也合成 PAI–1。PAI–1 可分别与组织型纤溶酶原激活因子（tPA）或尿激酶（uPA）形成 1：1 复合物，使 tPA 或 uPA 被酯酰化而失活；从而阻断纤溶酶原活化，阻断纤溶酶生成，因此 PAI–1 是纤溶系统的主要抑制物。循环中的 PAI–1 与玻璃连接蛋白（VN）结合，后者可稳定并保持其活性；体内的 PAI–1 主要被活化 PC 或凝血酶中和而破坏。

6）α_2– 纤溶酶抑制因子（α_2–PI）是由 452 个氨基酸残基组成，相对分子量58 000；由肝细胞合成与分泌，也存在于血小板 α 颗粒。α_2–PI 不仅与纤溶酶结合形成纤溶酶/α_2–PI 复合物（PIC）而灭活纤溶酶活性，而且与纤溶酶原竞争纤维蛋白上的结合位点，从而阻断纤溶酶对纤维蛋白的分解作用。因此，α_2–PI 也是纤溶系统的重要抑制物。

7）α_1– 抗胰蛋白酶（α_1–AT）、α_2– 巨球蛋白（α_2–MG）等丝氨酸蛋白酶抑制剂均可抑制凝血酶、纤溶酶以及凝血因子活性，参与机体凝血、纤溶系统状态的调整。

表 6–2　凝血纤溶的分子指标

凝血系统	启动因子	Ⅻa	反映内源性凝血途径的激活
		TF、Ⅶ a	反映外源性凝血途径的激活
	启动抑制因子	TFPI	反映外源性凝血途径的抑制程度
	凝血酶生成	PF_{1+2}	与凝血酶 1：1 等量产生，直接反映凝血酶的生成
		TAT	间接反映凝血酶的生成
	凝血酶活性	纤维蛋白肽 A（FPA）	反映体内真正发挥凝血活性作用的凝血酶的量，反映凝血活性状态
		D– 二聚体（D–dimer）	反映机体凝血活化
	凝血抑制因子	AT Ⅲ、PC、PS	反映机体的凝血抑制程度
纤溶系统	启动因子	tPA、uPA	反映纤溶系统的激活能力
	启动抑制因子	PAI–1	反映纤溶系统激活的抑制程度
	纤溶酶生成	PIC	反映纤溶酶的生成量
	纤溶酶活性	纤维蛋白降解产物（FDP）、D–dimer	反映纤溶酶的活性
	纤溶抑制因子	α_2–PI	反映机体纤溶抑制程度

第二节 血液净化患儿凝血状态的评估

一、临床常用凝血指标

1）凝血酶原时间（PT） 是指在缺乏血小板的血浆中加入过量的组织凝血活酶（组织因子和脂质）和 Ca^{2+} 后，凝血酶原转化为凝血酶，进而分解纤维蛋白原形成纤维蛋白，导致血浆凝固所需的时间。正常值为 11～15 s（奎氏法）。PT 超过正常对照 3 s 以上有临床意义。应用正常血浆的凝血酶原时间/活动度曲线，对比患者血浆的 PT，可以求出活动度（PTA）。活动度的正常值为 80%～100%。PT 主要由肝脏合成的凝血因子 Ⅰ、Ⅱ、Ⅴ、Ⅶ、Ⅹ 的水平决定，反映外源性凝血途径状态；PT 延长见于先天性凝血因子缺乏，如因子Ⅱ、因子Ⅴ、因子Ⅶ、因子Ⅹ及纤维蛋白原缺乏；获得性凝血因子缺乏，如继发性/原发性纤维蛋白溶解功能亢进症、严重肝病等；使用肝素，血循环中存在凝血酶原、因子Ⅴ、因子Ⅶ、因子Ⅹ及纤维蛋白原的抗体，可以造成凝血酶原时间延长。PT 缩短见于先天性因子Ⅴ增多症、妇女口服避孕药、血栓栓塞性疾病及高凝状态等。

2）国际标准化比值（INR） 是病人 PT 与正常对照 PT 之比的 ISI 次方（ISI：国际敏感度指数，试剂出厂时由厂家表定的）。同一份在不同的实验室，用不同的 ISI 试剂检测，PT 值结果差异很大，但测的 INR 值相同，这样，使测得结果具有可比性。目前国际上强调用 INR 来监测口服抗凝剂的用量，是一种较好的表达方式。正常参考值：0.8～1.2；2～4 为抗凝治疗的合适范围；＞4.5 时，如纤维蛋白水平和血小板数仍正常，则提示抗凝过度，应减少或停用药物；如纤维蛋白水平和血小板数减低，则提示弥散性血管内凝血（DIC）或肝功能障碍存在。

3）活化部分凝血活酶时间（APTT） 在抗凝血中，加入足够量的活化接触因子激活剂（如白陶土）和部分凝血活酶（代替血小板的磷脂），再加入适量的 Ca^{2+} 即可满足内源凝血的全部条件。从加入 Ca^{2+} 到血浆凝固所需的时间即称为 APTT。APTT 的长短反映了血浆中内源凝血系统凝血因子（Ⅻ、Ⅺ、Ⅸ、Ⅷ）、共同途径中凝血酶原、纤维蛋白原和因子Ⅴ、Ⅹ的水平。是目前最常用的检查内源凝血系统敏感的筛选指标，正常参考值 32～43 s，超过正常对照 10 s 以上有临床意义。APTT 延长主要见于轻型的血友病，也见于因子Ⅸ（血友病乙）、Ⅺ和Ⅻ缺乏症；血中抗凝物如凝血因子抑制物或肝素水平增高时；当凝血酶原、纤维蛋白原及因子Ⅴ、Ⅹ缺乏时也可延长，但敏感性略差；其他尚有肝病、DIC、大量输入库存血等。APTT 缩短见于 DIC，血栓前状态及血栓性疾病。APTT 对血浆肝素的浓度很为敏感，故是目前广泛应用的实验室监护指标。此时，要注意 APTT 测定结果必须与肝素治疗范围的血浆浓度呈线性关系，否则不宜使用。一般在肝素治疗期间，APTT 维持在正常对照的 1.5～3.0 倍为宜。

4）凝血时间（CT）和活化凝血时间（ACT） CT 是指血液离开血管，在体外发生凝固的时间。ACT 是将血液置入盛白陶土或硅藻土的试管后，血液发生凝固的时间。CT 和 ACT 主要是反映内源性凝血途径中各种凝血因子是否缺乏，功能是否正常，或者是否有抗凝物质增多。ACT 由于应用白陶土或硅藻土激活凝血系统，因此较 CT 更为敏感。CT 正常参考值：玻璃管法，4 ~ 12 min；塑料管法，10 ~ 19 min；硅管法，15 ~ 32 min。CT 延长见于先天性凝血因子缺乏：如各型血友病；获得性凝血因子缺乏，如重症肝病、维生素 K 缺乏等；纤溶蛋白溶解活力增强，如继发性、原发性纤维蛋白溶解功能亢进症等；血液循环中有抗凝物质，如有抗因子Ⅷ或因子Ⅸ抗体、DIC 早期肝素治疗时等。CT 缩短见于高凝状态，如促凝物质进入血液及凝血因子的活性增高等情况；血栓性疾病，如心肌梗死、不稳定型心绞痛、脑血管病变、糖尿病伴血管病变、肺梗死、深静脉血栓形成、妊娠高血压综合征和肾病综合征等。ACT 正常参考值：1.1 ~ 2.11 min。ACT 可用于监测低剂量肝素，维持用药前的 1.5 ~ 2.5 倍。

5）凝血酶时间（TT）　是指在血浆中加入标准化的凝血酶原后血液凝固的时间，是检测凝血、抗凝及纤维蛋白溶解系统功能的一个指标。正常参考值 11 ~ 18 s，超过正常对照 3 s 以上为异常。TT 延长见于血浆纤维蛋白原减低或结构异常；临床应用肝素，或在肝病、肾病及系统性红斑狼疮时的肝素样抗凝物质增多；纤溶蛋白溶解系统功能亢进症。TT 缩短见于血液中有 Ca^{2+} 存在，或血液呈酸性等，无临床意义。TT 可用于粗略监测肝素抗凝治疗。

6）纤维蛋白原（FIB）　又称凝血因子Ⅰ，是凝血活化最终阶段血液发生凝血所必需的蛋白质。FIB 水平升高意味着凝血活化后将生成大量的纤维蛋白，更易发生血栓栓塞性疾病；而 FIB 水平低下意味着机体因各种原因发生血管破裂、出血时不能生成足量的纤维蛋白，不能有效止血。正常值：2 ~ 4 g/L。主要用于 tPA、尿激酶或去纤维等溶栓治疗的监控，溶栓治疗应控制 FIB 在 1.2 ~ 1.5 g/L，低于 1.2 g/L 时易发生出血。

7）D- 二聚体　是稳定的纤维蛋白被纤溶酶降解所产生，而稳定纤维蛋白形成需要活化凝血因子ⅩⅢ存在，凝血因子ⅩⅢ活化则依赖凝血酶生成；因此 D- 二聚体水平升高意味着存在凝血酶和纤溶酶的生成，即提示存在凝血活化和继发性纤溶活性增加。D-二聚体不仅作为反映机体凝血纤溶状态的指标，而且也可作为抗凝治疗和溶栓治疗的疗效判定指标。有效的抗凝治疗充分抑制凝血活化、抑制凝血酶生成后，D- 二聚体水平下降；而 D- 二聚体水平上升提示纤溶酶生成增多，是溶栓治疗的有效标志。

二、血小板活化指标

1）全血血小板计数　血小板数量增加意味机体更易发生血小板性血栓，而血小板数量减少并非单纯反映止血功能异常，单位时间内血小板数量进行性降低提示存在血小板活化引起的血小板消耗性低下，是血小板活化的标志。

2）出血时间（bleeding time，BT）　皮肤受特定条件外伤后，出血自然停止所需的时间。BT 可反映血小板通过 vW 因子与内皮下组织黏附以及聚集和释放反应是否正常，参考值 2.5 ~ 9.5 min，大于 10 min 为延长。BT 延长提示血小板数量不足或质量异常（血小板功能异常，如血小板无力症等），也可反映 vW 因子的数量低下和治疗异常（血管性血友病）。BT 缩短提示血小板活化。

3）β- 血栓球蛋白（β–thromboglobulin，β–TG）和血小板 4 因子（platelet factor 4，

PF4）β–TG 和 PF4 是血小板黏附、发生释放反应后释放出的蛋白质，可反映血小板释放功能。β–TG 和 PF4 水平升高提示血小板活化反应增强。

4）血小板膜糖蛋白 –140（platelet granula membrane protein，GMP-140；又称 P 选择素，P-Selectin）　GMP-140 存在于血小板 a 颗粒膜上，当血小板活化、发生释放反应时释放入血。血浆 GMP-140 是反映血小板活化较为特异性的标志，而应用流式细胞技术检测血中 GMP-140 阳性血小板数量是目前血小板活化最客观、直接和特异的指标。

5）血小板集聚功能　以二磷酸腺苷（adenosine diphosphate，ADP）、肾上腺素、胶原蛋白、花生四烯酸、瑞斯托霉素及凝血酶受体活性肽等刺激剂，诱导全血或富含血小板血浆中的血小板发生集聚反应，通过比浊法或血小板功能分析仪测定血小板的集聚程度，主要用于检测血小板是否存在遗传性或后天性集聚功能障碍，也可用于抗血小板药物疗效的判定。

三、Sonoclot 凝血及血小板功能分析仪

Sonoclot 凝血及血小板功能分析仪采用物理学方法，通过一管形探针在装有血液标本和凝血激活试剂的试管中做每分钟超过上万次的振动，当血液标本受凝血激活试剂激活，发生止血的各阶段变化时，探针遇到的运动阻力被检测，经电脑处理表现出血液凝固全过程的曲线。该仪器主要有 3 项指标：

1）玻璃珠活化凝血时间（glass bead activated clotting time，gbACT）指从开始到纤维蛋白开始形成的时间，即血标本保持液态的时间，临床意义与 ACT 相同。

2）纤维蛋白凝结速率（clot rate，CR）纤维蛋白原转变为纤维蛋白的速率，反映血液标本凝血的能力。

表 6-3　凝血状态的评估方法

分类	指标	意义	备注
外源性凝血状态	PT PTA INR	延长提示外源性凝血系统的凝血因子存在数量或质量的异常或血中存在抗凝物质；缩短提示外源性凝血系统活化，易于凝血、发生血栓栓塞性疾病	内外源性凝血状态各项指标均延长提示凝血共同途径异常或血中存在抗凝物质。此时应检测 FIB 和 TT，如果 FIB 水平正常，则提示血中存在抗凝物质或 FIB 功能异常； 若各项指标均缩短提示存在血液高凝状态，易于发生血栓栓塞性疾病，应加强抗凝治疗
内源性凝血状态	APTT CT ACT	延长提示内源性凝血系统的凝血因子存在数量或质量的异常或血中存在抗凝物质；缩短提示内源性凝血系统活化，血液高凝状态	
血小板功能状态	全血血小板计数（BT）	血小板数量减少伴 BT 延长提示止血功能异常，易于出血；血小板数量增多伴 BT 缩短提示血小板易于发生黏附、集聚和释放反应，易于发生血小板血栓	
	β–TG、PF4	水平升高提示血小板活化反应增强	
	GMP-140	单位时间内血小板数量进行性降低时应检测血浆 GMP-140 或血中 GMP-140 阳性血小板数量，以明确是否存在血小板活化	没有条件检测 GMP-140 时，如果 D- 二聚体水平升高，也提示血小板活化，此时应加强抗血小板治疗

3）血小板功能（platelet function，PF） 是由与分析仪相连的电脑软件依据血液标本结束液态阶段后凝血收缩的强度及速度计算出的相对值，可反映血小板的功能。通过这三个指标可以准确即时地反映凝血功能，监测抗凝剂的有效性和安全性。Sonoclot 分析仪目前已被用于鉴别高凝状态，并监测低分子肝素对凝血系统影响，指导低分子肝素应用，并可以协助确定血液净化过程中肝素的适宜剂量调整。

四、血液净化儿童凝血状态特点

1.尿毒症患儿凝血状态特点

尿毒症患儿存在着高凝状态和出血倾向，其发病机制涉及出凝血过程的多个环节，可能的原因有：贫血、血小板功能异常、尿毒素的潴留、凝血机制的异常。贫血可以导致运输到血管壁的血小板数减少，并可能通过血液流变学的改变来影响血小板与血管壁的相互作用。尿毒症时血浆中存在血小板抑制因子，加之血中毒性代谢产物的积聚，导致血小板膜结构组成和功能发生改变。尿毒素及其他毒性代谢产物的积聚，如胍基琥珀酸、酚酸等尿毒素能够抑制血小板第 3 因子（PF3）的激活及血小板的聚集；中分子量物质能抑制血小板释放花生四烯酸、血清素，并刺激内皮细胞合成前列环素，显著抑制血小板的黏附和聚集，引起出血，尿毒症患者可有多种凝血机制异常，研究发现其血浆中 AT–Ⅲ 和蛋白 C 的活性下降。抗凝血酶Ⅲ（AT–Ⅲ）和蛋白 C 是体内最重要的生理性抗凝物质，AT–Ⅲ能抑制凝血酶及多种凝血因子，维生素 K 依赖的蛋白 C 系统能抑制因子Ⅴ、Ⅷ，它们的降低将引起体内抗凝血作用减弱，使患者有发生出血的危险。尿毒症患者还可观察到纤溶酶原活化抑制因子及抗纤溶酶的活性增加。近来的研究还发现，尿毒症患者氮氧化物（Nitric Oxide，NO）的过度合成也可能与其出血倾向有关。患者进入维持性血液透析阶段时，透析过程可以使这种变化更加明显。由于高凝状态和随后发生的继发性纤溶亢进及血小板活化可以导致出血、血管通路堵塞及血栓相关并发症，且抗凝剂的应用还可进一步增加出血的危险。

2.血栓栓塞性疾病

除尿毒症外，基础疾病为糖尿病、系统性红斑狼疮、系统性血管炎等伴有血管内皮细胞损伤的患儿，也易发生血栓栓塞。合并严重创伤、外科手术、感染均可激活凝血系统，加重血液高凝。脱水引起血液浓缩、肾病患儿合并重度水肿血容量相对不足、长期卧床，也都增加血栓栓塞的风险。先天性抗凝血酶Ⅲ缺乏或合并大量蛋白尿导致抗凝血酶Ⅲ从尿中丢失过多，也是形成血栓栓塞的重要危险因素。

3.出血性疾病

有血友病等遗传性出血性疾病的患儿、长期应用华法林等抗凝血药物或抗血小板药物、合并肝硬化、消化道溃疡、严重创伤或外科手术后 24 h 内等，都可能发生出血性疾病。各种病因引起血管破裂、出血后，机体首先收缩血管，活化血小板，发生黏附、聚集，形成血小板血栓，初步止血。进而激活内源性、外源性凝血系统，形成纤维蛋白的稳定血凝块，完成止血过程。多种病因引起的血管平滑肌、内皮细胞功能障碍以及血小板数量和质量异常，均可发生止血功能异常，导致患儿出血。此时即使凝血功能正常，其至亢进，患儿仍会发生出血。因此，区分是止血功能障碍，还是凝血功能障碍，对选择血液净化的抗凝方案十分重要。一般而言，血管平滑肌、内皮细胞功能障碍以及血小板数量和质量异常引起的止血功能障碍，临床上表现为伤口、创面出血，而无皮下淤斑和脏器出血。实验室检查可见出血时间延长、血小板数量低下和血小板功能异常，而凝血酶原时间（PT）、凝血酶原活动度、国际标准化比值（INR）、活化部分凝血活酶时间（APTT）、凝血时间（CT）、活化凝血时间（ACT）以及纤维蛋白原（FIB）和凝血酶时间（TT）无明显变化；而凝血功能异常引起的出血，临床上经常合并皮下淤斑、关节和脏器出血，实验室检查可见 PT、凝血酶原活动度、INR、APTT、CT、ACT 以及 TT 延长。

第三节　儿童常用抗凝剂的种类及合理使用

一、　抗凝剂的种类

抗凝剂的种类包括 ①抑制凝血因子合成药物：香豆素类（华法林）、茚二酮类（双苯茚二酮）；②增强凝血抑制因子活性药物：肝素、低分子肝素、磺达肝葵钠以及类肝素（藻酸三脂、戊聚糖多硫酸酯）；③抑制凝血因子活性药物：合成的蛋白酶抑制药（甲磺酸奈莫司他、阿加曲班）、抗凝血酶药物（水蛭素）、抗凝血因子Ⅹa 药物（利伐沙班）以及抗凝血因子Ⅸa 药物；④凝血抑制因子制剂：抗凝血酶Ⅲ、蛋白 C、血栓调节蛋白、肝素辅助因子Ⅱ、组织因子途径抑制因子等制剂；⑤抗血小板药物。

1. 普通肝素

1）药理作用　普通肝素（Heparin）为相对分子量 5 000 ~ 20 000 的黏多糖蛋白，分子式为 $C_{26}H_{42}N_2O_{37}S_5$。肝素主要由葡萄糖胺、L- 艾杜糖醛苷、N- 乙酰葡萄糖胺和 D- 葡萄糖醛酸中两种双糖单位交替组成，含有大量硫酸基和羧基，带大量阴电荷呈强酸性。普通肝素活性 / 抗凝血活性的比值为 1。肝素能增强抗凝血酶Ⅲ与凝血酶的亲和力，加速凝血酶的失活；抑制血小板的黏附聚集；增强蛋白 C 的活性，刺激血管内皮细胞释放抗凝物质和纤溶物质；抑制血小板，增加血管壁的通透性，并可调控血管新生；具有调血脂的作用，可作用于补体系统的多个环节，以抑制系统过度激活。除具有抗凝作用外，肝素还具有抗炎、抗过敏、抑制免疫复合物介导疾病的作用。

2）体内代谢过程　肝素口服不被吸收，静脉给药后，立即发挥抗凝作用。并且肝素 /AT Ⅲ / 凝血酶复合物形成后，肝素可从该复合物解离，再次与其他 AT Ⅲ分子结合，发挥增强抗凝作用。肝素 /AT Ⅲ / 凝血酶复合物经网状内皮系统清除。肝素抗凝活性半衰期与剂量有关，静脉注射 100、400、800 U/kg，抗凝活性半衰期分别为 1 h、2.5 h、和 5 h。

2. 低分子肝素

1）药理作用　低分子肝素（Low Molecular Weight Heparin，LMWH）系通过离子交

换法将肝素裂解获取的硫酸氨基葡聚糖片段，平均分子量小于 8 000 u，低分子肝素具有抗 X a 活性，药效学研究表明其可抑制体内、体外血栓和动静脉血栓的形成，但不影响血小板聚集和纤维蛋白原与血小板的结合。在发挥抗栓作用时，出血的可能性较小。

2）体内代谢过程 不同的 LMWH 制剂的体内代谢过程有所差异，一般 LMWH 皮下注射生物利用度 90% ～ 100%，分布容积 3 ～ 11L，3 h 达到药物高峰浓度，半衰期 3 ～ 5 h；静脉注射 3 min 起效，20 ～ 30 min 达药物高峰浓度，半衰期 2 h。LMWH 主要经肾脏排泄，肾脏清除率 20 ～ 30 ml/min，肾功能不全患者半衰期延长。血液透析患者的半衰期为 4 ～ 5 h，为普通肝素的 3 ～ 4 倍。

3. 枸橼酸钠

1）药理作用 枸橼酸钠，其化学名称为：2- 羟基丙烷 –1，2，3- 三羧酸钠二水合物。分子式：$C_6H_5Na_3O_7 \cdot 2H_2O$，相对分子量 294.10。为体外抗凝剂。钙为凝血过程中必需物质，可促进凝血因子Ⅲ、凝血酶和纤维蛋白的形成，以及激活血小板的释放反应等。枸橼酸钠根离子与血中钙离子生成难解离的可溶性络合物枸橼酸钙，此络合物易溶于水但不易解离，凝血过程受到抑制，从而阻止血液凝固。

2）体内代谢过程 枸橼酸钠一般在三羧酸循环中完全氧化代谢，生成 3Citrate–1HCO₃。其氧化速率接近正常的输血速度。本品作为体外抗凝剂，在进入人体速度不很快且肝功正常时，不会产生不良反应。当输入速度太快或输入量过大时，因枸橼酸盐不能及时氧化，导致血钙过低，可出现枸橼酸中毒反应。

4. 阿加曲班

1）药理作用 阿加曲班（Argatroban）是一种新型凝血酶抑制剂，可逆地与凝血酶活性位点结合。相对分子量 508.63，分子式：$C_{23}H_{36}N_6O_5S$。阿加曲班的抗血栓作用不需要辅助因子抗凝血酶Ⅲ。阿加曲班通过抑制凝血酶催化或诱导的反应，包括血纤维蛋白的形成，凝血因子Ⅴ、Ⅷ和ⅩⅢ的活化，蛋白酶 C 的活化，及血小板聚集发挥其抗凝血作用。阿加曲班对凝血酶具有高度选择性。治疗浓度时，阿加曲班对相关的丝氨酸蛋白酶（胰蛋白酶，因子Ⅹa，血浆酶和激肽释放酶）几乎没有影响。阿加曲班对游离的及与血凝块相连的凝血酶均具有抑制作用。阿加曲班与肝素诱导的抗体间没有相互作用。多次给药没有发现阿加曲班抗体的形成。

2）体内代谢过程 健康成人用 30 min 静脉滴注阿加曲班 2.25 mg，血药浓度的最高值为 0.08 μg/ml。阿加曲班从血中消除迅速，半衰期为 15 min（α 相）、30 min（β 相）。健康成人用 3 h 静脉滴注阿加曲班 9.0 mg，1 日 1 次，连续给药 3 天，血药浓度迅速上升后达稳态，没有蓄积性。阿加曲班在人血清蛋白及人血（清）白蛋白的结合率分别为 53.7% 和 20.3%。因此，选择合适剂量的阿加曲班可以达到滤器和管路的充分抗凝。而健康成人使用阿加曲班以 300 μg/min 的速度静脉滴注 30 min，到给药后 24 h，22.8% 以原形药、1.7% 以代谢物由尿中排泄，12.4% 以原形药、13.1% 以代谢产物在粪便中排泄。给药后 24 h 内在尿、粪中的原药、代谢物的总排泄量为 50.1%，主要代谢物为喹啉环的氧化物，不影响机体的凝血状态，发生出血的风险较小。但是，合并严重肝功能障碍的患儿，阿加曲班半衰期延长，不能达到利用其快速代谢的特点取得单纯体外抗凝的目的。因此，合并严重肝功能障碍的出血患儿不宜应用阿加曲班作为抗凝药物。

5. 华法林

华法林（Warfarin）是香豆素类抗凝剂的一种，化学结构同维生素 K 相似，分子式：$C_{19}H_{16}O_4$，相对分子量 308.33。通过竞争性抑制维生素 K 在肝脏细胞内合成凝血因子 II、VII、IX、X，从而发挥抗凝作用。肝脏微粒体内的羧基化酶能将上述凝血因子的谷氨酸转变为 γ-羧基谷氨酸，后者再与钙离子结合，才能发挥其凝血活性。华法林的作用是抑制羧基化酶，对已经合成的上述因子并无直接对抗作用，必须等待这些因子在体内相对耗竭后，才能发挥抗凝效应，所以本药起效缓慢，仅在体内有效，停药后药效持续时间较长（直到维生素 K 依赖性因子逐渐恢复到一定浓度后，抗凝作用才消失）。此外，华法林尚能诱导肝脏产生维生素 K 依赖性凝血因子前体物质，并使之释放入血，该物质抗原性与有关凝血因子相同，但并无凝血功能，反而具有抗凝血作用，并能降低凝血酶诱导的血小板聚集反应。因此，在华法林作用下，凝血因子 II、VII、IX、X、蛋白 S 和蛋白 C 合成减少，而"假凝血因子"即"维生素 K 拮抗药诱导蛋白质"增多，达到抗凝效应。本药的药动学参数较稳定，优于其他口服抗凝药（如茴茚二酮、苯丙羟香豆素和双香豆素等）。

华法林口服完全吸收，2～8 h 达血药浓度高峰，半衰期为 10～60 h，与血浆蛋白结合率为 90%～99%。由于华法林口服需 3 d 才具有抗凝效果，在华法林服用开始的 1～3 d 合用肝素类制剂，才能发挥抗凝作用，且其抗凝作用受药物的相互作用、遗传因素、年龄、体重、饮食、并发症等多种因素影响，即使很小剂量的变化也可导致抗凝作用过度而致出血或抗凝不足。华法林几乎完全通过肝脏代谢清除，代谢产物具有微弱的抗凝作用。主要通过肾脏排泄，很少进入胆汁，只有极少量华法林以原形从尿排出，因此肾功能不全的病人不必调整华法林的剂量。

6. 抗血小板药物的种类和作用机制

抗血小板药物包括：磷酸二酯酶抑制药（双嘧达莫）；ADP 受体抑制药（噻氯匹定、氯吡格雷）；环氧化酶抑制药（阿司匹林）；血小板膜糖蛋白 IIb/IIIa 抑制药（阿昔单抗、埃替巴肽、替罗非班）；血小板因子释放抑制药（吲哚布芬）；血栓素 A2 合成酶抑制药（达唑氧苯）；腺苷酸环化酶兴奋药（前列环素）。血液透析患者常用的为阿司匹林、氯吡格雷和双嘧达莫。常用抗血小板药物作用靶点如图 6-2。

1）氯吡格雷（Clopidogrel） 化学名称 S（+）-2-（2-氯苯基）-2-（4，5，6，7-四氢噻吩 [3，2-c] 并吡啶 -5）乙酸甲酯，分子式：$C_{16}H_{16}C_1NO_2S$，相对分子量 307。选择性地抑制 ADP 与血小板受体的结合及抑制 ADP 介导的糖蛋白 GP IIb/IIIa 复合物的活化，而抑制血小板聚集。也可抑制非 ADP 引起的血小板聚集。对血小板 ADP 受体的作用是不可逆的。口服吸收迅速，血浆中蛋白结合率为 98%。口服药物第一天就可抑制血小板聚集，抑制作用逐步增强，在 3～7 d 达到稳态，稳态时血小板平均抑制水平为 40%～60%，半衰期为 11 d。氯吡格雷主要在肝脏代谢，服用药物后，5 d 内约 50% 由尿液排出，约 46% 由粪便排出。一次和重复给药后，血浆中主要循环代谢产物——羧酸盐衍生物的消除半衰期为 8 h，但该代谢产物无抗血小板聚集作用。严重肾损害病人（肌酐清除率 5 ~ 15 ml/min）的主要循环代谢物的血浆浓度低于中度肾损害的病人（肌酐清除率 30 ~ 60 ml/min）和健康受试者。与健康受试者相比，尽管对 ADP 诱导的血小板聚集的抑制作用将低，但出血时间的延长无变化。因能增加出血强度，不提倡氯吡格雷与华法林合用。在外伤、外科手术或其他有出血倾向并使用糖蛋白 Ⅱ b/ Ⅲ a 拮抗剂的病人，慎用氯吡格雷。阿司匹林不改变氯吡格雷对由 ADP 诱导的血小板聚集的抑制作用，但氯吡格雷增强阿司匹林对胶原诱导的血小板聚集的抑制作用。氯吡格雷与阿司匹林之间可能存在药效学相互作用，使出血危险性增加。氯吡格雷不改变肝素对凝血的作用。合用肝素不影响氯吡格雷对血小板聚集的抑制作用。氯吡格雷与肝素之间可能存在药效学相互作用，使出血危险性增加。

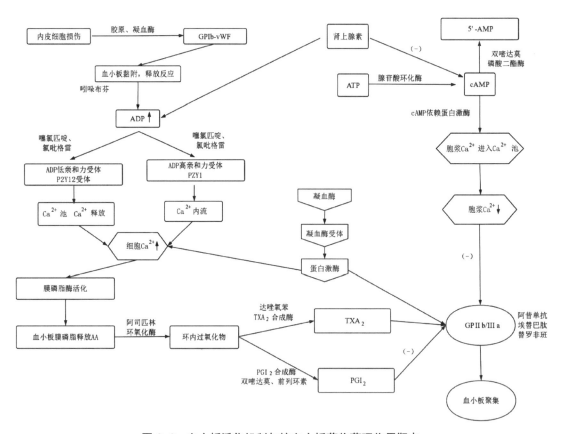

图 6-2　血小板活化机制与抗血小板药物药理作用靶点

2）阿司匹林（Aspirin）也叫乙酰水杨酸（Acetylsalicylic acid），化学名称为 2-（乙酰氧基）苯甲酸，分子式：$C_9H_8O_4$，相对分子量 180.16。阿司匹林是最早被应用于抗栓治疗的抗血小板药物，作用原理是阿司匹林通过与环氧化酶（cyclooxygenase，COX）中的 COX-1 活性部位多肽链 530 位丝氨酸残基的羟基发生不可逆的乙酰化，导致 COX 失活，继而阻断了花生四烯酸（AA）转化为前列腺素 H_2（PGH_2），从而抑制血栓素 A_2（TXA_2）的途径，抑制血小板聚集。口服后吸收迅速、完全。吸收率与溶解度、胃肠道 pH 值有关。阿司匹林的血浆蛋白结合率低，但水解后的水杨酸盐蛋白结合率为 65%～90%。血药浓度高时结合率相应地降低。肾功能不良时结合率也低。半衰期为 15～20 h，其半衰期长短取决于剂量的大小和尿 pH 值，一次服小剂量时为 2～3 h；大剂量时可达 20 h，反复用药时可达 18 h。一次服药后 1～2 h 达血药峰值。该药大部分以结合的代谢物、小部分以游离的水杨酸从肾脏排泄。服用量较大时，未经代谢的水杨酸的排泄量增多。个体间可有很大的差别。尿的 pH 值对排泄速度有影响，在碱性尿中排泄速度加快，而且游离的水杨酸量增多，在酸性尿中则相反。

3）双嘧达莫（Dipyridamole）　化学名称为 2，2′，2″，22‴ -[4，8- 二哌啶基嘧啶并 [5，4-d] 嘧啶 -2，6- 二基 [双次氮基]- 四乙醇，分子式：$C_{24}H_{40}N_8O_4$，相对分子量 504.63。作用机制可能为：①抑制血小板摄取腺苷，而腺苷是一种血小板反应抑制剂；②抑制磷酸二酯酶，使血小板内环磷酸腺苷（cAMP）增多；③抑制血小板活性激动剂 TXA_2 形成；④增强内源性前列环素（PGI_2）活性，激活血小板腺苷环化酶。口服后血浆浓度约 2 h 达峰值，血浆稳态峰浓度为 1.98 μg/ml（1.01～3.99 μg/ml），稳态谷浓度为 0.53 μg/ml（0.18～1.01 μg/ml）与血浆蛋白结合率为 99%，血浆半衰期约为 2～3 h。在肝内代谢，与葡萄糖苷酸结合后从胆汁排泌。

7. 其他新型抗凝剂

1）水蛭素（Hirudin）　水蛭（Leech）及其唾液腺中已提取出多种活性成分中活性最显著并且研究得最多的一种成分，它是由 65～66 个氨基酸组成的多肽。水蛭素对凝血酶有极强的抑制作用，是迄今为止所发现最强的凝血酶天然特异抑制剂。它通过与凝血酶按 1∶1 比例紧密结合形成复合物，使凝血酶灭活。它与肝素不同，其抗凝作用不需要血浆中 AT Ⅲ 的存在，可用于缺乏 AT Ⅲ 而又需要抗凝治疗的患者。对血小板作用弱，不像肝素那样会引起血小板减少性紫癜，可用于血小板减少而又需要抗凝治疗的患者。由于水蛭素具有重要开发价值，而水蛭的来源有限，故国内外医药界均着重研究通过基因工程获得重组水蛭素（来匹卢定、比伐卢定）。1986 年后，重组水蛭素已在大肠杆菌和酵母中分别表达成功，与天然水蛭素相比，重组水蛭素在第 63 位氨基酸（酪氨酸）上未硫酸酪化，活性略低，其余性质基本相同。以治疗剂量静脉注射无毒副反应。

2）甲磺酸萘莫司他（Nafamostat mesylate）　化学名为 4- 胍基苯甲酸 -6- 脒基 -2- 萘酯 - 二甲磺酸盐，分子式：$C_{19}H_{17}N_5O_{22}CH_4O_3S$，相对分子量 539.58。该药为合成的丝氨酸蛋白酶抑制剂，直接抑制凝血酶、活化的凝血因子Ⅹ、Ⅻ以及纤溶酶，抑制磷脂酶 A2 而抑制血小板聚集，从而获得良好抗凝活性。对与胰蛋白酶也有抑制作用，改善急性胰腺炎预后。在血中和肝脏代谢，半衰期 5～8 min，血液透析可清除 40%（主要被具有强阴电荷的透析膜吸附）。由于甲磺酸萘莫司他半衰期短，选择合适剂量经由血液净化管路动脉端输入，达到滤器充分抗凝。当其回输体内后，经稀释和快速代谢，而不影响体内凝血过程，达到体外抗凝的效应。对血小板和脂质代谢无影响，具有抗炎、抗过敏作用，因此适用于具有出血倾向和手术后的血液净化患者。

3）硫酸皮肤素（Dermatan Sulfate，DS） 是氨基葡聚糖的一种，由 D- 葡糖醛酸和 N- 乙酰氨基半乳糖以 β-1，4- 糖苷键连接而成的重复二糖单位组成的多糖，并在 N- 乙酰氨基半乳糖的 C-4 位或 C-6 位羟基上发生硫酸酯化。相对分子量 15 000 ~ 45 000。DS 抗凝血作用缓和、活性低，对 Xa 无抑制作用，是肝素作用的 1/40，其在血浆中通过增强肝素辅因子 II 抑制和灭活凝血酶，而不是抑制凝血酶原的激活；它通过肝素辅因子 I（HC- I）途径抗血栓，与 LMWH（低分子肝素）或常规肝素有协同作用，合并应用抗凝作用增强；DS 抑制胶原诱导的血小板（Pt）聚集；DS 明显增强活化蛋白 C 灭活凝血因子 V，促内皮细胞释放组织型纤溶酶原激活剂（tPA）。DS 的抗凝作用与普通肝素类似，但出血风险较小，用于血液透析的有效剂量取决于透析器类型和透析持续时间。

4）利伐沙班（Rivaroxaban） 化学名称为 5- 氯 - 氮 -{（5S）-2- 氧 -3-[-4-（3- 氧 -4- 吗啉基 } 苯基]-1，3- 唑烷 -5- 基 -2- 噻吩 - 羧酰胺。分子式：$C_{19}H_{18}C_lN_3O_5S$，分子量 435.88 u。利伐沙班高度选择性和可竞争性抑制游离和结合的 Xa 因子以及凝血酶原活性，以剂量 - 依赖方式延长活化部分凝血活酶时间（APTT）和凝血酶原时间（PT）。利伐沙班与磺达肝癸钠 / 肝素的本质区别在于它不需要抗凝血酶 III 参与，可直接拮抗游离和结合的 Xa 因子。而肝素则需要有抗凝血酶 III 才能发挥作用，且对凝血酶原复合物中的 Xa 因子无效。利伐沙班吸收迅速，服用后 2 ~ 4 h 达到最大浓度，平均终末半衰期为 7 ~ 11 h。利伐沙班与血浆蛋白（主要是血清白蛋白）的结合率较高，在人体中为 92% ~ 95%。鱼精蛋白和维生素 K 不会影响利伐沙班的抗凝活性。利伐沙班约有 2/3 通过代谢降解，然后其中一半通过肾脏排出，另外一半通过粪便排出；其余 1/3 以活性药物原型的形式直接通过肾脏排泄，主要是通过肾脏主动分泌的方式。在重度肾损害（肌酐清除率＜ 30 ml/min）患者中，利伐沙班的血药浓度可能显著升高，进而导致出血风险升高。不建议将利伐沙班用于肌酐清除率＜ 15 ml/min 的患者。肌酐清除率为 15 ~ 29 ml/min 的患者应慎用利伐沙班。当合并使用可以升高利伐沙班血药浓度的其他药物时，中度肾损害（肌酐清除率 30 ~ 49 ml/min）患者应该慎用利伐沙班。对于轻度（肌酐清除率：50 ~ 80 ml/min）肾脏损害的患者，无须调整利伐沙班剂量。在中度肝损害的肝硬化患者中，利伐沙班血药浓度可能显著升高，进而导致出血风险升高。利伐沙班禁用于伴有凝血异常和临床相关出血风险的肝病患者。对于中度肝损害的肝硬化患者，如果不伴有凝血异常，可以谨慎使用利伐沙班。

5）磺达肝癸钠（Fondaparinux Sodium） 化学名称为甲基 O-（2- 脱氧 -6-O- 磺酸基 -2- 磺酰胺基 -α -D- 吡喃葡萄糖）-（1 → 4）-O-（β -D- 吡喃葡萄糖醛酸）-（1 → 4）-O-（2- 脱氧 -3，6-O- 二磺酸基 -2- 磺酰胺基 -α -D- 吡喃葡萄糖）-（1 → 4）-O-（2-O- 磺酸基 -α -L- 吡喃艾杜糖醛酸）-（1 → 4）-2- 脱氧 -6-O- 磺酸基 -2- 磺酰胺基 -α -D- 吡喃葡萄糖苷十钠盐，分子式：$C_{31}H_{43}N_3Na_{10}O_{49}S_8$，分子量 1728.08 u。磺达肝癸钠是一种人工合成的、活化因子 X 选择性抑制剂。其抗血栓活性

是 AT Ⅲ 介导的对因子 Xa 选择性抑制的结果。通过选择性结合于 AT Ⅲ，磺达肝癸钠增强了（大约 300 倍）AT Ⅲ 对因子 Xa 原来的中和活性。而对因子 Xa 的中和作用打断了凝血级联反应，并抑制了凝血酶的形成和血栓的增大。磺达肝癸钠不能灭活凝血酶，并对血小板没有作用。皮下给药后，磺达肝癸钠能完全快速地被吸收（绝对生物利用度为 100%），血浆峰浓度在给药后 2 h 达到。磺达肝癸钠以剂量依赖血浆浓度结合的形式高度特异性结合于抗凝血酶蛋白（在 0.5 ~ 2 mg/L 的浓度范围内为 98.6% ~ 97.0%），半衰期为 17 ~ 21 h。磺达肝癸钠 64% ~ 77% 被肾脏以原形药物排泄。轻度肾功能损害（肌酐清除率 50 ~ 80 ml/min）的患者其血浆清除率为正常肾功能患者的 60% ~ 80% 平均低 1.2 ~ 1.4 倍，中度肾功能损害（肌酐清除率 30 ~ 50 ml/min）的患者其血浆清除平均低 2 倍。在重度肾功能损害（肌酐清除率 < 30 ml/min）的患者其血浆清除率为正常肾功能患者的 20%。在中度肾功能损害和重度肾功能损害的患者中，相关的终末半衰期值为 29 和 72 h。

二、抗凝剂的合理使用

1）评估血液净化前患儿凝血状态，有无出血和血栓性疾病的发生和风险（详见本章第二节）

实施血液净化前应常规检查血小板数量、血浆凝血酶原时间、国际标准化比值、D-二聚体、纤维蛋白原定量等凝血指标，检查大便隐血应明确有无消化道出血，有条件的单位推荐检查血小板功能和凝血纤溶的分子指标，以便评估患儿的凝血状态。

2）对出血的患儿应区分是止血功能障碍，还是凝血功能障碍（详见本章第二节）

通常止血功能障碍的临床表现为伤口、创面出血，而无皮下淤斑和脏器出血。实验室检查可见出血时间延长、血小板数量低下和血小板功能异常，而凝血酶原时间（PT）、凝血酶原活动度、国际标准化比值（INR）、活化部分凝血活酶时间（APTT）、凝血时间（CT）、活化凝血时间（ACT）以及纤维蛋白原（FIB）和凝血酶时间（TT）无明显变化；而凝血功能异常引起的出血，临床常合并皮下淤斑、关节和脏器出血，实验室检查可见 PT、凝血酶原活动度、INR、APTT、CT、ACT 以及 TT 延长。

3）评估、筛选合适的抗凝剂

检测患儿血浆抗凝血酶Ⅲ（AT Ⅲ）活性，可以明确是否可以用肝素或低分子肝素。若血浆 AT Ⅲ 活性 ≥ 50%，则可常规使用肝素或 LMWH；若血浆 AT Ⅲ 活性 < 50%，则应适当补充 AT Ⅲ 制剂或新鲜血浆，使患儿血浆 AT Ⅲ 活性 ≥ 50% 后再使用肝素或 LMWH，否则达不到充分抗凝效果。

存在明显出血性疾病的患儿不宜使用肝素或 LMWH 抗凝，合并 DIC 或有 DIC 倾向者，即使存在出血性疾病，也不宜选择无肝素透析。合并明显肝功能障碍者，不宜选择枸橼酸钠或阿加曲班抗凝。合并严重低氧血症者，不宜选择枸橼酸钠抗凝。合并代谢性碱中毒、高钠血症者，亦不宜使用枸橼酸钠抗凝。存在血小板生成障碍或功能障碍者，不宜使用抗血小板药物，而血小板进行性减少、伴血小板活化或凝血功能亢进症者，应强化抗血小板治疗。

第四节 儿童血液净化抗凝治疗的方案和监测

血液净化的抗凝治疗是指在评估患者凝血状态的基础上，个体化选择合适的抗凝剂和剂量，定期监测、评估和调整，以维持血液在透析管路和透析器中的流动状态，保证血液净化的顺利实施；避免体外循环凝血而引起的血液丢失；预防因体外循环引起血液凝血活化所诱发的血栓栓塞性疾病；防止体外循环过程中血液活化所诱发的炎症反应，提高血液净化的生物相容性，保障血液净化的有效性和安全性。正确的抗凝治疗方案是血液净化能否顺利进行的关键。

1. 抗凝方案的选择原则

1）无肝素透析主要适用于凝血因子、血小板减少或缺乏，具有出血倾向的患儿及外科手术术后有伤口出血危险的患儿。

2）临床没有出血性疾病的发生和风险，没有显著的脂代谢和骨代谢的异常；血浆 AT Ⅲ 活性在 50% 以上；血小板计数、血浆 APTT、PT、INR、D- 二聚体正常或升高的患者，推荐选择普通肝素作为抗凝药物。

3）临床上没有活动性出血性疾病，血浆 AT Ⅲ 活性在 50% 以上，血小板数量基本正常；但脂代谢和骨代谢的异常程度较重，或血浆 APTT、PT 和 INR 轻度延长具有潜在出血风险的患者，推荐选择 LMWH 作为抗凝药物。

4）临床上合并大量蛋白尿的患儿，AT Ⅲ 可能经尿中丢失，导致 AT Ⅲ 缺乏、活性低于 50%。如果对此类患儿应用常规剂量的普通肝素或 LMWH 不能获得满意的抗凝效果，且适当增加抗凝剂后仍不能获得满意抗凝效果时，不要一味地增加剂量，而应检测 AT Ⅲ 活性以明确诊断。

5）临床上存在明确的活动性出血性疾病或明显的出血倾向，或血浆 APTT、PT 和 INR 明显延长的患者，推荐选择阿加曲班、枸橼酸钠作为抗凝药物，或采用无抗凝剂的方式实施血液净化治疗。

6）以糖尿病肾病、高血压性肾损害等疾病为原发疾病，临床上心血管事件发生风险较大，而血小板数量正常或升高、血小板功能正常或亢进的患者，推荐每天给予抗血小板药物作为基础抗凝治疗。

7）长期卧床具有血栓栓塞性疾病发生的风险，INR 较低、血浆 D- 二聚体水平升高，血浆 AT Ⅲ 活性在 50% 以上，推荐每天给予 LMWH 作为基础抗凝治疗。

8）合并肝素诱发的血小板减少症（heparin-induced thrombocytopenia，HIT），或先天性、后天性 AT Ⅲ 活性在 50% 以下的患儿，推荐选择阿加曲班或枸橼酸钠作为抗凝药物。此时不宜选择普通肝素或 LMWH 作为抗凝剂。

2. 儿科常用抗凝方案

1）普通肝素抗凝：①血液透析、血液滤过或血液透析滤过一般首剂量 0.3 ~ 0.5 mg/kg，追加剂量 5 ~ 10 mg/h，间歇性静脉注射或持续性静脉输注；血液透析结束前 30 ~ 60 min

停止追加。②血液灌流、血浆吸附或血浆置换一般首剂量 0.5 ～ 1.0 mg/kg，追加剂量 10 ～ 20 mg/h，间歇性静脉注射或持续性静脉输注；治疗结束前 30 min 停止追加。四川大学华西第二医院儿童肾脏科采用治疗开始前 10 min 一次性给予 1 ～ 2 mg/kg 肝素静脉注射同样获得满意抗凝效果。此外，实施治疗前，给予 40 mg/L 的肝素生理盐水预冲血液净化全管路、保留 20 min 后，再给予生理盐水 500 ml 冲洗，有助于增强抗凝效果。③持续性肾脏替代治疗（CRRT）采用前稀释的患者，一般首剂量 15 ～ 20 mg，追加剂量 5 ～ 10 mg/h，静脉注射或持续性静脉输注（常用）；采用后稀释的患者，一般首剂量 20 ～ 30 mg，追加剂量 8 ～ 15 mg/h，静脉注射或持续性静脉输注（常用）；治疗结束前 30 ～ 60 min 停止追加。无论采取哪种治疗方式，肝素剂量应依据患儿的凝血状态个体化调整；治疗时间越长，给予的追加剂量应逐渐减少。

2）低分子肝素抗凝：静脉注射 LMWH，药物作用高峰时间为 20 ～ 30 min，因此推荐在血液净化开始前 20 ～ 30 min 静脉注射，以达到在血液进入管路和滤器时充分阻断凝血反应的效果。由于 LMWH 半衰期相对较长，一般给予 50 ～ 80 IU/kg 一次性静脉注射。血液透析、血液灌流、血浆吸附或血浆置换的患儿无须追加剂量；CRRT 患儿可每 4 ～ 6 h 给予 30 ～ 40 IU/kg 静脉注射，四川大学华西第二医院儿童肾脏科也采用每小时给予 5 ～ 10 IU/kg 静脉注射维持，同样取得良好的抗凝效果。治疗时间越长，给予的追加剂量应逐渐减少。有条件的单位应监测血浆抗凝血因子 Ⅹa 活性，根据测定结果调整剂量。

3）局部枸橼酸钠抗凝：用于血液透析、血液滤过、血液透析滤过或 CRRT 患儿。枸橼酸浓度为 4% ～ 46.7%，从动脉端输入 4% 枸橼酸钠溶液，起始剂量一般为 180 ml/h（100 ～ 200 ml/h 不等），一般调节滤器后 ACT 在 200 ～ 250 s，钙剂以 2 mmol/h 左右的速率由另一外周静脉输入体内。以临床常用的 4% 枸橼酸钠为例，4% 枸橼酸钠 180 ml/h 滤器前持续注入，控制滤器后的游离钙离子浓度 0.25 ～ 0.35 mmol/L；在静脉端给予 0.056 mmol/L 氯化钙生理盐水（10% 氯化钙 80 ml 加入到 1 000 ml 生理盐水中）40 ml/h 或 10% 葡萄糖酸钙，控制患者体内游离钙离子浓度 1.0 ～ 1.35 mmol/L；直至血液净化治疗结束。也可采用枸橼酸置换液实施。重要的是，临床应用局部枸橼酸抗凝时，需要考虑患者实际血流量，并应依据游离钙离子的检测相应调整枸橼酸钠（或枸橼酸置换液）和氯化钙生理盐水的输入速度。

4）无肝素抗凝：血液透析、血液滤过、血液透析滤过或 CRRT 患儿，血液净化实施前给予 40 mg/L 的肝素生理盐水预冲血液净化全管路、保留 20 min 后，再给予生理盐水 500 ml 冲洗；血液净化治疗过程每 30 ～ 60 min，给予 100 ～ 200 ml 生理盐水冲洗管路和滤器。此法不能阻断血液净化过程中的凝血活化，对于血液高凝或存在 DIC 风险的患儿，有加重 DIC 发生和血栓栓塞性疾病的风险，随着新型抗凝剂的不断涌现，近年来已很少使用，一般仅与肝素涂层透析器结合使用。

5）阿加曲班：血液透析、血液滤过、血液透析滤过或 CRRT 患儿，一般首剂量 250 μg/kg、追加剂量 2 μg/（kg·min），或 2 μg/（kg·min）持续滤器前输注；CRRT 时给予 1 ～ 2 μg/（kg·min）持续滤器前输注；血液净化治疗结束前 20 ～ 30 min 停止追加。应依据患儿血浆 APTT 变化来调整剂量。因价格相对较高，目前国内尚未广泛应用于儿科临床。

6）华法林：首日服用 5 ~ 20 mg，次日起用维持量，每日 2 ~ 8 mg。用药前常规测定 INR，第 3 天再次检测 INR，如果此时 INR < 1.5 以下，应该增加 0.5 mg/d，如果 INR > 1.5，可以暂时不增加剂量。7 d 后 INR 测定的结果与基础水平比较变化不大，可以增加 1 mg/d，直至维持 INR 在 2.0 ~ 3.0。由于华法林口服后 1 ~ 2 d，降低蛋白 C 和蛋白 S 的抗凝作用，增强体内凝血活性，因此以华法林为抗凝剂进行血液透析时，切忌仅在血液透析前 1 d 或当日服用华法林，因为此时华法林不仅不具有抗凝作用，反而增加血液高凝，达不到抗凝要求。

7）重组水蛭素（来匹卢定）：可用于 HIT 患儿，以 0.01 mg/（kg·h）持续输注，可维持 APTT 在 50 ~ 70 s，以 0.005 ~ 0.008 mg/（kg·h）持续输注可使 APTT 达 45 ~ 60 s。但应该依据残余肾功能和透析前 APTT 每 6 ~ 12 d 调整剂量。

8）甲磺酸萘莫司他：体外循环抗凝剂量为 1 mg/（kg·h），持续输注。

9）硫酸皮肤素：每次透析一般所需剂量为 6 ~ 10 mg/kg。

10）磺达肝癸钠：首剂 750 ~ 2 500 U 推注，维持剂量 1 ~ 2 U/（kg·h）

3. 抗凝治疗的监测

由于血液净化患儿的年龄、性别、种族、生活方式、原发疾病以及并发症的不同，患者间血液凝血状态差异较大；因此为确定个体化的抗凝治疗方案，应实施凝血状态监测。

1）血液净化前和结束后凝血状态的监测

血液净化前凝血状态的监测主要是为了评估患者基础凝血状态，指导血液净化过程中抗凝剂的种类和剂量选择；血液净化结束后凝血状态的监测主要是了解患者血液净化结束后体内凝血状态是否恢复正常以及是否具有出血倾向。因此，血液净化前和结束后凝血状态的评估是全身凝血状态的监测。从血液净化管路动脉端采集的样本，由于血液刚刚从体内流出，因此各项凝血指标的检测可反映患者的全身凝血状态。

2）血液净化过程中凝血状态的监测

血液净化过程中凝血状态的监测主要是为了评估患者血液净化过程中体外循环是否达到充分抗凝、患者体内凝血状态受到抗凝剂影响的程度以及是否易于出血，因此，不仅要监测体外循环管路中的凝血状态，而且还要监测患者全身的凝血状态。从血液净化管路静脉端采集的样本，由于血液刚刚流过体外循环管路，因此各项凝血指标的检测可反映体外循环的凝血状态。血液净化过程中凝血状态的监测，需要同时采集血液净化管路动、静脉端血样进行凝血指标的检测，两者结合才能全面地判断血液透析过程中的凝血状态。

3）不同抗凝剂的检测指标

（1）以肝素作为抗凝剂时，推荐采用 ACT 进行监测；也可采用 APTT 进行监测。理想的状态应为血液净化过程中，从血液净化管路静脉端采集的样本的 ACT/APTT 维持于治疗前的 1.5 ~ 2.5 倍，治疗结束后从血液净化管路动脉端采集的样本 ACT/APTT 基本恢复治疗前水平。

（2）以低分子肝素作为抗凝剂时，可采用抗凝血因子Ⅹa活性进行监测。建议无出血倾向的患者抗凝血因子Ⅹa活性维持在 500 ～ 1 000 U/L，伴有出血倾向的血液透析患者维持在 200 ～ 400 U/L。但抗凝血因子Ⅹa活性不能即时检测，临床指导作用有限。

（3）以枸橼酸钠作为抗凝剂时，应监测滤器后和患者体内游离钙离子浓度；也可监测 ACT 或 APTT，从血液净化管路静脉端采集的样本 ACT 或 APTT 维持于治疗前的 1.5 ～ 2.5 倍，而治疗过程中和结束后从血液净化管路动脉端采集的样本 ACT 或 APTT 应与治疗前无明显变化。

（4）以阿加曲班作为抗凝剂时，可采用部分凝血活酶时间（APTT）进行监测。从血液净化管路静脉端采集的样本的 APTT 维持于治疗前的 1.5 ～ 2.5 倍，而治疗过程中和结束后从血液净化管路动脉端采集的样本 APTT 应与治疗前无明显变化。

4）监测时机

（1）对于第一次进行血液净化的患儿，推荐进行血液净化治疗前、治疗过程中和结束后的全面凝血状态监测，以确立合适的抗凝剂种类和剂量。

（2）对于某个特定患儿来说，每次血液净化过程的凝血状态差别不大；因此一旦确定患儿的抗凝药物种类和剂量，则无须每次血液净化过程都监测凝血状态，仅需要定期（1 ～ 3 个月）评估。

第五节 抗凝治疗的并发症与处理

一、抗凝不足引起的并发症

主要包括透析器和管路凝血，透析过程中或结束后发生血栓栓塞性疾病。

1. 常见原因

1）因患者存在出血倾向而没有应用抗凝剂。

2）透析过程中抗凝剂剂量不足。

3）患者先天性或因大量蛋白尿引起的 AT Ⅲ 不足或缺乏，而选择普通肝素或低分子肝素作为抗凝药物。

2. 预防与处理

1）对于合并出血或出血高危风险的患者，有条件的医院应尽可能选择枸橼酸钠或阿加曲班作为抗凝药物；采用无抗凝剂时应加强滤器和管路的监测，加强生理盐水的冲洗。

2）应在血液净化实施前对患者的凝血状态充分评估并监测血液净化治疗过程中的凝血状态变化的基础上，确立个体化的抗凝治疗方案。

3）有条件的单位应在血液净化治疗前检测患者血浆 AT Ⅲ 的活性，以明确是否适用肝素或低分子肝素。

4）发生滤器凝血后应及时更换滤器；出现血栓栓塞性并发症的患者应给予适当的抗

凝、促纤溶治疗。

二、出血

1. 常见原因

1）抗凝剂选择不合理及剂量使用过大。

2）合并出血性疾病。

2. 预防与处理

1）血液净化实施前应评估患儿的出血风险。

2）在对患儿血液透析前和过程中凝血状态检测和评估基础上，确立个体化抗凝治疗方案。

3）对于发生出血的患儿，应重新评估患儿的凝血状态，停止或减少抗凝药物剂量，重新选择抗凝药物及其剂量。

4）针对不同出血的病因给予相应处理，并针对不同的抗凝剂给予相应的拮抗剂治疗。肝素或 LMWH 过量可给予适量的鱼精蛋白。1 mg 鱼精蛋白中和 1 mg（125U）肝素，但临床应用时应考虑肝素的半衰期和代谢，调整鱼精蛋白使用剂量。理论上应检测患儿血液肝素浓度进行计算，一般临床上可按照血液净化治疗最后 1 h 内肝素的使用剂量 1：1 计算。鱼精蛋白仅能中和 LMWH 制剂成分中普通肝素的抗凝血酶作用和较大分子量肝素的抗凝血因子 Ⅹa 的作用。鱼精蛋白可完全中和 LMWH 制剂引起的 PT 延长，但却只能中和 25% ~ 50% 抗凝血因子 Ⅹa 的作用，因此应用鱼精蛋白拮抗 LMWH 引起的出血时，LMWH 与鱼精蛋白的剂量之比为（2 ~ 4）：1；枸橼酸钠过量补充钙制剂；阿加曲班过量可短暂观察，严重过量可给予凝血酶原制剂或血浆。

三、抗凝剂本身的药物不良反应

1. 肝素诱发的血小板减少症（HIT）

1）病因：机体产生抗肝素 – 血小板 4 因子复合物抗体所致。

2）诊断：应用肝素类制剂治疗后 5 ~ 10 d 内血小板下降 50% 以上或降至 10 万 / μL 以下，合并血栓、栓塞性疾病（深静脉最常见）以及 HIT 抗体阳性可以临床诊断 HIT；停用肝素 5 ~ 7 d 后，血小板数可恢复至正常则更支持诊断。

3）治疗：停用肝素类制剂，并给予抗血小板、抗凝或促纤溶治疗，预防血栓形成；发生 HIT 后，一般禁止再使用肝素类制剂。在 HIT 发生后 100 d 内，再次应用肝素或低分子肝素可诱发伴有全身过敏反应的急发性 HIT。

2. 高脂血症、骨质脱钙

1）病因：长期使用肝素或低分子肝素所致。与肝素相比，低分子肝素较少发生。

2）预防与处理：在保障充分抗凝的基础上，尽可能减少肝素或低分子肝素剂量；对存在明显高脂血症和骨代谢异常的患者，优先选择低分子肝素；给予调脂药物、活性维生素 D 和钙剂治疗。

3.低钙血症、高钠血症和代谢性碱中毒

1）病因：枸橼酸钠使用剂量过大或使用时间过长，或患者存在电解质和酸碱失衡。

2）预防与处理：采用无钙、无碱、无钠的置换液；治疗过程中密切监测游离钙离子浓度、调整枸橼酸钠输入速度和剂量；发生后应改变抗凝方式，并调整透析液和置换液的成分，给予积极纠正。

（郭妍南）

第七章　儿童血管通路

第一节　概　述

血管通路即血液通路，进行血液净化时需要将患儿的血液引出体外，经过血液净化装置处理后再回输到体内，该通路即血管通路。不管进行哪种方式的血液净化治疗，建立血管通路都是保证治疗顺利进行最重要的第一步；只有通过建立安全、有效的血管通路，才能在体外进行水分、电解质等物质交换，清除毒素、免疫复合物及代谢产物，达到治疗的目的。

由于儿童具有心理、生理发育不成熟、血管较成人细小、配合差等的特点，建立良好的血管通路较成人患者更困难，对医护人员要求更高。对儿童而言，一个良好的血管通路应该满足以下要求：

（1）安全　危险性小，对儿童创伤小，并发症少，感染可能性低。

（2）简单　手术方法尽可能简单，成功率高。

（3）迅速　作为抢救生命的手段，临时血管通路的建立要求迅速，尽量缩短时间。

（4）方便　方便患儿的活动，方便护理。

（5）耐用　血管通路可重复使用，能较长时间维持治疗。

（6）充分　选择合适的方法建立血管通路，血管通路内的血流量应满足各种血液净化方法的需要，保证治疗的充分性。

建立血管通路前，需要跟患儿及家长耐心交流、仔细沟通，取得家长理解，尽量争取患儿的配合，提高置管操作的成功率。同时，应仔细评估患儿的一般情况和血管情况，如年龄、体重、意识状态、生命体征、穿刺部位有无水肿、皮损、心血管功能、既往有无建立血管通路的历史等；此外还应进行必要的检查，如血常规、凝血功能、输血前检查等，防范并发症如出血、血肿、血液传播疾病等的发生，见表7-1。

表7-1　血管评价的内容

内容	相关性
原发疾病	应根据病情急缓、轻重及需要血液净化时间的长短选择合适部位，决定建立临时或长期的血管通路
穿刺部位局部情况	穿刺局部应无水肿、皮损、感染、外伤等，应选择血管搏动强、易触及的部位进行置管

续表

内容	相关性
既往血管通路的历史	既往穿刺是否顺利可帮助选择血管通路建立的部位
年龄、体重及发育情况	指导选择合适尺寸的留置导管
抗凝治疗或现患影响凝血功能的疾病	凝血功能异常可导致穿刺部位出血、血肿等并发症发生，可造成血管通路凝血或血流不畅
心血管功能评价	血管通路可影响心输出量及血流动力学，甚至诱发心力衰竭
惯用手	造瘘时应选择非惯用手

第二节 儿童血管通路的选择及适应证

为建立良好的体外循环，选择合适类型的血管通路非常重要，应根据患儿的年龄、体重、原发疾病、经济条件等因素综合考虑。

一、儿童血管通路的类型

用于血液净化治疗的血管通路分为两大类，即临时性血管通路和长期性血管通路。临时性血管通路指能迅速建立，立即使用的血管通路，一般使用时间比较短；长期血管通路建立后可以长期反复使用，适用于维持性透析患儿。

二、临时性血管通路的选择和适应证

临时性血管通路是儿童进行血液净化治疗最常选用的类型，主要适用于：①急性疾病或短期内需要进行血液净化治疗的患儿，如各种原因导致的急性肾功能衰竭、各种中毒、严重感染、多器官功能障碍/衰竭、自身免疫性疾病等需短期接受血液透析、血液灌流、CRRT、血浆置换、人工肝等血液净化治疗的患者；②慢性肾功能衰竭还没有建立永久性血管通路，原有永久性通路未成熟、失去功能或其他原因暂时不能使用时；③腹透、肾移植患者需紧急透析时；④原有的长期血管通路功能不良，不能满足治疗需要时。

三、长期性血管通路的选择和适应证

长期性血管通路包括长期留置导管和永久血管内瘘（包括动静脉内瘘和移植血管内瘘），在儿童应用均较少；均主要用于需要维持性透析患者。长期留置导管主要适用于：①因为其他疾病如心力衰竭、动脉血管病等不能建立自体瘘管并且不能进行肾移植的患儿；②永久性内瘘尚未成熟而急需行血液透析的患者；③肾移植前过渡期或不能进行肾移植的尿毒症患者；④受某些疾病如低血压影响，瘘管血流量不能维持者。

第三节　临时性血管通路

跟成人一样，儿童可采用深静脉临时性留置导管、直接穿刺法建立临时性血管通路，其中应用最广泛的是深静脉临时性留置导管，现分别介绍如下。

一、深静脉临时性留置导管

1. 深静脉临时性留置导管的规格及选择

目前市面上可选择的深静脉临时性留置导管种类很多，规格齐全，有单腔及双腔导管，适合于各年龄阶段的儿童。儿童常用单针双腔导管，该类型导管是在同一条导管内包裹两条血液通路，从而减少再循环。此外，颈静脉穿刺一般采用弯头留置导管，股静脉穿刺采用直头留置导管。导管的型号一般可根据患儿的体重来选择，见表 7-2。

表 7-2　不同体重可选择的临时留置导管规格

体重	型号
新生儿	5F 单腔导管
3 ~ 15 kg	6F 双腔导管
15 ~ 25 kg	8F 双腔导管
≥ 25 kg	11F 双腔导管

目前市面上导管种类较多，但适合儿童用的导管不多，笔者单位常用的留置导管规格、型号见表 7-3。

表 7-3　Gambro 常用几种留置导管的规格及型号

类型	规格	长度（cm）	内径（mm）	外径（mm）	腔内容量 A 端 / V 端（ml）
临时双腔导管（直头）	11Fr	15	1.6	3.0	1.25/1.40
临时双腔导管（弯头）	11Fr	12.5	2.1	2.5	1.16/1.22
临时双腔导管（直头）	8Fr	12.5	0.89	2.5	0.84/0.86
临时双腔导管（直头）	6Fr	12.5	0.81	2.5	0.78/0.81
临时单腔导管（直头）	8Fr	15	2.1	2.5	1.06
临时单腔导管（弯头）	8Fr	12.5	2.1	2.5	1.16/1.22
临时单腔导管（直头）	6Fr	15	2.1	2.5	1.06

2. 深静脉留置导管的穿刺方法

根据穿刺部位不同，方法略有差异。最常选用的穿刺部位为股静脉、颈内静脉和锁骨下静脉。股静脉穿刺技术容易掌握，但留置后患者活动受限，易感染，不能较长时间留置，对急性肾功衰、急性中毒等需短时血液净化可望纠正者尤其适用。颈内静脉和锁骨下静脉留置导管不影响患儿活动，且可较长时间保留。三种部位穿刺方法的比较详见表7-4。

表7-4　三种经皮静脉穿刺部位的优缺点

	锁骨下静脉	股静脉	颈内静脉
保留时间	可保留数周	3～7 d	数周或更长
活动	患者活动不受限	受限	如用软穿刺管可不受限
需否住院	住院或门诊患者	住院患者	软穿刺管可适于门诊患者
技术难度	穿刺者应有一定技巧	易掌握	较易掌握
呼吸系统	呼吸困难和使用呼吸机者慎用	不易发生危及生命的并发症	少数可发生气胸
感染	有发生菌血症的危险	易发生菌血症	与锁骨下静脉同
体位	如因病情（急性肺水肿）不能平卧时操作困难	半卧位亦可操作	患者不平卧时不能实施
禁忌证	已患菌血症者不能操作	可适用（新穿刺管）	与锁骨下静脉同
并发症	易发生静脉血栓及狭窄	不易发生	不易狭窄但易形成血栓

1）股静脉穿刺方法（见彩图1）

部位：穿刺点选在腹股沟韧带下方1～2 cm、股动脉搏动最强处内侧0.5～1 cm处。左右大腿均可置管，对右利手者而言选择患儿右腿更方便操作。

体位：患儿取仰卧位，置管侧髋关节外展外旋，膝关节微曲，可将患儿臀部稍垫高。

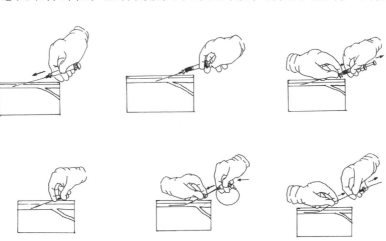

图7-1　Seldinger 技术示意图

操作方法：局部皮肤常规消毒铺巾，在腹股沟韧带中点下方触摸股动脉搏动，其内侧为股静脉，左手固定局部皮肤，右手予 2% 利多卡因局部浸润麻醉，其后持穿刺针与皮肤呈 30° ～ 40° 刺入，采用 Seldinger 技术置入留置导管。操作要点：①摆好体位，使腹股沟充分暴露；②局部皮肤仔细消毒，必要时需备皮，以减少感染概率；③确定穿刺点是决定置管成败的关键；④应根据患儿的体重、胖瘦等决定进针方向和深度。穿刺针一般朝向肚脐方向，边进针边回抽活塞，观察有无回血，若无回血则调整针头方向及深度后再进针。股动脉搏动越表浅，进针角度越小，反之则越大。通常儿童股静脉临时置管深度（cm）= 身高（cm）÷ 10+1。⑤可根据回血的颜色、流速判断动静脉血。动脉血颜色鲜艳、流速快，而静脉血颜色暗，一般流速较慢。

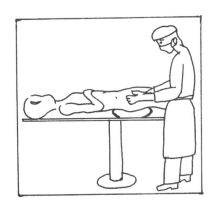
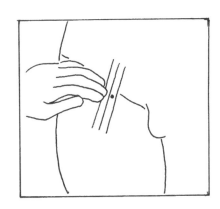
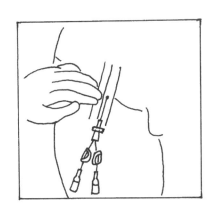
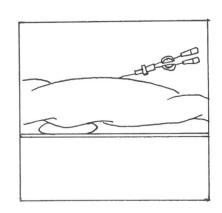

图 7-2　股静脉穿刺置管示意图

2）颈内静脉穿刺方法（见彩图 2）

部位：首选右颈内静脉，因为右侧颈内静脉直径较粗，与头臂静脉、上腔静脉几乎成一直线，插管较易成功，较左侧颈内静脉穿刺更安全。穿刺点选颈内静脉中段为宜，因为中段位置较表浅，操作视野暴露充分，便于操作。

体位：患儿取仰卧位，头偏向对侧，肩部垫枕使之仰头，操作者站于患儿头侧。

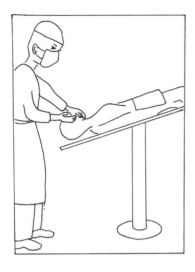
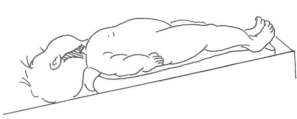

图 7-3　颈内静脉置管体位

操作方法：局部皮肤常规消毒铺巾，选定进针点后持针与皮肤呈 30° ～ 45° 角朝胸锁关节后下方进针，边进针边回抽，进入颈内静脉常有突破感，一旦有回血即可确定位置。操作要点：①颈内静脉离心脏较近，当右心房舒张时管腔压力较低，故穿刺插管时要防止空气进入形成气栓；②进针方向非常重要，不可过于朝向外侧，以免损伤静脉角处的淋巴导管（右侧）或胸导管（左侧）；也不可向后太深，以免损伤胸膜顶导致气胸；③如果穿刺时探查几次均没有成功，应仔细调整位置，或在超声引导下进行穿刺，因部分患者存在解剖差异；④颈内静脉置管以导管末端达到上腔静脉的上半部分为最佳位置，通常为第 4 胸椎平面。身高小于 100 cm 患儿，其置管深度（cm）= 身高（cm）÷10-1；身高大于 100 cm 患儿，其置管深度（cm）= 身高（cm）÷10-2。

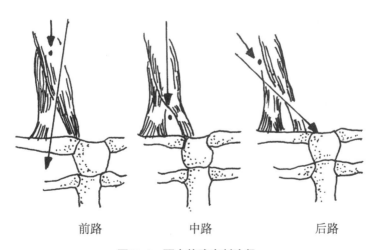

前路　　　　　　　中路　　　　　　　后路

图 7-4　颈内静脉穿刺途径

前路：胸锁乳突肌内侧，颈内动脉后方；中路：胸锁乳突肌胸骨头与锁骨头之间的三角间隙内，颈总动脉前外方；后路：胸锁乳突肌前缘下面，颈总动脉后外侧。

表 7-5　颈内静脉置管深度

体重（kg）	置管深度（cm）
2 ~ 2.9	4
3 ~ 4.9	5
5 ~ 6.9	6
7 ~ 9.9	7
10 ~ 12.9	8
13 ~ 19.9	9
20 ~ 29.9	10
30 ~ 39.9	11
40 ~ 49.9	12
50 ~ 59.9	13
60 ~ 69.9	14
70 ~ 79.9	15
80 ~ 100	16

3）锁骨下静脉穿刺方法：以锁骨下静脉上入路穿刺为例介绍。

部位：穿刺点选在胸锁乳突肌锁骨头的外侧缘与锁骨上缘相交角的尖部向外0.5 ~ 1 cm 处，以右侧锁骨下静脉穿刺为宜。

体位：患儿一般取仰卧位，肩部垫枕，头后仰并偏向对侧。穿刺侧肩部略外展上提，锁骨突出使其与第一肋骨间的间隙扩大，以方便穿刺。低血压、休克、大出血病人应采用头低脚高位，心功能不全者可采用半卧位。

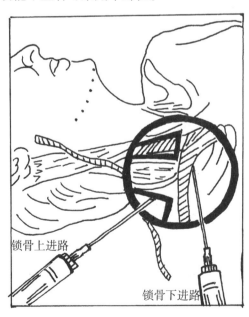

锁骨上进路

锁骨下进路

图 7-5　锁骨下静脉穿刺方法示意图

操作要点：①进针方向应指向胸锁关节方向，不可指向后下方，以免损伤胸膜及肺，进针深度随患儿胖瘦而定；②锁骨下静脉离心脏较近，当右心房舒张时，其压力较低，故穿刺插管时要防止空气进入静脉形成气栓。

锁骨下进路：右锁骨下穿刺的穿刺点位于锁骨与第1肋相交处，即锁骨中外1/3交界处，锁骨下缘1~2cm处，也可由锁骨中点附近穿刺；左锁骨下穿刺的穿刺点位于左侧锁骨内1/3~1/4处，沿锁骨下缘进针，进针深度3~5cm；锁骨上进路：胸锁乳突肌锁骨头外侧缘，锁骨上约1cm处，穿刺针与身体正中线呈45°，与冠状面保持水平或稍向前15°，与横断面呈40°，针尖指向胸锁关节，进针深度1.5~2cm。

3. 并发症及其处理

与穿刺相关的并发症，主要为误穿入锁骨下动脉、气胸、臂丛神经损伤等。为避免上述并发症发生，穿刺时必须小心谨慎，切忌强行穿刺。误穿入动脉时，拔出穿刺针，锁骨上窝加压10~15min，摸不到桡动脉搏动时，方表明压迫有效，同时应适当推迟血液净化治疗；如需进行，可选其他部位并用无肝素透析。

迟发并发症：主要有感染、导管阻塞、血流量低等。

1）感染：是临时血管通路主要并发症。单纯皮肤及管周隧道内的感染应选用敏感抗生素1~2周。发生菌血症或严重感染时应立即拔除导管。

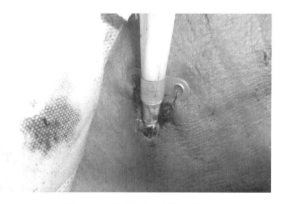

图7-6 导管出口部位感染

2）管腔内血栓形成：管腔内应用链激酶或尿激酶可使90%~95%的血栓得到溶解，但需避免强力推注，以免血栓脱落形成栓塞或导管破裂。

3）血流量低：锁骨下静脉穿刺者，可放低病人的头，增加锁骨下静脉的压力；在出口部也可用消毒敷料施以压力，并检查出口部位或导管有无扭曲，必要时换导管。

4. 护理要求

1）每次透析时必须遵守无菌操作，对导管及周围皮肤进行消毒，并覆以无菌纱布。

2）记录出口部位有无红肿，渗液等感染的症状和体征。

3）透析前应先用注射器抽吸2~3ml血液丢弃不用，这样即可吸出已形成的血栓，又可吸出上次透析后注入的肝素。

4）透析后注入肝素，注入肝素前用生理盐水彻底冲洗。

5）做好病人的教育，嘱病人自我观察，加强自我保护意识。

二、直接穿刺法

1. 方法

一般多选用周围动静脉，如足背动脉、桡动脉、股动脉、大隐静脉、正中静脉等。此法能迅速建立血管通路，方法简便，费用低廉。

缺点：直接静脉穿刺除股静脉外，一般难以达到常规透析所需的血流量（200 ml/min）以上，因此多用于作为静脉回路，或用于首次诱导透析的引血。且股静脉穿刺易造成血肿或出血，穿刺侧肢体活动受限。

2. 并发症及处理

直接动脉穿刺，虽可取得充分的血流量，但穿刺有一定的难度，拔针后止血较困难，且易损伤血管，影响日后内瘘的建立。对儿童患者，该法应用较少，因为儿童血管细小，对年龄、体重较大的青春期后患儿才可能应用。

第四节　长期性血管通路

维持性透析的儿童可能需要建立长期性血管通路，包括血管内瘘和长期留置导管两种方式。

一、血管内瘘

1. 动 – 静脉内瘘（AVF）

通过手术将动脉和静脉永久性的连接，使静脉扩张、管壁肥厚，可耐受穿刺针的反复穿刺即为动 – 静脉内瘘。

建立血管内瘘前须行血管评估，选择条件合适的动脉和静脉，必要时需行静脉造影以评估是否适合造瘘。首选腕部桡动脉 – 头静脉进行造瘘，即将桡动脉与头静脉在皮下吻合，又称标准内瘘。其优势在于：①位置表浅，容易暴露；②动脉与静脉距离近，易吻合，且无张力，同时头静脉较粗，口径与桡动脉相近；③接近腕关节，有足够的地方可供穿刺，一旦血管瘘闭塞，可继续向上作吻合。除标准内瘘外，还有其他内瘘形式，如尺静脉 – 贵要静脉、桡动脉 – 贵要静脉、尺动脉 – 头静脉、鼻咽窝内瘘、上臂内瘘小腿内瘘及大腿内瘘等。AVF 成熟一般需要 4 ~ 8 周，如需提前使用，至少应在 2 周以后。

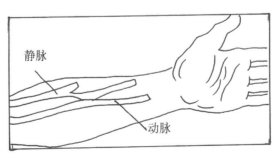

图 7-7　自体动 – 静脉内瘘

1）AVF 手术方法

（1）侧侧吻合：吻合口大小可自行选择，血流量丰富，较少栓塞；但易发生窃血综合征及手背静脉曲张淤血。

（2）端侧吻合：操作容易，吻合口大小可选择；但易扭曲、受压，也可发生窃血综合征。

（3）端端吻合：动、静脉相距较远的也可吻合，不发生窃血综合征；但对吻合口技术要求高，吻合口大小受限制。

2）内瘘术后护理

（1）术后经常观察是否通畅，触摸内瘘部位震颤，听诊杂音情况。

（2）术后早期尽量抬高肢体，促进静脉回流。

（3）包扎伤口材料不可过紧，避免内瘘受压。

（4）高凝状态者，常规使用抗凝药。

（5）造瘘肢体禁测血压、穿刺、输液。

（6）造瘘肢体适当作握拳动作及腕部关节运动，促进内瘘成熟。

2. 移植血管内瘘（AVG）

当不能利用患儿自身的原位血管建立动 – 静脉内瘘时，可选用自身异位、异体或人造血管搭桥造瘘。成人以人造血管最为常用，因人造血管具有生物相容性好、长期通畅率高、血流量大、可反复穿刺、较长时间使用等优点，但在儿童应用较少。多选用非优势前臂的肱动脉和贵要静脉，或肱动脉至贵要静脉的直行或襻状血管进行移植；一般术后即可使用，但为使皮下隧道愈合，最好在术后 2 ～ 3 周开始使用。移植血管内瘘并发症比 AVF 高，尤其是长期开放通畅率低，且价格较贵；故除自身血管无法利用时，血管移植不作为首选。

3. 血管内瘘的常见并发症及处理

1）血栓

是导致内瘘失败的常见原因。文献报道，早期血栓多由于手术因素所致，应尽早手术取出，并纠正导致血栓形成的因素；晚期血栓形成可由于血管狭窄、过度脱水、低血压及高凝状态所致，溶栓效果不佳，尽早手术治疗。

2）出血

造瘘术后 24 h 内易发生在出血，表现为麻醉穿刺点及手术切口处出血。迟发性出血见于形成动脉瘤及感染时，不正确的穿刺方法也可导致局部出血。为减少出血，手术前应改善贫血，纠正出血倾向，局部压迫出血点，必要时手术干预。

3）血管狭窄及血流量不足

血管狭窄易发生在瘘口、反复穿刺部位，与手术操作不当或局部纤维增生有关，血管狭窄后可导致血流量不足。在透析时如果静脉端阻力增加，而动脉端负压上升提示血流不足。可对狭窄部位进行血管扩张术、腔内血管成形术等进行治疗，必要时需外科手术矫正。

4）感染

较为少见。多由于无菌操作不规范，卫生护理不佳或体内其他感染灶细菌播散所致。手术时应严格无菌操作，术后应用抗生素。如果发生伤口感染必须选用敏感抗生素，必要时局部切开引流或手术治疗。

5）动脉瘤和假性动脉瘤

动脉瘤是动脉壁局限性或弥漫性扩张或膨出形成的充血囊肿；假性动脉瘤是动脉管壁被撕裂或穿破，血液自此破口流出而被动脉邻近的组织包裹而形成的，较动脉瘤更常见。多由于同一部位反复穿刺、拔针后外渗、出血及穿刺管未愈合所致。为减少该并发症，穿刺时应注意交替使用穿刺点，拔针后保证穿刺点完全止血；一旦发生，穿刺时要避开动脉瘤，以免引起大出血；可采用手术方法治疗。

6）静脉窃血综合征

是由于瘘口动脉远端肢体血供经通路分流后，低灌注导致肢体缺血、缺氧而出现的一系列临床症状，在老年人、糖尿病患者及有动脉硬化者较常见。表现为手部发冷、无力，活动后手部疼痛、麻木，肢端冰冷，可并发溃疡，远端组织萎缩、坏死等。轻者可自行缓解，严重者可用手术将通路结构改为端端吻合或改变血流方向，以减少瘘口血流量。

7）其他

一些少见的并发症包括血清肿、肿胀手综合征、心衰等，成人较多见。

二、长期留置导管

置管部位与临时导管相同，可采用静脉切开法或经皮穿刺法（Seldinger 技术）置管。长期留置导管主要的并发症为感染，是导致导管拔管失用的主要原因。应根据感染的病原微生物不同，选用不同抗感染药物，必要时需拔除导管。

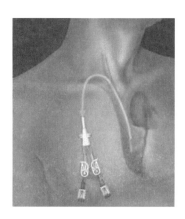

图 7-8　带 cuff 长期留置导管

在皮下建立一个皮下隧道（tunnel），并通过导管自身的涤纶套（cuff）与皮下组织粘连，封闭了皮肤入口至中心静脉的缝隙，使得该导管固定更加容易和牢固，感染的机会减少，使用时间大大延长。

第五节　置管技术的发展

传统静脉穿刺置管术是基于无解剖变异假设之上的"盲穿"技术，而少数情况下存在解剖变异，"盲穿"无法判断血管是否存在病变，也无法判断穿刺针和导丝的具体位置，容易对周围组织结构造成损害。儿童由于血管细、体表标志不明显，故"盲穿"难度高，置管并发症发生率亦高。

一、超声引导静脉穿刺置管术

超声引导（ultrasound-guided cannulation）静脉穿刺置管术即超声扫描以确定穿刺针的存在及其位置，然后进行即时超声引导下的血管穿刺及置管过程，使"盲穿"变为"可视"。超声因其无放射性风险，且能提供实时图像，成为儿科静脉穿刺置管的首选。超声引导可更精确评估血管位置和充盈程度，实时观察导丝和导管的置入过程；减少反复穿刺次数，降低反复穿刺导致组织器官损伤的概率，减少置管并发症的发生率。超声引导静脉穿刺置管术适用于所有静脉穿刺置管，同样凝血功能障碍、穿刺部位感染、血管栓塞等也是它的禁忌证。

二、血管内介入技术

临时或长期留置导管置管过程中，常常会发生因为血管条件差、套件穿刺针过粗及深静脉迂曲或血管变异导致穿刺和送管困难等情况，这被称为难置型中心静脉置管。在数字减影血管造影（digital subtraction angiography，DSA）下行静脉造影联合 Seldinger 置管技术可取得较好的置管效果。通过 DSA 可了解血管走行情况，减少了穿刺置管的盲目性，大大提高了置管成功率，减少了并发症的发生。并且，置管过程中可以直接了解置管后导管尖端的位置，省略了术后复查胸片的步骤。此外，DSA 还可以用于确诊深静脉有无血栓形成。但是，采用 DSA 下透视置管不可避免地给患儿和操作者带来一定量 X 线辐射。充分的术前准备，操作者熟练的穿刺技术，使用防辐射装置，可以有效降低操作者和患儿所受的辐射量。

DSA 也是评估血管内瘘结构以及静脉系统有无狭窄的金标准。DSA 检查能清晰显示动静脉瘘口及侧支血管走行情况，血管狭窄的部位、范围、性质、程度和血管壁有无血栓形成，并与外科手术和（或）介入治疗相结合，修复血管内瘘，为维持性血液透析患儿带来福音。

（陈莉娜　郭妍南）

第八章　儿童血液透析的临床应用

　　小儿血液透析快速发展，已成为儿科治疗急、慢性衰竭，某些药物过量、毒物中毒、严重水钠潴留、电解质紊乱及肾移植前的支持治疗等多种疾病的最有效的治疗方法之一。

　　血液透析包括急性透析和慢性维持性透析。利用弥散、超滤和对流原理清除血液中有害物质和过度水分，是最常用的肾脏替代治疗方法之一。也可用于治疗药物或毒物中毒等。

第一节　儿童血液透析（滤过）原理及特点

　　血液透析时分布于血液中的溶解物质通过半透膜（即透析膜）由一侧溶液进入另一侧溶液的过程。半透膜是有微孔的膜，允许直径小于孔洞的溶质分子及水分子通过，而直径大于孔径的物质不能通过半透膜。血液透析中应用的半透膜称为透析膜，使用最多的是血仿膜、醋酸纤维素膜和聚丙烯膜等，分子量在 2 000 u 以下的中分子物质可以自由通过，分子量大于 5 000 u 的大分子物质不能通过。新合成的高分子膜如聚丙烯膜高通量透析器可以使分子量在 15 000 u 以内分子物质通过。

　　儿童血液净化技术的基本原理是通过半透膜弥散（diffusion）、超滤（ultrafiltration，UF）、对流（convection）等。血液透析以弥散清除为主，而血液滤过以超滤、对流清除为主。不同分子的物质清除方式不同，小分子、水溶性物质主要以弥散清除为主，而中大分子则主要以对流清除为主。因此我们应根据临床需求不同选择不同的治疗模式和治疗剂量。

一、弥散

　　弥散是指溶质依靠浓度梯度差从浓度高的部位通过半透膜向浓度低的部位运动，是血液透析清除溶质的主要方式，主要清除小分子物质如电解质、尿素、肌酐等含氮物质，而血液中血细胞、蛋白质等物质透析液中的致热原、病毒、细菌等均不能通过半透膜进入另一侧。物质弥散效率与溶质浓度梯度差、弥散面积、溶质弥散系数等有关。溶质弥散系数是固定的，因此弥散效率主要由溶质浓度梯度差、弥散面积决定。衡量透析效果的指标为透析率，影响透析率的因素有溶质的浓度梯度，溶质相对分子质量，分子的形状和所带电荷，脂溶性，透析膜的阻力，血液与透析液流速等均能影响透析率。对儿童透析而言，由于儿童血流速较慢，透析液流速也较慢，年龄越小使用的透析器膜面积越小，因此与成人相比，儿童透析效率较成人差。（见图 8-1）

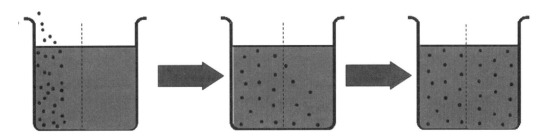

图 8-1 血液透析弥散原理图

二、对流

对流是指在跨膜压作用下，液体通过半透膜从压力高的一侧向压力低的一侧移动，溶质随溶剂（水）流动而通过半透膜的方式，膜两侧的水压差是溶质的跨膜动力。溶质通过对流方式清除的效率主要由分子大小、膜孔径大小来决定。溶质通过对流方式的移动速度比弥散作用方式快，且不受溶质浓度梯度差影响。溶质对流能清除各种分子量的溶质分子，对体内 BUN、Scr、多肽及白蛋白等均能适当清除。而溶剂则是水，因此在血液滤过治疗方式中清除水分的同时也清除小分子及中分子物质。在对流过程中随着膜两侧压力差的增高，血液中的尿毒症中、大分子毒素清除率也显著提高。影响对流的因素：膜的特性，消毒剂，血液成分，液体动力学，温度。（见图 8-2）

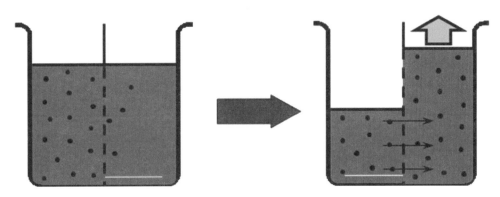

图 8-2 血液透析对流示意图

三、超滤

超滤是血液透析时清除体内过多水分的主要方式。超滤是通过人为的方式增加膜一侧液面压力，形成膜两侧的跨膜压，水分子在跨膜压的作用下从加压侧向不加压侧移动的过程。为了精确的计算超滤量，现在使用的血液透析机均采用容量控制系统进行超滤。跨膜压为超滤的动力，由静水压和渗透压组成。血液透析时影响超滤的因素主要有跨膜压、透析膜的超滤系数、血流量、红细胞比容、血浆胶体渗透压和透析液

渗透压。（见图 8-3）

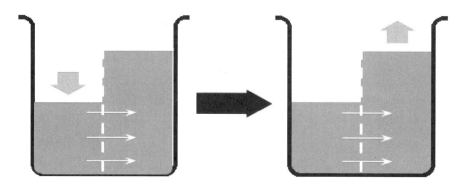

图 8-3　血液透析超滤示意图

小分子溶质的对流清除率等于超滤率，但其超滤率比弥散清除率小，因此间歇血液透析比血液滤过效率高。同时大分子物质不存在弥散清除，血液滤过清除大分子溶质效率高。儿童血液透析（滤过）是由于受患儿体重限制及机体承受能力的限制，溶质的清除率及水分的清除率不能通过提高血流速而得到相应提高。当血液透析时体外循环血量达到或超过血容量的 10% 时，需要用全血或血浆预充血管路和透析器，以预防血液透析开始由于引出血液而导致的循环衰竭。此外，儿童血液透析时用血浆或全血预充血管路时要防止透析器凝固。

儿童与成人相比，为维持生长发育需求单位体重摄取饮食和水分均比较多，因此在透析间期容易发生水肿、高尿素血症、高肌酐、高血钾等问题，尤其多见于少尿或无尿患儿。当体重 < 30 kg 患儿进行每周 3 次，每次 4 h 规律透析时，当超滤速度 > 10 ml/（kg·h）时，易发生循环衰竭、腹痛、恶心等症状，因此在慢性维持性血液透析治疗时，当超滤量超过 10 ml/（kg·h）时采用相对延长透析时间比较安全。体重 > 30 kg 患儿发生上述情况较少，可采用常规透析处方即可。

小于 30 kg 的慢性肾功能衰竭患儿由于蛋白质摄入量在 1.5 g/（kg·d）以上方能满足患儿日常活动及生长发育需求，在每周 3 次规律血液透析时治疗时，尤其是无尿患儿，不容易管理血液透析间歇期间血尿素氮及磷、钾的浓度，建议腹膜透析为第一选择。而体重在 30 kg 以上患儿，选择腹膜透析还是血液透析，取决于患儿愿望、家庭环境、父母选择等因素。

第二节　儿童血液透析策略

一、急性肾损伤血液透析策略

急性肾损伤（acute kidney injury，AKI）是肾脏急性丧失维持适当电解质、酸碱及体液稳态的能力且伴有肾小球滤过率（glomerular filtration rate，GFR）降低。在临床上，急性肾损伤表现为血浆尿素氮（blood urea nitrogen， BUN）和血清肌酐（serum creatinine，Scr）的增加，在某些情况下还伴有尿量减少 [少于 0.5 ~ 1 ml/（kg·h）]，常对利尿剂治疗产生抵抗。对危重儿童的大型数据库的回顾性研究表明，儿童在住院治疗过程早期易于发生器官衰竭，且急性肾损伤儿童比无急性肾损伤儿童具有更大的死亡风险且住院时间也更长。肾脏替代治疗能预防和纠正急性肾损伤的不良的和可能危及生命的并发症，包括症状性尿毒症、代谢及电解质紊乱以及严重的液体过剩（fluid overload，FO），从而降低急性肾损伤患儿的死亡率并缩短其住院时间。开始连续性肾脏替代治疗的时机主要取决于临床医生对损害水平的判断，包括患儿年龄 / 体型大小、疾病缓急、基础疾病的影响和医疗机构的资源（包括是否有必需的设备以及经过训练且有经验的医务人员）。

1. 进行肾脏替代治疗指征

1）传统的急性肾损伤进行肾脏替代治疗的指征：

（1）药物治疗不能纠正的代谢性紊乱和电解质紊乱，如重度高钾血症、高钠血症或代谢性酸中毒。

（2）症状性尿毒症，如出血、心包炎和脑病。

（3）导致高血压、肺水肿、呼吸衰竭或心力衰竭的严重的液体过剩。

但是，这些指标通常是严重肾功能障碍的晚期表现，依据来源于急性肾损伤患者的数据提示，在这些危及生命的并发症出现之前较早开始肾脏替代治疗可改善危重症患者的预后。

2）对于在重症急性肾损伤患儿开始肾脏替代治疗的指征如下：

（1）15% 或以上的液体过剩。

（2）对利尿剂无反应的少尿。

（3）通气需求逐渐增加，尤其是当与容量状况有关时（如有可能最好在插管前进行肾脏替代治疗）。

（4）需要充足营养，尤其是当液体限制或电解质异常而使营养状况受损时。

（5）液体过剩已经超过 10% 的患者，临床需要供给较大容量的药物或血液制品。

（6）BUN ≥ 28.6 mmol/L。

（7）对药物治疗抵抗的危及生命的代谢紊乱，如高钾血症、高钠血症、代谢性酸中毒等

肾脏替代治疗开始时液体过剩（fluid overload， FO）%=[入量（L）– 出量（L）]/ 入院体重（kg）× 100。在给予静脉液体（包括肠外营养和药物和 / 或血液制品）时，对于那些血流动力学不稳定的儿童，肾脏替代治疗可用于维持持续性少尿的危重症儿童的适当液体负荷状态，这时肾脏替代治疗不是用于去除液体，而是用于防止进一步的液体过剩可能导致呼吸状况和心脏功能恶化。当患儿的血流动力学达到了稳态水平，可开始去除液体。

2. 儿童急性肾损伤患者的肾脏替代治疗模式

肾脏替代治疗性干预是基于两种溶液（如血液和透析液）之间水和溶质的跨膜交

换 / 移动，工作原理有弥散、对流及超滤。治疗模式有①腹膜透析（peritoneal dialysis，PD）：以对流和弥散作用为基础的溶质清除；②间歇性血液透析（hemodialysis，HD）：以对流和弥散作用为基础的溶质清除；③连续性肾脏替代疗法（continuous renal replacement therapies，CRRT），以对流、弥散、吸附作用为基础的溶质清除。

1）间隙性血液透析

间歇性血液透析能更有效率的清除小分子溶质和超滤过多液体负荷，主要用于治疗急性和危及生命的电解质异常（如高钾血症）、摄入中毒（如锂、酒精）、药物中毒（如地高辛等）、肿瘤溶解综合征以及高氨血症等疾病。

缺点：①可能不适合用于体型小和 / 或病情严重的患者。②不适合血流动力学不稳定和病情不稳定的患儿，该类患儿进行肾脏替代治疗时应选择腹膜透析（PD）或连续性肾脏替代治疗（CRRT）较好。③需要监测以防止出现可引起脑水肿及随后的精神状态改变和 / 或癫痫发作的渗透压改变。④大多数血液透析（HD）治疗的少尿 - 无尿患者因为不能耐受在短时间内去除大量液体，在生活中需要限制液体摄入。

2）连续性肾脏替代疗法（continuous renal replacement therapies，CRRT）

治疗模式包括：①连续性静脉 - 静脉血液透析（continuous venovenous hemodialysis，CVVHD），主要基于弥散作用的溶质清除；②连续性静脉 - 静脉血液滤过（continuous venovenous hemofiltration，CVVH），主要基于对流的溶质清除；③连续性静脉 - 静脉血液透析滤过（continuous venovenous hemodiafiltration，CVVHDF），兼有以对流和弥散作用为基础的溶质清除。

连续性肾脏替代治疗是以连续模式进行操作的透析（基于弥散的溶质移除）和 / 或滤过（基于对流的溶质和水的移除）治疗。连续性肾脏替代治疗使用连续超滤和溶质清除模拟自身肾功能，优点有以下几方面：

（1）连续性肾脏替代治疗在达到溶质清除和超滤的目标方面比腹膜透析（PD）更精确。连续性肾脏替代治疗可分别控制超滤（腹膜透析不能）和溶质清除，给透析处方制定带来更大的灵活性。

（2）连续性肾脏替代治疗不需限制患儿液体量。因为连续性肾脏替代治疗超滤是连续的，并且可调整以满足患者的需要，通常不需要像血液透析（HD）那样限制液体。连续性肾脏替代治疗允许使用所有必要的血液制品、大容量的药物以及充足的营养而不影响患者的容量状态。但因为连续性肾脏替代治疗模式损失氨基酸量很高，故在连续性肾脏替代治疗期间可能需要补充蛋白质 [最多可达 3 ~ 4 g/（kg·d）]。

（3）连续性肾脏替代治疗比腹膜透析（PD）或血液透析（HD）能更好地控制尿毒症。

连续性肾脏替代治疗的主要缺点是其复杂性和费用高以及有出血的风险，危重症患者的凝血功能障碍可能加重出血风险；必须具备充足的血管通路；连续性肾脏替代治疗可能改变一些药物的清除率，特别是那些低分子量、水溶性且蛋白结合率不高的药物。

3. 急性肾损伤停止肾脏替代治疗时机

正如肾脏替代治疗的开始一样，其停止或模式改变也受多种因素影响，如尿量，血流动力学稳定性，呼吸、营养和容量状态，以及基础疾病的变化和总体预后。此外还需考虑的因素包括持续的资源使用、有无相关工作人员、家庭意愿和患者的长期需求。例如，多器官功能衰竭的患儿病情已改善并且将要拔管，那么将连续性肾脏替代治疗（CRRT）治疗改为间歇性血液透析治疗是合理的，这有助于促进患者的康复。

4. 对急性肾损伤患儿进行肾脏替代治疗时应进行评估以选择合适的治疗模式，评估内容主要有以下几方面：

1）确定透析治疗的主要目标：溶质清除和 / 或液体去除；若以清除液体为主要目的主要采用连续性静脉 – 静脉血液滤过（CVVH），同时设定目标超滤量。以清除小分子溶质如尿素氮、肌酐等和纠正容量负荷为主要目的，主要采用连续性静脉 – 静脉血液透析滤过（CVVHDF）。若清除尿素氮、肌酐为主要目的则采用连续性静脉 – 静脉血液透析（CVVHD）。对于脓毒症等患儿以清除体内炎症介质为主要目的，则建议采用连续性静脉 – 静脉血液滤过（CVVH）方式。

2）患者的体型大小：目前主要根据体重进行评估，由于目前国内市场上主要的透析器主要针对成人设计，因此普通透析的实施主要在体重在 20 kg 以上儿童群体中进行。体重小于 20 kg 的患儿主要采用腹膜透析或连续性血液净化治疗。一些医疗中心可能不具备婴儿和体型较小儿童的血液透析或连续性肾脏替代治疗所需的相关设备和用品，需要将患儿转至上级医院进行救治；

3）血流动力学稳定性：血流动力学稳定，体重在 20 kg 以上儿童可以选择间歇性血液透析治疗；而在血流动力学不稳定的危重症患儿需要选择连续性血液净化治疗模式。

4）腹部或膈病变：该类患者不能使用腹膜透析，只能选择血液透析或连续性血液净化治疗。

5）无法建立血管通路：血管通路建立是进行血液透析治疗的必要条件，不能建立血管通路患者不能使用血液透析和连续性肾脏替代治疗，只能采用腹膜透析治疗。

6）肾脏替代治疗的预期持续时间：急性肾损伤患儿多采用连续性血液净化治疗；对于慢性肾脏疾病 5 期患儿，需要长期维持性透析维持生命，常采用间歇性血液透析治疗或腹膜透析治疗。

7）医疗机构的资源和医疗实践情况：医疗机构需要具备透析相关设备、经过适当培训的工作人员（包括透析护士、儿科重症监护人员、外科医生或介入放射科医生），才能顺利开展血液净化治疗。

二、慢性透析肾脏病透析策略

. 慢性肾脏病（chronic kidney disease， CKD）患儿而言，尽管透析可有效治疗尿毒症和液体过剩的症状和体征（有些可能危及生命），但透析需要终身治疗，给患儿带来不适、不便和一些风险，此外也给家庭带来沉重经济负担。因此，当透析缓解尿毒症的症状和体征带来的益处超过透析的风险以及它对患者生存质量的影响时，则应开始透析治疗，否则，不应该予以透析治疗。

对于慢性肾脏病患儿，当估计肾小球滤过率（glomerular filtration rate，GFR）降至 30 ml/（min·1.73 m²）以下（即 CKD 4 期）时，需准备行肾脏替代疗法。应向患儿的家人和患儿（如果合适）提供无透析肾移植、腹膜透析（peritoneal dialysis，PD）和血液透析（hemodialysis，HD）的相关信息。但需要注意 GFR 从婴儿期开始随个体的成熟而升高，到两岁时接近成人的平均水平。两岁以下儿童不适合，因为即使在校正体表面积后，其 GFR 通常仍偏低。对于这些患者，基于血清肌酐计算的 GFR 可与标准适龄值相对比以判断肾损害。

GFR 可使用 Schwartz 公式来估算，该公式是基于血清肌酐、年龄、身高，以及性别进行计算。

$$eGFR = K \times 身高（cm）/Scr$$

身高是患儿身长（单位：cm），Scr 是血清肌酐（单位：mg/dl）。常量 K 与身体肌肉量成正比，并随年龄而变化，还依赖于用于测量血清肌酐的实验室测定方法：①Jaffe 法测血清肌酐，那么早产儿第 1 年的 K 值为 0.33，足月儿第 1 年的 K 值为 0.45，儿童和青春期女孩的 K 值为 0.55，青春期男孩的 K 值为 0.7；②血清肌酐按同位素稀释质谱法（isotope-dilution mass spectrometry，IDMS）标准化，那么所有 1 ~ 16 岁的 CKD 患儿的 K 值为 0.413。

确定开始透析时机需要综合考虑以下因素：是否存在终末期肾病（end-stage renal disease，ESRD）相关的症状和体征、估测肾小球滤过率（estimated glomerular filtration rate，eGFR）和 eGFR 的下降速度。患儿于 CKD 5 期即 eGFR < 15 mL/（min·1.73 m²）开始肾脏替代治疗，部分患儿从 CKD 4 期 eGFR 介于 15 ~ 29 mL/（min·1.73 m²）晚期开始。

1. 儿童终末期肾病开始透析的指征

1）当患儿的肾小球滤过率（GFR）小于 15 ml/min.1.73 m²（CKD 5 期）时，通常需要采取某种形式的肾脏替代治疗。当 eGFR 介于 10 ~ 15 ml/（min·1.73 m²）时可出现尿毒症相关症状和体征，但通常直到 eGFR 低于 10 ml/（min·1.73 m²）时才引起失能，因此需要透析的体征和症状可分为两类：绝对适应证和一般适应证。

（1）绝对适应证——患儿应立即开始透析治疗。

①尿毒症心包炎或尿毒症胸膜炎。

②尿毒症脑病。

（2）一般适应证——可作为开始透析治疗适应证

①营养状况恶化：当患者 eGFR 低于 15 ml/（min·1.73 m²），出现厌食、体重减轻或经保守治疗难以纠正能量摄入不足时，应开始透析治疗。

②持续的或难以纠正的容量超负荷：随着肾功能恶化，水、钠潴留加重。容量超负荷可导致难治性高血压，并因充血性心力衰竭而反复入院治疗。在 eGFR 较低的患儿中，

应进行利尿治疗至血容量正常或至少达到患者耐受良好的容量状态，再在此容量状态下评估 BUN 和血清肌酐水平。

③乏力和不适：随着肾功能下降，乏力和不适逐渐加重。但需要排除其他原因（如贫血、低钙）所致的乏力和不适。

④难治性酸中毒、高钾血症和高磷血症：患者可能出现药物治疗难以纠正的酸中毒。这些患者可能难以耐受大剂量的口服碳酸氢钠或枸橼酸钠来达到正常血清碳酸氢盐的目标值。采取了限制膳食等保守治疗措施来防止高钾血症，但该症状仍可能发生并持续存在。高磷血症通常直到 eGFR 小于 15 ml/（min・1.73 m²）才会发生，其发生时间通常接近需要透析治疗的时间。虽然限制高磷、钾膳食和给予磷酸盐结合剂通常可有效预防严重高钾血症和高磷血症，但高钾血症及高磷血症的出现增加了透析的必要性。

2）患儿肌酐清除率（Ccr）未降至 15 ml/（min・1.73 m²），需要进行透析的较早适应证包括以下几方面：

（1）移植前需要双肾切除的肾病综合征患儿。

（2）内科治疗纠正代谢性异常失败，包括高钾血症、高磷血症和代谢性酸中毒等。

（3）液体限制导致营养不足。特别是对于依靠全流质饮食（即配方奶或母乳）的婴儿。在这些患者中，进行透析是为了使患者能够获得维持适当生长需要的食物量。

（4）限钠饮食和药物难控制的高血压。

（5）出现营养不良和生长发育迟缓。

2. 慢性肾脏病急性透析指征

1）血液透析可以快速清除体内多余的水分和尿毒症毒素，纠正高钾血症、酸中毒等。常规观察下列指标以决定是否需要进行急性透析治疗。

2）少尿或无尿 2 天以上，排除低血容量所引起的。

3）出现尿毒症症状，尤其是神经精神症状。

4）严重水钠潴留或有充血性心力衰竭、肺水肿和 / 或脑水肿。

5）血 BUN ＞ 35.7 mmol/L 或 BUN 增加速度每日＞ 9 mmol/L，血肌酐＞ 620 μmol/L。

6）难以纠正的酸中毒。

7）高钾血症：血钾＞ 6.5 mmol/L，不仅是透析指征而且也是急诊透析的指征。

8）代谢紊乱：高钙血症、高尿酸血症、代谢性碱中毒、酸中毒、高渗性昏迷等。

第三节　儿童血液透析禁忌证

随着血液净化技术进展，儿童血液透析适用的范围和领域越来越广泛，禁忌行血液透析治疗的情况明显减少。但在下列情况下儿童患者仍不宜进行血液透析治疗。

一、绝对禁忌证

1. 颅内出血或颅内压增高。

2. 活动性出血。

3. 升压药仍不能纠正的严重低血压、休克。

4. 严重心功能不全。

6. 精神不正常，不能配合治疗的患儿。

二、相对禁忌证

1. 心肌病变引起的肺水肿或心力衰竭者。

2. 严重感染伴有休克患儿。

3. 非容量依赖性高血压患儿。

第四节　儿童血液透析处方

为透析患儿开具血液透析处方，目的是为安全、适当、有效的清除溶质和去除多余液体。一份完整的透析处方组成包括：透析器选择、血液透析或血液透析滤过、血管通路的选择、血流速度、透析治疗的时长和频率、液体超滤量及抗凝剂选择（见表 8-1）。

一、透析器选择

根据不同年龄阶段儿童所需透析器的尺寸不同，同时透析模式是常规血液透析还是血液透析滤过，可能需要多种类型的透析器。透析器的超滤系数取决于透析器的表面积和透析膜的特征，描述透析器除水能力。透析器的超滤系数 < 10 ml/（mmHg·h）时为低通量透析器，对水分及小分子物质清除效果好；透析器的超滤系数为 15 ~ 60 ml/（mmHg·h）时为高通量透析器，增加中等分子和较大分子的通透性。血液透析滤过时需要高通量透析器。

二、血管通路的选择

良好的血管通路是血液透析成功的最重要因素之一。儿童血管通路类型有自体动静脉瘘（arteriovenous fistulas，AVF）、皮下隧道式中心静脉导管（central venous catheter，CVC）和人造动静脉移植。自体动静脉瘘是最佳类型的血管通路，但建立儿童动静脉瘘技术上更困难，尤其是身材矮小的儿童，因此自体动静脉瘘并不是普遍可用的。隧道式中心静脉导管通常用于所需血管通路持续时间可能较短的儿童，如等待活体亲属肾移植的儿童，等待自体动静脉瘘成熟期间需要透析的儿童。当其他通路建立都失败时，使用人造动静脉移植建立血管通路。

三、血流速度

血液透析管道回路中循环的血流速度是溶质清除效率的一个重要决定因素。但较高的血流量增加溶质清除，但过多的血流量损害心血管稳定性。因此儿童需根据身材、体重大小调试血流速。为安全的维护患儿心血管状态，血流速（ml/min）应不超过 8 ml/（kg·min）。通常在保证血流通畅的情况下血流速约为 3 ~ 5 ml/（kg·min），应用永久性血管通路如动静脉瘘或血管移植者，血流量可达 6 ~ 8 ml/（kg·min）。

四、透析治疗的时间和频率

1. 首次血液透析

首次透析时容易出现透析失衡综合征，主要由于尿毒症患儿毒素的快速纠正所致。如果血尿素氮水平下降过快，或初始尿素氮水平非常高，急性肾功能衰竭和慢性肾功能衰竭患儿均可以发生透析失衡综合征，因此首次透析血尿素氮下降不要超过基础值的 30% ~ 40%。对大多数患儿首次透析时间最好为 1.5 ~ 2 h，不要超过 3 h，最初 2 ~ 3 d 可以连续透析以预防并发症的发生。以后根据病情改为间隔 1 ~ 3 d 行血透治疗。

2. 维持性血液透析

常规维持性血液透析一般 3 次/周，每次透析持续时间取决于预定的溶质和液体清除容量及清除率。单次透析治疗时间一般不低于 4 h。对于那些很可能维持长期血液透析的伴慢性液体超负荷、高磷血症和/或生长缓慢的患儿，或是那些主要为流质饮食的需要去除相对较大液体容量的婴儿，可以增加透析治疗的时间和/或频率。但在透析中心，延长时间的血液透析受到医疗资源的限制，因此，对于液体平衡难以通过常规一周 3 次透析控制的患儿常采用增加透析频率（即次数）的方式进行。

五、液体超滤量

每次透析治疗时液体超滤量取决于患儿的透析前体重与最佳体重之间的差异。通常安全超滤速度起点为 10 ml/（kg·h）。在单次血液透析治疗中除去液体量超过体重的 5%，或 0.2 ml/（kg·min），很可能导致症状性血容量不足。但对于持续容量超负荷的患儿，为保证血流动力学稳定，同时还需大量超滤液体时，通常选择 CRRT 治疗或延长透析时间方式。

干体重的设定：干体重是指透析后患儿体内过多的液体全部或绝大部分被清除时的体重。为减少透析并发症，在两次透析间，患儿增加的体重不超过体重的 5%，并需向患儿及家长反复解释减少水摄入的重要性并严格按要求执行。维持性透析超滤量的设定不能仅限于体重的 3% ~ 5%，在血容量监测下严重容量负荷过重的患儿超滤可达体重的 8% ~ 10%。

对于首次透析的患儿，常在 1 ~ 3 个月逐步使透后体重达到理想的"干体重"。

因为儿童处于生长发育阶段，因此对于规律透析的患儿需要定期持续评估干体重。评估频率取决于患儿的年龄：小婴儿需要每周评估 1 次，而较年长的儿童可每月评估 1 次。

六、抗凝方案

1. 常规肝素抗凝法

用肝素盐水预冲透析管路后，首剂量 25 ~ 50 U/kg，维持量 10 ~ 25 U/（kg·h），透析结束前 0.5 ~ 1 h 停用。间歇给药监测，当活化凝血时间（activated coagulation time，ACT）达到基础值 1.5 倍时第二次给药 1 ~ 50 U/kg，30 min 内重复测定活化凝血时间，往往需要重复给予 2 ~ 3 次。首次给药 3 min 后若活化凝血时间（ACT）未能达到基础值的 1.8 倍，增加首剂肝素用量。根据活化凝血时间（ACT）目标值调整肝素用量。

2. 有出血风险的血液透析患儿抗凝方法

1）无肝素透析

该方案用于有活动性出血患儿，包括凝血功能障碍、血小板减少症、颅内出血、近期手术以及肾移植患儿。由于抗肝素抗体而导致的血小板减少症（即 II 型）患儿不宜使用肝素抗凝。

常规方法是：应用肝素盐水冲洗管路和透析器后再用盐水预充管路，透析中尽可能增加血流量，每 15 ~ 30 min 用盐水 25 ~ 200 ml 冲洗动脉端（透析器前）尽量减少血液浓缩，将来自肾脏的纤维蛋白丝冲入除泡器。在透析期间，必须排出与频繁冲洗所用生理盐水等体积的液体，以防出现血容量过多。此时需要一对一护理，并仔细监测动脉和静脉压力警报器，以发现早期凝血。

吸附式无肝素透析目前已被广泛用于伴有高危出血倾向的透析患者。方法是透析前用生理盐水预冲透析器和管路后，使用含肝素 25 000 U/L 的生理盐水 1L 密闭式循环吸附 30 min，泵速 500 ml/min，超滤率 1 000 ml/30 min，随后用生理盐水 500 ml 冲洗吸附剩余的肝素，防止肝素进入体内，随后开始透析，即吸附法无肝素透析。

2）小剂量肝素抗凝

凝血功能异常或有出血倾向的患儿可应用小剂量肝素抗凝，即无首剂或低首剂肝素（< 25 U/kg），之后每小时持续给药 5 ~ 25 U/kg，每 30 min 监测活化凝血时间（ACT），目标活化凝血时间（ACT）值为基础值的 1.4 倍，肝素持续给药到透析结束前半小时。

3）局部枸橼酸盐抗凝

局部枸橼酸盐抗凝法包括向透析器的动脉端持续输注等渗枸橼酸钠（102 mmol/L）

溶液。透析器会清除枸橼酸盐－钙复合物，还可使用无钙透析液来进一步降低血中的游离钙浓度。调整枸橼酸盐的输注速率，将动脉端的 ACT 维持在 200 s 以上。同时以 0.5 ml/min 的速度向静脉回流端输注 5% 的氯化钙，来中和局部抗凝作用。需要根据血浆钙浓度的测定结果，不断地调整输注速度，以防发生低钙血症或高钙血症。一些对比试验已显示，与标准的肝素抗凝法相比，该方案可降低出血的发生率。但局部枸橼酸盐抗凝方案易引起低钙血症、高钙血症或高钠血症（由于高渗枸橼酸钠溶液所致）；以及代谢性碱中毒（由于输入过多枸橼酸或枸橼酸盐代谢期间产生的碳酸氢盐所致）。

4）低分子量肝素

低分子量肝素与肝素相比，对凝血因子Ⅹa 抑制作用强，而对于凝血酶的作用较弱，对血小板基本没有影响，半衰期长，透析过程中使用方便的优点，在血液透析中逐渐被广泛应用。但研究发现与肝素相比，低分子肝素造成的出血和血小板减少症更少，但价格较昂贵，且通常在透析相关的出血和其他并发症方面，并未发现优于肝素。

用法为透析前一次给予 30 ～ 50 U/kg，具有较强的抗凝效果，半衰期 3 h 左右，且不易被普通血液透析清除，透析前一次给药无须追加。因为有可能出现交叉反应，有Ⅱ型血小板减少症的患儿同样不能使用低分子肝素抗凝。

七、透析液流速

透析液流速一般为 500 ml/min，婴幼儿可减为 250 ～ 300 ml/min。

血液透析患儿每次透析前均应进行临床评估，观察有无出血，测量体重，评估血管通路，并定期进行血生化检验及透析充分性评估，根据患儿情况及时调整透析处方。

八、透析液成分

透析液的组成成分包括钾、钠、碳酸氢盐缓冲剂、钙、镁、氯化物和葡萄糖。长期血液透析患儿每次治疗使用的透析液成分一般相同，而急性血液透析的透析液成分通常在每次治疗时根据患儿情况而有所改变，以纠正在急性肾损伤期间迅速发生的代谢异常，尤其是针对纠正电解质和／或酸碱平衡紊乱而开始透析治疗的患儿。

1. 钾

常用的钾浓度范围为 2.0 ～ 4.0 mmol/L。最佳的透析液钾浓度基于透析前的血清钾浓度。在透析的开始阶段，透析前确定的血清钾浓度，以便调整透析液钾浓度。

血清钾浓度小于 4.0 mmol/L 的患儿：如果透析前血清钾水平 < 4.0 mmol/L，使用的透析液钾浓度为 4.0 mmol/L。

血清钾浓度在 4.0 ～ 5.4 mmol/L 之间的患儿：如果透析前血清钾水平在 4.0 ～ 5.4 mmol/L

之间，常用的透析液钾浓度为 3.0 mmol/L 的透析液。

血清钾浓度在 5.5 ~ 8.0 mmol/L 之间的患儿：如果透析前血清钾水平在 5.5 ~ 8.0 mmol/L 之间，一般用钾浓度为 2.0 mmol/L 的透析液。

血清钾浓度大于 8.0 mmol/L 的患儿：在严重高钾血症（如 > 8.0 mmol/L）情况下，可使用钾浓度为 1.0 ~ 2.0 mmol/L 的透析液，以将血清钾浓度迅速降低至较安全的水平。

2. 钠

透析液钠浓度的选择取决于患者透析前的血清钠浓度和血流动力学状态。因为在急性血液透析期间，透析液中的钠可能影响血流动力学稳定性。

血钠水平正常的患儿：对于血清钠水平正常或接近正常的患儿，使用钠浓度约为 137 mmol/L 的透析液。

血钠水平异常的患儿：对于大部分患者，透析时应避免快速纠正异常血清钠浓度，以避免过度纠正导致有重度慢性高钠血症的患者发生脑水肿，有重度慢性低钠血症的患者发生渗透性脱髓鞘（脑桥髓鞘和脑桥外髓鞘溶解）病变。但急性血钠异常患者应除外，此时需要在透析的最初阶段积极快速纠正血清钠浓度。

急性血钠异常：对于有超急性盐中毒（如治疗期间不慎静脉输注高渗盐水）或超急性水中毒（如使用"摇头丸"的并发症）的患者，应积极纠正其血清钠浓度，可使用常规血液透析来迅速纠正电解质紊乱，而不产生容量超负荷。

重度慢性低钠血症：为避免较长期血钠异常的患者发生渗透性脱髓鞘，应调整单次透析过程中的治疗，使得血钠纠正速度不超出一般推荐的纠正速度（即每天血清钠上升速度小于 10 mmol/L）。

重度慢性高钠血症：如果血清钠浓度仅轻度升高，第一次透析使用的透析液钠浓度与血浆钠浓度相差 2 mmol/L 以内，随后，通过给予低渗溶液来纠正高钠血症。

对于有极高血清钠浓度的患者，最好采用连续性血液替代治疗模式。通过加入少量 30% 或 23.9% 的盐水，将置换液中的钠浓度调整至比血清钠浓度低 8 ~ 10 mmol/L，并且定期监测血清钠浓度，如果血清钠浓度在 6 h 内下降幅度超过 2 mmol/L，则需重新调整透析液钠浓度。

3. 钙

在紧急血液透析的情况下，可调节透析液钙浓度来治疗低钙血症或高钙血症。

对于有明显低钙血症的患儿（< 2.0 mmol/L），特别是有相应症状的患者，推荐使用钙浓度为 3.0 ~ 3.5 mmol/L 的透析液。

对于有重度高钙血症的患者（> 3.0 mmol/L），推荐钙浓度为 2.0 ~ 2.5 mmol/L 的透析液。

对于有轻度低钙血症、正常血钙或轻度高钙血症的患者（血浆总钙水平为 2.0 ~ 3.0 mmol/L），推荐使用钙浓度 2.5 mmol/L 透析液。

4. 镁

常用的透析液镁浓度为 0.5 ~ 1.0 mmol/L，与长期透析情况下使用的浓度相同。

5. 氯化物

透析液的氯化物含量取决于透析液钠和碳酸氢盐的浓度。

6. 葡萄糖

标准透析液葡萄糖浓度为 11.1 mmol/L。

7. 缓冲液

用于间歇性血液透析的透析液缓冲剂主要为碳酸氢盐。因为碳酸氢盐与二价阳离子（钙离子和镁离子）一起储存时，会形成不溶性盐而析出，因此在血液透析前此缓冲剂和电解质溶液需要分开单独储存。透析前对患者血清碳酸氢盐和酸碱度指标对酸碱状态进行评估，然后调整透析液碳酸氢盐浓度。

轻度或中度代谢性酸中毒：轻度或中度代谢性酸中毒（即血清碳酸氢盐浓度为 10 ~ 23 mmol/L，且 pH 值呈酸性）的急性肾损伤（AKI）患儿，一般推荐使用碳酸氢盐浓度为 30 ~ 35 mmol/L 的透析液。

重度代谢性酸中毒：重度代谢性酸中毒（即血清碳酸氢盐 < 10 mmol/L 且 pH 值呈强酸性）的患儿，推荐碳酸氢盐溶液的浓度可增加至 35 ~ 40 mmol/L，并且有必要延长血液透析的持续时间。

使用机械通气的患者：正在使用低潮气量机械通气的患儿，可能需要增加透析液碳酸盐浓度，以增加血清碳酸氢盐浓度，从而代偿"允许性高碳酸血症"导致的呼吸性酸中毒。对于正在使用机械性过度通气以代偿代谢性酸中毒的患者，可能需要降低每分通气量（呼吸频率和 / 或潮气量），以避免在代谢性酸中毒被透析纠正期间发生重度碱血症。

碱血症：碱血症的严重程度和碱中毒的产生过程是确定最佳透析液碳酸氢盐浓度的两个主要问题。临床医生必须调查碱中毒是由持续产生的还是由一次性损害导致的。通过单次血液透析治疗可使一次性损害引起的碱中毒解除，而持续产生的碱中毒，需要采用碳酸氢盐浓度较低的透析液进行频繁和 / 或长时间的血液透析治疗。

表 8-1 血液净化治疗单

本次治疗时间			治疗前体重		kg	治疗后体重		kg
首次治疗时间			治疗次数			治疗方式		
抗凝剂	首剂量		治疗耗材			分流方式		
	维持量	/ h	预计时间		h	实际时间		h
	总剂量		血泵流速		ml/min	透液流速		ml/min
静脉补液总量		ml/min	预超液量		ml	实超液量		ml
置换液流量			置换液量		ml	透析机型号		

医嘱:

医生签名:

生 命 体 征 观 察 记 录 表

开始时间:

治疗时间	BP(mmHg)	SpO$_2$(%)	P(次/min)	R(次/min)	治疗中反应及处理
开始时					
时　分					
时　分					
时　分					
时　分					
时　分					
时　分					
时　分					
时　分					
时　分					
时　分					

凝血程度:0 度　　Ⅰ度　　Ⅱ度　　Ⅲ度

护士签名:

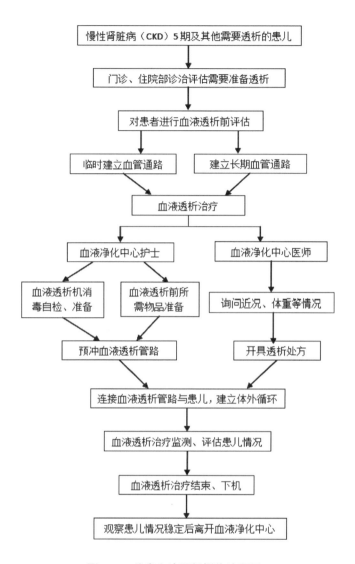

图 8-4 儿童血液透析操作流程图

第五节 儿童血液透析操作流程

　　为保证血液透析顺利进行，儿童血液透析前需要护士和透析室医师均做好相关准备，见图 8-4。

　　医生完成询问近况，体重，开具透析处方。

　　护士需进行以下准备

　　1）物品准备　穿刺针、血液透析器、血液透析管路、生理盐水、透析液、碘伏和棉签等消毒物品、无菌治疗巾、止血带、一次性手套等。

　　2）治疗前　应核对 A、B 浓缩透析液浓度、有效期，检查 A、B 透析液连接。

3）检查透析机电源线连接是否正常。

（1）打开透析机器电源总开关。

（2）按照流程进行机器自检。

4）安装血液透析器和血液透析管路

（1）检查血液透析器及透析管路有无破损，外包装是否完好、有效日期、型号。

（2）依照无菌原则进行操作，按照体外循环的血流方向按顺序安装管路。

5）启动透析机血泵。

生理盐水预冲流向为动脉端→透析器→静脉端，排净血液透析管路和血液透析器血室（膜内）气体。不得逆行预冲。

6）调整血泵流速，连接透析液接头与透析器旁边，排空血液透析器透析液室（膜外）气体。

7）按照透析器说明书中要求的生理盐水预冲量进行封闭式循环。生理盐水预冲量达到后再进行肝素生理盐水预冲。冲洗完毕后根据医嘱设置治疗参数。

8）建立体外循环

9）血液透析治疗中的监测

（1）体外循环建立后，立即测量血压、脉搏，询问患者的自我感觉，详细记录在血液透析记录单上。

（2）按照体外循环管路走向的顺序，自我查对血液透析体外循环管路各接处和管路开口处情况，根据透析处方查对机器治疗参数。

（3）血液透析治疗过程中，每间隔 1 h 常规询问患者自我感觉，测量血压、脉搏，观察穿刺部位有无渗血、穿刺针有无脱出移位，并准确记录。若患儿血压、脉搏等生命体征出现明显变化，应随时监测。

10）回血下机。治疗结束嘱患儿平卧 10 ~ 30 min，生命体征平稳，观察穿刺点无出血、渗血，向患者儿及其家属交代注意事项，送患儿离开血液净化中心。

第六节　儿童透析并发症及处理

一、血液透析期间的急性并发症

常规血液透析治疗时通常会出现低血压（25% ~ 55%）、痛性痉挛（5% ~ 20%）、恶心及呕吐（5% ~ 15%）、头痛（5%）、胸痛（2% ~ 5%）、背痛（2% ~ 5%）、瘙痒（5%）、发热及寒战（小于1%）等急性并发症。这些并发症通常由多种机制导致，同时由于这些并发症经常会同时发生，使得理解其发病机制变得更加复杂（见表8-2）。

表 8-2　儿童血液透析常见并发症简表

类型	比例	常见原因	处理
低血压	25% ～ 55%	血容量不足、失衡综合征、心血管疾病等	减少或停止超滤、扩充血容量、头低位等，排除溶血、空气栓塞的因素
痉挛	5% ～ 20%	失衡综合征，电解质、酸碱失衡等	挤压按摩、减低超滤速度，纠正电解质、酸碱失衡等
恶心、呕吐	5% ～ 15%	失衡综合征、低血压等	降低强度、提高频率，或输注高渗液体等
头痛	5%	低血压、失衡综合征、高眼压等	调整透析剂量，给予高渗液体、降低眼内压等
胸痛	2% ～ 5%	失衡综合征、低血压，或心血管病	根据血流动力学、疼痛持续时间决定是否停止治疗；若为心血管疾病应请专科会诊
瘙痒	5%	尿毒症、长期透析、药物等	抗过敏药物、润肤油，调整透析方案等
发热寒战	＜小于 1%	感染、内毒素污染等	控制感染，改善透析用水等

1. 头痛、恶心和呕吐

短时间内大量的溶质清除显著提高了透析期间头痛、恶心和呕吐的发病率，故很多患儿这些症状的基础可能是一种透析失衡综合征的变体。虽然很少见，但若是依从性差和/或透析不充分的患者在积极透析时出现恶心、呕吐或头痛，应该考虑该综合征。在这种情况下，可以改为强度较低、频率更高的透析治疗方案可能避免这些并发症。

在无低血压及疑似透析失衡的情况下，患儿反复发生透析相关头痛时应考虑代谢紊乱（如低血糖、高钠血症和低钠血症）、尿毒症、硬膜下血肿和药物诱导性头痛等。在罕见的情况下，透析相关头痛可能与眼内压升高有关。在这种情况下应针对相应病因进行处理，如快速给予高渗葡萄糖、停止服用相关药物。若与眼内压升高有关应进行眼内压检测，并给予降低眼内压药物，如美开朗（每次 1 滴，根据眼压调整每天使用次数）。

对于有些患者，心理因素可能促发透析相关的躯体主诉。例如初始透析患儿出现情绪不稳定，表现为烦躁不安、心悸、胸闷，测心率发现心率增快。一个研究组使用多元 logistic 回归分析发现：情感及生活质量量表指数中情感分数低对于预测躯体症状关联性最强。因此在此种情况下可以给予心理咨询与心理疏导治疗。

2. 胸痛

正在透析的患者出现胸痛首先考虑可能与低血压或透析失衡综合征有关。其次还需要考虑心绞痛、溶血和空气栓塞（罕见）等可能性。此外，尽管肺栓塞在透析患者中极其少见，但需要警惕，尤其是在处理透析通路血栓和/或闭塞后可能会出现这种并发症。在这种情况下下，依据患者的临床发现（如血流动力学稳定性、胸痛持续时间等）以及

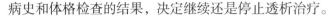

病史和体格检查的结果，决定继续还是停止透析治疗。

3. 溶血

溶血可能表现为胸痛、胸部紧迫感或背痛。对于有这些不适的患儿，溶血应当考虑作为一个病因，同时观察静脉管中的血液是否呈现波特葡萄酒样外观、血细胞比容是否下降、血样离心后血浆是否呈粉红色，若有这些情况高度提示溶血。特别是多个患者同时出现这些症状时应该高度重视。因为血液透析患者溶血的病因通常与透析液的问题相关，如过热、浓缩液和水的比例不足造成低渗透析液、透析用水中甲醛、漂白剂、氯胺或硝酸盐的污染以及铜质管路或管道中铜的污染等，此外还可能由透析机压轮不正常运转、血液管线扭曲，以及使用制造拙劣的血液管道所导致的红细胞创伤所致。如果溶血没有在早期被发现，随后可能会产生严重高钾血症，并导致死亡。

正在透析的患儿疑似发生溶血的应该立即停止透析，夹闭透析血管管路（为避免增加高钾血症的风险，不可使血液回流），做好治疗高钾血症和可能的严重贫血的准备，并调查发生的原因。由于透析终止后可能发生威胁生命的高钾血症，门诊透析患者需要住院观察。

4. 空气栓塞

在透析时发生空气栓塞是引起胸痛及其他症状（尤其是呼吸困难）的另一个原因。除非及时发现并治疗，否则会导致患者死亡。血液透析患者很少发生空气栓塞，部分是由于血液透析机上安装有空气探测器，如静脉血管路里出现泡沫，应怀疑有空气进入透析系统，机器会自动报警。此外中心静脉导管透析的患者在断开连接帽和/或血液管路时也可导致空气栓塞。

空气栓塞导致的症状与患儿在发生该事件时的身体姿势有关。坐位患儿，空气常常进入脑静脉系统而不进入心脏，因此发生空气栓塞时可能会表现为失去意识和癫痫发作。卧位患儿，空气常首先进入心脏，然后进入肺，因此可能首先发生呼吸困难、咳嗽、并可能会有胸部紧迫感，随后可能出现的急性神经功能障碍和心功能障碍（可能因为空气直接进入动脉系统、反常性栓塞或肺毛细血管对大的空气栓子的不完全性过滤所致）。

可疑空气栓塞的治疗应该立即夹住静脉管路并停止血泵的运行，患者置于左侧卧位，胸部和头部向下倾斜（头低脚高），必要时可能需要心肺支持，通过面罩或气管内插管给予100%的氧，并可能需尝试经皮从右心室抽吸空气。

空气栓塞最重要的一点在于预防；预防可以通过透析仪器中监测设备的良好运行来完成，同时严格操作规范，旋紧连接帽和/或血液管路。

5. 心律失常

透析患儿透析时心律失常的发生通过心电监护（心电图）来评估。透析患儿心律失常和猝死的危险因素包括冠状动脉疾病、心肌功能障碍和左心室肥大，有潜在自主神经功能障碍的患儿也有较高的心律失常风险。

血液透析期间，心律失常发病率可能会增加，这是因为血流动力学和电解质浓度快速波动，并且在心肌疾病发生率高的患者中会诱发低氧血症。

透析患儿发生心律失常应联合心血管科医生，合理应用抗心律失常药物及电复律；

对于有症状或一些特殊类型心律失常如频发室性心律失常，需要应用抗心律失常药物，对于重度心动过缓及潜在致命性心律失常者可安装起搏器。

总之，透析患儿在透析时或透析间发生心律失常的治疗，与非透析患者的治疗相近。但是，需要根据肾功能状况使用恰当的药物剂量，如心得安、异搏定、西地兰等，必要时停止透析，同时请心血管联合会诊。

6. 呼吸困难

在血液透析时患儿可能会出现呼吸急促。在开始血液透析治疗前就出现的呼吸困难，最常见的原因是容量负荷过度引起的呼吸困难。开始血液透析后才出现的呼吸困难，应考虑心绞痛或急性冠脉综合征、菌血症（与透析导管相关）、对透析器的反应、心包积液伴或不伴心包填塞，或肺炎。此外还应考虑到可能与血液透析中给予的药物有关，特别是静脉注射铁剂可能偶尔引起变态反应，静脉注射肝素可能与肝素诱导的血小板减少症相关，导致透析器及管路内凝血及形成缺氧和毛细血管渗漏综合征。其他伴随症状（如发热、寒战、低血压、咳嗽）的同时存在，呼吸困难的发生时间等都有助于识别出呼吸困难的原因。例如，如果呼吸困难发生在去除血凝块后，应该考虑肺栓塞，可以给予尿激酶进行溶栓治疗；而透析时出现反复发作的呼吸困难最有可能与透析器反应或与肝素相关效应有关，若与透析器反应有关可以换其他生物相容性更高的透析器进行血液透析治疗；若与肝素相关效应有关，可以换用低分子肝素或枸橼酸抗凝进行血液透析治疗。

7. 透析中低血压

透析中低血压是指透析中平均动脉压下降 30 mmHg，或患儿出现恶心、呕吐、腹痛或心率增快等低血压表现。常见原因有：①有效血容量减少：包括超滤速度过快、设定的干体重过低、透析机超滤故障或透析液钠浓度偏低等。②血管收缩功能障碍：包括透析液温度较高、透前应用降压药物、透析中进食、中重度贫血及采用醋酸盐透析者。③心脏因素：如心脏舒张功能障碍、心律失常（如房颤）、心脏缺血、心包填塞等。④其他少见原因：如出血、溶血、空气栓塞、透析器反应、脓毒血症等。

1）对有症状的透析中低血压应立即采取措施处理：

（1）采取头低位。

（2）减少或停止超滤。

（3）补充生理盐水 100 ml，或高渗葡萄糖，或白蛋白溶液等。

（4）上述处理后，如血压好转，则逐步恢复超滤，期间仍应密切监测血压变化；如血压无好转，应再次予以补充生理盐水等扩容治疗，减慢血流速度，并立即寻找原因，对可纠正诱因进行干预。

2）针对儿童透析中出现低血压的危害，建议采用以下预防措施：

（1）建议应用带超滤控制系统的血透机。

（2）对于容量相关因素导致的透析低血压患儿，限制小儿体外循环的血容量小于 8 ml/kg，限制透析间期钠盐和水的摄入量，控制透析间期体重增长不超过 5%；重新评估干体重；适当延长每次透析时间（如每次透析延长 30 min）等。

3）与血管功能障碍有关的透析低血压患儿，应调整降压药物的剂量和给药时间，如改为透析后用药；避免透析中进食；采用低温透析或可调钠透析液；避免应用醋酸盐透析，采用碳酸氢盐透析液进行透析。

4）心脏因素导致的应积极治疗原发病及可能的诱因。

5）有条件时可应用容量监测装置对患儿进行透析中血容量监测，避免超滤速度过快。

6）如透析中低血压反复出现，而上述方法无效，可考虑改变透析方式，如采用单纯超滤、序贯透析和血液滤过，或改为腹膜透析。

8. 失衡综合征

1）失衡综合征由于血液透析快速清除溶质，导致患儿血液溶质浓度快速下降，血浆渗透压下降，血液和脑组织液渗透压差增大，水向脑组织转移，从而引起颅内压增高、颅内 pH 值改变。轻者可表现为头痛、恶心、呕吐及躁动，重者出现抽搐、意识障碍甚至昏迷。失衡综合征可以发生在任何一次透析过程中，但多见于首次透析、透前血肌酐和血尿素很高、快速清除毒素（如高效透析）等情况。

2）治疗失衡综合征常采用以下措施：

（1）轻者仅需减慢血流速度，以减少溶质清除，减轻血浆渗透压和 pH 过度变化。对伴肌肉痉挛者可同时输注高张盐水（如 3% 生理盐水）或高渗葡萄糖（如 50% 葡萄糖溶液），并予相应对症处理。如经上述处理仍无缓解，则提前终止透析。

（2）重者（出现抽搐、意识障碍和昏迷）建议立即终止透析，并做出鉴别诊断，排除脑血管意外，同时予吸氧、甘露醇输注（20% 甘露醇每次 3 ~ 5 ml/kg，每 4 ~ 6 h 一次），必要时给予地塞米松输注（5 mg/ 次）。透析失衡综合征引起的昏迷一般于 24 h 内好转。

针对高危人群采取预防措施，是避免发生透析失衡综合征的关键：①首次透析：避免短时间内快速清除大量溶质。首次透析血清尿素氮下降控制在 40% 以内。建议采用低效透析方法，包括减慢血流速度、缩短每次透析时间（每次透析时间控制在 2 h 内）、应用膜面积小的透析器等。②维持性透析：增加透析频率、缩短每次透析时间等对预防有益。

9. 透析器反应

既往又名"首次使用综合征"，但也见于透析器复用患儿。临床分为两类：A 型反应（过敏反应型）和 B 型反应。其防治程序分别如下。

1）A 型反应 主要发病机制为快速的变态反应，常于透析开始后 5 min 内发生，少数迟至透析开始后 30 min。发病率不到 5 次 /10 000 透析例次。依据反应轻重可表现为皮肤瘙痒、荨麻疹、咳嗽、喷嚏、流清涕、腹痛、腹泻，甚至呼吸困难、休克、死亡等。一旦考虑 A 型透析器反应，应立即采取处理措施，并寻找原因，采取预防措施，避免以后再次发生。

（1）紧急处理

立即停止透析，夹闭血路管，丢弃管路和透析器中血液；予抗组胺药、激素或肾上腺素药物治疗；如出现呼吸循环障碍，立即予心脏呼吸支持治疗。

（2）主要是患儿对与血液接触的体外循环管路、透析膜等物质发生变态反应所致，可能的致病因素包括透析膜材料、管路和透析器的消毒剂（如环氧乙烷）、透析器复用的消毒液、透析液受污染、肝素过敏等。另外，有过敏病史及高嗜酸细胞血症、血管紧张素转换酶抑制剂（ACEI）应用者，也易出现 A 型反应。

（3）透析前充分冲洗透析器和管路；选用蒸汽或 γ 射线消毒透析器和管路；进行透析器复用；对于高危人群可于透前应用抗组胺药物如异丙嗪、扑尔敏等，并停用血管紧张素转换酶抑制剂（angiotensin-converting enzyme inhibitor, ACEI）。

2）B 型反应　B 型反应多认为是补体激活所致，与应用新的透析器及生物相容性差的透析器有关。常于透析开始后 20 ~ 60 min 出现，发病率为 3 ~ 5 次 /100 透析例次。其发作程度常较轻，多表现为胸痛和背痛。其诊疗过程如下：

（1）透析中出现胸痛和背痛，首先应排除心脏等器质性疾病，如心绞痛、心包炎等。如排除后考虑 B 型透析器反应，则应寻找可能的诱因。

（2）处理 B 型透析器反应多较轻，予鼻导管吸氧及对症处理即可，常不需要终止透析。

（3）预防采用透析器复用及选择生物相容性好的透析器可预防部分 B 型透析器反应。

10. 高血压

1）原因：肾素 – 血管紧张素 – 醛固酮系统活性增加、交感神经活性增高；失衡综合征；高钙透析液；低钾或无钾透析液；透析中降压药的清除等因素会引起透析过程中血压升高。

2）治疗：透析中血压持续升高达基础血压 20% 以上时，或患儿有头昏、头疼等自觉症状时，可使用口服降压药（如舌下含化心痛定，0.1 ~ 0.2 mg/kg 治疗，并密切观察病情变化。

3）预防：预防透析中高血压发生可采用以下措施：a. 选择合适的透析液钙、钾离子浓度；b. 评价干体重，限制水钠摄入；c. 合理应用降压药；d. 精神过度紧张患儿可给予镇静剂；e. 改变血液净化方式。

11. 肌肉痉挛

肌肉痉挛多出现在每次透析的中后期。透析中低血压、低血容量、超滤速度过快及应用低钠透析液治疗等导致肌肉血流灌注降低是引起透析中肌肉痉挛最常见的原因；血电解质紊乱和酸碱失衡也可引起肌肉痉挛，如低镁血症、低钙血症、低钾血症等。

根据诱发原因酌情采取措施，可快速输注生理盐水（0.9% 氯化钠溶液 100 ml，可酌情重复）、高渗葡萄糖溶液，对痉挛肌肉进行外力挤压按摩也有一定疗效。

防止透析低血压发生及透析间期体重增长过多，每次透析间期体重增长不超过干体重的 5%。还可适当提高透析液钠浓度，采用高钠透析或可调钠透析，但应注意患者血压及透析间期体重增长。积极纠正低镁血症、低钙血症和低钾血症等电解质紊乱。

12. 透析器破膜

透析过程中可能发生透析器破膜，可能的原因有：①透析器质量问题。②透析器储存不当，如冬天储存在温度过低的环境中。③透析中因凝血或大量超滤等而导致跨膜压过高有关。④对于复用透析器，如复用处理和储存不当、复用次数过多也易发生破膜。

透析中一旦发生破膜需要紧急处理，常用的措施如下：①一旦发现应立即夹闭透析管路的动脉端和静脉端，丢弃体外循环中血液。②更换新的透析器和透析管路进行透析。③严密监测患儿生命体征、症状和体征情况，一旦出现发热、溶血等表现，应采取相应处理措施。

透析过程中发生透析器破膜情况紧急，我们常常需要在透析前做好以下准备工作以预防透析器破膜的发生。①透析前应仔细检查透析器。②透析中严密监测跨膜压，避免出现过高跨膜压。若发现跨膜压升高需要积极寻找原因，若因凝血原因所致，可加大抗凝剂剂量 1 ~ 2 mg；若因超滤过多所致，应降低超滤量；若因静脉端回血通路异常，需及时保持静脉端血管通路通畅。③透析机漏血报警等装置应定期检测，避免发生故障。④透析器复用时应严格进行破膜试验。

13. 体外循环凝血

凝血发生常与不用抗凝剂或抗凝剂用量不足等有关。另外如下因素易促发凝血，包括：血流速度过慢；外周血血红蛋白浓度过高；超滤率过高。透析中输血、血制品或脂肪乳剂。透析通路再循环过大；使用了管路中补液壶（引起血液暴露于空气、壶内产生血液泡沫或血液发生湍流）。

寻找体外循环发生凝血的原因是预防以后再次发生及调整抗凝剂用量的重要依据。一旦发生凝血我们可以采用以下措施处理：

1）轻度凝血 常可通过追加抗凝剂用量，调高血流速度来解决。在治疗中仍应严密检测患儿体外循环凝血变化情况，一旦凝血程度加重，应立即回血，更换透析器和管路。

2）重度凝血 常需立即回血。如凝血重而不能回血，则建议直接丢弃体外循环管路和透析器，不主张强行回血，以免凝血块进入体内发生栓塞事件。

透析中发生体外循环凝血，常常使治疗中断，严重者需要丢弃管道内的血液造成患儿血液丢失，造成或加重贫血的发生，因此我们在治疗前需要注意做到以下几方面预防或避免体外循环凝血的发生：

（1）透析治疗前全面评估患儿凝血状态、合理选择和应用抗凝剂是预防关键。

（2）加强透析中凝血状况的监测，并早期采取措施进行防治。包括：压力参数改变（动脉压力和静脉压力快速升高、静脉压力快速降低）、管路和透析器血液颜色变暗、透析器见小黑线、管路（动脉壶或静脉壶内）小凝血块出现等。

（3）避免透析中输注血液、血制品和脂肪乳等，特别是输注凝血因子。

（4）定期监测血管通路血流量，避免透析中无效循环过大。

（5）避免透析时血流速度过低。

14. 皮肤瘙痒

尿毒症患儿皮肤瘙痒发病机制尚不完全清楚，与尿毒症本身、透析治疗及钙磷代谢紊乱等有关。其中透析过程中发生的皮肤瘙痒需要考虑与透析器反应等变态反应有关。一些药物或肝病也可诱发皮肤瘙痒。

患儿皮肤瘙痒明显可采取适当的对症处理措施，包括应用抗组胺药物（如氯雷他定）、外用含镇痛剂的皮肤润滑油（扶他林软膏）等。

针对可能引起皮肤瘙痒的原因采取相应的预防措施，如控制患儿血清钙、磷和甲状旁腺素于适当水平，避免应用一些可能会引起瘙痒的药物。

二、远期并发症

发生于成人的血液透析并发症也可见于儿童，它们包括：营养不良、矿物质代谢异常及骨骼和心血管疾病。此外，存在儿童人群独有的问题，如生长发育不良和神经心理损害。

1. 营养不良

营养不良在长期接受血液透析的儿童中常见，并且与生长发育不良和死亡的风险增加有关。透析患儿不使用补充剂（可经口或经肠内给予）经常难以达到足够的膳食摄入量。对于血液透析的儿童，来自英国和美国的指南均推荐正常的碳水化合物摄入并增加年龄匹配人群的所推荐的蛋白质摄入。推荐的蛋白质摄入增加量为一日 0.1 g/kg（但在身材极小的儿童可能要增加更多），以平衡氨基酸进入透析液的损失。

2. 生长发育迟滞

血液透析儿童生长不良现象，早期集中营养和选择性使用重组人生长激素（rhGH）这一方法使儿童生长得以改善，此外对肾性骨病的较好控制及使用肠内喂养（包括管饲和胃造瘘喂养）将有助于改善透析患儿的生长发育迟滞。

3. 神经心理学结局

长期透析的婴儿和儿童的相关综合征和其他独立的发育异常发病率高于一般儿科人群，这会影响神经发育和社会心理结局，出现严重的神经心理损害。

对 18 个月龄之前开始血液透析的儿童进行的一项研究表明，42% 的儿童出现显著神经心理损害，而这其中有 25% 需要特殊教育，13% 严重残障，需要家庭护理。其余58% 的儿童进入普通学校。透析时间较长的儿童似乎更可能出现认知和学习障碍。

针对长期透析患儿的神经心理学结局，我们倡议社会给予更多的关注，同时我们医院定期给透析患儿进行心理咨询和疏导，以便于他们能更好地回归社会。

4. 矿物质代谢异常和骨骼疾病

矿物质代谢异常及骨骼结构和组成成分的改变在透析儿童中几乎普遍存在，它们导致骨和关节疼痛、骨折和血管钙化。

儿童对钙的需求增加、在童年早期钙和磷的正常范围更高及预防甲状旁腺功能亢进症的能力（由于儿童通常于慢性肾病演变更早表现出甲状旁腺功能亢进症），因此慢性肾病儿童骨代谢异常的处理不同于成人。我们推荐在饮食上限制含磷丰富食物的摄入或服用磷结合剂降低血清磷水平。当甲状旁腺素血清水平 > 300 pg/ml 时，建议补充钙剂直至甲状旁腺素降至 200 ～ 300 pg/ml 时。当有低钙血症时推荐给予钙剂和维生素 D 的补

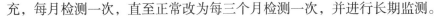

充，每月检测一次，直至正常改为每三个月检测一次，并进行长期监测。

5. 心血管危险因素

与成人不同，心血管疾病（cardiovascular disease，CVD）的传统危险因素，如糖尿病、肥胖症、血脂异常和吸烟等在儿童中并不常见。高血压是最重要的心血管疾病（CVD）危险因素，特别是对于接受血液透析的儿童。一项病例系列研究纳入624例血液透析儿童，其中79%存在高血压，他们有62%接受抗高血压药物治疗。心血管疾病（CVD）的标志物（包括血管内皮功能和脉搏波传导速度异常、颈动脉内膜中层厚度增加和血管钙化）已在血液透析儿童中被发现。左心室（left ventricular，LV）重构和左心室肥厚也已在30%~80%儿科透析患者中被报告，且血液透析患者比腹膜透析患者的发病率更高。如上所述，高血压主要归因于液体过量，可通过增加透析时间来实现最佳预防。

血液透析的儿童与成人一样会发生心肌顿抑（被定义为异常的区域性左室壁运动），如果反复出现，则可能导致永久性心肌损害。心肌顿抑与透析期间低血压有关，且可能更常见于儿科患者，因为婴儿主要进食流质、儿童中液体限制不依从率较高及人们努力希望让儿童达到理想体重。贫血也是透析儿童的一种常见表现，与死亡风险增加、左心室肥厚和/或运动能力的下降相关。

综上，为减少心血管事件并发症，应积极控制血压，纠正贫血，并动态监测血压、心脏彩超及心功能等变化。

第七节　儿童血液滤过

血液滤过（hemofiltration，HF）是模仿正常人肾小球的滤过及肾小管重吸收原理，以对流的方式清除血液中小分子物质及水分。血液滤过基于对流原理，水分子非常小可以通过所有半透膜。当水分子在静水压或渗透压的驱动下就会发生超滤，同时那些容易通过半透膜的溶质随水一起转运。在对流过程中大分子溶质，尤其是大于膜孔的分子无法通过半透膜，半透膜对这些大分子溶质起到了屏障作用。与血液透析相比，血液滤过具有中分子物质清除率高，对血流动力学影响小等优点。血液滤过对改善患者症状、控制血压、纠正和稳定心血管功能、清除过多体液及中分子物质均优于血液透析，且副作用少。

一、血液滤过的适应证

1）急、慢性肾衰竭　对于急、慢性肾衰竭伴有高血容量、严重心力衰竭者，血液滤过在去除过多液体的同时，对循环状态影响较小。

2）顽固性高血压　血液滤过无论是对容量依赖性高血压还是肾素依赖性高血压均能较好地控制。对于前者，血液滤过较血液透析能清除更多液体而不发生循环衰竭，且低血压发生频率大大降低。而对于后者，其降压机制尚不清楚，可能因肾素滤出增多或分泌减少而使血浆肾素水平下降有关。

3）超滤不耐受症状性低血压和严重水、钠潴留。较多的临床观察表明血液透析时患者较易发生低血压，而血液滤过则可使低血压发生率明显降低。Quellhorst 等用相同钠浓度（138 mmol/L）透析液和置换液进行对比观察发现：行血液滤过（HF）治疗患者可耐受脱水 3.5 kg，而接受血液透析患者脱水 2.5 kg 就发生低血压。

4）心力衰竭与肺水肿　对利尿剂耐药的低钠性心衰患者，血液滤过是一有效的治疗方法。血液滤过可通过减少心脏的前后负荷来改善心功能。

5）尿毒症神经病变。

6）严重继发性甲状旁腺功能亢进症。

7）心血管功能不稳定、多脏器功能衰竭及病情危重患者。

二、血液滤过禁忌证

血液滤过无绝对禁忌证，但下列情况应慎用：

1）药物难以纠正的严重休克或低血压。

2）严重心肌病变所致的心力衰竭。

3）严重心律失常。

4）精神障碍不能配合血液净化治疗。

三、抗凝剂的应用

血液滤过与血液透析抗凝剂的应用原则是一致的。目前在血液净化中临床最常用的抗凝剂是普通肝素或低分子肝素。具体抗凝方法如下

1）普通肝素　一般首剂肝素按 25 ~ 50 U/kg 静脉注入；追加剂量 10 ~ 25 U/（kg·h）。血液滤过结束前 30 ~ 60 min 停止追加。注意应依据患者的凝血状态个体化调整剂量。普通肝素抗凝目标值是使活化凝血时间（ACT）延长至基础值的 150%。

2）低分子肝素　一般给予 50 ~ 80 U/kg；在治疗前 20 ~ 30 min 静脉注射，无须追加剂量。

3）阿加曲班　一般首剂 250 μg/kg 静推，追加剂量 2 μg/（kg·min）或 2 μg/（kg·min），持续滤器前给药，应依据患者血浆部分活化凝血酶原时间（APTT）的监测，调整剂量。透析中应使部分活化凝血酶原时间（APTT）延长至正常的 1.5 ~ 3.0 倍。

四、血滤器选择

1）应选择具有高水分通透性和高溶质滤过率，有足够的超滤系数［儿童通常 UFR 20 ml/（mmHg·h）］，以保证中小分子毒素被有效清除，如选用费森尤斯。

2）根据患者体表面积选择滤器的膜面积。较小儿童宜选用预充量小的滤过器，滤过器及血管通路内的血量（预冲洗容量：PV）应不超过患儿循环血量的 1/10（< 8 ml/kg），以减少对血流动力学的影响（见表 8-3）。

表 8-3　儿童血液净化常用滤器

型号	超滤系数［ml/（mmHg·h）］	面积（m²）	配套内预冲容积（ml）	血流速（ml/min）	公司
FX600	52	1.5	97	150–400	Fresenius
FX800	63	1.8	118	200–500	Fresenius
AV paed	10	0.2	20	10 ~ 100	Fresenius
FX40	21	0.6	32	10 ~ 100	Fresenius
FX5	8	1.0	50	10 ~ 100	Fresenius
Prismaflex ST60	15	0.6	93 ± 10%	50 ~ 180	Gambro
Prismaflex ST100	25	1.0	152 ± 10%	75 ~ 400	Gambro

五、置换液

1）置换液配方　置换液无菌，无致热源，致热源内毒素 < 0.03 EU/ml，细菌数 < 1×10⁻⁶ CFU/ml。置换液的电解质成分原则上应与细胞外液一致，应根据个体需要调节钠和碱基成分，这样才能避免电解质的负平衡。在儿童血液滤过中推荐用以碳酸氢盐为碱基的置换液配方。常用的置换液配方（mmol/L）：钠 135 ~ 145、钾 2.0 ~ 3.0、钙 1.25 ~ 1.75、镁 0.5 ~ 0.75、氯 103 ~ 110、碳酸氢盐 30 ~ 34。置换液因直接入血，因此必须保证无菌、无致热源。

2）置换液的使用　后稀释法节省置换液用量、血液和滤过液溶质浓度相同，但由于水被快速清除，滤过器中的血液浓缩，容易凝血。而且滤器内易形成蛋白覆盖层，导致滤过率逐渐降低。使用后稀释法时，超滤率不要大于血流量的 30%。前稀释法由于血液在进入滤器前即稀释，清除率显著降低。但因血流阻力小，血流量要求相对低，滤过量稳定，不易在膜上形成蛋白覆盖层是其优势。如用前稀释法可通过大幅度增加超滤/输注率来提高清除率。

六、血液滤过处方

每次血液滤过治疗 3 ~ 4 h，血流量：按 3 ~ 5 ml/（kg·min）计算；通常年幼儿童的血流量范围为 50 ~ 100 ml/min，而年长儿童则与成人相近为 100 ~ 250 ml/min。置换率是血流速度的 1/3 ~ 1/2。

1）前稀释置换法　优点是血流阻力小，滤过率稳定，残余血量少和不易形成滤过膜上的蛋白覆盖层。缺点是清除率低，所需置换液量较大。患者需做无肝素血滤时，建议选择本方式。

2）后稀释置换法　置换液用量较前稀释法少，清除效率较前稀释置换法高；但高凝状态的患者容易导致滤器凝血。一般患者均可选择本置换法，但有高凝倾向的患者不宜选择本方式。

3）混合稀释法　清除效率较高，滤器不易堵塞，对于红细胞比容高者较实用，置换量可参考前稀释法。

七、并发症及处理

血液滤过可能出现与血液透析相同的并发症，详见血液透析章节，除此之外还可出现以下并发症：

1. 致热源反应和败血症

1）对置换液的严格要求，如置换液被污染可发生发热和败血症。

2）防治措施

（1）定期检测反渗水、透析液及置换液的细菌和内毒素。

（2）定期更换内毒素过滤器。

（3）置换液配制过程无菌操作。

（4）使用前必须严格检查置换液、血滤器及管道的包装与有效使用期，检查置换液的颜色与透明度。

（5）出现发热者，应同时做血液和置换液细菌培养及置换液内毒素检测。

（6）抗生素治疗。

2. 氨基酸及蛋白质丢失

1）原因　随大量置换液滤出。

2）治疗　建议增加饮食中的蛋白质摄入量。

第八节　儿童血液透析滤过

血液透析滤过（hemodiafiltration，HDF）是血液透析和血液滤过两种技术的结合。溶质的清除通过弥散和对流两种方式进行；弥散主要清除小分子物质，而对流主要清除中分子物质。因此血液透析滤过具有血液透析和血液滤过两者的优点；血液透析滤过的总清除率不是弥散与对流的简单相加，而是相互影响，单位时间内比单独的血液透析或单独的血液滤过清除更多的中、小分子物质。研究结果显示，血液透析滤过对尿素氮（BUN）、血清肌酐（Scr）、磷及 β_2 微球蛋白（β_2-MG）、降钙素（PTH）的平均清除率均较血液透析好。标准的血液透析滤过（SHDF）是血液透析和血液滤过同时进行，即同时存在弥散和对流。

对流是血液透析滤过清除中分子溶质的主要方式。其清除率取决于跨膜压（TMP），超滤系数（KUF）反映膜对溶质的通透性，它取决于膜孔径的大小和几何构型。跨膜压与超滤系数两者呈正相关。在跨膜压一定范围内（高通量膜为 200 ~ 300 mmHg），超滤率与跨膜压呈线性关系。

一、血流动力学

血液透析滤过（HDF）与血液滤过（HF）类似，比单纯血液透析（HD）更接近生理状态，因而有更稳定的血流动力学状态。在血液透析滤过（HDF）时采用前稀释法输入置换液时，由于进入透析器的血液被稀释使清除率下降，这一清除率的降低对小分子和大分子物质的清除均有影响，但不易发生滤器凝血。因此，当应用前稀释法血液滤过时，应尽量增加血流量至允许范围内，以降低血液稀释的负面作用，保持较好的清除率。后稀释模式既有助于提高溶质清除率，也可节省置换液用量，但后稀释容易发生滤器凝血。可采用部分前稀释加部分后稀释方法，常采用前稀释，后稀释为1∶2。

由于儿童血流动力学不稳定，尤其是婴幼儿在治疗时一定要注意：①选择合适的滤过器　必须预冲量少；血流阻力低；滤过面积合适。②血流速度及置换速度　一般血流速度3~5 ml/（kg·min），置换率是血流速度的1/3~1/2。③及时评估和监控超滤，维持体液平衡，防止高血容量或低血压及休克的发生。

二、适应证和禁忌证

1. 血液滤过的适应证

1）急、慢性肾衰竭　对于急、慢性肾衰竭伴有高血容量、严重心力衰竭者，血液滤过在去除过多液体的同时，对循环状态影响较小。

2）顽固性高血压　血液滤过无论是对容量依赖性高血压还是肾素依赖性高血压均能较好地控制。对于前者，血液滤过较血液透析能清除更多液体而不发生循环衰竭，且低血压发生频率大大降低。而对于后者，其降压机制尚不清楚，可能因肾素滤出增多或分泌减少而使血浆肾素水平下降有关。

3）超滤不耐受症状性低血压和严重水、钠潴留。较多的临床观察表明血液透析时患者较易发生低血压，而血液滤过则可使低血压发生率明显降低。Quellhorst等用相同钠浓度（138 mmol/L）透析液和置换液进行对比观察发现：接受血液滤过（HF）治疗的患者可耐受脱水量为3.5 kg，而接受血液透析患者当脱水量达2.5 kg时就发生低血压。

4）心力衰竭与肺水肿　对利尿剂耐药的低钠性心衰患者，血液滤过是一有效的治疗方法。血液滤过可通过减少心脏的前后负荷来改善心功能。

5）尿毒症神经病变。

6）严重继发性甲状旁腺功能亢进症。

7）心血管功能不稳定、多脏器功能衰竭及病情危重患者。

2. 血液滤过禁忌证

血液滤过无绝对禁忌证，但下列情况应慎用：

1）药物难以纠正的严重休克或低血压。

2）严重心肌病变所致的心力衰竭。

3）严重心律失常。

4）精神障碍不能配合血液净化治疗。

三、治疗方式和处方

1. 治疗方式

前稀释置换法、后稀释置换法及混合稀释法。

2. 处方

1）常需较快的血流速度，通常婴儿为 40 ~ 60 ml/min；幼儿 80 ~ 100 ml/min；学龄儿童 100 ~ 200 ml/min。体重 < 10 kg 者血流量以 75 ml/min 为宜。体重 > 40 kg 者血流量以 250 ml/min 为宜。透析液流量一般为 500 ml/min，婴幼儿 250 ml/min。

2）置换液补充量　计算置换液量最简单的方法：前稀释为血流量的 1/2，后稀释为血流量的 1/3。调整好跨膜压，置换量的设定需根据血流速度进行调整。

四、抗凝方案

1. 普通肝素

一般首剂量0.3 ~ 0.5 mg/kg（或 25 ~ 50 U/kg），追加剂量10 ~ 25 U/（kg·h），间歇性静脉注射或持续性静脉输注（常用）；血液透析结束前30 ~ 60 min停止追加。

2. 低分子肝素

一般选择60 ~ 80 IU/kg，推荐在治疗前20 ~ 30 min静脉注射，4 h 内无须追加剂量。

3. 阿加曲班

一般首剂量250 μg/kg，追加剂量2 μg/（kg·min），或2 μg/（kg·min）持续滤器前给药，应依据患者血浆部分活化凝血酶原时间的监测调整剂量。

4. 无抗凝剂

治疗前给予40 mg/L的肝素生理盐水预冲、保留灌注20 min 后，再给予生理盐水500 ml冲洗；血液净化治疗过程中每30 ~ 60 min，给予100 ~ 200 ml生理盐水冲洗管路和滤器。

五、血滤器选择

血液透析滤过使用的透析器与血液滤过使用的透析器类似，为高通量透析器或滤器。

六、置换液

1. 置换液配方

置换液无菌，无致热源，致热源内毒素 < 0.03 EU/ml，细菌数 < 1 × 10^{-6}CFU/ml。置换液的电解质成分原则上应与细胞外液一致，应根据个体需要调节钠和碱基成分，这样才能避免电解质的负平衡。在儿童血液滤过中推荐用以碳酸氢盐为碱基的置换液配方。常用的置换液配方（mmol/L）：钠 135 ~ 145、钾 2.0 ~ 3.0、钙 1.25 ~ 1.75、镁 0.5 ~ 0.75、氯 103 ~ 110、碳酸氢盐 30 ~ 34。置换液因直接入血，因此必须保证无菌、无致热源。

2. 置换液的使用

后稀释法节省置换液用量、血液和滤过液溶质浓度相同，但由于水被快速清除，滤过器中的血液浓缩，容易凝血。而且滤器内易形成蛋白覆盖层，导致滤过率逐渐降低。使用后稀释法时，超滤率不要大于血流量的30%。前稀释法由于血液在进入滤器前即稀释，清除率显著降低。但因血流阻力小，血流量要求相对低，滤过量稳定，不易在膜上形成蛋白覆盖层是其优势。如用前稀释法可通过大幅度增加超滤/输注率来提高清除率。

七、并发症及处理

1. 与透析液或水污染相关

1）急性反应 透析期间大量的致热原进入血液所致。发热多在数小时内缓解，血培养阴性。临床还可表现为发热、低血压、心动过速、呼吸困难、发绀、腹痛等。目前因多采用联机血液透析滤过，使用的是超纯透析液，急性反应已很少见。

2）慢性反应 当低剂量和/或反复细菌污染的产物进入患者血液中，可能会导致慢性微炎症状态而引起长期透析相关的并发症，一般无临床症状。

2. 反超滤

低静脉压、低超滤率或使用高超滤系数滤过器时，在透析器的出口处，血液侧的压力可能低于透析液侧，从而出现反超滤，严重可导致肺水肿。反超滤可采用调整好跨膜压、提高血流量、补液同时增加超滤等措施来预防。

3. 蛋白丢失

血液透析滤过是使用高通量透析膜，很容易使血清蛋白丢失，尤其是后稀释置换法时蛋白丢失增加。

4. 缺失综合征

血液透析滤过能增加可溶性维生素、蛋白、微量元素和小分子多肽等物质的丢失。当应用后稀释置换法时，丢失更加明显。长期血液透析滤过患儿应注意补充相关营养素，以避免或减轻由此造成的营养不良。

第九节 儿童慢性维持性血液透析充分性评估

因为患儿接受的透析剂量影响其疾病状况和死亡率，因此对正在进行维持性血液透析患儿的管理有两个核心问题：①确定并开具最佳透析剂量的处方；②对长期接受透析的患儿定期进行透析充分性评估，以提高患儿生活质量，减少并发症，降低死亡率。

由于减轻尿毒症症状的透析剂量低于能够延长生存期的透析剂量，而且 BUN 值取决于多种与透析剂量不相关的因素，如蛋白质摄入量、蛋白质分解代谢率和残余肾功能，因此患者症状的改善和 BUN 浓度的下降并不是判断透析充分性的精确指标。

一、血液透析充分性评价指标及其标准

透析充分性指患儿通过透析治疗达到并维持较好的临床状态，包括血压和容量状态、营养、心功能、贫血、食欲、体力、电解质和酸碱平衡、生活质量等。狭义的透析充分性指标主要是指透析对小分子溶质的清除，常以尿素为代表，即尿素清除指数 Kt/V [包括单室 Kt/V（$spKt/V$）、平衡 Kt/V（eKt/V）和每周标准 Kt/V（$stdKt/V$）] 和尿素下降率（URR）。

1. 评价指标

1）临床综合指标　临床症状如食欲、体力等；体征如水肿、血压等；干体重的准确评价；血液生化指标如血肌酐、尿素氮、电解质、酸碱指标、营养指标包括人血白蛋白等；影像学检查如心脏超声检查等。

2）尿素清除指标　单室 Kt/V（$spKt/V$）、平衡 Kt/V（eKt/V）和每周标准 Kt/V（$std-Kt/V$）和尿素下降率（URR）。

2. 充分性评估及其标准达到如下要求即可认为患儿得到了充分透析

1）患儿自我感觉良好。

2）透析并发症较少，程度较轻。

3）患儿血压和容量状态控制较好。透析间期体重增长不超过干体重 5%，透后血压小于同年龄同性别儿童的第 90 百分位。

4）血红蛋白、血电解质和酸碱平衡指标基本维持于正常范围。

5）营养状况良好。

6）生长发育正常，以及身高、体重、头围和青春期经年龄调整的正常标准的比较。

7）血液透析溶质清除较好。小分子溶质清除指标单次血透尿素下降率（URR）达到 60%，尿素清除指数（Kt/V）目标值范围（0.7 ~ 2.0）内，单室 Kt/V（$spKt/V$）达到 1.2；目标值是单次血透尿素下降率（URR）70%，$spKt/V$ 1.4。

二、用于评估透析充分性的常用方法及公式

1. 尿素清除指数（Kt/V）测定及评估

尿素清除指数（Kt/V）是评价小分子溶质清除量的重要指标，也是测定透析剂量的首选方法。Kt/V 定义为透析器的尿素清除率（K）乘以透析治疗时间（t，单位：min）除以体内尿素分布容积（V，单位：ml），尿素分布容积近似等于总体水量，根据超滤过程中丢失的容量进行校正。目前常用的是单室 Kt/V（$spKt/V$）、平衡 Kt/V（eKt/V）和每周标准 Kt/V（$stdKt/V$），其中单室 Kt/V（$spKt/V$）因计算相对简单而应用较广。

1）尿素清除指数（Kt/V）$= -\ln(R - 0.03) + [(4 - 3.5R) \times (UF \div W)]$，UF 指超滤量（单位：L），W 指透析后体重（单位：kg），R 指透析后与透析前 BUN 的比值。

2）单室 Kt/V（$spKt/V$）计算

$spKt/V = -\ln[$透后 BUN/透前 BUN $- 0.008 \times$ 透析时间$] + [4 - 3.5 \times$ 透后 BUN/透前 BUN$] \times ($透后体重 - 透前体重$)/$透后体重。治疗时间单位：小时，体重单位：kg。

3）平衡 Kt/V（eKt/V）计算

eKt/V=ln［透析前 BUN/ 透析后平衡 BUN–0.008× 透析时间 –（透后体重 – 透前体重）/ 透后体重］

治疗时间单位：小时，体重单位：kg。

4）每周标准 Kt/V（$stdKt/V$）计算

$stdKt/V$=168×［1–exp（$-eKt/V$/t）/1–exp（$-eKt/V$）/$spKt/V$］+［168/（$N×t$）–1］。N 为每周透析次数，t 为每次透析时间。

5）目标值：每周 3 次的透析患儿达到尿素清除指数（Kt/V）0.7 ~ 2.0，单室 Kt/V（$spKt/V$）≥ 1.2，$stdKt/V$ ≥ 2.0。

6）局限性：尽管尿素清除指数（Kt/V）对透析治疗的实用指导有其价值，但若作为透析充分性的唯一指标仍有重要缺点。尿素清除指数（Kt/V）的局限性有以下几个方面：

在体型小或营养不良的患者中，尿素清除指数（Kt/V）容易高估患者接受的透析剂量。

任何方法测定的尿素清除率可能不能代表其他潜在毒性分子（其他小分子溶质、中分子毒素、蛋白质结合溶质、磷等）的动力学行为。

尿素清除指数（Kt/V）测定的是一次透析的尿素清除率，并且简单地假设这一次透析可代表所有其他次透析。因此，尿素清除指数（Kt/V）不能解释遗漏透析或其他透析可能发生的透析时间缩短的情况。

因为不同患者尿素的平衡有差异，透析后 BUN 检测的时机错误可能影响尿素清除指数（Kt/V）值的测定。

对于每周透析 3 次以上的患者，尿素清除指数（Kt/V）不能被用于比较治疗。这类患者采用的是改良的方法即每周标准 Kt/V（$stdKt/V$）来测定透析充分性。

2. 尿素下降率（urea reduction ration，URR）

尿素下降率（URR）是尿素清除指数（Kt/V）的替代指标，与 Kt/V 密切相关。

1）尿素下降率（URR）的计算

尿素下降率（URR）指单次透析中尿素（BUN）下降的分数。尿素下降率易于计算，但因为它假定在透析过程中尿素分布容积保持恒定（即没有超滤），但准确性低于尿素清除指数（Kt/V）。

尿素下降率（URR）=［1–（透析后 BUN ÷ 透析前 BUN）］。

2）尿素下降率（URR）的局限性

尿素清除指数（Kt/V）的许多局限性也适用于尿素下降率（URR），主要有以下几个方面：

任何方式测定的尿素清除率可能不能代表其他潜在毒性分子的行为。

尿素下降率代表单次透析中尿素的清除，透析后 BUN 检测时机错误会影响尿素下降率（URR）的测定。

尿素下降率（URR）不能用于比较一周透析 3 次以上患者的透析充分性。

3. 溶质清除指数（solute removal index，SRI）

溶质清除指数（SRI）是透析过程中测定尿素清除总量，通过透析液中尿素浓度乘以消耗的透析液量来计算。

优点：因为溶质清除指数（SRI）不依赖于 BUN 的变化，所以它不受透析后血样采集时机的影响。

溶质清除指数（SRI）的局限性有以下几点：

1）几乎没有研究将患者结局与 SRI 相联系。

2）临床操作中收集所有消耗的透析液不太可行。

3）与用平衡 BUN 计算出的血液透析剂量相比，用溶质清除指数（SRI）计算出的透析剂量相对不太准确。

4. 操作中注意事项

血标本的留取：由于血液透析通路再循环和心肺再循环的损耗及尿素从血管外腔隙到血管腔的平衡，检测 BUN 的时机和方法会影响 Kt/V。

为了获得最准确的 Kt/V 值，具体操作规程如下：

1）透前抽血

（1）动静脉内瘘者于透析开始前从静脉端直接抽血。

（2）深静脉置管者于透前先抽取 2 ～ 5 ml 血液并丢弃后，再抽血样送检。避免血液标本被肝素封管溶液等稀释。

2）透后抽血

为了获得最准确的 Kt/V 值（指平衡的或双室的 Kt/V），应该采用透析结束后 30 min 采血所测量的平衡的 BUN。但是对于门诊患者而言，测量 30 min 后平衡的 BUN 是很难进行的，因此我们采用非平衡的 BUN 值，为排除透析及透后尿素反弹等因素影响 BUN 水平，我们在透析结束后约 2 min 进行采血测量，具体方法如下：

（1）用动静脉瘘进行透析时，减慢血流速度至＜ 50 ml/min 维持 2 min 后抽取血标本。

（2）静脉插管时，血泵速度减慢至＜ 50 ml/min，30 s 后再取血标本。

5. 透析充分性监测频率

对于稳定的透析患儿，建议至少每 3 月评估 1 次；对于不稳定患儿，建议每月评估 1 次。

三、达到充分透析需要采取的措施

1）加强患儿教育，提高治疗依从性，以保证完成每次设定透析时间及每周透析计划。

2）控制患儿透析间期容量增长。要求透析间期控制钠盐和水分摄入，透析间期体重增长不超过干体重的 5%。

3）加强饮食指导，定期进行营养状况评估和干预，定期评估和调整干体重。

4）定期对心血管、贫血、钙磷和骨代谢等尿毒症并发症或并发症进行评估，并及时调整治疗方案。

5）对透析不充分患儿可以通过调整透析时间和／或透析频率来实现。

6）进行透析滤过治疗及应用高通量透析膜等方法，提高血液透析对中大分子毒素的清除能力。

四、透析不充分的原因

若以 Kt/V 作为评价指标，导致患者透析不充分的可能因素包括血流量低、透析时间短和通路再循环，此外体重增加、钠清除受损、透析液流速低、血液管道效应以及穿刺针规格等也可能是导致透析不充分的原因，采用中心静脉导管透析也与透析不充分有关。

对于 Kt/V 低于目标值的患儿最初的评价应包括以下几个方面：

1）瘘的完整性：通路障碍是透析不充分的常见原因。

2）透析治疗时间：实际透析时间可能短于处方时间。可能原因：患者迟到、医护人员开始透析的时间晚、由患者要求而提前结束治疗以及治疗中造成透析临时停止的意外事件（如低血压、血液渗漏、透析针穿刺困难、与高静脉压相关的过度触发机器报警）。

3）采集送检血样的方法：采集技术错误导致异常的透析前 BUN 低或透析后 BUN 高等。

4）透析器和患儿特异性变量：透析设备未充分校准、血液流速低以及高估了透析器清除率等。

如果初始分析未检测出低 Kt/V 的原因或没有纠正低 Kt/V 的原因，则应该开始第二次评估。可能还需要结合以下措施：①提高有效的血液透析治疗时间；②纠正血液取样错误或改善透析器的清除能力。增加清除率的方法可能包括：①评估体外压力；②减少透析器凝血和动静脉内瘘再循环的措施；③校正血液流速和透析液流速。

五、慢性透析患儿需要定期评价

常规监测指标及其检测频率如下：

1）血常规、血气分析、肝、肾功能、血电解质（包括血钾、血钙、血磷等）等。建议每月检查 1 次。

2）铁指标　每 3 个月检查 1 次。一旦发现血清铁蛋白低于 200 ng/ml 或转铁蛋白饱和度低于 20%，需补铁治疗；如血红蛋白（hemoglobin，Hb）低于 110 g/L，则应调整促红细胞生成素用量，以维持 Hb 于 110 ～ 120 g/L。

3）甲状旁腺素（parathyroid hormone，PTH）监测　建议血甲状旁腺素（PTH）水平每 3 个月检查 1 次。要求血清校正钙水平维持在正常低限，2.10 ～ 2.37 mmol/L；血磷水平维持在 1.13 ～ 1.78 mmol/L；血钙磷乘积维持在 55 mmol/dl 及以下；血甲状旁腺素（PTH）维持在 150 ～ 300 pg/ml。

4）整体营养评估及炎症状态评估　每 3 个月评估 1 次。包括血清营养学指标、血高敏 C 反应蛋白（hypersensitive C reactive protein，hsCRP）水平、标准化蛋白分解代谢率（normalized protein catabolic rate，nPCR）及营养相关的体格检查指标等。

5）尿素清除指数（Kt/V）和尿素下降率（URR）评估　建议每 3 个月评估 1 次。要求单室 Kt/V（$spKt/V$）至少 1.2，目标为 1.4；尿素下降率（URR）至少 65%，目标为 70%。

6）传染病学指标　必须检查，包括肝炎病毒标记、HIV 和梅毒血清学指标。要求开始透析不满 6 个月患儿，每 1～3 个月检测 1 次；维持性透析 6 个月以上患儿，应每 6 个月检测 1 次。

7）心血管结构和功能测定　包括心电图、心脏超声波、外周血管彩色超声波等检查。建议每 6～12 个月 1 次。

8）内瘘血管检查评估　每次内瘘穿刺前均应检查内瘘皮肤、血管震颤、有无肿块等改变。并定期进行内瘘血管流量、血管壁彩色超声等检查。

第十节　慢性维持性血液透析患儿营养及生长发育管理

随着透析技术的不断发展，透析疗法的适应证范围明显扩大，接受透析治疗的患者数目日益增长，透析疗法已成为终末期肾衰竭患者肾脏替代治疗的主要方法。但因种种原因，透析患者的并发症和营养不良的患病率仍很高，患儿全身状况差和生活质量低等问题仍然需要进一步研究。儿童处于人体生长发育阶段，营养不良和患儿的生长发育、死亡率和复发发病住院率密切相关。这些因素提醒我们急需对慢性透析患儿进行营养监测和治疗。

研究发现大部分血透患者存在不同程度的营养不良，与患儿膳食摄入、促红细胞生成素使用、透析是否充分及透析膜的生物相容性、营养物质的补充等相关。营养不良时透析患儿有疲乏、萎靡不振等症状，影响患儿生长发育及其免疫功能，严重时还将影响患儿心血管系统，增加透析患儿心血管事件发生。因此分析判断患儿营养状态，尽早发现营养不良并及时纠正，对改善和提高患儿的生活质量十分重要。

一、透析患儿营养不良特点

透析患儿营养不良临床类型呈多样化、复杂化，构成营养不良综合征，如糖、蛋白质、脂类、钙磷代谢紊乱等。因此我们需要使用多种防范，综合分析评价才能充分评估和认识患儿的营养状态。

从透析患儿的临床特点分析，透析时间长者较透析时间短者，营养不良发生率高，且随透析时间延长而增高。

营养不良对患儿体内免疫状态也有影响。营养不良的发生发展与机体炎症状态互为因果。一方面营养不良可引起机体防御能力下降，导致患儿频繁感染，导致透析患儿的入院率和死亡率增高。另一方面，炎症通过肿瘤坏死因子、白介素等引起肌肉蛋白质分解代谢增强，肌肉和脂肪体积下降，从而机体白蛋白合成降低，出现低白蛋白血症。细胞因子还能抑制机体食欲，降低蛋白质和能量的摄取，加重营养不良状态。

二、营养不良对透析患儿的影响

营养不良可降低心肌细胞的体积和纤维含量，可引起心脏萎缩和扩大。同时营养不良还能影响血管内皮一氧化氮合成，降低血清组氨酸水平，导致血管扩张功能障碍，载脂蛋白产生异常，血纤维蛋白原合成增多，血液黏滞度增高，从而促进动脉粥样硬化的发生发展。与此同时，心血管病变可导致组织缺氧、肠道水肿，影响营养成分吸收，加重患儿的营养不良，形成恶性循环。

三、透析患儿发生营养不良的原因

慢性肾衰竭患儿及维持性透析患儿营养不良的发生率高，主要分为营养物质摄入减少，和/或营养成分丢失过多。其原因主要包括尿毒症本身因素和与透析相关的因素。

1. 营养物质摄入减少

1）尿毒症本身因素：尿毒症患儿体内毒素的作用，导致患儿长期食欲减退、恶心、呕吐及腹泻等胃肠道症状，影响患儿营养物质及能量的摄入，使患儿开始透析治疗前已经存在营养不良。

2）透析不充分：由于尿毒症患儿体内代谢毒物和/或水的排泄能力降低，患儿出现厌食、恶心、呕吐及腹泻等胃肠道功能紊乱，影响营养物质的摄入和吸收。

3）透析并发症所致：患儿进行透析时可能出现恶心、呕吐、高血压、低血压、肌肉痉挛等情况，影响患儿透析日的食欲，导致营养物质摄入不足。此外，腹膜透析患儿，因为透析过程中从腹透液中吸收大量葡萄糖，升高患儿血糖浓度，降低食欲，患儿食物摄入减少。

4）药物的副作用：由于尿毒症存在多种并发症，因此尿毒症和透析患儿存在多种并发症，需要服用药物种类多，而许多药物可导致相应的胃肠道反应，可产生消化不良和食欲减退等副作用。如治疗肾病贫血和继发性甲状旁腺功能亢进症的药物，因含铝或钙剂、磷结合剂、铁剂等均可产生消化不良和食欲减退等副作用。

5）代谢及内分泌紊乱：尿毒症患儿及透析患儿体内存在激素功能紊乱，可能参与患者蛋白质和能量代谢异常，如甲状旁腺素分泌增加，胰岛素抵抗、胰岛素样生长因子 –1 作用降低等。这些因素引起机体碳水化合物、脂肪和蛋白质代谢紊乱，最终导致机体蛋白质合成减少而分解增加，形成能力负平衡，引起营养不良。

6）血清瘦素水平增高：研究发现，尿毒症患者和透析患者体内血清瘦素水平较正常人明显升高，瘦素与人体的食欲和能量代谢有关，瘦素能与其下丘脑受体结合，使食欲下降，食物摄入减少；同时增加交感神经系统活性，增加机体能量消耗，导致患儿体重下降和体内脂肪含量减少。但也有一些研究持不同见解，对临床观察认为血浆中瘦素水平与血清白蛋白、转铁蛋白、前白蛋白、标准化蛋白分解率等无明显相关关系。因此血清瘦素水平增高与营养不良的关系需要进一步研究。

7）感染：尿毒症和透析患儿机体免疫功能降低，已发生感染，感染使患儿食物摄入量减少，同时分解代谢增加，体内蛋白质、脂肪储备减少，进一步恶化营养状况。

8）其他：尿毒症患儿的精神情绪、家庭状况、生长发育、经济等问题均可导致患儿更易发生食欲不振、营养物质摄入不足或不均衡，加重营养不良。

2. 营养成分丢失

1）胃肠道营养成分丢失：尿毒症或透析患儿胃肠道功能紊乱、饮食不足及呕吐等因素导致患儿胃肠道营养物质丢失，导致营养不良。

2）透析时营养成分丢失：透析患儿无论血液透析还是腹膜透析，均有营养成分丢失。透析治疗不仅清除体内代谢产生有害物质和水分，同时也会引起氨基酸、肽类和多种维生素、微量元素的丢失。血液透析中，蛋白质不能透过透析膜而不发生丢失，但腹膜透析时，可能发生腹透液中丢失蛋白质。

四、营养状态评价

营养不良是透析患儿的重要并发症和导致死亡的主要原因，也影响患儿生长发育，早期及时发现和干预治疗对减少并发症，保证儿童正常生长发育至关重要。医师需要对患儿营养状况进行评估和动态监测。目前评价儿童营养状况的方法很多，常用的有饮食调查表、蛋白质代谢指标、人体组分成分检测、儿童生长发育量表等，一个指标往往有其局限性，同时应用几个指标进行动态连续监测，将提高对慢性肾功能衰竭及透析患儿营养状况评估的准确性和敏感性。

1. 饮食调查

对尿毒症患儿的饮食调查包括询问和调查表两种方式，调查患者近期内连续的进食食物量，计算出每日摄入蛋白质、热量及其他营养物质的含量。临床上采用 3 ～ 7 日膳食调查，采用日记记录表法，透析患儿的饮食调查应在病情稳定时期，包括透析日和非透析日，还应包括一个周末或节日，再取平均值进行计算。

小年龄儿童的饮食信息可以通过他们监护人获得，年长儿和青春期患儿多数可以提供有效的资料。该方法简便、经济，是一种临床上实用的初步营养评价方法。但由于获取资料的准确性难以保证，饮食调查在一定程度上受到限制。因此饮食调查应有统一标准，由同一位有经验的营养师或医师进行。

2. 实验室检查评估

实验室检查有助于评价存在营养不良风险的儿童的营养状况，但实际工作中应根据病史和体格检查结果来指导针对营养不良患儿或具有营养不良风险的儿童的实验室评估。儿童营养状况评估中最有价值的指标为血红蛋白浓度、红细胞指数（平均红细胞容积、平均红细胞血红蛋白量）和血清白蛋白或前白蛋白（甲状腺素运载蛋白）浓度。此外，评估血液透析患儿是否存在维生素缺乏及监测钾、磷、镁、锌及钙浓度也很重要。

1）血红蛋白和红细胞指数

血红蛋白浓度和红细胞指数有助于识别铁、叶酸或维生素 B_{12} 营养缺乏的儿童或慢性肾脏病性贫血儿童。缺铁性贫血是血液透析患儿中最常见的营养缺乏，其与小细胞低色素性红细胞形态有关。有助于评估小细胞性贫血的检测指标包铁蛋白、括血清铁、总铁结合力和转铁蛋白。大细胞性贫血提示存在叶酸和 / 或维生素 B_{12} 缺乏。慢性肾脏疾病的贫血通常为正细胞正色素性和低增生性贫血，实验室检查标志包括血清铁和铁结合力较低，而血清铁蛋白浓度为正常甚至升高。

对血液透析患儿常存在不同程度的贫血，在补充促红细胞生成素的同时也需要补充铁、叶酸等造血原料。

2）前白蛋白和白蛋白

血清前白蛋白和白蛋白分别为短期和长期膳食蛋白摄入量充足程度的替代标志物。

前白蛋白是一种在肝脏中合成的四聚体非糖基化血浆蛋白，代谢周期快，半衰期为2日，因此可作为急性营养不良的标志物。大多数实验室中血清前白蛋白的正常范围为20 ~ 40 g/L，临界值为 16 ~ 20 g/L，小于 16 g/L 即为低水平。儿童的低水平阈值为 13 g/L，新生儿为 4 g/L。膳食摄入不良时血清前白蛋白浓度快速下降，开始营养治疗和足量再喂养 10 日内可升至正常低值。但因为感染时血管渗透性增加和肝脏合成蛋白质的优先顺序重调，前白蛋白浓度会下降，因此对于存在炎症过程的患儿，前白蛋白水平不能准确反映其营养状况。

白蛋白也在肝脏合成，但其半衰期为 14 ~ 20 d，反映了前 3 周的膳食摄入情况，常作为评价营养不良的晚期指标。营养治疗开始以后可能需要长达 3 周的时间血清白蛋白逐渐恢复到正常。但当肾性失蛋白时，引起循环中蛋白质大量丢失，血清白蛋白并不是一种良好的营养标志物。血清白蛋白反映了血管内的胶体渗透压，可预测肠内喂养的耐受情况。DOQI（dialysis outcomes quality initiative）指出透析患儿血白蛋白应不低于 40 g/L。

对于血液透析的儿童，依据来自英国和美国的指南均推荐正常的碳水化合物摄入并增加年龄匹配人群的所推荐的蛋白质摄入。推荐的蛋白质摄入增加量为一日 0.1 g/kg（在身材极小的儿童可能要增加更多），以平衡氨基酸进入透析液的损失。

3）转铁蛋白

转铁蛋白的半衰期为 8 ~ 9 d，主要在肝脏合成。当体内 < 0.2 g/L 时提示营养不良。但因其也反应体内铁代谢状态，易受铁剂及重组促红细胞生成素影响。

4）胆固醇

胆固醇反应体内脂代谢及蛋白质状态，低胆固醇的透析患者并发症的发病率和死亡率较高。当低于 3.9 mmol/L 是提示蛋白质及能量摄入不足。

5）维生素

对于血液透析儿童，常存在胃肠道吸收不良，因此需要评估某些特定的维生素缺乏。脂溶性维生素的实验室评价通常比水溶性维生素的实验室评价更易进行，并且水溶性维生素缺乏较少见，因此，对于血液透析儿童和生长迟滞的儿童，应监测脂溶性维生素的浓度。通常应每 6 个月至 1 年监测 1 次脂溶性维生素浓度，可直接测定维生素 A、E 和 25- 羟维生素 D 的血清浓度，以测定凝血酶原时间来代替测定维生素 K。如果血清浓度较低或凝血酶原时间延长，则需要补充相应的脂溶性维生素。

6）矿物质

血液透析儿童由于机体排泄和吸收障碍，常存在低钙血症、高磷血症、高钾血症等电解质紊乱，因此血液透析患儿还需要定期评价特定矿物质缺乏，并做相应补充。

3. 人体组成成分检测

1）体格测量

（1）体重

体重是衡量体格发育和营养状况的重要指标，体重是人体脂肪、肌肉和骨骼之和，其改变与蛋白质和能量改变相平行，可以从总体上反映人体营养状态。但对于维持性血液透析患儿需要测量的是"干体重"，即在机体无多余水分也无缺水时的体重。干体重下降往往提示营养状况下降。干体重即理想体重或标准体重，1 ~ 12 岁标准体重（kg）= 年龄（岁）×2+8，12 岁以后体重可以参照成人标准体重计算即：体重（kg）= 身高（cm）-105 计算。实际体重在标准体重的 ±10% 范围内为正常，

同时儿童由于处于生长发育期，其体重也应适度的增加，方能满足机体生长发育对物质的需求。儿童 1 ~ 12 岁体重每年约递增 2 kg，鉴于儿童体重变化不大，可以采用体重曲线图来系统的监测患儿体格发育。

（2）皮褶厚度

通过测量皮脂厚度反映皮下脂肪含量，常用的测量部位是腹壁皮下脂肪和肱三头肌处皮褶厚度。将测量部位皮肤连同皮下组织捻起，用测皮褶卡钳测量。采用内瘘行血液透析患儿需在透析后达到干体重时，测量无内瘘侧的上肢肢体。每次测量的部位应一致。我国目前尚无群体儿童调查的正常值。

（3）体重指数（body mass index，BMI）

体重指数是反应蛋白质 – 热量营养不良及肥胖症的指标。体重指数（BMI）= 体重 / 身高 ^{2}（kg/m^2）

（4）上臂围的测量

方法为被测量者上肢自然下垂，在左上臂背侧肩峰至尺骨鹰嘴处的中点绕臂一周即为上臂围。但上臂围测量常用来评估 1 ~ 5 岁儿童的营养状况。

2）生物电阻抗（bioelectric impence，BEI）

生物电阻抗（BEI）为一种非介入性的测量方法，该方法通过测量脂肪组织和脂肪组织之间的导电性差异评价营养状况。使用 BEI 能检测患者的机体肌肉含量、脂肪含量以及总体水含量。

3）双相 X 线热量吸收仪（body dual energy X–ray absorptionery，DXA）

双相 X 线热量吸收仪（DXA）采用 X 线的低能量技术测量人体组织成分和骨骼质量及密度。该方法常用于临床诊断患骨骼系统疾病的儿童，如检查骨骼固性、药物引起的骨骼损伤等危险因素。

因此没有全面评估透析患儿的营养状态应采用多种方法进行评估和综合分析方法。

五、透析患儿的营养及生长发育管理

1. 营养物质补充

为满足机体活动、生长发育及治疗本身的需要，保证良好的营养状态，透析患儿必

须摄入充足的热量，同时需要保证患儿蛋白质、脂肪、糖类物质及维生素、矿物质等的均衡供给。同时由于肾脏是促红细胞生成素的重要合成场所，慢性肾衰竭患儿常伴有不同程度的贫血，因此还需要补充物质纠正贫血。

1）热量及三大能量营养素

透析患儿为了保持体重并满足生长发育需求，必须摄取充足的热量。摄取充足的热量能避免蛋白质作为热量物质而被分解产生更多的代谢产物加重病情。透析患儿在轻度活动下需要供给 $35 \sim 40$ kcal/（kg·d）。年龄越小需要能量越高。热量供应主要来源于碳水化合物和脂肪。碳水化合物占 60%~65%，食物以多糖供给为主，限制摄入单糖和双糖。脂肪占 35%~40%，提倡患儿多食用植物油和人造黄油，饱和脂肪酸和不饱和脂肪酸的比例应保持在 1.0：1.5 左右。蛋白质的摄入应达 $1.2 \sim 1.5$ g/d，并且摄入食物以优质蛋白质为主，占总蛋白质的 2/3 以上，且富含必需氨基酸，例如蛋、瘦肉、鱼等，不吃植物蛋白如豆制品。

2）水及电解质

进水量为每日尿量加 500 ml，保证透析间期体重增加不超过 4%~5%。为减少水钠潴留、血压升高及心衰的风险，应减少食盐摄入。采用血透的无尿儿童，每天钠摄入应维持在 $1 \sim 2$ g/d，水在 $50 \sim 100$ ml/（kg·d），钾摄入 < 2 g/d。若尿量大于 1 500 ml/d，可以不严格限制水及电解质的摄入。

3）钙和磷

尿毒症患儿常合并低钙和高磷血症。透析患儿需要保证每日摄入钙达 $1 000 \sim 1 200$ mg，常从食物和钙制剂中获得。同时还需补充维生素 D，促进钙吸收和调节钙磷代谢。因为高血磷可以引起钙磷乘积过大，增加转移性钙化的风险，同时还抑制 $25-(OH)D_3$ 向 $1, 25-(OH)_2D_3$ 的转化，因此若血磷过高时需要先进行降低血磷治疗。

4）维生素

脂溶性维生素不经血液丢失，不需要额外补充。水溶性维生素可以从透析中丢失，需要补充。叶酸补充 1 mg/d 即能达到需求，维生素 C 需要补充 $150 \sim 200$ mg/d。脂溶性维生素如维生素 A、D、K 则不需要补充。

2. 重组人促红细胞生成素（erythropoietin，EPO）补充

重组人促红细胞生成素能纠正贫血，并且能纠正氨基酸代谢异常，改善肌肉对氧的利用，提高透析患儿的生活质量。建议大多数血红蛋白水平小于 10 g/dl 的血液透析患者开始促红细胞生成素治疗，但有脑卒中或恶性肿瘤病史，或有活动性恶性肿瘤的透析患者在使用促红细胞生成素时（如果真的使用的话）需高度谨慎。

重组人促红细胞生成素的初始剂量的确定应根据患者的基线血红蛋白水平、总体临床情况、给药方式及目标血红蛋白水平。研究已发现在血液透析患者中，将血红蛋白水平提升至大于 11 g/dl 所需的促红细胞生成素（EPO）剂量在患者间的差异非常广，范围从小于 50 U/kg，一周 3 次，直至大于 300 U/kg，一周 3 次。FDA 推荐的静脉和皮下给药的初始剂量为 50 ~ 100 U/kg，每周 3 次。K/DOQI 和 KDIGO 贫血指南没有给出一个具体的推荐起始剂量，但声明促红细胞生成素（EPO）剂量应该个体化。

3. 重组人生长激素的使用

生长激素能促进蛋白质合成，减少蛋白质分解，增加脂肪分解，提高食物转化，为机体提供更多能量。一般使用剂量为 0.15 ~ 0.4 U/（kg·d）。

（刘小荣　翟松会）

第九章 儿童血液灌流

第一节 概 述

血液灌流（hemoperfusion，HP），是借助体外循环装置，血液进入装有固态吸附剂的容器，经吸附作用清除某些外源性或内源性的毒素或致病因子，并将净化了的血液输回体内，达到血液净化的一种治疗方法。它可以有效地清除人体内各种有害物质，外源性的有各种药物，农药、鼠药，植物及动物毒素等，内源性的致病因子如各种自身免疫抗体、免疫复合物、过量的炎性介质、细胞因子以及肌酐、吲哚等。随着吸附材料的不断发展，新的吸附剂不断出现，血液灌流也出现了许多新的吸附净化疗法，其临床应用的范围在不断地扩大。

血液灌流技术的应用与发展，与医用吸附材料及整个血液净化技术发展密切相关。大致分为以下三个阶段：初步探索阶段（20世纪40年代初至60年代末）。1948年，Muirhead和Reid首先应用离子交换树脂进行动物实验，发现其能清除尿素氮和肌酐，但清除效率低。1956年Rosenbaum等人用离子交换树脂对尿毒症、急性肝衰竭患者行血液灌流治疗，发现其对尿素氮、血氨有明显清除作用，并发现阴离子交换树脂对未结合胆红素及巴比妥类药物有很好的吸附作用。但离子交换树脂对血小板破坏严重；且会与血液中电解质发生交换反应，破坏血液电解质平衡，因此限制了离子交换树脂在血液灌流的应用。1964年，Yatzidis等首先用活性炭对尿毒症患者进行血液灌流治疗，发现对尿素氮、肌酐、酚类化合物等小分子化合物吸附作用明显，但是碳粒易脱落形成栓塞，并且血液相容性差。由于吸附材料研究仅处于起步阶段，故致吸附材料缺点多，副作用多，限制了血液灌流技术发展。

第二阶段即非特异性吸附材料临床应用阶段（20世纪70年代初至80年代末）。血液灌流吸附材料进一步完善，非特异性吸附材料如树脂、活性炭等得到进一步研制、完善，这些材料缺点更少，副作用更小，临床应用越来越广泛。1970年张明瑞教授发明白蛋白火棉胶包裹活性炭制成微胶囊血液灌流器，使活性炭吸附剂血液灌流进入临床实用阶段。1976年，Rosenbaum应用吸附树脂对药物中毒患者进行临床治疗，取得了良好的治疗效果。此后经过反复实践和改进，血液灌流已成为抢救药物中毒患者有效、可靠的治疗方法。20世纪80年代初研制开发的碳化树脂实际上是一种人工合成活性炭，不但提高了吸附性，又具有好的机械强度，克服了一般活性炭的微粒脱落、血液相容性差需要包埋或包膜的缺点，而且具有大孔结构及可调节孔径大小分布的特点，有望制成具有"裁制"性吸附性能的碳吸附剂，使它能选择吸附血液中特定的有毒物质，从而使活性炭医用吸附剂的研究大大向前推进一步。

第三个阶段即血液灌流特异性吸附发展（20 世纪 80 年代末至今）。随着血液灌流技术的发展，针对疾病发生时机体内某一成分的特异性吸附逐步引起了人们注意并得到发展。1979 年，Terman 应用免疫吸附剂进行血液灌流治疗系统性红斑狼疮及其肾炎获得成功；1982 年，Yamazak 等应用免疫吸附剂，采用血液灌流治疗类风湿关节炎，取得一定效果。之后针对免疫性疾病，如系统性红斑狼疮、类风湿性关节炎、重症肌无力等疾病，均有应用特异性吸附治疗的报道。在非免疫疾病方面，特异性吸附也有一定的发展，比如针对胆红素的各种吸附柱已有很多商品化的产品应用与临床，如日本可乐丽公司开发的 BL–300 吸附柱，日本旭化成医疗公司开发的 BRS–350 吸附柱等，国内也有自己研发的产品，如由珠海丽珠医用生物材料有限公司研发的 BS–330 吸附柱，由天津市紫波高科技有限公司生产的 HB–H–6 吸附柱。针对内毒素、高脂血症的特异性吸附治疗也有不断的报道，如固定多黏菌素 B 纤维血液灌流吸附柱。

尽管特异性吸附血液灌流治疗一般价格昂贵，但是其为疾病的治疗提供了一种新的手段，尤其是针对某些难治性疾病，比如说重症系统性红斑狼疮、重症肌无力等，使其可能成为除药物、手术之外的第三大治疗手段。

第二节　血液灌流原理

血液灌流主要是通过吸附作用，去除致病物质，达到血液净化的目的。吸附是利用吸附剂对液体或气体中某一组分具有选择性吸附的能力，使其富集在吸附剂表面的过程。血液灌流时的吸附现象，可认为是吸附剂 – 吸附质、吸附质 – 溶质、吸附剂 – 溶质之间相互作用的综合结果。在水溶液中引起吸附的主要原因是吸附质对水的疏水作用和吸附剂对吸附质的亲和力。根据吸附剂表面与被吸附物之间作用力的性质，可将吸附分为物理吸附、化学吸附两种基本类型，有些学者将生物亲和吸附也单独分为一类。

1）物理吸附　是指吸附质分子与吸附剂表面分子之间通过分子间作用力，即范德华力，相互作用而发生的吸附现象，也被称为范德华吸附。范德华力比化学键弱得多，一般分为色散力、诱导力和取向力，这几种力在总作用力中所占的比例，取决于相互作用的分子极性和变形情况。对于极性不大的吸附质和吸附剂，色散力在物理吸附中起主要作用；当极性分子和带静电荷的吸附剂表面相互作用时，或因吸附质与吸附剂表面分子作用，使二者的电子结构发生变化而产生偶极矩时，诱导力和取向力在物理吸附中也起重要作用。从分子运动观点来看，吸附在吸附剂表面的吸附质，由于分子运动，也会从固体表面脱离进入液体中，其本身不发生任何变化，此及"脱附"。这种吸附 – 脱附现象在物理吸附中普遍存在。利用这种现象，改变操作条件，使吸附的物质脱附，可达到吸附剂再生的目的。物理吸附的特征是吸附物质不发生任何化学反应，吸附过程进行的极快，参与吸附的各相间的平衡瞬间即可达到。

2）化学吸附 是指吸附质分子与吸附剂表面原子间发生电子交换、转移或共有，形成化学键的吸附作用，具有选择性。化学吸附可分为需要活化能的活化吸附和不需要活化能的非活化吸附，前者吸附速率较慢，而后者吸附速率较快。化学吸附的主要特点有：大多为不可逆吸附；化学吸附进行的速率大多较慢，吸附平衡需要相当长的时间才能达到；有选择性；吸附层能在较高的温度下保持稳定；仅发生单分子层吸附等。

3）离子交换吸附 是典型的化学吸附。离子交换剂中的功能基所带的可交换离子在溶液中发生离解，并扩散到溶液中；同时溶液中的同类型离子，也能扩散到离子交换剂的表面和空隙内，当这两种离子的浓度差较大时就产生一种较大的推动力使它们之间发生交换，浓度差越大，交换的速率越快。这个过程是可逆的。

4）生物亲和吸附 生物亲和吸附的生物物质，特别是酶和抗体等蛋白质，具有识别特定物质并与该物质的分子相结合的能力。这种识别并结合的能力具有排他性，即生物分子能够区分结构和性质非常相近的其他分子，选择性的与其中某一分子特异性结合。生物分子间的这种特异性相互作用称为生物亲和作用或简称亲和作用，通过亲和作用发生的结合称为亲和结合。利用生物分子间的这种特异性结合作用的原理进行的吸附过程称为亲和吸附。亲和吸附效率高，利用亲和吸附可以从血液中快速清除吸附质；特异性较强，当吸附质浓度较低时，也有较好的清除作用，且抗结构相似物质的干扰能力强；生物亲和吸附剂，主要包括抗原–抗体结合型、补体结合型和 Fc 段结合型。生物亲和吸附剂具有亲和特异性高，吸附容量大等特点。免疫吸附中抗原–抗体结合型吸附剂是生物亲和吸附的典型例子。

在吸附的过程中，物理吸附和化学吸附并非不相容，但在一个系统中，某一种吸附可能是主要的。活性炭吸附作用产生于两个方面，①由于活性炭内部分子在各个方向都受到同等大小的力，而在表面的分子则受力不平衡，这就使其他分子吸附于其表面，即物理吸附；②由于活性炭与被吸附物质之间的化学作用，即化学吸附。活性炭吸附是上述两种吸附综合作用的结果。

吸附树脂是一类人工合成的，具有大孔结构的有机高分子共聚体，是一种多孔性海绵状固体高分子物质，具有筛选性。根据树脂的表面性质，可分为非极性（苯乙烯型）、中极性（含酯基）、和极性（含酰胺基、腈基、酚羟基等）。吸附树脂的多孔性使其具有巨大的比表面积，能够依靠与被吸附分子之间的范德华力或氢键进行吸附。同时，其多孔性还对相对分子质量不同的化合物具有筛选作用。一般来说，非极性吸附剂是通过范德华力来进行吸附的，中极性、极性及强极性吸附剂主要通过偶极–偶极作用及静电力（包括氢键和给体–受体络合作用等）进行吸附。

第三节　吸附剂的结构、分类及影响因素

血液灌流治疗过程中，吸附剂与血液直接接触，因此除了具备强大的吸附作用，必

须符合以下要求：①良好的生物相容性；②具有稳定的化学性质，与人体血液接触时，不发生任何化学和生理变化，不引起热原、过敏和毒性反应，不损害组织细胞，不致癌；③具有较强的机械强度，不易变形，不破碎，不发生微粒脱落；④制剂易于灭菌和存储。

一、吸附材料的分类

1. 按吸附原理分类

吸附剂和吸附质之间的吸附作用主要有物理吸附、化学吸附、生物亲和吸附和物理化学亲和吸附四种方式。血液灌流用吸附剂在与血液中的致病物质发生吸附作用时，往往是以其中的一种作用方式为主导，结合其他几种作用方式共同参与完成吸附作用。按吸附过程中占主导地位的吸附作用方式将吸附剂分为四类。

1）活性炭和吸附树脂　活性炭具有发达的微孔结构，巨大的比表面积，可用于吸附血液中水溶性小分子毒物或药物；吸附树脂具有丰富的中大孔，比表面积大，机械强度好，可相对特异性的吸附血液中脂溶性中、大分子毒物和与蛋白质结合的药物。上述吸附剂主要靠物理吸附作用原理，由于极性和孔径分布的差异，所吸附物质的重点也有所不同。如淄博康贝医疗器械有限公司生产的 YTS-60、YTS-100、YTS-160、YTS-180、YTS-200 活性炭血液灌流器（炭肾）；珠海健帆生物科技股份有限公司生产的 HA130、HA230、HA280、HA330、HA330-Ⅱ 树脂血液灌流器；广东百合医疗科技股份有限公司生产的 MG350 树脂血液灌流器。

2）离子交换树脂　这类吸附剂，主要靠化学吸附作用原理，吸附血液中带有正电或负电的物质。例如日本可乐丽 BL-300 采用阴离子交换树脂，吸附血液中的胆红素和胆汁酸。

3）生物亲和吸附剂　主要包括抗原-抗体结合型、补体结合型和 Fc 段结合型，这类吸附剂具有亲和特异性高，吸附容量大等特点。如健帆伊美诺—DNA230 免疫吸附柱。

4）物理化学亲和吸附剂　主要包括静电结合型和疏水结合型等。这类吸附剂较生物亲和型吸附剂的吸附性和选择性相对较差。

2. 按载体类型分类

1）活性炭吸附剂　活性炭具有发达的微孔结构和超大的比表面积，可以非特异性的吸附小分子水溶性物质，如肝脏代谢毒素、尿毒症毒素和药物等。可以从石油沥青、树脂、泥煤、木材等原料来制备活性炭。因石油沥青较容易制备成球形活性炭，所以常用石油沥青基活性炭作为吸附材料。由于上述材料制备的活性炭以微孔居多，对中大分子的吸附有限，而使用球形树脂制备活性炭因孔径可调，广泛引起人们的兴趣，已有相应产品上市。如日本可乐丽生产的 DHP-1。

2）高分子吸附剂　分为合成高分子和天然改性高分子两类。合成高分子是指通过均聚或共聚反应制备成球形吸附剂，常用合成高分子吸附剂主要有苯乙烯-二乙烯苯类共聚物，交联聚乙烯醇、聚丙烯醇等。这类吸附剂化学稳定性好，机械强度高，制备过程中可以人为地控制其化学和物理结构，但使用时一般也需要包膜来防止微粒脱落。天然改性高分子是近年发展较快的一种医用高分子吸附分离材料，用于血液灌流时，需要进行一定的修饰以提高其对目标物质的吸附选择性。这类吸附剂主要有琼脂糖、壳聚糖、纤维素、葡聚糖等。这类吸附剂血液相容性好，无毒性，化学修饰容易，但强度低，一般用于血浆灌流。

3）无机材料吸附剂　无机材料作为吸附剂的较少，主要为硅胶球和玻璃珠，因其表面含有大量的硅醇基，可接枝配基，可选择性吸附血液中的致病物质。

二、常用的吸附材料

1. 活性炭

活性炭主要是由椰子壳、木材、骨骼、糖类、石油副产品等为原料制成。其制作过程复杂，需经过蒸馏、炭化、酸洗及高温、高压、活化等步骤。经处理后的材料变得非常疏松而且多空，具有吸附性，及通常所说的活性炭。

活性炭的成品形状各异，可以呈不规则粒状、球状、柱状、纤维状和粉状等，可根据需要加工制作，但不论其形状如何都具有良好的吸附能力。从性状上而言，活性炭应具有面积大、空隙大和孔径分布宽的特点。多孔及大的内表面积是具有吸附力的基础。活性炭的比表面积一般应大于 1 000 m^2/g 以上，根据直径的大小其孔径可分为微孔区（＜2 nm）、过渡空区（2 ~ 50 nm）和大孔区（＞50 nm）。相对分子质量越大的活性炭，其吸附容量就越高。就吸附能力而言，以粒状活性炭吸附能力最强，柱状次之。

活性炭是多孔性、高比表面积的广谱吸附剂，孔径分布宽、孔隙率高，能吸附多种化合物，如肌酸、尿素、胍类及中分子物质等，尤其对小分子的外源性药物、毒物，如巴比妥、安定等安眠药类，其清除率很高，但对尿素、钠、钾、氯、磷、氢离子和水等无清除作用。

活性炭作为吸附剂，其特点是吸附速率快、吸附容量高，但活性炭的吸附选择性低，机械强度差。活性炭与血液直接接触会引起血液有形成分，如红细胞、白细胞及血小板破坏，同时有炭微粒脱落引起微血管栓塞的危险。故直到 1968 年加拿大吉尔大学的张明瑞教授等，应用白蛋白火棉胶包裹活性炭制成微胶囊，这样既提高了吸附剂的血液相容性，又防止了炭微粒的脱落，而包裹后的活性炭吸附性能并无明显的改变。是以活性炭血液灌流的应用得到了逐步推广。随着技术的进步，目前又开发出许多新的包裹材料和包裹方法。目前已使用的包裹材料有：火棉胶、白蛋白、白蛋白 – 火棉胶、丙烯酸水凝胶、聚甲基丙烯酸羟乙基脂、甲基丙烯酸、聚乙烯醇缩丁醛、醋酸纤维素、绵纶、硅及交联明胶等。

良好的包裹材料应具备以下特点：①膜厚度在 0.05 ~ 5 μm，要有足够的强度，不易破损，以防止炭颗粒脱落；②膜面微孔孔径为 0.5 ~ 4.5 nm，被清除的溶质能自由通过不受限制；③血液相容性好；④膜材料和血液成分不产生凝聚和黏着，以保证灌流时血液流畅；⑤容易消毒，本身无致热源、无毒性。

2. 高分子吸附材料

1）高分子吸附材料分为合成高分子和天然改性高分子。

合成高分子吸附剂种类　高分子吸附剂又称为吸附树脂，是一种具有大孔结构和极大表面积不溶解的坚硬球状聚合物，对有机物具有较大的吸附能力。高分子吸附剂是用单体采用聚合法聚合而成，其骨架结构主要有苯乙烯、丙烯酸酯、丙烯腈、异丁烯等，致孔剂有甲苯、石蜡、汽油、煤油、聚乙烯醇等，分散剂有明胶、聚乙烯醇、混合分散剂等，交联剂有二乙烯苯、丙烯腈等，由于骨架的不同树脂的极性也不同，通常分为非极性、中等极性、极性三类，非极性树脂如苯乙烯–二乙烯苯聚合树脂，中等极性树脂如聚甲基丙烯酸类树脂，极性树脂一般含有硫氧、酰胺、氮氧等基团。

合成高分子吸附剂不溶于酸、碱溶液及各种有机溶剂，在结构上属于既不溶解、也不熔融的多孔性海绵状固体高分子物质。每个大孔聚合物球体是由大量很小的微球凝聚而成，即由连续的凝胶相和连续的大孔相构成。在使用时孔中充满溶剂，吸附剂的内表面暴露在溶剂和溶质分子中进行吸附。

2）天然改性高分子吸附材料

（1）琼脂糖　是一种从海藻中提取的天然多糖，其水溶液在低温下具有形成水凝胶的特征，它具有理想介质的许多特性，如高亲水性、高度多孔性、含较多的可活化羟基、不与生物大分子发生非特异性吸附。由于琼脂糖上含有较多的可活化羟基，在一定条件下可以介入不同的配基，作为亲和吸附介质，用于血液净化。

（2）纤维素　纤维素来源于树木、棉花、麻类植物及其他农副产品，是自然界中取之不尽、用之不竭的可再生资源。纤维素是植物细胞壁的主要组成部分，不同植物的纤维素含量存在差异，其中棉花的含量最高，达98%（干基）；麻类作物中纤维素的含量也较高，如亚麻80%～90%；木材中纤维素的含量低一些，只有40%～50%。尽管纤维素不溶于水，但由于其分子链中含有大量的羟基，因此仍具有较强的亲水性。球形纤维素基质具有规则的几何形状、强的亲水性、低的非特异性吸附、大的孔隙率和孔径、高的机械稳定性和化学反应性，加之来源方便，价格便宜和制备工艺简单，因此特别适合作为吸附剂。

（3）壳聚糖　壳聚糖是一种天然的生物高分子线形多糖。是迄今为止发现的自然界中唯一存在的阳离子型食用纤维，在溶解状态下带正电荷，是地球生态系统中的天然单体。壳聚糖具有许多独特的化学物理性质，根据其酰化、硫酸酯化和氧化、羟乙基化、羟甲基化等反应，还可制备成多种用途的产品，而且从氨基多糖的特点出发具有比纤维素更广泛的用途。壳聚糖具有良好的生物相容性、血液相容性和安全性，同时含有羟基和氨基，比较活泼，便于活化和偶联，因此引起国外学者的广泛关注。

3）无机材料吸附剂

无机材料作为血液灌流用吸附剂主要有大孔硅胶和多孔玻璃（见表9-1），但由于这类吸附剂与蛋白质生物相容性差，大孔硅胶价格较贵，表面活性基团少，吸附剂表面会残留酸性的硅羟基，造成非特异性吸附，因此应用受到限制。

（1）多孔硅胶　由硅酸钠在酸性条件下经过一定的物理化学操作过程聚集而形成，其特点是表面含有硅醇基或硅羟基（–Si–OH），这是硅胶可以进行表面化学键合成或改性的基础。但同时，其多孔性也会导致表面可以存在大量水，因而增加了反应的复杂性。但由于表面硅醇基的存在，使得硅胶在碱性条件下不稳定，非特异性吸附较大。可以通过减少硅胶的比表面积来降低对碱的敏感和非特异性吸附。常见无机材料类吸附剂产品见表9-1。

（2）多孔玻璃　　与其他材料相比，具有很多不同的特性。

表 9-1　常见无机材料类吸附剂

产品名称	无机材料	配基	生产商
Prosorba	硅胶球	蛋白 A	Cypress Bioscience，Inc.
Biosynsorb	硅胶球	N- 乙酰 -D- 半乳糖胺	Kawasumi Lab.

第四节　血液灌流设备

血液吸附装置主要由灌流器、吸附剂、管路以及动力系统组成（见彩图5）。

一、血液灌流吸附柱（灌流器）

常用的灌流器外形呈圆柱形、腰鼓形、梭形等，不同形状在临床使用上差异并不大，直径与长度的比一般为 1∶（3 ~ 5），内部阻力不超过 30 mmHg。灌流器内壁材料一般经过硅化处理，以提高其生物相容性；这样的灌流器符合流体力学的特点，能使罐的无效腔最小、阻力最低，其容积一般在 100 ~ 300 g 炭量体积。尽管灌流器形状差异很大，但都具备四部分：装吸附剂的罐体，截留炭粒和微粒的网子，与血路管相连接的血嘴以及清除毒物的吸附剂。现以天津第一医院设计的 XF-1 型灌流器说明其构造（图9-1、图9-2）。灌流器呈梭形，两端有两个端盖，在端盖与罐体之间各有一片滤网过滤，网眼 40 ~ 80 目，以阻挡脱落的微粒进入静脉管道。为使端盖与罐体密封良好，中间各置一橡胶圆垫。本灌流器装炭量分别为 130 g、157 g、214 g、300 g，可根据情况选用。

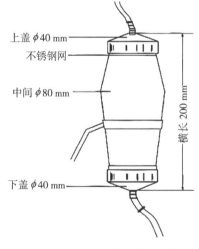

图 9-1　血液灌流器的结构

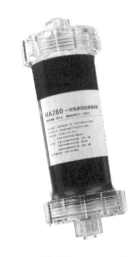

图 9-2　珠海健帆 HA280 血液灌流器

灌流器外壳可分为可弃式和复用式两大类。前者已装好吸附剂，并已消毒、密封，多为塑料外壳，只能一次性使用，其特点是操作简单方便、安全，但价格较昂贵，目前临床上多使用此类灌流器。后者材料为玻璃或不锈钢，两端装有 60～80 目的不锈钢丝网，使用前自行将吸附剂装入罐中，并留有约 1/5 的空隙（视灌流罐的大小不同，一般装活性炭 150～300 g），然后用 121 ℃高温高压蒸汽消毒 30 min（亦可用 γ 射线消毒，但不能使用化学消毒剂及环氧乙烷气体消毒），此型操作较繁复，易漏血、漏气，但价廉，且可重复使用。目前复用式灌流器国内已不再生产。

表 9-2　国内儿童常用血液灌流器

厂家	规格型号	吸附剂类型	吸附剂装量	血室容积 /ml	吸附分子量
珠海健帆	HA130	树脂	130 g	114 ml	10～40 ku
	HA230		230 g	146 ml	500～5 000 ku
	HA280		280 g	155 ml	15～300 ku
	HA330		330 g	188 ml	10～50 ku
	HA330-II		330 g	186 ml	100～700 ku
淄博康贝医疗器械有限公司	YTS-60	树脂基球形活性炭	60 g	85±5 ml	500～10 ku
	YTS-100		100 g	90±5 ml	500～10 ku
	YTS-160		160 g	120±5 ml	500～10 ku

表 9-3　儿童血液灌流用器临床应用

厂家	灌流器	使用范围
淄博康贝医疗器械有限公司	YTS-60 YTS-100	尿毒症患者体内中分子清除，治疗改善维持性透析患者并发症以及改善患者微炎症状态
	YTS-150 YTS-160	急慢性药物毒物中毒及逾量药物的清除
	YTS-180 YTS-200	①各类炎症疾病，如 SIRS、脓毒症；②各类免疫性疾病；③各类血管炎；④皮肤性疾病；④重症肝昏迷
珠海健帆生物科技股份有限公司	HA130	维持性血液透析相关并发症：肾性骨病、顽固性皮肤瘙痒、周围神经病变、心血管疾病、顽固性高血压、肾性脑病、营养不良等的防治
	HA230	有机磷农药、灭鼠药、除草剂、工业毒、生物毒等均有较好的清除能力
	HA280	1.皮肤病：银屑病（牛皮癣）、天疱疮、黄褐斑、重症痤疮、重症药疹等 2.自身免疫性疾病：类风湿性关节炎、系统性红斑狼疮、白塞病、多发性肌炎、强直性脊柱炎、系统性硬皮病、干燥综合征等 3.血管炎：过敏性紫癜、ANCA 相关性血管炎、荨麻疹性血管炎、结节性多动脉炎、变应性血管炎、川崎病等
	HA330	危重症等炎症反应性疾病：脓毒症、重症急性胰腺炎、全身炎症反应综合征（SIRS）、代偿性抗炎反应综合征及（CARS）、多器官功能障碍综合征（MODS）、多发性创伤、挤压综合征等

灌流器的设计除要求无效腔小，血流阻力低外，还必须具备良好的血液相容性，预充血液容量小，两端密封性好，不漏血，容易消毒处理。活性炭灌流器（炭肾）应耐受+50 ℃ ~ -15 ℃温度、750 mmHg 正压、70 mmHg 负压以及 121 ℃ 20 min 高温灭菌或射线灭菌。不变形、不变脆、不漏气、不漏血；连接方式为超声焊、涡流焊以及旋紧式。目前国内外灌流器有很多种，下面列举的是儿科常见的几种。

表 9-4　儿童血液灌流器临床应用参考

体重（kg）	可选择灌流器
< 15	YTS-60 或 HA130
15 ~ 20	YTS-100
20 ~ 25	YTS-160
25 ~ 30	HA230
> 30	HA280

二、吸附剂

经典的吸附剂包括活性炭吸附剂和大孔吸附树脂吸附剂。血液灌流吸附剂必须符合以下标准：①与血液接触无毒无过敏反应；②在血液灌流过程中不发生任何化学反应和物理变化；③具有良好的机械强度，耐磨损，不发生微粒脱落，不发生变形；④具有较高的血液相容性，对血液有形成分的影响很小。

三、管路

血液灌流应用的管路通常都是血液透析所应用的管路，某些设备是专用配套管路。应根据所应用的血液灌流的设备，而选用相应的管路。

四、动力设备

血液灌流治疗对所应用的动力设备一般无特殊要求，只需一台血泵即可进行治疗。但为保证治疗的安全性，标准的血液灌流设备还应有理想的可调控的体外循环保温加热装置及动静脉压力监测、血路管空气监测装置等。专用的血液灌流机、血浆置换机、血液透析机及床旁血滤机等都可用于血液灌流治疗。如果与血液透析联合应用时，可借助血液透析机的血泵动力装置、加温装置及各种监控装置。血液灌流器应置于血液透析器前，这样有利于回血保温，避免透析脱水后血液浓缩发生凝血，有利于透析器对电解质和酸碱平衡的调节。

血浆灌流吸附治疗对设备方面的要求比血液灌流吸附治疗的要求高，它要求必须具备两个血泵，一个是血液循环泵，另一个是血浆分离泵。常用的设备有 CRRT 机、人工肝机等。

第五节 儿童血液灌流操作流程及注意事项

一、儿童血液灌流操作流程

1. 建立血管通路

儿童血液灌流一般建立临时血管通路，首选股静脉，其次可选择颈内静脉及锁骨下静脉，也有采用桡静脉 - 贵要静脉、足背动脉 - 大隐静脉作为血管通路，但不提倡。血液透析、血液灌流联合治疗尿毒症患者，可采用其原有的动静脉内瘘。采用 Seldinger 技术建立血管通路，方法简便、迅速，利于及时抢救，具体操作，详见相应章节。

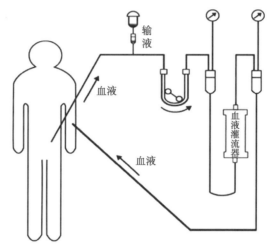

图 9-3 血液灌流

2. 血液灌流前准备

1）检查灌流器包装是否有损害或过期，否则不能使用。

2）灌流器垂直固定在支架上，位置高度相当于患儿右心房水平。血液入口在灌流器底部，血流方向与灌流器标识方向一致。

3）动脉血路上的空气捕捉器应垂直放置，以防止空气进入灌流器而减少吸附剂的表面积。

4）将静脉血路与灌流器出口端相连接。启动血泵使动脉血路内充满 5% 葡萄糖液，然后关闭血泵，将动脉血路与灌流器入血端连接，开动血泵，使葡萄糖液由下而上进入灌流器，再进入静脉血路。

5）将血泵速度升至 200 ~ 300 ml/min，用 2 000 ml 生理盐水冲洗灌流器，清除脱落的微粒，并使吸附剂浸润，同时排尽气泡。

6）冲洗过程中，可在静脉端用止血钳反复钳夹血路以增加血流阻力，使冲洗液在灌流器内分布更均匀。

7）灌入肝素生理盐水（每 1 000 ml 的生理盐水加入肝素 25 mg）500 ml，动静脉血路充满肝素盐水后，关闭血路备用。

3. 肝素化

因为吸附剂表面较透析膜粗糙，而且表面积（1 000 m²/g）比一般透析膜（0.9 ~ 1.5 m²）大，故血液灌流时肝素的需要量与血液透析不同。又因原发病各不相同，个体差异较大，最好根据凝血时间（prothrombin time，PT）及活化部分凝血活酶原时间（activated partial thromboplastin time，APTT）调节肝素剂量，以避免灌流器凝血和错过抢救时机。一般来说，最好根据试管法凝血时间调整肝素用量，使体外循环凝血时间保持在 45 ~ 60 min。有效血管通路建立后推注首剂肝素 0.5 ~ 1 mg/kg。

4. 血液流速

血液流速一般在 3 ~ 5 ml/（kg·min）。流速越快，吸附率越低，达到吸附平衡的时间就越长；反之，流速越慢，吸附率越高，达到吸附平衡的时间就越短。国外一般血流速度在 3 ~ 5 ml/（kg·min）。血流速度太慢，凝血机会相对增加，应适当提高肝素剂量。

通常儿童血液灌流的血流量 50 ~ 130 ml/min 或 3 ~ 5 ml/（kg·min）。血液灌流初始血流量应从 50 ml/min 逐步增加。

如果患者处于休克或低血容量状态时，可与灌流治疗前进行体外预充，预充液可采用生理盐水、代血浆、新鲜血浆或 5% 白蛋白，从而减少体外循环对患者血压的影响。

5. 灌流结束

灌流治疗结束时，把灌流器倒过来，及静脉端在下，动脉端在上，用生理盐水回血，不能敲打灌流器，以免被吸附的物质重新释放入血。对于有些吸附能力不强的树脂最好用空气回血，避免被吸附的物质重新释放再入血。必要时使用鱼精蛋白中和肝素。

6. 血液灌流时间

大部分灌流器由于吸附速率比较高，灌流 2 h 吸附剂已接近饱和，廓清率显著降低。某些吸附质，由于血液吸附过程中的复杂性（吸附干扰、吸附质弥散速率的差异及竞争吸附）可能导致吸附时间过长时，吸附率有所下降。当这种情况被证实后应确定合理吸附时间，但一次灌流时间不应超过 3 h，特殊的组合可以延长 6 ~ 8 h。若有必要并允许可更换灌流器继续灌流治疗。

有些患者由于药物或毒物具有高脂活性而在脂肪组织中蓄积，或者洗胃不彻底，消化道仍有吸收，常常在灌流一段时间后，药物或毒物的血浓度又可回升导致病情反复，可在 8 ~ 10 h 后或第二天再次做血液灌流治疗，一般经过 2 ~ 3 次治疗，药物或毒物即可全部清除。

二、血液灌流中的注意事项

1. 生命体征的观察

在血液灌流治疗的过程中应密切观察患者的血压、脉搏等生命体征，如发现血压下降、应立即减慢血泵速度，保持患者头低脚高位，扩充血容量，必要时加用升压药。如非血容量减少引起的血压降低，可边滴注升压药（常用多巴胺）边进行灌注治疗，尤其是对药物中毒的患者，不要轻易停止灌流治疗，以免丧失抢救时机。对于由心功能不全、重度休克等引起的低血压，若经相应处理没有好转，应及时停止灌流，改用其他方法治疗。

2. 设备的监理

对于用机械进行血液灌流治疗的患者，应注意管路动脉压和静脉压的观察。如果动脉穿刺针或留置导管抵住血管壁或堵塞，可引起低压报警，应及时处理。如动脉压上限报警，提示灌流器内阻力增加，可能有凝血倾向，应及时追加肝素。静脉压低限报警，主要因血流量不足，灌流器凝血所致；如高限报警则提示除泡器内凝血，滤网堵塞。

对没有监护装置的血液灌流，更应密切注意观察是否有血流量不足或灌流器凝血。低血压常是导致血流量不足的主要原因，可通过直接监测外周动脉压来发现。如动脉或静脉除泡器有纤维蛋白沉积，动脉除泡器平面较前提高或进入上方的测压管，提示灌流器凝血，此时静脉除泡器常见液平面下降，在这种情况下应加大肝素量，必要时可更换灌流器。

气泡的监测也非常重要。在无空气监测装置的情况下，一旦空气进入动静脉管路，就可能发生严重的空气栓塞，这种情况主要见于动静脉管路与灌流器连接不紧或连接不合适，应警惕。

3. 肝素的应用及出凝血时间的监测

血液灌流前应常规测定试管法凝血时间，灌流过程中每隔 0.5 ~ 1 h 应监测一次，使体外循环凝血时间保持在 45 ~ 60 min。

在血管通路准备及冲洗时，可应用 2% 的肝素生理盐水；有效血管通路建立后推注首剂肝素 0.5 ~ 1.0 mg/kg，血液灌流开始后，开动肝素泵，每小时追加肝素 0.2 ~ 0.5 mg/kg，年龄越小，使用肝素量相对较大。因个体差异、血流速度的差异和变化，儿童血液灌流过程中凝血状态可能波动很大，可监测凝血时间，使体外循环凝血时间保持在正常值的 1.5 ~ 2.5 倍。灌流结束前半小时可停用肝素。若患儿有出血倾向，应使用局部肝素化的方法，或者根据部分凝血活酶时间（APTT）和活化凝血时间（activated clotting time, ACT），随时调整肝素用量。

如患儿有出血倾向，灌流治疗结束时应使用鱼精蛋白，剂量与肝素等量，缓慢静脉推注。

第六节　血液灌流临床应用、适应证及禁忌证

自 20 世纪 40 年代，血液灌流开始进入临床以来，随着吸附材料的不断改进，其逐渐被认识，并被推广，尤其是近些年来，更是发展迅速。2010 年 1 月卫生部正式颁布了《血液净化标准操作规程（2010 版）》，其中明文规定了血液灌流的适应证：①急性药物或毒物中毒。②尿毒症，尤其是顽固性瘙痒、难治性高血压。③重症肝炎，特别是暴

发性肝衰竭导致的肝性脑病、高胆红素血症。④脓毒症或系统性炎症综合征。⑤银屑病或其他自身免疫性疾病。⑥其他疾病，如精神分裂症、甲状腺危象、肿瘤化疗等。

在儿科临床实践中，血液灌流更多是应用在中毒、感染、自身免疫疾病及尿毒症等方面。

一、急性药物和毒物中毒

各种原因导致的中毒是临床上常见的急症，在我国意外伤害是 1～14 岁儿童的首要死因，意外窒息、溺水、跌落、中毒占意外伤害死亡的 68.7%。美国毒物控制中心协会（American Association of Poison Control Centers，AAPCC）数据显示，2009 年美国 420 万个中毒求救电话中，5 岁以下儿童占 52%。

近几年来血液灌流被广泛应用在各种中毒的治疗上。适于血液灌流的各种中毒主要有药物（镇静催眠药、抗抑郁药、解热镇痛药等）、农药（有机磷、百草枯等）、生物毒素（蛇毒、蜂毒、蜘蛛毒、毒蕈）、鼠药（毒鼠强）等。血液灌流技术只是清除血液中的毒素，不能完全替代中毒时的基本治疗，如清除毒物、解毒药物、拮抗药物等治疗。

表 9-5　血液灌流可清除的毒物

毒物种类	毒　　物
农药	百草枯、敌草快、有机磷、乐果、对硫磷等
药物	巴比妥类、安定类、抗抑郁药、解热镇痛药、地高辛、抗菌药、抗癌药、心血管药等
鼠药	毒鼠强、溴敌隆等
生物毒（动物）	鱼胆、蜂毒、蛇毒、蜘蛛毒、河豚等
生物毒（植物）	蘑菇中毒、乌头、木通等
重金属及有机化合物	砷、汞、甲醇、CO 等

当中毒发生时，也可以用血液透析的方法来清除毒物，但是透析是通过溶质弥散来清除毒物或药物，故仅适用于水溶性、不与蛋白或血浆其他成分结合的物质，对中大分子质量物质的清除效率低。研究表明，对脂溶性高、易于与蛋白质结合的药物或毒物，血液灌流的效果明显优于透析。但是因中毒导致急性肾衰或在原有肾衰的基础上又发生急性中毒时，血液灌流和血液透析可以联合应用，既可以清除特殊的毒物，也可以达到清除水分和尿毒症的毒素，纠正电解质和酸碱紊乱的效果。

中毒发生时应用血液灌流的指征：①血药浓度已达或超过致死剂量者。②药物或毒物有继续吸收的可能性。③严重中毒导致呼吸衰竭、心力衰竭、低血压、低体温，尽管经过积极抢救，病情仍继续恶化，或内科治疗无效者。④中度以上脑功能不全伴有肺炎或已有严重慢性肺部疾患者。⑤伴有严重肝脏、肾脏功能不全导致药物排泄能力降低者。⑥能够产生代谢障碍和（或）延迟效应的毒物中毒，如百草枯。⑦经其他血液净化治疗效果欠佳者，也可以考虑血液灌流治疗。

药物中毒已达致死量或血药浓度超过致死量，是应用血液灌流治疗的绝对适应证。但某些时候，中毒发生后，无法确定其毒物摄入量或中毒浓度，也应考虑行血液灌流治疗。对于两种或两种以上中毒同时发生时，由于药物彼此间可有协同作用，故即使其浓度未达到中毒剂量时也应考虑给予血液灌流治疗。

一般说来，接触毒物后 6 h 内，血液中药物或毒物的浓度较高，此期间进行血液灌流效果最佳；12 h 后再给予血液灌流治疗，效果可能不佳；首次治疗若长时间延误（> 24 h），效果差。一般每次灌流 2 h，可给予 2 ~ 3 次的灌流治疗，再根据患者的反应及基本情况，可以增加灌流的次数。

Bek 等报道了应用活性炭血液灌流治疗 20 例阿米替林中毒的患儿，男 15 例，女 5 例，所有患儿伴有严重的心血管系统和呼吸系统受损，经血液灌流治疗后，中毒患儿迅速恢复，平均住院日只有 4 天，只有一例患儿由于呼吸暂停脑缺氧遗留有神经后遗症。Meeus 等报道了应用血液灌流联合血液透析治疗苯唑西啉中毒一例，患者给予 8 h 的血液灌流 - 血液透析治疗后，血苯唑西啉浓度迅速下降，症状迅速缓解。国内许玮等报道应用血液灌流治疗安眠药中毒 9 例，所有患者均痊愈出院。综上可见，血液灌流治疗药物中毒，有确切的效果，可以改善预后，缩短住院时间，减少并发症等。

血液灌流在生物毒素中毒方面也有报道。四川大学华西第二医院吴瑾等报道了应用血液净化治疗蜂蜇伤至多器官功能障碍患儿 20 例，其中 5 例患儿应用了血液灌流，5 例应用了血液灌流联合持续性肾脏替代疗法（continuous blood purification， CRRT）治疗，4 例血液灌流联合血浆置换，5 例应用了血浆置换联合持续性肾脏替代疗法，1 例持续性肾脏替代疗法，患儿的肝功能、肾功能得到了快速缓解。

在治疗毒鼠强中毒方面，一般采用的是血液灌流联合持续性肾脏替代疗法（CRRT）的序贯治疗。Dehua 等报道应用血液灌流及持续性肾脏替代疗法序贯治疗严重毒鼠强中毒 18 例，结果显示早期接受治疗治愈率明显升高，治疗过程中，血毒鼠强浓度明显下降。赵景波等报道了应用血液灌流联合持续性肾脏替代疗法治疗毒鼠强中毒 16 例，大部分患者临床症状减轻。

二、炎性疾病

重症感染往往引起全身炎症过度反应，即全身炎症反应综合征。若炎症进一步发展，往往导致脓毒血症，甚至多器官功能障碍、脓毒性休克。据 1991 年美国 ACCP/SCCM 联 合 会（the American College of Chest Physicians and the Society of Critical Care Medicine）资料，将全身炎症反应综合征、脓毒症定义如下：①全身炎症反应综合征：体温 > 38℃或 < 36℃；心率 > 90 次 /min；呼吸 > 20 次 /min 或 $PaCO_2$ < 32 mmHg；白细胞总数 > 12×10^9/L 或 < 4×10^9/L；或杆状核细胞比例 > 0.10。具备以上两项及可认为是全身炎症反应综合征。②脓毒症：由感染引起的全身炎症反应综合征。

在感染初期，局部感染组织触发机体的免疫反应，各种吞噬细胞、效应分子在各种细胞因子和炎性介质的作用下，发挥抗感染作用。由吞噬细胞释放的 IL-1，IL-6，IL-8，IL-12，TNF-α 等细胞因子在抗感染中发挥着重要作用；同时吞噬细胞等细胞还会分泌各种分子物质，如氧自由基、NO、前列腺素、血小板活化因子等，也参与到了抗感染的过程中。机体释放的这些细胞因子、炎性介质、分子物质等，可诱导单核细胞、中性粒细胞和其他的效应细胞从血液中进入感染组织，发挥抗感染作用。

若感染进一步加重，大量的炎性介质、细胞因子将进入血液循环，有可能引起全身瀑布式炎症反应，即全身炎症反应综合征。同时机体内存在着免疫负调控机制，以抑制过度的炎症反应。其中一些抗炎介质发挥着重要作用，如IL-4，IL-10、热休克蛋白、TIPE2等。在脓毒血症时，机体内往往存在着炎症反应和抗炎症反应的失衡，主要表现为患者全身炎症反应过度，使血管内皮功能障碍，引起微循环渗透性增加，液体渗透到器官。血小板积聚并阻塞微循环，导致血液分布不均甚至局部缺血，易引起再灌注损伤，产生热休克蛋白。同时机体内凝血系统激活，血管收缩扩张机制失调，使血管扩张，加重血液分布不均匀，可引起休克、脏器缺血，甚至脏器功能受损，发生多器官功能障碍，甚至休克。

在感染导致脓毒血症时，机体内细胞因子网络失控，各种免疫细胞的功能也发生改变，Richard S等研究发现，脓毒血症时，树突状细胞的功能和数量都有所下降，整个机体免疫功能紊乱。当免疫亢进时，将加重全身炎症反应，可能对机体、器官、组织造成炎性损害；当免疫抑制时，不能有效的控制感染，也可能导致病情恶化。

严重感染时，伴随着脓毒症的加重，可发生各种并发症。多器官功能障碍严重影响着患儿预后。当多器官功能障碍发生时，体内的解毒功能减弱。体内代谢产生的各种毒素积聚；由于感染本身，体内也将产生各种有毒物质，比如革兰阴性菌感染时产生的内毒素，细菌及其细胞成分进入血液等，这些有害物质的积聚也将加重病情，使病情恶化。

当感染（细菌、真菌、病毒或支原体等）或非感染（如创伤、出血、烧伤、休克、免疫损伤、急性胰腺炎等）性病因作用于机体时，有可能引起难以控制的全身性瀑布式炎症反应，即全身炎症反应综合征（systemic inflammatory response syndrome，SIRS），此时若机体状态进行性发展，最终将会发生多脏器功能障碍综合征（multiple organ dysfunction syndrome，MODS），甚至多器官功能衰竭（multiple organ failure，MOF）。当SIRS发生时，会有大量的细胞因子，包括促炎症介质和抗炎症介质，被释放入血，引起血流动力学不稳定、广泛地组织损伤，导致内脏器官的损害。由感染导致的SIRS即为脓毒症（sepsis）。当脓毒症加重，出现器官功能障碍、低灌注或低血压即为严重脓毒症。当感染持续加重，虽经大量补液仍发生低血压，使用血管活性药物或增加心肌收缩药物后仍存在组织低灌注表现，此时机体进入脓毒性休克状态，其发展的最终结局是多脏器功能障碍综合征/多器官功能衰竭（MODS/MOF）。

严重感染往往是由细菌引起的。革兰阴性杆菌以内毒素为主要致病物质，而革兰阳性菌则以超抗原为主要致病物质。针对革兰阴性杆菌感染，采用内毒素吸附柱进行血液（浆）灌流治疗，将是非常有前景的治疗方法。在当前的研究中，多采用多黏菌素B聚苯乙烯纤维柱（PMX-F，商品名Toramycin）进行直接血液灌流，它具有吸附清除革兰阴性杆菌包膜外层内毒素（lipopolysaccharide，LPS）的能力，它还可吸附循环中的

TNF-α、IL-6、IL-10等。目前还有白蛋白包被吸附柱（Fresenius Matis se EN500 iHSA内毒素吸附柱）、CTR吸附柱（以大孔纤维素珠为吸附剂，表面以共价键方式结合大量十六烷基，可以疏水方式结合分子量3万U左右的蛋白质）等内毒素吸附柱。通常符合以下3条标准的患者即可实施该治疗：①内毒素血症或怀疑为革兰阴性菌感染；②临床表现为全身性炎症反应综合征；③感染性休克需要血管活性药物支持。针对革兰阳性菌感染，还有以吸附超抗原为主的吸附柱，如由聚苯乙烯－聚丙烯纤维组成的吸附柱（商品化名为CYT860，Toray公司，日本）；针对细胞因子的吸附柱包括特异性细胞因子吸附柱（如TNF-α吸附柱）、广谱细胞因子吸附柱，及超抗原吸附柱。

Cruz等报道了应用多黏菌素-B血液灌流治疗严重腹部感染引起的脓毒血症34例，较对照组比较多黏菌素-B血液灌流提高了患者血流动力学的稳定和器官的功能，提高了患者28天生存率。Hara等回顾性分析了应用多黏菌素-B血液灌流治疗33例快速进展的间质性肺炎患者，结果表明血液灌流治疗是安全有效的，可以提高患者的氧合，减轻机体炎症反应。

三、自身免疫性疾病

自身免疫性疾病，是机体免疫系统针对自身抗原产生免疫反应导致组织损伤的一类疾病。如系统性红斑狼疮、皮肌炎、过敏性紫癜、川崎病等。在这类病人的血浆中存在着大量致病物质，比如自身抗体、抗原抗体免疫复合物、细胞因子、炎症因子等，这些致病物质通过直接或间接的方式对机体产生损伤。近年来血液净化技术尤其是血液灌流、血浆置换等广泛用于自身免疫性疾病，短时间内大量、快速地清除循环中的致病物质，为治疗提供了一种崭新和有效的手段。

1. 系统性红斑狼疮

系统性红斑狼疮（systemic lupus erythematosus，SLE）是一种累及多器官、多系统的自身免疫性疾病，以血清中出现多种自身抗体为主要特征，为儿童常见的风湿性疾病之一。儿童系统性红斑狼疮（SLE）较成人病情重，更易累及重要器官，比如：肾脏、心脏、神经系统；常常有全身症状，如发热、体重下降、脱发、淋巴结肿大、肝脾肿大等。

近年来，系统性红斑狼疮药物治疗取得较显著进步，同时，该病血液净化治疗也有长足发展，另外，还有生物制剂疗法和干细胞移植等。目前用于系统性红斑狼疮（SLE）的血液净化治疗主要有血浆置换、血液（血浆）吸附等。血液（血浆）吸附主要是通过吸附方法除去内源性和外源性致病因子，从而达到治疗的目的。血液净化主要用于：活动性重症系统性红斑狼疮伴有心脑肾等重要脏器受累；药物治疗无效；或因药物副作用而不能耐受所需的糖皮质激素或免疫抑制剂治疗。

血液吸附主要是通过抗原抗体免疫反应或物理化学作用除去内源性或外源性致病因子，达到治病的目的。目前应用于系统性红斑狼疮治疗的血液灌流的吸附方式主要有固定抗原吸附DNA、固定多克隆抗人IgG抗体吸附、固定补体C1q吸附免疫复合物、蛋白A吸附、硫酸葡聚糖吸附、苯丙氨酸吸附、色氨酸吸附等，其中DNA免疫吸附已经较为成熟的应用于临床。国内黄丹琳、党西强等应用珠海丽珠医用生物材料有限公司研制的

DNA230 免疫吸附柱，对 12 例重症系统性红斑狼疮进行了免疫吸附治疗，患儿症状体征明显好转，SLEDAI 评分明显下降，抗核抗体（antinuclear antibodies，ANA）滴度明显下降，抗 ds-DNA 抗体明显下降，补体 C3 明显上升，红细胞沉降率和血清 IgG 明显下降，尿蛋白定量明显下降。DNA230 免疫吸附柱是以球形炭化树脂作为载体，用特殊的包膜技术固定 DNA（配基）作为红斑狼疮的致病物质抗 DNA 抗体的抗原，特异性的结合抗 DNA 抗体，抗核抗体（ANA）和其他免疫复合物，达到治疗系统性红斑狼疮的目的。韩志武、姚国乾等比较 A 蛋白免疫吸附、PH350 免疫吸附、DNA 免疫吸附对系统性红斑狼疮的治疗效果。其中 67 例采用 A 蛋白免疫吸附，21 例采用 PH350 免疫吸附，10 例采用 DNA 免疫吸附。经免疫吸附治疗后三组患者的尿蛋白定量、血肌酐、尿素氮、免疫球蛋白、自身抗体显著下降，但是 A 蛋白免疫吸附对自身抗体清除更彻底。免疫吸附联合激素及免疫抑制治疗，可以快速地减少循环中的抗体，减轻靶器官的损害，使病情在短时间内缓解，减少大剂量药物治疗的毒副作用，提高缓解率，为系统性红斑狼疮提供了一条新的治疗途径。

Biesenbach 等比较了三种不同的免疫吸附柱治疗系统性红斑狼疮的效果，结果显示 lg- 吸附柱，GAM 吸附柱，ProtA 吸附柱均可以有效地降低患者血清抗体滴度，减低患者疾病活跃程度，均是有效的。

在临床工作中，尚可以采用血浆置换的方式治疗 SLE。国内外报道显示均有一定的疗效。

2. 过敏性紫癜

过敏性紫癜（Henoch-Schonlein purpura，HSP）是由 IgA 免疫复合物沉积于小血管壁所引起的全身非肉芽肿小血管炎。具有遗传易感因素的患儿存在 IgA1 分子甲基化异常。当反复发生感染时，甲基化异常的 IgA1 分子易形成大的免疫复合物，此免疫复合物不易被肝脏清除，沉积于受累器官的小血管壁，导致发病。补体旁路系统的激活在过敏性紫癜（HSP）的发病中也发挥一定作用。过敏反应并未参与过敏性紫癜的发病。大量免疫复合物的异常沉积，使小动脉和毛细血管、小静脉的通透性、脆性增加，伴渗出性出血、水肿。过敏性紫癜发生时，患儿处于全身微炎症以及氧化应激状态，重症患儿体内释放大量的细胞因子，造成重要脏器的损害。

过敏性紫癜临床表现主要为皮肤紫癜、黏膜出血，可伴有皮疹、关节炎 / 关节痛、腹痛和肾脏损害。组织学表现为白细胞破碎性血管炎，血管周围有炎症改变，中性粒细胞和嗜酸性粒细胞浸润等，血管壁可有灶性坏死及血小板血栓形成。免疫荧光可见 IgA、C3、纤维蛋白、IgM 沉积。肾脏病变为增生性肾小球肾炎。过敏性紫癜可发生严重并发症，如肠套叠、消化道大出血、急进性肾小球肾炎、肾病综合征等。紫癜性肾炎是过敏性紫癜最严重的一种并发症。过敏性紫癜肾受累发病率各家报道差异很大，为 30% ~ 90%。

四川大学华西第二医院儿童血液净化中心经长期临床实践，对重症过敏性紫癜患儿有皮肤紫癜或者瘀点、瘀斑，同时伴有两个及两个以上下列症状或体征，应尽早采用血液灌流治疗：①腹痛和（或）呕吐。②消化道出血（隐血阳性或便血）。③关节肿痛或活动受限。④紫癜性肾炎肾病综合征型或危重型紫癜性肾炎或肾活检提示细胞新月体形成。⑤病情反复、频繁复发、药物治疗效果欠佳的患者。通常情况下血液灌流治疗连续3次为一个疗程，对某些危重患者或病情顽固者连续治疗 4 ~ 6 次可获得更佳效果。

鉴于紫癜性肾炎的严重后果，一旦紫癜性肾炎确诊即可进行血液灌流治疗。关于血液灌流的治疗次数，目前尚无统一标准，需进一步探讨。但是血液灌流治疗仅是内科治疗的补充，并不能完全替代内科治疗。

四川大学华西第二医院王峥教授研究了 HA280 血液灌流治疗（试验组 50 例）和常规治疗（对照组 20 例）儿童重症过敏性紫癜的疗效差异，试验组治疗后 TNF 从（3.43 ± 0.53）pg/ml 下 降 到（1.12 ± 0.34）pg/ml，IL-1 从（3.12 ± 0.38）pg/ml 下 降 到（1.41 ± 0.32）pg/ml，IL-6 从（0.44 ± 0.03）pg/ml 下降到（0.17 ± 0.03）pg/ml；而对照组 TNF 从（3.61 ± 0.27）pg/ml 下 降 到（2.76 ± 0.15）pg/ml，IL-1 从（2.76 ± 0.03）pg/ml 下降到（2.29 ± 0.01）pg/ml，IL-6 从（0.44 ± 0.01）pg/ml 下降到（0.27 ± 0.01）pg/ml；结果表明，治疗组治疗前后各指标滴度下降明显，且与对照组的治疗效果存在显著性差异，HA280 血液灌流是治疗儿童重症过敏性紫癜的有效手段。

南京医科大学附属南京儿童医院肾脏科的沙玉根、赵非等在抗生素清除感染灶、地塞米松抗炎、葡萄糖酸钙抗过敏及对症处理的基础上，对 30 例过敏性紫癜患儿进行了血液灌流治疗。该 30 例患儿均表现为腹型过敏性紫癜，均存在高剂量激素无法撤减或减量过程中病情反复的现象。采用珠海健帆生物有限公司 HA280 血液灌流器进行血液灌流治疗。治疗后患儿的血清丙二醛水平、黄嘌呤氧化酶活性降低；患儿的细胞因子 TNF-α、IL-1、IL-6 均明显下降 TNF-α 从（160.55 ± 32.40）pg/ml 下降至（80.22 ± 28.65）pg/ml，IL-1 从（155.20 ± 29.35）下降至（90.76 ± 19.58）pg/ml，IL-6 从（120.25 ± 24.26）pg/ml 下降至（66.48 ± 20.92）pg/ml。所有患儿的消化道症状均得到缓解，仅有 1 例患儿未能撤减激素。表明血液灌流治疗重症过敏性紫癜是有效的，可改善体内氧化应激状态，清除介质。

四、尿毒症

尿毒症不是一个独立的疾病，而是各种晚期肾脏病共有的临床综合征，是慢性肾功能衰竭的终末阶段。此时各种代谢产物和其他有毒物质在体内蓄积，引起自身中毒。尽管传统的血液透析、腹膜透析等血液净化模式可以使尿毒症患者得以延续生命，但是这些方法均不能有效地清除中分子毒素，这些毒素的蓄积，可以产生各种并发症，比如皮肤瘙痒、食欲下降等等。血液灌流对中分子物质有很好地清除能力，但是其不能纠正水分、电解质和酸碱平衡紊乱，不能单独用于尿毒症。故血液透析虑过联合血液灌流，可以互相补充，有效地清除患者体内毒素，稳定内环境，降低并发症，显著的提高尿毒症患者的生活质量。马东红等比较了血液灌流联合血液透析和单纯血液透析，慢性肾衰竭患者体内脂质过氧化物及抗氧化酶活性的水平，结果提示血液灌流联合血液透析治疗，可以更有效的清除 MDA，提高 GSH-Px，平衡体内的氧化和抗氧化的平衡。

五、血液灌流的禁忌证

在临床工作中,一般存在下列情况时不适宜应用血液灌流治疗:①血流动力学不稳定者。②不能配合治疗患者。③对灌流器及相关器材过敏者。④患儿血容量不足以维持。⑤全身出血倾向、低血糖、严重贫血。⑥穿刺部位存在感染等,不适宜穿刺。⑦皮肤糜烂。

第七节 儿童血液灌流并发症及处理

一 微粒栓塞

由于血液灌流技术的不断发展,开发了多种多样性能良好的包膜材料及精密的血液灌流柱体材料、血液管路材料;在实际操作时体外循环有多个精密滤过系统,经过严密冲洗,血液灌流治疗过程中出现微粒栓塞的现象极少发生。但是极少偶发因素导致灌流器破损,吸附剂微粒脱落并随血液进入人体循环及肺动脉系统内,可导致患儿出现胸闷、气短、呼吸困难、口唇发绀,甚至休克等严重情况。

预防及处理:①治疗前严格检查灌流器有无破损,应用足量的生理盐水充分冲洗灌流器。②应用标准正规血管管路,其静脉管路中静脉壶中有一微滤网,也可以防止微粒栓塞发生。③一旦出现微粒肺栓塞,应立即停止血液灌流治疗,迅速给予吸氧、高压氧治疗,并采取其他对症措施。

二 空气栓塞

在进行血液灌流时,空气进入血管内的情况。如果在短时间内大量空气进入人体可出现空气栓塞而导致患者死亡。常见引起空气栓塞的原因主要有:①应用简易装置,没有空气监测装置。②治疗前灌流器、血管管路预冲时未充分排气。③在血液灌流治疗过程中应用体外循环的血管管路进行输液,输液完未能及时发现。④治疗结束回血时用空气回血,且血泵速度过快等。

如果少量空气进入人体内,随血液循环和心脏的搏动可使少量气体呈微小泡沫溶解在血液中或进入肺泡内由肺呼出,可不发生任何症状。但是大量气体进入血液循环中,或一次 5 ml 以上的空气进入血液循环,可发生明显空气栓塞的症状,患者可出现胸闷、呼吸困难、剧烈咳嗽,甚至发生发绀、心律失常、血压下降、抽搐、昏迷、呼吸心跳骤停等危及生命。

预防及处理:①应用有各种监测功能的标准设备进行治疗,并将各种监测功能合理充分的应用。②在进行预冲时充分将血液管路及灌流器内的气体排净。③在治疗过程中最好不要与临床用药输液同时进行。④治疗结束时应用空气回血时严密监视,一旦回血结束应立即关闭血泵,夹闭静脉血路管。⑤一旦发生空气进入体内,应立即将患者置于左侧卧位及头低足高位，使空气聚于右心房内，不断轻敲患者背部，有可能将进入肺内的气体拍成碎泡或呈泡沫样，防止空气骤聚造成肺部大面积栓塞，帮助患者咳嗽改善呼吸困难。⑥立即给予高流量吸氧，必要时可进行高压氧治疗。⑦根据患者具体情况采取相应措施对症抢救治疗。

三、灌流器及体外循环凝血

无论是活性炭还是树脂对很多种药物都有较强的吸附性，因此对治疗中应用的抗凝剂肝素、低分子肝素等亦有较强的吸附性，尤其是活性炭对抗凝剂的吸附更加明显。所以在血液灌流治疗过程中因抗凝剂应用不当、血液流速过慢或血管通路不畅时极易出现体外循环的凝血。

体外循环的凝血主要分两部分。一是灌流器凝血，表现为体外循环中动脉压明显升高，静脉压下降，动脉泵管、动脉血路管、动脉壶张力过高。因红细胞脆性强，压力过高且超过一定限度即可出现溶血。二是血液管路凝血。发生在动脉端，可出现血流量不足、动脉泵管抽瘪现象；发生在静脉端，可出现类似灌流器凝血样表现，即外循环中动脉压明显升高，静脉压下降，动脉泵管、动脉血路管、动脉壶张力过高。应用生理盐水冲洗时可见血管路内、动脉壶、静脉壶内有大量凝血物。

预防与处理：①合理应用抗凝剂，一般选用肝素钠，建议肝素钠用量为 1.0 ~ 1.5 mg/kg，可在治疗前或治疗中监测凝血酶原时间或活化部分凝血活酶时间（APTT），随时调整肝素用量。②治疗中血液流速不宜太慢。③治疗中严密观察循环血路、动脉压、静脉压的变化，如在治疗中出现动脉压升高或静脉压下降应警惕发生灌流器凝血，必要时可追加肝素或肝素生理盐水冲洗管路。④如果体外循环发生全部凝固，应立即停止治疗。如需继续治疗可更换血液管路及灌流器，需注意由于已发生凝血使一定量的血液损失，造成血容量减少，患者可能出现低血压、贫血等，必要时应输血补充适量的血液后再继续治疗。

四、血压下降

血液灌流治疗时血压下降的原因有：①有效循环血量减少。在儿童，血管路中的血量相对较大，开始引血短时间内血容量迅速减少，常常出现血压下降。②由于选用的血液灌流器内的吸附剂血液相容性较差，治疗时血液中白细胞和血小板被吸附或损伤，释放出多种血管活性物质，如胺、多肽等使外周血管扩张导致血压下降。③全身多器官功能障碍时，如伴有心功能、血管顺应性降低可出现血压下降。

预防与处理：①治疗开始缓慢引血，或者将预冲液不放掉直接接上静脉回流端，以保持血容量的平衡，必要时还可以适量补充血浆、白蛋白、羟甲淀粉、生理盐水等液体补充血容量，维持血容量平衡。②治疗中严密监测患儿血压，一旦发生低血压，应减慢血流速度，调整患者体位呈头低脚高位，适当补充血容量，必要时可加升压药。③患儿伴有其他脏器功能不全，应给与对症处理。④如血压下降明显，经采取各种方法无改善者立即停止血液灌流，改用其他方法。

五、血小板减少

血小板减少是血液灌流治疗的主要并发症，由于吸附剂对血小板有显著的吸附、破坏作用，在每次治疗 2 h 后，可使血小板下降 30% ~ 40%，即使应用包膜材料的活性炭、树脂等，也有血小板被破坏，但下降不超过 30%。如经多次治疗，血小板减少到出血倾向的临界值 5×10^9/L 时应给予高度重视。但是也有报道，经几次治疗血小板下降到一定程度后，再继续采用血液灌流治疗时血小板不再下降，其原因可能是对吸附剂敏感的血小板已被吸附破坏，剩下的血小板可吸附性降低，不易被吸附和破坏。

预防与处理：①选用经包膜且血液相容性好的吸附材料灌流器。②治疗前可预先服用抗血小板聚集药物，如双嘧达莫、阿司匹林等阻止血小板与活性炭的黏附。③前列环素作为肝素的辅助抗凝剂，对肝性脑病患者进行血液灌流治疗时特别适用。④如治疗前患儿血小板已经处于较低水平又需要治疗者，应考虑采用血浆灌流方法，可避免对血小板的影响。⑤如血小板下降到出血倾向的临界值时应停止血液灌流治疗。⑥如血小板过低伴有明显出血倾向时应适当补充浓缩血小板。

六、发热寒战

① 在进行血液灌流治疗的 30 ~ 60 min 偶有患儿发生寒战，继而发热，类似于热原反应，治疗开始时为维持血容量输入大量温度较低的生理盐水等液体所致。②在早期应用无包膜的吸附剂进行血液灌流治疗时，血液与活性炭等吸附剂直接接触时常易出现热原反应。③治疗前血管管路及血液灌流器冲洗不干净、不充分或体外循环系统受到污染而致热原反应。④同时伴有血小板、粒细胞减少，提示为吸附剂血液相容性较差所致。

预防与处理：①应选用吸附剂经包膜且血液相容性好的灌流器。②治疗中应注意调节室内温度，充分利用治疗仪器的加温装置。③治疗开始时如需补充液体维持血容量的平衡，应适当将所补充的液体进行加温至 37 ℃左右。④血管路必须仅用一次，严禁重复使用。治疗前对所使用的血管路、灌流器进行充分的冲洗，并避免污染。⑤在治疗中一旦出现寒战、高热反应时可应用肾上腺皮质激素或抗组胺药，如地塞米松、异丙嗪等静注。⑥如寒战、高热反应严重者应立即终止血液灌流治疗，并进行对症处理。

七、出血

进行血液灌流治疗的患儿，尤其是患有肝病时，可能发生一些出血的并发症，如鼻出血、牙龈出血、咯血、皮肤及黏膜渗血、消化道出血等。发生的可能原因有：①肝病患者，尤其是出现肝衰竭时，常有不同程度的凝血功能障碍，其自身就可能随时有发生各种出血的危险。②部分患者合并出血的潜在因素，如胃十二指肠溃疡、胃黏膜糜烂、食管静脉曲张等。③在治疗过程中应用抗凝药物，进一步增加出血的风险。④血液灌流治疗时不仅可使血小板受到破坏，也可使某些凝血因子被吸附或破坏，增加了出血的风险。

预防与处理：①活动性出血患者应禁止血液灌流治疗，如必须采用血液灌流治疗，应尽可能将活动性出血控制后再进行治疗。②治疗中抗凝剂的应用要合理，既要达到抗凝效果又不要应用抗凝剂过量，可根据凝血功能的指标调整抗凝剂的用量。③治疗结束应给与适量鱼精蛋白将体内剩余肝素中和，常规鱼精蛋白的用量与肝素的比例是1∶1，但要考虑到治疗中血液灌流器的吸附剂已吸附一部分肝素，加上肝素半衰期内的代谢，体内肝素的余量已经不是治疗中所给肝素用量的总和。④如血小板太低，应尽可能输注血小板，治疗后可补充适量凝血因子，如新鲜冰冻血浆、凝血酶原复合物等。

八、溶血

血液灌流治疗时偶有溶血发生，原因主要是灌流器已经发生凝血未能及时发现，血泵仍继续运转，导致灌流器内压力过高造成红细胞破坏而出现溶血。血液灌流治疗过程中血流速度过快也会导致溶血。

预防与处理：适量应用抗凝剂，避免灌流器发生凝血，控制治疗中适宜的血流量，应密切观察仪器运行中的各项监测指标，一旦发生凝血，立即对症处理。

（王　峥　张利娟）

第十章　儿童血浆（免疫）吸附疗法

第一节　血浆（免疫）吸附概述

一、概述

免疫吸附（immunoadsorption，IA）疗法的研究开始于 20 世纪 50 代，是近十多年来在血浆置换基础上快速发展而来的一种血液净化技术，是将高度特异性的抗原、抗体或有特定物理化学亲和力的物质（配体）与吸附材料（载体）结合制成吸附剂（柱），选择性或特异地清除血液中的致病因子，从而达到净化血液，缓解病情的目的。免疫吸附疗法不同于一般非特异的血液灌流。优点是对血浆中致病因子清除的选择性更高，而血浆中有用成分的丢失范围与数量更小，同时避免了血浆输入所带来的各种不良影响。

免疫吸附疗法分为血浆分离吸附和全血直接吸附：

1. 血浆吸附

血浆吸附是血液引出后首先进入血浆分离器将血液的有形成份（血细胞、血小板）和血浆分开，有形成分输回患者体内，血浆再进入吸附器进行吸附清除其中某些特定的物质，吸附后血浆回输至患者体内，如图 10-1。血浆吸附根据吸附剂的特性主要分为两大类，一类是分子筛吸附，即利用分子筛原理通过吸附剂携带的电荷和孔隙，非特异性地吸附电荷和分子大小与之相对应的物质，如活性炭、树脂、碳化树脂和阳离子型吸附剂等；另一类是免疫吸附，即利用高度特异性的抗原-抗体反应或有特定物理化学亲和力的物质（配基）结合在吸附材料（载体）上，用于清除血浆或全血中特定物质（配体）的治疗方法，如蛋白 A 吸附、胆红素吸附等。其不同于一般非特异的血液灌流。免疫吸附不需要任何置换液，无发生血源传播性疾病的危险。血浆吸附的优点是清除效率高，凝血风险降低；但不足是需要血浆分离器，成本较高。

2. 全血吸附

是将患者的血液引出体外，不需要分离血浆，直接经过血液吸附柱（血液灌流器），通过吸附的方法清除体内内源性或外源性毒物，最后将净化后的血液回输患者体内的一种血液净化方法，如图 10-2。此方法优点是相容性好，不需要血浆分离器，成本较低；但不足是清除效率相对低，凝血风险增加。

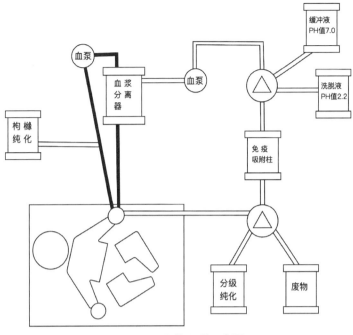

图 10-1 血浆吸附示意图

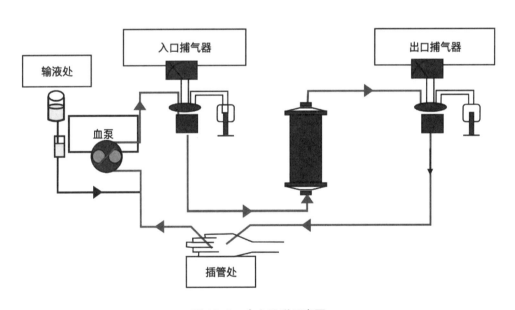

图 10-2 全血吸附示意图

二、吸附治疗的机制

1.清除致病物质

很多疾病都是由循环中的致病因子造成的。这些致病因子包括自身抗体、循环免疫复合物、肿瘤坏死因子、白细胞介素、大量低密度脂蛋白、循环毒素和内毒素等。免疫吸附可以选择性地吸附清除这些致病因子。

2. 清除过敏毒素

过敏毒素不仅可激活单核细胞和粒细胞，还可调节毛细血管通透性和血流动力学变化。免疫吸附可延迟过敏毒素对细胞因子释放的影响和由此产生的扩大炎性反应。

3. 免疫调节作用

免疫吸附可调节患者的免疫功能，使脓毒症患者的白细胞介素 1 和白细胞介素 6 合成下降，抑制淋巴细胞增生和减少炎性介质释放。另外，免疫吸附还可恢复血浆因子、补体、凝血因子和调理因子功能，恢复损伤细胞及网状内皮细胞的吞噬功能，减少肿瘤细胞的封闭因子，增加肿瘤细胞对化疗药物的敏感性等。

4. 非特异性治疗作用

免疫吸附可降低血清中的炎症介质，如补体和纤维蛋白原等。

三、吸附治疗的材料及吸附剂

1. 免疫吸附柱

免疫吸附疗法的关键部分是免疫吸附剂（Immunoadsorbent）与免疫吸附器（Immunoadsorber）。将具有免疫吸附活性的物质固定在高分子化合物上制成免疫吸附剂，前者称为配体（Ligand），是与吸附对象发生吸附反应的核心部分；后者称为载体（Carrier material），能够通过交联或偶联的方式牢固结合或固定配体，并作为基质起构架和固定作用。配体的吸附活性本质是与吸附对象（致病物质）之间的选择性或特异性亲和力，即分子间相互作用，包括生物学亲和力（如抗原 – 抗体反应）和物理化学亲和力（如疏水交互作用）。

根据吸附剂与被吸附物质间的作用机制，可将吸附剂分为生物亲和型与理化亲和型。生物亲和型分为：①抗原抗体结合型吸附剂：是指吸附柱载体上固着的吸附剂通过抗原抗体相互作用吸附相应的物质；②补体结合型吸附剂：则固定 C1q，利用其结合免疫复合物 Fc 段的特性，吸附血液中的免疫复合物；③ Fc 段结合型吸附剂：以蛋白 A（protein A）为配体，吸附血液中的抗体特别是 IgG 分子的 Fc 段。理化亲和型又分为：①静电结合型：通过吸附剂与被吸附物之间的静电作用吸附清除致病物质；②疏水结合型，利用吸附剂侧链的疏水基团与被吸附物间的疏水性结合，吸附清除目的物。生物亲和型与理化亲和型吸附剂各有利弊，生物亲和型吸附剂特异性高，但难以提纯和制备，也不便于贮存和运输；理化亲和型吸附剂则便于制备且活性稳定，但吸附性能相对较差。

配体必须具有适当的化学基团，这种基团不参与配体与蛋白质之间特异结合，但可用于活化和载体相连接。目前，被选用为免疫吸附剂配体的物质有葡萄球菌蛋白 A（PA）、特定的抗原（DNA）、硫酸葡聚糖（DS）、特定的抗体（抗人 LDL 抗体、抗人 IgG 抗体）、C1q、聚赖氨酸、色氨酸、苯丙氨酸等。被选用为免疫吸附剂载体的物质包括：无机化合物（活性炭、多孔玻璃、硅胶等），天然高分子（琼脂糖、纤维素、壳聚糖），合成高分子（聚丙烯酰胺、聚苯乙烯、聚乙烯醇、聚乙二醇等），炭化脂（以大孔吸附树脂用浓硫酸初步炭化，后经活化处理）。

对免疫吸附剂的要求：①对人体无毒，安全；②稳定的化学性质；③较高的机械强度；④良好的血液相容性；⑤易消毒、灭菌、储存。

根据吸附剂是否特异将免疫吸附柱分为两类：①非特异的免疫吸附柱，是相对特异，一种吸附柱可用于几种疾病；②特异的免疫吸附柱，仅用于所对应的疾病（见表10-1、表10-2）。

表 10-1 非特异的免疫吸附柱

器械名称	基质材料	配体	选择性应用
Immusorba	聚乙烯醇凝胶	色氨酸、苯丙氨酸	巨球蛋白血症等
Selesorb	纤维素	硫酸葡聚糖	抗 DNA 抗体、冷球蛋白、心肌磷脂
Ig Therasorb	纤维素	羊抗人 IgG	扩张性心肌病等
Immunosorba	琼脂糖	葡萄球菌蛋白 A	血友病等
Prosorba	硅酸酐	葡萄球菌蛋白 A	类风湿性关节炎等

表 10-2 特异的免疫吸附系统

疾病和致病抗体	排除抗体方法	注释
重症肌无力	免疫吸附	
抗乙酰胆碱受体		排除封闭（性）抗体
扩张性心肌病	免疫吸附	
抗肾上腺素能受体		抗体对扩张性心肌病不完全特异
系统性红斑狼疮	LJP394（抗 SLE 药）	LJP394 消除致病的抗体和产生抗体的细胞
抗双链 DNA 抗体		
抗层粘连蛋白	免疫吸附	狼疮性肾炎特异的标志物

2. 几种常用的免疫吸附柱及用途

1）A 蛋白免疫吸附柱　A 蛋白是一种葡萄球菌细胞壁抗原，全称葡萄球菌 A 蛋白（staphylococcal protein A），为单链多肽。A 蛋白氨基末端有 4 个高度类同的 Fc 结合区，可与血浆中致病性抗体，特别是 IgG 型抗体分子 Fc 段结合，治疗各种自身免疫性疾病，吸附方式为血浆吸附。适用于：①移植前高敏免疫状态的患儿，迅速清除抗 HLA 抗体；移植后可用免疫吸附联合抗排异药物强化治疗，可使排异反应逆转。②多种肾脏疾病：如 ANCA 相关性小血管炎性肾损害、狼疮性肾炎等，免疫吸附清除自身抗体及免疫复合物。③血液病：免疫性血小板减少性紫癜，自身免疫性溶血性贫血等。④神经系统疾病：重症肌无力、格林 - 巴利综合征等。⑤免疫性疾病：系统性红斑狼疮，类风湿性关节炎等。

2）多克隆抗人 IgG 抗体吸附柱（Ig-Therasorb 吸附）　以琼脂凝胶做载体，固定羊多克隆抗人 IgG 抗体，制成吸附容器。Ig-Thera-IgG 抗体，制成吸附剂，装入吸附容器。

Ig-Therasorb 吸附的临床应用范围与 A 蛋白吸附柱相似，主要用于免疫相关性疾病。近期对扩张性心肌病的免疫吸附治疗显示了有益的作用。

3）苯丙氨酸吸附柱（PH-350 和 PH-250 吸附）苯丙氨酸是疏水性氨基酸，侧链上的疏水基团可通过疏水亲和作用力与免疫球蛋白结合，其中对风湿因子及抗 DNA 抗体具有较高的选择性。以聚乙烯醇凝胶做载体，固定苯丙氨酸制成白色球形的吸附剂。用聚丙烯树脂制成吸附柱。吸附柱容量较大，为 350 ml、250 ml 两种，分别称 PH-350、PH-250。为一次性单柱使用，吸附率随血浆处理量的增加而减少，限制了每次治疗的血浆处理量（一般为 2 000 ~ 3 000 ml）。苯丙氨酸吸附柱可用于自身免疫性疾病的治疗，尤其适用于多发性硬化症、格林 – 巴利综合征、Miller-Fisher 综合征、类风湿性关节炎、SLE 的治疗。

4）色氨酸吸附柱（TR-350 吸附）色氨酸也是疏水基团可通过疏水亲和作用力与免疫球蛋白结合，其中对抗乙酰胆碱受体抗体具有较高的选择性。用聚乙烯醇凝胶做载体，用色氨酸取代苯丙氨酸做配体制成吸附剂。吸附柱除在选择吸附性方面与 PH-350 不同外，在灭菌处理方法、生物相容性、吸附柱容量、使用方法、每次治疗的血浆处理量、治疗程序、治疗时可能发生的不良反应及注意事项均与 PH-350 相同。适用于重症肌无力、格林 – 巴利综合征的治疗，效果均优于 PH-350。

5）C1q 吸附柱 C1q 可被用做一种新的免疫吸附治疗多功能配体，能吸附 IgG-IgM 复合物、纤维蛋白原、脂多糖、DNA、C 反应蛋白等。采用此吸附材料治疗 SLE 是安全有效的。

6）VRT101 层黏连蛋白吸附柱 研究发现，与鼠狼疮自身抗体结合的层粘连蛋白 VRT101 抗原广泛存在于肾小球细胞外基质，是狼疮性肾炎特异的标志物。通过检测 SLE 患儿的血清，发现抗细胞外基质和抗层粘连蛋白的抗体滴度显著增高，且与狼疮性肾炎患儿的血清，高度选择地减少了抗 VRT101 层粘连蛋白抗体（95%），可以作为治疗 SLE 的新手段。

7）硫酸葡聚糖纤维素（DSC）吸附柱 硫酸葡聚糖纤维素吸附柱是以纤维素做基质，能选择性移去循环中的 DNA 抗体、抗心磷脂抗体、IgG 和免疫复合物，但不吸附总蛋白、白蛋白和补体。有学者用于治疗对单一药物治疗无反应的重症狼疮性肾炎患儿，收到良好的疗效。

8）DNA 免疫吸附柱 迄今为止，治疗 SLE 以特异性吸附 DNA 抗体更多见，取得了很好的疗效，但免疫吸附柱大多为国外生产。我国南开大学自 20 世纪 70 年代开始了 DNA 免疫吸附柱（珠海丽珠医用生物材料有限公司研制的 DNA 280 免疫吸附柱）应用于临床。以球形碳化树脂为载体材料，用特殊包膜固定小牛胸膜 DNA 作为 SLE 患儿 DNA 抗体的抗原，具有对 ANA、ds-DNA 及其免疫复合物等致病性免疫活性物质特异性识别和吸附能力。此柱为一次性使用，可直接做血流灌流。适合于成人和较大儿童治疗的免疫吸附柱面积约为 $1.4 \, m^2$，适合于较小儿童的 DNA230 面积为 $0.7 \sim 0.8 \, m^2$。

9）低密度脂蛋白（LDL）吸附柱 临床上常用吸附柱是羊抗人 LDL 吸附柱，其配体为羊抗人 LDL、脂蛋白、aLP（a）抗体。这种抗体主要是用纯化的人 LDL-LP（a）注入羊或经检验无甲型肝炎、乙型肝炎、丙型肝炎及 HIV 阴性患者体内，通过免疫反应产生抗人 LDL-LP（a），可以大大降低血液中胆固醇水平。每个 LDL 吸附柱含有 400 ml（成人）或 200 ml（儿童）羊抗人 LDL 的琼脂糖 CL-4B，每克吸附剂可以吸附 4 ~ 6 mg 的 LDL 脂蛋白。可应用于与高胆固醇血症相关的疾病，如冠心病的动脉硬化、周围动脉粥样硬化闭塞性疾病等。

10）HA280 树脂血液灌流器（吸附柱） 其吸附剂采用 HA 型中性大孔吸附脂，针对皮肤病相关致病因子，在树脂合成过程中调节树脂孔径至待定区间、调整树脂分子基团极性、调节包膜膜孔及亲脂性等，能有效地清除 TNF-α、IL-1、IL-6 等致病因子。国内儿科已有学者用于治疗重症过敏性紫癜，取得了满意的疗效。

11）全血吸附脂蛋白吸附柱（DALI） DALI 吸附柱以经丙烯酸包被的聚丙烯酰胺微球为吸附剂。通过电荷作用使带负电荷的聚丙烯酸配基与带正电荷的 ApoB-LDL 和 Lp（a）结合，选择性吸附脂蛋白，是一种选择性和有效降低 LDL 胆固醇的方法。

12）胆红素吸附柱（Medisorba BL-300） 胆红素吸附柱的吸附剂是负离子交换树脂，外包膜聚甲基丙烯酸羟乙酯，柱内血浆容量 300 ml，一次性使用。能有效降低胆汁酸、总胆红素和直接胆红素。广东珠海健帆公司生产的胆红素吸附柱 BS330，其临床疗效与 BL300 疗效相当。

目前进入临床使用的免疫吸附柱（见表 10-3）。

表 10-3 目前进入临床使用的免疫吸附柱

型号	公司	原理	载体	配体		复用
Immunosorba	Excorcim	亲和 层析	琼脂糖 C1-4B	蛋白 A	血浆吸附	复用
Prosorba	Imre	亲和 层析	硅土凝胶	蛋白 A	血浆吸附	不复用
Ig-Therasorba	Baxter	亲和 层析	C1-4B	羊抗人 IgG	血浆吸附	复用
IMTR-350	Asahi	疏水 层析	聚乙醇乙烯	色氨酸	血浆吸附	不复用
IMPH-350	Asahi	疏水 层析	聚乙醇乙烯	苯丙氨酸	血浆吸附	不复用
IMN-350	Asahi	疏水 层析	聚乙醇乙烯	硫酸葡聚糖	血浆吸附	不复用
DNA 免疫吸附柱	珠海健帆	亲和	碳化树脂	DNA 分子片段	全血或血浆	不复用

第二节 儿童血浆（免疫）吸附适应证及禁忌证

1. 适应证

1）肾脏和风湿免疫系统疾病 系统性红斑狼疮和狼疮性肾炎、重症过敏性紫癜、抗肾小球基底膜病、Wegener 肉芽肿、新月体肾炎、局灶节段性肾小球硬化、溶血性尿毒综合征、免疫性肝病、脂蛋白肾病、冷球蛋白血症、严重的幼年特发性关节炎、单克隆丙种球蛋白血症、抗磷脂抗体综合征等。

2）神经系统疾病 重症肌无力、Guillain-Barrè综合征等。

3）血液系统疾病 特发性血小板减少性紫癜、血栓性血小板减少性紫癜、血友病等。

4）血脂代谢紊乱 严重的家族性高胆固醇血症、高甘油三酯血症等。

5）肝衰竭 重症肝炎、严重肝衰竭尤其是合并高胆红素血症患者等。

6）器官移植排斥 肾移植和肝移植排斥反应、群体反应抗体（PRA）升高、移植后超敏反应等。

7）重症药物或毒物的中毒 化学药物或毒物、生物毒素，对于高脂溶性而且易与蛋白结合的药或毒物，可选择血浆灌注吸附，或与血液透析联合治疗效果更佳。

8）其他疾病 扩张性心肌病、银屑病、甲状腺功能亢进症等。

2. 禁忌证

无绝对禁忌证，相对禁忌证包括：

1）对血浆分离器、吸附器的膜或管道有过敏史。

2）严重活动性出血或DIC，药物难以纠正的全身循环衰竭。

3）非稳定期的心、脑梗死，颅内出血或重度脑水肿伴有脑疝。

第三节 儿童血浆（免疫）吸附操作流程

1. 血浆吸附操作流程

免疫吸附疗法的基本操作程序是将患者血液引出体外，建立体外循环并抗凝，血液流经血浆分离器分离出血浆，将血浆引入免疫吸附器与免疫吸附剂接触，以选择性吸附的方式清除致病物质，然后将净化的血浆回输体内，达到治疗目的。有的免疫吸附装置不需要分离血浆而直接进行血液灌流免疫吸附治疗。本节接受血浆免疫吸附治疗的操作流程，全血免疫吸附参考血液灌流操作流程及附录部分。由于血浆吸附疗法存在不同的吸附剂类型和不同的治疗模式，其操作程序也有不同，应参照不同治疗方法、不同吸附柱及不同的机器设备的相关说明书进行。

主要程序如下：

1）治疗前评估

（1）医院资质建议在三级甲等儿童医院的儿童血液净化中心、三级甲等综合医院儿科的儿童血液净化室或依附成人血液净化中心设立的由儿科管理的儿童血液净化室进行。

（2）术前常规检查血常规、出凝血指标、血清白蛋白、血清球蛋白、血电解质（钠、钾、氯、钙、磷）；肝功能、肾功能，及与原发病相关的特异性指标等。

（3）由有资质的儿童血液净化治疗专业的医师综合评估患者适应证和禁忌证，确定患者是否应进行血浆吸附及选用何种吸附器。

（4）向家属或患者交代病情，签署知情同意书。

2）建立血管通路参照血管通路章节，多采用临时血管通路。

3）物品准备及核对按医嘱准备血浆分离器、血浆成分吸附器、专用血液吸附管路并核对其型号；准备生理盐水、葡萄糖溶液、抗凝剂、配置含有抗凝剂的生理盐水；准备体外循环用的必须物品：如止血钳、注射器、手套等。常规准备地塞米松、肾上腺素等急救药品和器材。

4）确定血浆吸附的治疗处方如下

（1）治疗剂量一般单次吸附治疗的剂量为 2 ~ 3 倍血浆容量，治疗持续时间为 2 ~ 3 h 为宜。若有必要可更换一只吸附器继续吸附，或定时、定期再进行吸附，吸附器的选择根据治疗目的决定。具体疗程可根据患者致病的抗体、免疫球蛋白 G 等致病因子水平来评定。患者的血浆容量可以按照下述公式进行计算和估计：

血浆容量 =0.065× 体重 ×（1– 血细胞比容）

体重的单位为 kg。

（2）抗凝

①治疗前患者凝血状态评估和抗凝药物的选择参照血液净化的抗凝治疗章节。

②抗凝方案

a. 普通肝素首剂量需 0.5 ~ 1 mg（1 mg 为 125 IU）/kg，其后根据患儿的凝血功能情况追加肝素剂量，维持量 0.05 ~ 0.1 mg/（kg·h），间歇性静脉注射或持续性静脉输注（常用注射泵控制）；预期结束前 30 min 停止追加。肝素剂量应依据患者的凝血状态个体化调整。凝血功能通过活化部分凝血活酶时间（ACT）和凝血酶原时间测定控制在正常值范围 2 倍内，超过时需减量或停用抗凝剂。

b. 低分子肝素一般选择 50 ~ 100 IU/kg，推荐在治疗前 20 ~ 30 min 静脉注射，维持量 5 ~ 10 IU/（kg·h）。同样肝素生理盐水预冲有助于增强抗凝效果（方法同上）。

c. 出血风险高的患者，也可在监测 APTT 下，给予阿加曲班。

（3）抗凝治疗的监测和并发症处理参照血液净化的抗凝治疗章节。

5）血浆吸附的操作流程如下

（1）按照设备出厂说明书准备并检查设备运转情况。

（2）开机自检，核对血浆分离器、血浆成分吸附器、管路等型号，按治疗方式、机器、治疗方式及各种耗材的产品说明书进行安装连接、预冲。

（3）查对患者姓名，检查生命体征并记录。

（4）给予患者抗凝剂。

（5）设定血浆吸附治疗参数包括血液泵、血浆泵、废液泵和肝素泵流量、血浆处理目标量、温度，设定各种报警参数。

（6）开始连接患者，进入临床程序。引血至管路开始治疗，密切观察机器运行，包括全血流速、血浆流速、动脉压、静脉压、跨膜压变化。特别是开始治疗半小时以内的抗凝充分非常重要。

（7）治疗开始时血流量成人一般从 50 ~ 80 ml/min，逐渐增加至 100 ~ 150 ml/min，

分离的血浆以 25 ~ 50 ml/min 的流速流经吸附器吸附后回输血体内。而儿童不同的年龄，起始血流量的速度要比成人慢，并逐渐增加至 3 ~ 5 ml/（kg·min），估计大概：

　　　1 月至 1 岁　　　　　10 ~ 60 ml/min

　　　< 20 kg　　　　　　30 ~ 100 ml/min

　　　> 20 kg　　　　　　100 ~ 20 ml/min

目前主要应用年长的学龄儿童进行吸附治疗的为多。上述参数仅作参考，尚需实践中充分验证。

（8）密切观察各种滤器情况，血浆颜色，注意有无溶血的发生，如有破膜应及时更换相应滤器。

（9）密切观察患者生命体征，包括每 15 min 测血压、心率等（最好采用有带测血压的心电监护）。

（10）达到治疗量后，进入回收程序，观察并记录患者生命体征、病情变化、治疗参数及治疗经过。

2. 免疫吸附疗法的护理

1）根据病人各自的特殊情况耐心解释免疫吸附疗法的过程、作用及可能发生的反应，做好心理护理，使患者消除紧张感，愉快地接受治疗。

2）治疗前保留好将用于治疗的动静脉血管，不在该处穿刺、输液或抽血。若患者血管条件太差，可行股静脉穿刺或颈静脉穿刺。

3）免疫吸附机器上各管路的位置要求安装正确，尤其是有小关卡的地方，前后位置不能颠倒。紫外线、红外线监测管不能用手摸，要保持绝对清洁无异物。利用 pH 电极监测 pH 值，洗脱液 pH 值为 2.2，缓冲液 pH 值为 7.0。血浆探测器 A、B 管的红外线监测和紫外线监测的精密度要求很高，在患者上机前各探测器要校准，以保证吸附质量。

4）密切观察病情变化，防止并发症。注意使用血浆抗凝剂的副作用以及血压下降和过敏反应等。分离出的血浆用 2.2% 枸橼酸钠抗凝，以血浆流量的 8% ~ 10% 进入循环。枸橼酸钠进入体内的副作用通常表现为四肢、口唇麻木，血压偏低。这是由于枸橼酸钠入血可引起低钙血症，应给予葡萄糖酸钙静注。血压偏低者同时将血流量减小并给予 0.9% 氯化钠静滴，症状自会消失。为了防止过敏反应的发生，在上机前先询问患者有无过敏史，若有过敏史，上机后 5 min 内常规给予抗过敏药物。

5）治疗过程中保证血路通畅，防止凝血、漏血。血液抗凝剂用肝素钙注射液，首次剂量为 0.8 ~ 1 mg/kg。动脉流量必须充足通畅，维持在 100 ~ 150 ml/min。若血流量不足时管道内有气泡，管路会抽动，主要由两种情况引起：①动脉穿刺针漏出血管，可调整穿刺针的角度改善流量，若得不到改善，须另行穿刺。②血压下降时血容量不足，对血流量也有影响。此时可将血流量减小并积极升压处理，待血压回升，血流量自会改善。观察静脉压的变化。静脉压增高主要由两种情况引起：①静脉穿刺针漏出血管，必须重新穿刺。②血路出现梗阻，可加大肝素剂量或用生理盐水冲洗血路。若管路出现凝块，必须更换新管路。若穿刺针有梗阻，须换新针重新穿刺，避免凝块进入体内。

6）防止血浆分离器破膜，选择膜面积≥ 0.3 m² 的血浆分离器，治疗过程中跨膜压（TMP）＜ 120 mmHg。若使用膜面积太小的血浆分离器或治疗中跨膜压过大，就易使膜破裂，红细胞漏出膜外，呈洗肉水样改变。此时只有及时更换血浆分离器，以保证血浆分离。

7）防止溶血：溶血是由于血浆分离器的 TMP 过大使血球吸附到纤维膜上导致破裂引起的。TMP 主要受动脉压、静脉压、滤液侧压的影响。可从以下几点预防溶血的发生：①保证血路通畅：当动静脉通路接好后，让其循环一段时间，待血浆充分分离出来，同时也可观察血流量是否充足。②使滤液侧压保持在正常水平。当滤液侧压＜ 0 时，可相应增高血流量，减少血浆量；当滤液侧压＞ 0 时，则相应减少血流量，增高血浆量。通常血浆流量不能大于血流量的 1/3。当溶血血红蛋白溶入血中，呈酱油样改变时可按上述方法处理，同时让缓冲液快速进入吸附柱冲洗，避免血红蛋白停留在吸附柱中影响吸附质量。

8）根据成分参数改变血浆经过吸附柱的流速与时间。参数越高说明吸附越饱和，当参数降低时，可加大血浆流速，甚至加大经过吸附柱的循环时间，使血浆中的抗体充分得到吸附。

9）利用负压作用回血浆：将血浆分离器倒置，加大出浆流速，减慢血流速，并打开血浆分离器旁路上的盖子，利用空气负压与出血浆比入血浆少的原理，将血浆分离器中的血浆也回入血中，可减少血浆的丢失。

10）防止交叉感染：①进行免疫吸附治疗的患者有高度的选择性。必须经实验室监测排除甲、乙、丙、丁、戊、庚肝炎病毒，艾滋病病毒及梅毒感染。②使用一次性管道及血浆分离器。③治疗结束后用强酸的专用洗脱液 8 000 ～ 10 000 ml 冲洗，蛋白 A 吸附柱以硫柳汞冲洗灭菌后保存；血脂吸附柱以叠氮钠冲洗灭菌后保存。④若病情急需治疗但患有传染病的患者，选择一次性吸附柱或专人专柱隔离治疗。

11）治疗结束后压迫针眼，留院观察一天。吸附出的废液须妥善处理。吸附柱以硫柳泵或叠氮钠保存。

第四节　儿童血浆（免疫）吸附并发症及处理

1. 低血压

多由体外循环引起。儿童总的血容量少，婴儿循环血液容量 90 ml/kg，儿童循环血液容量 80 ml/kg，如体外循环血容量超过循环血液容量的 10% 时（相当于急性失血）。预充量为动脉管路、静脉管路及滤器的容积。适合儿童的小面积免疫吸附柱（容量约 30 ml）即将面市。但目前使用的是成人的吸附柱，容量 70 ml，体外循环血量约 200 ml，在治疗开始引血量短时间内血容量快速减少，常常出现血压下降。其预防处理如下：①治疗开始缓慢引血，或将预冲液不放掉直接接上静脉回流端，以保证血容量平衡，必要时可适当补充血浆、白蛋白、生理盐水等，以维持血容量平衡；②严密观察血压，动态血压监测，血压下降时要及时处理，必要时用升压药；③血压下降明显，经各种方法治疗无改善者立即停止治疗，改用其他方法。

2. 过敏反应

治疗前各种滤器要充分预冲，并且预冲时注意检查吸附器。治疗过程中出现上述症状时给予糖皮质激素和抗组胺类药物、吸氧等对症治疗，必要时终止血浆吸附治疗，严重者出现休克时按过敏性休克处理。

3. 溶血

查明原因，并予以纠正，如为滤器破膜，及时更换。

4. 出血

多为抗凝剂过量所致。

5. 凝血

包括血浆分离器、血浆吸附器、透析器内凝血和留置管凝血，多与术前肝素使用剂量不足，或患者处于高凝状态，或伴有高脂血症有关。术中密切观察跨膜压变化，调整肝素追加量。如跨膜压短时间内迅速升高，可临时追加肝素量。若出现滤器破膜，应立即更换。另要严密观察、血流速度不宜太慢

6. 穿刺局部血肿、气胸、腹膜后出血

肝衰竭患者凝血功能差，可酌情于治疗前输血浆、凝血酶原复合物等补充凝血因子。治疗中注意肝素用量。术中、术后要卧床休息，减少穿刺部位的活动，或局部止血。

7. 微粒栓塞

主要发生在早期使用不包膜的活性炭或树脂吸附剂直接进行全血吸附的时期。发生时可有胸闷、气短、呼吸困难、憋闷、口唇发绀、甚至休克等严重现象。其预防与处理：①治疗前严格检查灌流器有无破损，应用足量的生理盐水充分冲洗灌流器。②应用正规的血管路，其静脉管路中的静脉壶有一微滤网，也可预防微粒栓塞的发生。③一旦微粒肺栓塞，应立即停止灌流或吸附，迅速吸氧、高压氧治疗，并采取其他对症措施。

8. 空气栓塞

主要原因：①应用简易设备，没有空气检测装备。②治疗前灌流器、血路管预充时未充分排气。③在血液吸附治疗中应用体外循环的血管通路进行输液、当液体输完未及时发现。④治疗结束回血时用空气回血法，但血泵速度太快等。空气栓塞临床症状：如一次进入 5 ml 以上空气时可发生明显的空气栓塞症状，表现为胸闷、呼吸困难、剧烈咳嗽，严重者出现发绀、心律失常、血压下降、抽搐、昏迷，甚至呼吸心跳骤停等。

空气栓塞预防与处理：①预冲要充分将血管路与灌流器中的气体排净。②在血液吸附治疗中不要应用体外循环的血管通路进行输液，以免疏忽而致空气进入。③治疗结束回血时如用空气回血法，血泵速度太不要太快，密切观察，一旦回血结束应当及时关闭血泵，夹闭静脉血管路。④一旦出现空气进入体内，应立即将患者置于左侧卧位及头低足高位，使空气聚于右心房，不断轻叩患者背部，有可能将进入肺内的气体拍成碎泡或

泡沫样，防止气体聚集造成肺部大面积栓塞或帮助患者咳嗽改善呼吸困难。⑤立即给高流量吸氧。⑥采取其他对症措施。

综上所述，免疫吸附治疗仅仅以清除自身抗体等致病介质为主要目的，是危重患儿疾病早期或极期的一种抢救措施，是一种对症治疗。术后如不配合药物抑制自身抗体的不断生成，则停止吸附治疗后极易出现抗体水平的反跳。所以必须联合应用糖皮质激素、免疫抑制剂等药物，才能使疾病得到稳定缓解。

第五节　儿童血浆（免疫）吸附器及治疗方式的选择

1. 原则
根据目的清除物质的不同，选择不同的血浆吸附模式和不同的血浆吸附器。

2. 治疗方式
1）免疫吸附　免疫吸附疗法是通过体外循环，将分离出的含致病因子的血浆通过以抗原－抗体或某些具有特定物理化学亲和力的物质作为配基与载体结合而制成吸附柱，利用其特异吸附性能，选择性或特异性地清除血液中致病物质。

（1）免疫吸附类型　包括：① 抗原抗体结合型；② 补体结合型；③ Fc 结合型；④ 静电结合型；⑤ 疏水结合型。

（2）免疫吸附剂配体　包括蛋白 A、特定的抗原（DNA）、特定的抗体（抗人 LDL 抗体、抗人 IgG 抗体）、C1q、聚赖氨酸、色氨酸、苯丙氨酸等。

（3）免疫吸附剂载体　包括琼脂糖凝胶、葡聚糖、二氧化硅凝胶、聚乙烯醇珠、树脂等。

2）血浆灌流吸附（分子筛吸附）　血浆灌流是应用血浆膜式分离技术，将血浆从血液中直接分离出来，送入血液灌流器中，将血浆中的各种毒素吸附后再返回体内。临床常用的吸附剂有活性炭和树脂两种。主要用于清除尿毒症中分子毒素（如 $\beta_2 -$ MG 等）、药物中毒和毒物等。

3）血浆滤过吸附配对　血浆滤过吸附（Couple Plasma Filtration Adsorption，CPFA）也称连续性血浆滤过吸附（Continuous Plasma Filtration Adsorption，CPFA），是指全血先由血浆分离器分离出血浆，血浆经吸附器吸附后与血细胞混合后，再经血液滤过或血液透析后回输到体内。CPFA 具有溶质筛选系数高、生物兼容性好、兼有清除细胞因子和调整内环境功能等特点，能广谱地清除促炎及抗炎物质而且具有自我调节功能，可用于急性肾衰竭、败血症和多脏器衰竭等危重患者的抢救。

4）全血免疫吸附　不需要分离血浆，全血直接进入免疫吸附柱进行免疫吸附的治疗方法，国内目前比较流行此技术治疗 SLE。以 DNA 免疫吸附治疗 SLE 步骤为例：①血管通路的建立：股静脉或颈内静脉；②免疫吸附柱预冲：先用生理盐水或低分子右旋糖酐 500 ml 冲洗，再用肝素生理盐水（含肝素 20 mg/L）2 000 ml。部分病人用生理盐水或同型血浆或全血预冲，预冲流量 50 ~ 100 ml/min，并轻拍排空空气。③体内肝素化：首剂 0.5 ~ 1 mg/kg，每隔 0.5 ~ 1 h 用 4 ~ 8 mg/ 次，灌流结束前半小时停用肝素。④血液流量：成人从 100 ~ 150 ml/min 逐步增加至 200 ~ 250 ml/min，儿童血液流速为 50 ~ 100 ml/min［2 ~ 3 ml/（kg·min）］。⑤吸附时间：2 h。⑥回血：空气回血法回血。必要时用鱼精蛋白中和肝素。

（党西强　郭妍南　翟松会）

第十一章 儿童血浆置换

第一节 血浆置换概述

1. 血浆置换的概况

血浆置换也称为治疗性血浆置换（therapeutic plasma exchange，TPE），属于血液净化领域中非常重要的组成部分，是指将患者的血浆和血液细胞分离出来，弃掉含有致病物质的血浆，同时补充同等置换量的置换液，或将分离出来的血浆再通过二级滤器或者吸附器除去血浆中有害物质，以达到治疗疾病的目的。

近年来血浆置换技术的应用，在一些重症、难治性免疫代谢疾病治疗中取得了显著的效果。

2. 血浆置换的治疗原则

TPE 是一种体外血液净化技术，目的是清除大分子量的物质，从而逆转这些物质所致疾病的病程。这些物质包括自身免疫性疾病的抗体（IgG、IgM 等）、沉积于组织的免疫复合物、异型抗原和异常增多的低密度脂蛋白和一些副蛋白，有时还包括一些同蛋白结合的毒素。

TPE 作为一种血液净化技术，能够在短时间内快速清除一些致病物质，从理论上来讲这些物质是要有选择性的，符合下列条件的疾病可以采用 TPE 治疗：①拟清除物质相对分子质量大（≥15 000 u），一般的血液净化技术不能清除；②拟清除物质半衰期长，内源性清除途径远不及 TPE 迅速；③拟清除物质是导致疾病发生、发展的致病因子，而且传统的药物治疗无效。

血浆置换在方法上多种多样，但在原则上有着共同之处。血浆置换只是比药物更有效和更迅速地去除致病因子，使疾病得以暂时缓解，虽然有时能取得"神奇"的效果，但毕竟不是根治性措施，因此是治标不治本，不能忘记病因治疗。血浆置换治疗的大部分适应证都与免疫球蛋白增高有关，血浆置换可以降低这些致病因子的血中浓度，却不能防止它的产生，因此血浆置换治疗不能完全替代免疫抑制药治疗。为了巩固和根治疾病，即使在血浆置换治疗后也应当同时应用免疫抑制药物。

3. 血浆置换容量的估测

开始 TPE 治疗前先要计算需置换的血浆量（plasma volume，PV），血浆量有几种计算方法：

（1）PV=（1–Hct）×（$b+CW$）。式中 Hct: 血细胞比容；b: 1 530（男性）或 864（女性）；C:41（男性）或 47.2（女性）；W: 体重（kg）。

（2）PV=0.064 5× 体重（kg）×（1–Hct）。PV = 35 ~ 40 ml/kg 体重，Hct 正常，PV 一般以 35 ml/kg 体重计算，而 Hct 低于正常值时，则以 40 ml/kg 计算。每次治疗最合适的血浆交换量为 EPV 的 1 ~ 1.5 倍。

必须注意，单次 TPE 治疗后某种物质的血清浓度会产生部分反弹，这种反弹一部分是该物质的重新合成，另一部分是该物质由血管外到血管内的重新分布，所以每 24 ~ 48 h 进行一次治疗，该物质才能够得到持续的清除。

第二节　血浆置换适应证

血浆置换的适应证基本可以概括为代谢和免疫两大类疾病。随着发病机制的进一步深入以及治疗方法的拓展，目前血浆置换的临床适应证已扩大至神经系统疾病、肾脏病、血液病、代谢性疾病、结缔组织病、移植及危重症领域。美国血液分离学会（American society for apheresis）、美国神经病学学会（American academy of neurology）近期发表的基于循证医学的指南对血浆置换应用的指征和方法做了系统叙述。

1. PE 在肝脏疾病中的应用

较之传统的血液灌流、血液滤过技术，PE 除了可以更有效地清除血液中与蛋白质结合的毒素和一些大分子物质（如内毒素和胆红素、芳香族氨基酸、硫醇、酚类）外，同时还能补充白蛋白、凝血因子以及其他生物活性物质，暂时替代肝脏的部分功能。但必须明确的是，PE 不属于病因治疗，不影响疾病的基本病理过程。另外，PE 的治疗时间短，对分布在血管外的小分子毒性物质清除率低，对水负荷过重的情况无改善作用。

在肝移植、肝硬化时，临床常用胆红素作为肝功能衰竭的客观指标，当胆红素高于 342 μmol/L 时应考虑行 PE 治疗。对于暴发性肝衰竭，每次 1 ~ 1.5 倍 PV，每天 1 次，直至接受肝移植手术或肝功能恢复。对于非暴发性肝衰竭可每周 2 ~ 3 次，根据患者需要可持续数周。

2. PE 在神经肌肉系统疾病中的应用

1）PE 疗效确切，推荐作为一线方法治疗的疾病①格林—巴利综合征：PE 置换液选用血浆（下文未特殊说明者治疗方法均为 PE，置换液种类均为血浆），剂量 1 ~ 1.5 倍 PV，隔日一次，10 ~ 14 d 可做 5 ~ 6 次；②重症肌无力：1 ~ 1.5 倍 PV，每日或隔日 1 次；③慢性炎症性脱髓鞘神经病变（CIDP）：置换液用白蛋白，1 ~ 1.5 倍 PV，每周 2 ~ 3 次，直至缓解，然后根据病情每周或每月 1 次维持；④单克隆丙种球蛋白病合并多发周围神经病（IgG/IgA，IgM 型），1 ~ 1.5 倍 PV，2 天 1 次，置换液用血浆或白蛋白，10 ~ 14 d 内进行 5 ~ 6 次置换，PE 结束数周后患者症状仍可持续改善；⑤链球菌相关的小儿自身免疫性神经精神障碍和舞蹈症（PANDAS）：1 ~ 1.5 倍 PV，2 天 1 次，置换液用血浆或白蛋白，7 ~ 14 天进行 5 ~ 6 次置换；⑥暴发型威尔森症（Wilson's disease）：1 ~ 1.5 倍 PV，每天 1 次。

2）PE 很可能有效，应该作为二线方法治疗的疾病①PE 单独用于大剂量皮质类固醇治疗失败的Ⅳ期急性播散性脑脊髓炎：1 ~ 1.5 倍 PV，每天或隔日 1 次，一般 3 ~ 6 次；②慢性局灶性脑炎（Rasmussen's 脑炎）；③兰伯特－伊顿肌无力综合征（Lambert-Eaton myasthenic syndrome）；④多发性硬化症（急性中枢神经系统炎症性脱髓鞘疾病对类固醇反应迟钝者）；⑤免疫吸附（IA）治疗多发性硬化症和慢性局灶性脑炎。

3. PE 在肾脏病、风湿免疫性疾病和器官移植中的应用

1）PE 疗效确切，推荐作为一线方法治疗的疾病①依赖透析的或伴有弥漫性肺泡出血（DAH）的 ANCA 相关性急进性肾小球肾炎（韦格纳肉芽肿所致）：1 ~ 1.5 倍 PV，每日或隔日 1 次，暴发型患者开始每日 1 次，继之 2 ~ 3 天 1 次，共 6 ~ 9 次。②急性进展的或伴有弥漫性肺泡出血的抗肾小球基底膜病（Goodpasture 综合征）：1 ~ 1.5 倍 PV，每日或隔日 1 次，至抗抗体下降到 2 个星期内检测不到的水平即可停止，因此 PE 疗程至少应该持续 14 天。PE 治疗抗肾小球基底膜疾病的关键是早期应用。临床研究证明，血肌酐低于 583.44μmol/L 的患者经 PE 治疗后大多可以恢复肾功能，而血肌酐高于 583.44μmol/L 或透析依赖的患者由于肾小球损伤已不可逆转，所以不能从 PE 治疗中获益。③复发性局灶节段性肾小球硬化：1 ~ 1.5 倍 PV，每日或隔日 1 次，开始阶段连续 3 次，以后 2 周进行 6 次。④自身抗体导致的非典型溶血性尿毒症综合征：1 ~ 1.5 倍 PV，推荐开始阶段每日 1 次，连续治疗 5 天，继之每周 5 次，连续进行 2 周，再递减为每周 3 次进行 2 周，第 33 天时评价预后。⑤肾移植后抗体介导的排斥反应：1 ~ 1.5 倍 PV，1 ~ 2 天 1 次，置换液用血浆或白蛋白，进行 5 ~ 6 次置换，后续治疗根据患者情况确定。

2）PE 很可能有效，应该作为二线方法治疗的疾病①PE 联合类固醇激素治疗无应答的慢性移植物抗宿主疾病、严重的红斑狼疮、灾难性抗磷脂综合征：1 ~ 1.5 倍 PV，每日 1 次，至少 3 天，也有治疗数周的报道。②基因突变导致的非典型溶血尿毒综合征；③骨髓瘤管型肾病；④植烷酸贮积病（Refsum 病）；⑤免疫吸附治疗活动性类风湿关节炎；⑥严重的红斑狼疮（如伴有脑炎、弥漫性肺泡出血）：1 ~ 1.5 倍 PV，1 ~ 2 天 1 次，置换液用白蛋白或血浆，通常 3 ~ 6 次即可显效，更长期的治疗尚有待进一步验证。⑦免疫吸附用于 ABO 血型不合骨髓干细胞移植、肾脏移植、心脏移植。

4. PE 在血液系统疾病中的应用

1）PE 疗效确切，推荐作为一线方法治疗的疾病①严重冷球蛋白血症：1 ~ 1.5 倍 PV，1 ~ 3 天 1 次，治疗 3 ~ 8 次后评价疗效。②丙种球蛋白病导致的高黏滞血症：1 ~ 1.5 倍 PV，每日 1 次，置换液使用白蛋白或白蛋白/生理盐水，每日 1 次，连续 1 ~ 3 次使症状缓解，然后每 1 ~ 4 周 1 次维持治疗。③噻氯匹定/氯吡格雷导致的血栓性微血管病、血栓性血小板减少性紫癜：1 ~ 1.5 倍 PV，每日 1 次，置换液用血浆或去除冷沉淀的血浆，直至血小板计数达到 150×10^9/L 甚至以上，逐渐减少 PE 频度并维持

较长时间治疗的方案是否有积极作用，尚无前瞻性研究。

2）PE 很可能有效，应该作为二线方法治疗的疾病：①严重的威胁生命的冷凝集素病：剂量 1 ~ 1.5 倍 PV，1 ~ 2 天 1 次，置换液用白蛋白，疗程持续到溶血控制、输血明显减少，或药物治疗生效。②单纯红细胞性再生障碍性贫血：1 ~ 1.5 倍 PV，1 ~ 2 天 1 次，置换液用白蛋白或血浆，疗程通常至少 2 ~ 3 周，个别患者需更长时间，直到显效。③免疫吸附治疗继发于丙型肝炎病毒的冷球蛋白血症。

5. PE 治疗作用的有效性尚未确定，治疗决策应个体化对待的疾病

1）PE 应用于急性肝功能衰竭、脓毒症合并多器官功能衰竭、输血后紫癜、系统性硬化症（硬皮病）、造血干细胞移植相关血栓性微血管病、甲状腺危象、无需透析的 ANCA 相关性急进性肾小球肾炎（韦格纳肉芽肿所致）、再生障碍性贫血、温性自身免疫性溶血性贫血、心脏移植后排异反应、NYHA Ⅱ ~ Ⅳ 级扩张型心肌病、免疫复合物型（Ⅱ型）、急进性肾小球肾炎、慢性进展性多发性硬化、肾源性系统纤维化、神经系统副肿瘤综合征、多发性骨髓瘤合并周围神经病变、输血后紫癜、硬皮病（进展性系统性硬化症）、环孢素 A/ 他克莫司导致的血栓性微血管病、造血干细胞移植相关血栓性微血管病、甲状腺危象。

2）免疫吸附应用于 NYHA Ⅱ ~ Ⅳ 级扩张型心肌病；神经系统副肿瘤综合征。

6. 有文献证明 PE 治疗无效或有害的疾病

系统性淀粉样变性、依赖透析而无弥漫性肺泡出血的抗肾小球基底膜病、烧伤休克、皮肌炎或多发性肌炎、免疫性血小板减少性紫癜、包涵体肌炎、银屑病、活动性类风湿关节炎、天疱疮、狼疮性肾炎、血栓性微血管病。

7. PE 在危重症领域的应用

1）炎症介质和细胞因子的过度释放被认为是多器官功能障碍综合征（MODS）的主要发病机制之一。PE 治疗严重脓毒症合并 MODS 患者的临床随机对照研究证明，患者病死率显著降低。

2）高甘油三酯血症是重症急性胰腺炎（SAP）的重要诱发因素之一，所有患者经 PE 治疗后甘油三酯水平均明显下降，同时极低密度脂蛋白也显著下降。

3）PE 用于治疗急性药物过量和化合物中毒：适应证包括：临床症状进行性恶化、昏迷和肾脏排泄功能受损。一般可以选用血浆或白蛋白作为置换液。蛋白结合率高或延迟代谢的毒物最适宜于 PE 治疗，临床已有许多种类药物中毒治疗成功的案例。PE 治疗可明显降低毒蘑菇中毒病死率及毒蛇咬伤导致截肢的可能，置换液可用白蛋白或血浆，置换量可稍大，1 ~ 2 倍 PV，每天 1 次，直至症状减轻。然而，一些有毒物质可能与其他血浆成分的结合力超过白蛋白，例如，双嘧达莫、奎尼丁、丙咪嗪、普萘洛尔、氯丙嗪与 α-1 酸性糖蛋白有很强的亲和力，因此，治疗这些药物过量时不宜使用白蛋白作为置换液，而应首选血浆。另外可导致凝血功能障碍的毒素，也应首选血浆作为置换液。TPE 的适应证见表 11-1。

表 11-1 TPE 的适应证

---

① PE 疗效确切，推荐作为一线方法治疗的疾病

　　高胆红素血症（胆红素大于 342μmol/L）

　　格林巴利综合征

　　重症肌无力

　　慢性验证性脱髓鞘神经病变

　　单克隆丙种球蛋白病合并多发周围神经病（IgG/IgA，IgM 型）

　　链球菌相关的小儿自身免疫性神经精神障碍和舞蹈症

　　暴发型威尔森症

　　依赖透析的或伴有弥漫性肺泡出血（DAH）的 ANCA 相关性急进性肾小球肾炎（韦格纳肉芽肿所致）

　　急性进展的或伴有弥漫性肺泡出血的抗肾小球基底膜病（Goodpasture 综合征）

　　复发性局灶节段性肾小球硬化

　　自身抗体导致的非典型溶血性尿毒症综合征

　　肾移植后抗体介导的排斥反应

　　严重冷球蛋白血症

　　丙种球蛋白病导致的高黏滞血症

　　噻氯匹定 / 氯吡格雷导致的血栓性微血管病

　　血栓性血小板减少性紫癜

② PE 很可能有效，应该作为二线方法治疗的疾病

　　PE 应用于：大剂量皮质类固醇治疗失败的Ⅳ期急性播散性脑脊髓炎

　　　　　　　　慢性局灶性脑炎（Rasmussen's 脑炎）

　　　　　　　　兰伯特—伊顿肌无力综合征（Lambert-Eaton myasthenic syndrome）

　　　　　　　　多发性硬化症（急性中枢神经系统炎症性脱髓鞘疾病对类固醇反应迟钝者）

　　　　　　　　免疫吸附治疗多发性硬化症和慢性局灶性脑炎

　　　　　　　　联合类固醇激素治疗无应答的慢性移植物抗宿主疾病

　　　　　　　　严重的红斑狼疮（如脑炎、弥漫性肺泡出血）

　　　　　　　　灾难性抗磷脂综合征

　　　　　　　　基因突变导致的非典型溶血尿毒综合征

　　　　　　　　骨髓瘤管型肾病

　　　　　　　　植烷酸贮积病（Refsum 病）

　　　　　　　　严重威胁生命的冷凝集素病

　　　　　　　　单纯红细胞性再生障碍性贫血

　　免疫吸附用于：继发于丙型肝炎病毒的冷球蛋白血症

　　　　　　　　　活动性类风湿关节炎

　　　　　　　　　ABO 血型不合骨髓干细胞移植、肾脏移植、心脏移植

续表

③ PE 治疗作用的有效性尚未确定，治疗决策应个体化对待的疾病

  PE 应用于：急性肝功能衰竭

      脓毒症合并多器官功能衰竭

      输血后紫癜

      系统性硬化症（硬皮病）

      造血干细胞移植相关血栓性微血管病

      甲状腺危象

      无须透析的 ANCA 相关性急进性肾小球肾炎（韦格纳肉芽肿所致）

      再生障碍性贫血

      温性自身免疫性溶血性贫血

      心脏移植后排异反应

      NYHA Ⅱ～Ⅳ级扩张型心肌病

      免疫复合物型（Ⅱ型）急进性肾小球肾炎

      慢性进展性多发性硬化

      肾源性系统纤维化

      神经系统副肿瘤综合征

      多发性骨髓瘤合并周围神经病变

      输血后紫癜

      硬皮病（进展性系统性硬化症）

      环孢素 A/ 他克莫司导致的血栓性微血管病

      造血干细胞移植相关血栓性微血管病

      甲状腺危象

  免疫吸附应用于：NYHA Ⅱ～Ⅳ级扩张型心肌病

       神经系统副肿瘤综合征

       单克隆丙种球蛋白病合并周围神经病

④ PE 治疗无效或有害的疾病

  系统性淀粉样变性

  依赖透析而无弥漫性肺泡出血的抗肾小球基底膜病

  烧伤休克

  皮肌炎或多发性肌炎

  免疫性血小板减少性紫癜

  包涵体肌炎

  银屑病

  活动性类风湿关节炎

  天疱疮

  狼疮性肾炎

  血栓性微血管病

需要特别提出的是对于中毒的治疗，在下面这些情况下，可选择 PE：①摄入的药物或毒物为致命性的或剧毒性的；②机体内在的清除率＜500 ml/min；③蛋白结合率＞90%，体内容积分布＜0.6L/kg。近年来我们对儿童毒蕈中毒、百草枯中毒及严重的蛇咬伤、蜂蜇伤进行血浆置换治疗，取得了较好疗效。

总之，血浆置换的适应证愈来愈广泛，多数学者认为对于 PE 适应证中①类疾病诊断一旦明确，应立即进行治疗，这样不仅能够快速清除体内的致病物质，而且能够调节人体的免疫系统，修复网状内皮细胞的吞噬功能，抑制病情恶化，或逆转病程，使患者得到康复。对于 PE 适应证中②类疾病，在常规治疗无效时则应尽快考虑 PE 治疗。对于其他适应证，临床上有散在的病例报告，疗效各不一致，则需要进一步验证。

8. 血浆置换的技术要求

1）血管通路的建立

建立良好的血管通路对血浆置换来说非常重要，充足的血流量是完成该治疗的前提和保证。

一般而言，进行血浆置换治疗的患者不需要建立永久血管通路，使用中心静脉留置导管建立临时血管通路即可进行治疗。中心静脉留置导管的部位包括股静脉、颈内静脉及锁骨下静脉。因血浆置换治疗疗程短，且儿童股静脉置管相对简单、安全，因此股静脉留置导管最为常用。

2）抗凝技术

不管使用哪一种 TPE 技术，正常情况下都需要用抗凝剂，这是 TPE 顺利进行的必要保证。对于膜式血浆分离，大多数使用低分子肝素钙或肝素抗凝；对于有凝血功能障碍的患者，选择抗凝药要慎重，必要时可用枸橼酸抗凝。儿童患者常选用低分子肝素钙，推荐剂量为首剂 60～80 U/kg，不需要维持。

3）置换液的选择

置换液的补充应考虑以下原则：①等量置换，且血浆滤出速度与置换液输入速度要大致相同，尽量避免血容量的波动；②保持血浆胶体渗透压正常，即血浆蛋白浓度接近正常；③维持水、电解质的平衡；④适当补充凝血因子和免疫球蛋白，避免降至临界水平以下；⑤减少病毒污染的机会；⑥无毒性，在体内不蓄积。

常用的置换液有人血清白蛋白溶液（HAS）、新鲜冷冻血浆（FFP）、成分血浆蛋白以及血浆代用品。

（1）白蛋白　在美国白蛋白是最常用的置换液。和 FPP 比较其优点为没有病毒的传播及变态反应的风险；缺点包括：免疫球蛋白的丢失、凝血因子的清除所致出血倾向、铁蛋白缺乏引起贫血。浓度为 5% 的白蛋白溶液可提供比较理想的血浆渗透压，选用白蛋白作为置换液有几点需要注意。

①胶体渗透压：生理盐水 750 ml 加 5% 白蛋白置换液 1 250 ml，这对大多数 TPE 处方来讲是一个相当合适的量，患者耐受良好而且不会发生低血压或周围水肿。

②电解质成分：5% 人血白蛋白溶液是等渗的，不含防腐剂，钠水平大概是（145±15）mmol/L，钾水平低于 2 mmol/L。钾离子的相对缺乏可引起置换后血清钾水平

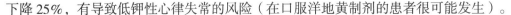

下降25%，有导致低钾性心律失常的风险（在口服洋地黄制剂的患者很可能发生）。

③变态反应：人血清蛋白是由96%白蛋白和少量 α 及 β 球蛋白组成，相对FFP而言，变态反应罕见。

④"消耗性"凝血病：当白蛋白用作唯一的置换液时，会引起所有凝血因子的消耗；用FFP做部分置换液可以减少出血的风险。

⑤免疫球蛋白丢失：当白蛋白用作置换液时，免疫球蛋白和补体的清除可增加患者发生感染的概率。交换一个血浆容量可以使血清免疫球蛋白水平减少60%，而总体免疫球蛋白储存绝对值减少20%。短期多次治疗，尤其是应用免疫抑制药物时，免疫球蛋白水平显著降低并可持续数周。如果连续TPE治疗后发生严重感染，一次静脉注射免疫球蛋白（IVIG）100～400 mg/kg才能重新恢复正常免疫球蛋白水平。

（2）新鲜冷冻血浆（FFP）　FFP含有正常血液中的所有非细胞成分，包括凝血因子和补体，置换后不会引起凝血障碍和免疫球蛋白消耗。对于血栓性血小板减少性紫癜（TTP）的治疗，必须选用FFP。缺点包括：变态反应（大多数情况较轻，但有时可危及生命）、枸橼酸毒性及病毒传播的风险。选用FFP作为置换液要考虑下列因素。

①变态反应：对FFP的变态反应症状表现不一，包括发热、寒战、荨麻疹、哮喘及低血压等，在TPE治疗中这些反应经常遇到，但是较少有因为用FFP置换液而死亡的病例。由于变态反应的发生率相对较高，所以在大量使用FFP置换液的患儿，治疗前常给予地塞米松、异丙嗪及静脉钙剂防治过敏反应，必要时还可给予苯海拉明，出现危及生命的情况（如喉头水肿）时，可皮下注射肾上腺素。

②枸橼酸中毒：每份体积FFP含有约14%枸橼酸，大量输入FFP会引起低钙血症的症状和代谢性碱中毒，大多数患儿表现为口周及肢体的麻木。静脉补充钙剂既可防治过敏，又可纠正因大量血浆中所含枸橼酸所致的低钙血症，置换1 000 ml血浆需补充10%葡萄糖酸钙10 ml。

③病毒传播的风险：血液制品传播感染的原因主要是供血者血液中携带感染性微生物或病毒，如肝炎病毒、人类免疫缺陷病毒、巨细胞病毒、嗜T细胞白血病病毒等。

（3）血浆代用品　3%羟乙基淀粉可以作为血浆代用品用于血浆置换，但最大量不能超过总置换量的20%，且应在治疗的起始阶段使用。晶体补充多使用复方氯化钠溶液，晶体与胶体的容积比以1∶2为宜。血浆蛋白在50 g/L以下者只能补充胶体溶液。

9. 血浆置换的方法

临床上血浆置换的方法可分为非选择性血浆置换和选择性血浆置换。非选择性血浆置换，临床上也称单膜血浆置换或单纯血浆置换（PE），是指将患者的血浆和血液细胞分离出来，弃掉含有致病物质的血浆，同时补充同等置换量的置换液以达到治疗疾病的目的。选择性血浆置换指的是在上述技术的基础上，将分离出来的血浆经过二次处理，相对选择性的清除血浆中的致病物质，较少损失或不损失有用的血浆成分。二次处理血浆净化的装置可以是分离器也可以是吸附器，选用不同的净化装置就派生出不同的血浆置换名称，临床上常用的技术有双膜血浆置换、免疫吸附等。

1）非选择性血浆置换

非选择性血浆置换有两种方法，分别为离心式血浆分离和膜式血浆分离。膜式血浆分离（member plasma separation，MPS）已成为目前临床上应用最广泛的 PE 技术。下面主要介绍膜式血浆分离。

（1）膜式血浆分离概述（见彩图 4）

膜式血浆分离又称单膜血浆置换，就是通过具有高渗透性膜的滤器将血浆从血液细胞成分中分离出来。其关键部件是血浆分离器，目前多为空心纤维型分离器。当全血通过滤过器时，血浆通过滤过器的微孔被分离出来，有形成分被输注入体内，从而达到血浆分离的目的。滤过膜器孔径的大小常是为 0.2 ~ 0.6 μm，该孔可以允许血浆滤过，但能阻挡住所有细胞成分。血浆分离的速度与滤过膜面积、血流速度、跨膜压呈正比，与红细胞比容、血液黏滞度呈反比。单膜血浆置换流程，见图 11-1。

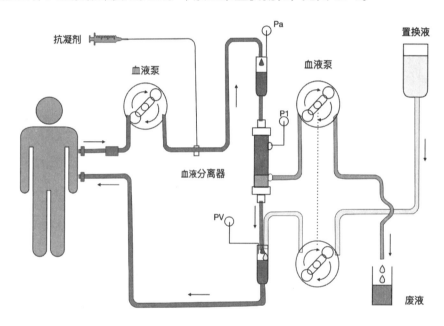

图 11-1　单膜血浆置换流程图

（2）单膜血浆置换的优缺点

单膜血浆置换的优点是将含有致病物质的血浆全部被排出体外；使用新鲜冷冻血浆（FFP）作为置换液时，可以补充凝血因子。

缺点是使用了别人的血浆，有出现过敏反应及病毒感染的风险；另外，每次置换的血浆容量受限制。

（3）单膜血浆置换的滤器选择

所选择的滤器应有适中的跨膜压（TMP < 75 mmHg）和血流速（50 ~ 150 ml/min），这样可减少溶血和滤器凝血的可能性。常选用的儿童血浆滤过器有 Fresenius 和 Gambro（Prismaflex），见表 11-2。

表 11-2 常见血浆滤过器

生产商	产品型号	膜材质	膜面积（m²）	滤器容量（ml）	血管路容量（ml）	体外循环容量（ml）
Gambro	TPE1000	聚丙烯	0.15	/	/	71
Gambro	TPE2000	聚丙烯	0.35	/	/	152
Fresenius	PlasmaFlux P1 dry	聚丙烯	0.3	35	54（儿童管路）	89
Fresenius	PlasmaFlux P2 dry	聚丙烯	0.6	67	145（成人管路）	212

（4）参数设置

①血流速度：血流量一般为 3 ~ 5 ml/（kg·min）。小年龄儿注意血泵速度从低速开始，逐渐增加，必要时可予生理盐水或胶体液预冲管路。

②分离血浆速度：分离血浆速度不超过血流速度的 20%。

③血浆回输速度：大年龄儿根据血流动力学状态可遵循血浆快出慢入的原则，尽量在患儿耐受前提下多排出病理血浆，如患儿体重大于 40 kg 时可排出 300 ~ 500 ml 血浆后再回输。但小年龄儿或血流动力学不稳定患儿，血浆回输速度要等同于血浆分离速度。

④使用药物：常规在血浆置换前予地塞米松 5 ~ 10 mg 静滴；口服异丙嗪 1 ~ 2 mg/kg；静脉输用 10% 葡萄糖酸钙 10 ~ 20 ml，必要时每小时重复 1 次。

⑤注意事项：密切监测患儿生命体征（心率、呼吸、血氧饱和度、血压），每 30 min 记录 1 次；注意跨膜压，如超出最高值，易发生破膜。

2）选择性血浆置换

在大多数疾病中，致病物质仅占血浆成分的很少比例，所以理想的方法是特异性去除致病物质而保留正常成分。上述经典的血浆置换都是通过无选择性地去除所有血浆成分，从而达到清除血浆中少量致病物质的目的，这样不仅不经济，而且还可能引发某些并发症。将全血通过一级分离器分离成血浆和血细胞成分，然后将分离出来的血浆再经过二次处理，相对选择性的清除血浆中的致病物质，并将自身正常血浆成分返还到患者体内，称为选择性血浆置换。二次处理血浆的净化装置可以是分离器也可以是吸附器，选用不同的净化装置就派生出不同的选择性血浆置换技术，包括双膜血浆置换、免疫吸附、内毒素吸附等。但此种模式体外循环血容量大，适合大年龄组患儿。

（1）双膜血浆置换

① DFPP 的基本原理　双膜血浆置换又叫串联滤过或双重滤过血浆置换（double filtration plasmapheresis，DFPP），是将全血通过一级血浆分离器分离成血浆和血细胞成分，然后血浆再通过二级血浆滤过器分离出较大分子量的致病物质，并允许大多数分子量较小的物质如白蛋白等通过，　滤过并净化后的血浆与血细胞连同置换液回输到患者体内。此方法常常用于选择性清除相对较大分子量的物质包括自身抗体、循环免疫复合物、能在肾脏原位形成免疫复合物的游离抗原和抗体以及游离的免疫球蛋白轻链和重链、有时还包含一些和蛋白质结合的毒素，同时还可以清除一些非特异性的炎性介质如补体和纤

维蛋白原。一般丢弃血浆约 500 ml，补充 4% ~ 5% 人血清白蛋白溶液 500 ml（图 11-2）。

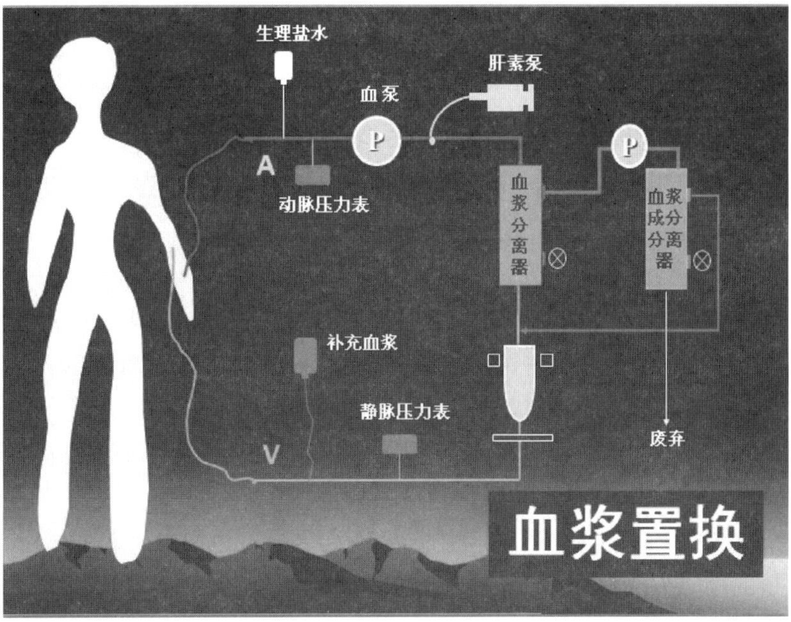

图 11-2　双膜血浆置换流程

②二级血浆滤过器的选择　要根据致病物质的分子量选择合适的二级滤器，所以必须了解致病物质的分子量（表 11-3）。

表 11-3　常见致病物质的分子量

疾病	致病物质	分子量（ku）
系统性红斑狼疮	抗 DNA 抗体、免疫复合物（IC）	150
类风湿关节炎	类风湿因子、IC	150
巨球蛋白血症	IgM	970
冷球蛋白血症	冷球蛋白	150
高黏度血症	免疫球蛋白	970
家族性高胆固醇血症	β- 脂蛋白	2 400
血小板减少性紫癜	IC	150
自身免疫性溶血性贫血	抗红细胞抗体	150
Rh 血型不合	抗 D 抗体	150
支气管哮喘	IgE	190
重症肌无力	抗 AchR 抗体	150
多发性骨髓瘤	轻链、IgG 等	150
肺出血肾炎综合征	抗肾小球基底膜抗体	150

如果致病物质之间分子量相差悬殊，则较易分离。白蛋白的分子量是 69 ku，当致病物质的分子量大于白蛋白 10 倍时，可采用二级滤过法。巨球蛋白血症（IgM 分子量为 970 ku）以及家族性高脂血症（β- 脂蛋白分子量为 2 400 ku）常常是 DFPP 的适应证。如

果致病物质的分子量与白蛋白接近或粒子形状类似，则难以彻底弃除。临床上必须根据不同疾病致病物质的分子量大小，选择不同孔径的二级滤器，从而达到最大程度清除致病物质，又将有用的血浆蛋白损失降到最小。

这一技术已经比较成熟，但临床应用中仍然存在一些问题，包括：①二级滤器的费用较贵。②二级滤器的膜孔径比较小，易发生体外凝血。③DFPP 对致病物质的选择性分离也是相对而言，如白蛋白的丢失，可引起水肿；纤维蛋白原的清除可引起"消耗"性凝血病。

③DFPP 的优、缺点

A. DFPP 的优点：a. 二级滤过对血浆容量及正常成分改变较小，所用置换液量少，相当于经典 PE 的 1/4 ~ 1/2，有时甚至可以完全不用，基本要求是补充丢失的血浆容量，可用含有近似血浆的电解质溶液代替，以保持血液胶体渗透压；b. 使用白蛋白作为置换液，发生感染的可能性小；c. 可以利用不同孔径的血浆成分分离器来控制血浆蛋白的去除范围。

B. DFPP 的缺点：对病原体的清除并非特异，在致病物质被清除的同时，也有其他一些大分子量的物质被清除掉。

（2）免疫吸附技术

①免疫吸附（plasma adsorption，PA）的概念　血浆吸附是将分离出来的血浆再通过吸附装置，吸附清除血浆中的致病物质，然后再与细胞成分汇合回输体内。整个治疗过程不损失有用血浆成分，所以不需要置换液，是最理想的血浆置换方法。它与血液灌流不同，因为通过吸附器的不是全血，而是血浆；它与经典血浆置换也不同，因为吸附后自身血浆仍回输体内，无须置换液。吸附器按照吸附剂原理的不同，可以分为两种，一种是非特异性吸附，其吸附剂为广谱吸附剂如活性炭、树脂等，另一种是特异性吸附，能选择性或特异性吸附与免疫反应有关的致病物质，即为免疫吸附（immunoadsorption，IA）（见图 11-3）。临床上可供选择的免疫吸附器，见表 11-4。

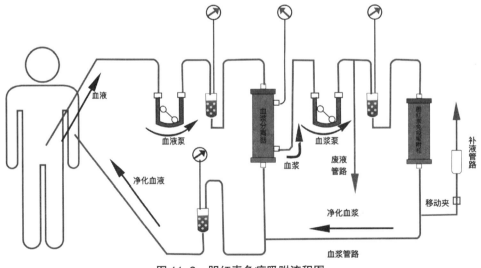

图 11-3　胆红素免疫吸附流程图

表 11-4 常用免疫吸附器

吸附柱	生产厂家	配基	吸附对象（致病物质）
Immunosorba（复用）	Excorim	葡萄球菌蛋白 A	IgG
Prosorba（一次性）	Imre	葡萄球菌蛋白 A	IgG
Ig-Therasorb（复用）	Baxter	羊抗人 IgG	IgG
色氨酸吸附 TR-350（一次性）	Asahi	色氨酸	抗乙酰胆碱受体
苯丙氨酸吸附 PH-350（一次性）	Asahi	苯丙氨酸	类风湿因子、抗 ds-DNA 抗体
DNA 免疫吸附柱（一次性）	珠海健帆	DNA 或 ds-DNA	抗 ds-DNA 抗体

②免疫吸附可能的适应证　见表 11-5。

表 11-5 免疫吸附可能的适应证及可选择的吸附柱

疾病	吸附柱
特发性血小板减少性紫癜（FDA 批准）	Prosorba
肿瘤相关的溶血性尿毒症	Prosorba
肿瘤	Prosorba
血栓性血小板减少性紫癜	Prosorba
输血性血小板减少症	Prosorba
肾移植供体者抗 -HLA 抗体	Immunosorba
急进性肾小球肾炎	Immunosorba
类风湿关节炎	PH-350
系统性红斑狼疮	PH-350/ DNA 免疫吸附柱
重症肌无力	TR-350
Guillain-Barre 综合征	TR-350

③免疫吸附的优缺点

A. 优点：a. 患者自身的血浆被输回，无须替代液；b. 可防止传染性疾病；c. 吸附具有选择性或特异性，正常血浆成分如凝血因子仅轻微下降；d. 不影响同时进行的药物治疗；e. 价格相对便宜。

B. 不足与局限性：a. 若免疫吸附柱、血浆分离装置及血液通道的生物相容性差，则会损伤血细胞，激活补体系统、凝血系统与纤溶系统等，可能引起血管活性物质的产生与释放；b. 若吸附剂的稳定性差，可能引发变态反应和毒性反应。

C. 治疗时，可能出现发热、发冷、寒战、全身酸痛等流感样症状，偶有皮疹、关节痛、恶心、呕吐、头晕、心跳加快、血压降低或升高等。值得注意的是确实有个别病例因严重并发症而被迫中断治疗甚至危及生命，需要及时处理。

10. 血浆置换方法的选择

前面介绍了各种血浆置换方法的原理、操作方法以及优缺点，那么，临床上如何选用？要考虑以下几个方面：

1）不同的疾病选择不同的方法，比如肝衰竭应首先选择单膜血浆置换。

2）根据致病物质的分子量的大小选择不同的滤器。

3）根据各治疗中心的现有条件，尽量选择相对特异性的方法。

4）治疗费用问题。

第三节　儿童血浆置换并发症及其防治

血浆置换技术目前已经非常成熟，和技术相关的并发症很少发生。尽管并发症发生率不高，但是进行血浆置换的患者往往病情危重，治疗中也不能掉以轻心。

1. 枸橼酸引起的低钙血症

不管是作为抗凝药的枸橼酸，还是用 FFP 作为置换液所含的枸橼酸，均能够结合钙而引起低钙血症的症状。这种症状是 TPE 最常见的并发症之一，尤其多见于用 FFP 作为置换液时。低钙血症最常见的症状是口周或四肢远端的麻木感或感觉异常，心电图显示 QT 间期延长是低钙血症的早期预兆。预防性静脉给予钙制剂（每升 FFP 给予 10% 葡萄糖酸钙 10 ml，缓慢静脉滴注）能显著减少枸橼酸引起的感觉异常的发生。

2. 凝血异常

1）"消耗性"凝血病

用白蛋白作为置换液时，会引起所有凝血因子的消耗，包括纤维蛋白原及抗凝血酶 Ⅲ（AT- Ⅲ）。用 500 ~ 1 000 ml FFP 作为置换液可降低出血的风险性。近期需要做肾活检的患儿（如急进性肾小球肾炎）、有活动性咯血的患者（如 Goodpasture 综合征）或者治疗后需要立即拔除大静脉留置导管的患者，可选择 FFP 做置换液。

2）血小板减少

膜性血浆分离可使血小板数量可减少 15%。血小板减少可能是由下列原因引起：废弃液中有血小板的丢失；血浆分离器内有血栓形成；或者由于输入相对低张溶液引起血液的轻度稀释。

3）贫血

贫血相对少见。血浆置换治疗后，血细胞比容减少可能由于血管通路出血或治疗相关性溶血导致。在膜式血浆分离时，治疗开始时可以在数秒钟内有极少量的血浆呈淡血色，但很少由此引起大量的失血。如果持续存在血浆呈淡血色，应该观察有无引血不畅或降低血流速度保证合适的跨膜压力。即使没有任何的体外丢失和溶血，每次治疗后血细胞比容也会降低 10%，这种现象可能与使用低张溶液引起血管容积扩张有关。

4）血栓

使用清蛋白置换液可以消耗相关凝血因子如 AT- Ⅲ，AT- Ⅲ 不足可导致高凝状态、血栓形成。

3. 感染

和 TPE 相关的感染可以分为两大类，一是由于 TPE 后免疫球蛋白的丢失导致的感染，这种情况多发生在应用白蛋白作为置换液时；另一类是应用 FFP 作为置换液时发生的病毒传播，引起病毒感染。

4. 变态反应（FFP、血浆成分蛋白、清蛋白）

大多数的变态反应出现在使用新鲜冷冻血浆作为置换液时，多表现为荨麻疹和寒战，但是有少数患者可出现喉痉挛、急性输血相关肺损伤等严重并发症，因此在血浆置换前行常规的抗过敏处理非常重要。

5. 电解质异常

1）低钾血症

低钾血症与白蛋白中钾的浓度低有关。每升 5% 白蛋白溶液中增加 4 mmol 钾，可避免低钾血症的发生。

2）碱中毒

肾衰竭的患者多次使用 FFP 做置换液可发生严重的碱血症。如果血浆置换和血液透析需要同一天做，合理的做法是在进行血浆置换前先进行血液透析治疗清除多余的枸橼酸和纠正碱血症。

6. 维生素的清除

单次血浆置换治疗后，血液中的维生素 B_{12}、维生素 B_6、维生素 A、维生素 C、和 β 胡萝卜素的浓度会下降 24%～48%，在 24 h 内会回到治疗前的水平。反复多次的治疗可能会使体内储存的维生素大量丢失。

7. 低血压

在血浆置换过程中发生低血压的原因很多：血容量的波动、血管迷走神经兴奋、置换液低渗透压、变态反应、心律失常、血管舒缓激肽反应、血管通路相关导致的出血、心血管功能障碍均可导致低血压

8. 血管通路相关的并发症

和其他血液净化技术一样，血管通路相关的并发症主要包括体外凝血、出血、血肿、导管感染、血栓形成等。

（孙小妹　董丽群　翟松会）

第十二章 儿童连续性血液净化

第一节 连续性血液净化概述

连续性肾脏替代治疗（continuous renal replacement therapy，CRRT）是基于连续性动静脉血液滤过（CAVH）技术而衍生出的一种治疗方法，原为肾脏内科运用于治疗急、慢性肾功能衰竭，近年来，随着技术的成熟，已越来越多地用来治疗危重症，甚至多脏器功能衰竭，已不局限于只治疗肾脏功能衰竭，因此，这一技术目前称为连续性血液净化 CBP（continuous blood purification）。由于其治疗效果显著，被认为是临床上重要的器官支持手段。CRRT 以"连续性"为基本特点，与传统的间断性血液透析（IHD）相比拥有一系列优势，并被认为是近年来重症监护病房（ICU）治疗中最重要的进展之一。

一、发展历史

1960 年，美国学者 Scribner 等，首先提出了连续性血液净化治疗的概念，即缓慢连续的清除水和溶质的治疗方法，但是受当时理论认识不充分、相关技术支撑条件的限制，没有展开具体的研究和应用。1977 年，美国学者 Kramer 等，开始利用 CAVH 技术抢救急性肾功能衰竭患者。1979 年，Bamauer–Bichoff 用连续性静脉－静脉血液滤过（CVVH）治疗伴有血流动力学不稳定的重症急性肾衰竭。由于 CAVH 有效克服了常规血液透析、血液透析滤过、血液滤过、短时高效透析等方法容易导致的透析低血压、血液循环不良、贫血等问题，更加适宜老年患者、严重高分解代谢、需静脉高营养疗法等患者。而且这种技术应用简单，既不需要血泵和循环控制系统，也不需要特殊专业人员，也为这一技术的迅速普及创造了很好的条件。CAVH 技术的临床应用，标志着 CRRT 的正式诞生。

1982 年，美国 FDA 正式批准 CAVH 进入 ICU 病房。1983 年，Lauer 系统分析了 CAVH 的治疗机制，这也使人们对 CRRT 概念得到了进一步深入理解。到 1983 年末，CRRT 在经过 20 年探索之后，已经由初期以心脏作动力泵、动静脉压力差作为驱动力，发展为单一血泵、辅助体外循环，并研制出将血泵、置换液泵、超滤泵以及透析液泵整合为一体，并设置有全自动控制程序及详细操作指南、报警监测、全自动联机平衡系统、高性能、适合不同流量的加热系统，专为进行 CRRT 而设计的床旁机。这也为 CRRT 的临床操作提供了更大方便。1984 年，首次国际 CRRT 学术会议召开，使人们对 CRRT 概念的理解发生了根本的变化，在 Lauer 等人将 CAVH 技术首次应用于急性肾衰竭患者，标志着 CRRT 已经被全世界大多数学者认可，进入一个快速发展阶段。1987 年，随着 CAVH 技术提出，高容量血液滤过（HVH）、连续性高容量透析（CHFD）、连续性血浆滤过吸附（CPFA）等多种技术也迅速发展起来。

1995 年，首届国际 CRRT 会议正式举行。会上确定了 CRRT 的定义，即"采用持续 24 h 或接近 24 h 的一种长时间、连续的体外血液净化疗法以替代受损的肾功能"。这也意味着 CRRT 被全面接纳，并开始大规模应用于临床实践。2004 年，第九届 CRRT 美国圣地亚哥会议上，Ronco 教授把 CRRT 的治疗扩展为多器官支持疗法。目前，CRRT 技术已经不再是单纯替代肾脏治疗肾病疾病，在急危重症等非肾脏疾病领域也有了突飞猛进的发展。

二、儿童连续性血液净化应用发展史

在 20 世纪 80 年代，腹膜透析（peritoneal dialysis，PD）相对于间歇性血液透析（intermittent hemodialysis，IHD）和 CRRT 来说因其具有应用经验丰富，不需要更多的技术性训练和设备，PD 管道容易置入，在缺乏透析相关的特定技术支持与人员时，它具有相对简单、透析相关并发症少且费用较低等优点，因此是儿童连续性透析治疗的一个主要模式。但是 PD 不能提供理想的溶质和毒素清除率，尤其是对于肿瘤溶解综合征和遗传代谢性疾病等重症患儿，不能达到满意的治疗效果。

IHD 在儿童终末期肾病患儿的应用有着重要的意义。辛辛那提儿童医院医疗中心的 Mark M. Mitsnefes 博士及其同事进行了一项研究，旨在明确 1990—2010 年间 21 岁以下开始透析治疗的终末期肾病（ESRD）患者的全因死亡率，心血管和感染相关死亡率的变化趋势，以及死亡率是否受初始治疗时年龄的影响。研究人员使用了来自美国肾脏数据系统的数据。之前做过肾移植的儿童患者被排除。研究人员共确定了 23 401 例符合研究入选标准的儿童和青少年患者。开始治疗时年龄在 5 岁以下的儿童在透析治疗过程中的死亡率比 5 岁以上的患者高。作者观察到，初治年龄在 5 岁以下及 5 岁以上的患儿的全因死亡风险随着时间推移呈现渐次下降的趋势。随着时间推移，初治时年龄在 5 岁以下的患儿以及 5 岁以上患儿的心血管疾病和感染相关死亡风险均下降。作者写道："许多因素可能导致死亡风险随时间而下降，透析前护理的提高，透析技术的进步，医生临床经验更丰富可能发挥了作用"。"几乎所有开始 ESRD 治疗的儿童都被认为符合移植标准，然而，无论是在移植前或移植失败后，大多数都需要维持终生透析治疗。在美国，1990—2010 年间，开始透析治疗的 ESRD 儿童和青少年的死亡率随着时间推移而出现明显下降的趋势。但还需进一步的研究来确定引起死亡率下降的具体因素"。

尽管 IHD 可以较短时间内快速降低溶质和毒素水平，但其存在溶质和毒素的反跳，以及对于并发多脏器功能损害的急性肾损伤患儿亦不是令人满意的一种透析模式。

自 80 年代中期 CRRT 被首次应用治疗重症婴儿以来，由于 CRRT 技术的发展，重症儿童肾替代治疗主要模式已由 PD 转向 CRRT。Bradley A 报道北美和欧洲一份联合调查结果显示在 1995 年 45% 的儿童治疗中心选用 PD，仅 18% 的中心选用 CRRT 作为治疗急性肾衰竭的主要模式，到了 1999 年，31% 的中心选用 PD，而 36% 的中心选用 CRRT。

第一种 CRRT 模式在构置上是动－静脉模式（CAVH），体外循环量小，超滤受患儿的灌注压影响，借此降低因为过多超滤而致患儿低血压的危险。此后静脉－静脉通路模式（CVVH）的发展，借助了血泵驱动血液循环，准确控制血流量和超滤率的自动化的容量控制或血泵驱动的 CRRT 仪器，提高了儿童 CRRT 治疗的安全性，避免了动脉穿刺引起的各种并发症而使儿童 CRRT 治疗的安全性进一步得到提高。

目前国内儿科最常用的是连续性静脉静脉血液滤过技术（CVVH），因其具有血流动力学稳定，能清除中、大分子物质等优点，特别适于婴幼儿急性肾功能衰竭及全身炎症反应综合征、多器官功能障碍综合征等多种儿童急危重症的治疗。

CRRT 是 PICU（儿童重症监护病房）生命支持系统的龙头，也是衡量一个医院儿科 PICU 综合实力的重要指标，已经成为目前儿科急救医学领域中重要的治疗技术。早期应用 CRRT 技术治疗儿科重症往往能取得事半功倍的效果。CRRT 技术已成为 PICU 医生挽救重症患儿生命，减少并发症的有力武器，也为急重症患儿恢复健康带来了新的希望。

三、工作原理

一个完整的 CRRT 系统，通常由中空纤维素滤器、收集袋和血液管路组成，对于溶质清除主要通过对流、弥散和吸附的原理进行，对于水的清除主要通过超滤完成。

1. 弥散

溶质依靠浓度梯度从高浓度一侧向低浓度一侧转运，称此现象为弥散。溶质的弥散转运能源来自溶质分子或微粒自身的不规则运动（布朗运动）。在两种溶液之间放置半透膜，溶质通过半透膜从高浓度溶液向低浓度溶液中运动，称为透析（hemodialysis，HD）。这种运动的动力是浓度梯度。HD 的溶质交换主要是通过弥散转运来完成的。血液中的代谢废物向透析液侧移动，从而减轻尿毒症症状；透析液中钙离子和碱基移入血液中，以补充血液的不足。一般提到的是净物质转运，实际上通过膜的溶质交换是双向性的。

2. 对流

溶质伴随含有该溶质的溶剂一起通过半透膜的移动，称对流。溶质和溶剂一起移动是摩擦力作用的结果。不受溶质分子量和其浓度梯度差的影响。跨膜的动力是膜两侧的水压差，即所谓溶质牵引作用。HD 和血液过滤（hemofiltration，HF）时，水分从血液侧向透析侧或滤液侧移动（超滤）时，同时携带水分中的溶质通过透析膜。超滤液中的溶质转运，就是通过对流的原理进行的。反映溶质在超滤时可被滤过膜清除的指标是筛选系数，它是超滤液中某溶质的浓度除以其血中浓度。因此，利用对流清除溶质的效果主要由超滤率和膜对此溶质筛选系数决定。

3. 吸附

吸附是通过正负电荷的相互作用或范德华（Vander Wassls）力和透析膜表面的亲水性基团选择性吸附某些蛋白质、毒物及药物（如 β_2 微球蛋白、补体、炎症介质、内毒素等）。膜吸附蛋白质后可使溶质的扩散清除率降低。在血液净化过程中，血液中某些异常升高的蛋白质、毒物和药物等选择性地吸附于透析膜表面，使这些致病物质被清除，从而达到治疗目的。

4. 水的转运

液体在水力学压力梯度或渗透压梯度作用下通过半透膜的运动，称超滤。临床透析时，超滤是指水分从血液侧向透析液侧移动；反之，如果水分从透析液侧向血液侧移动，则称反超滤。

四、常用技术

根据通行的定义，CRRT 主要有十种技术：

CAVH: Continuous arteriovenous hemofiltration；连续动脉 – 静脉血液滤过；

CVVH: Continuous venovenous hemofiltration，连续静脉 – 静脉血液滤过；

CAVHD: Continuous arteriovenous hemodialysis， 连续动脉 – 静脉血液透析；

CVVHD: Continuous venovenous hemodialysis， 连续静脉 – 静脉血液透析；

CAVHDF: Continuous arteriovenous hemodiafiltration ，连续动脉 – 静脉血液透析滤过；

CVVHDF: Continuous venovenous hemodiafiltration， 连续静脉 – 静脉血液透析滤过；

SCUF: Slow continuous ultralfiltration，动静脉连续缓慢滤过；

HVHF: High vlolume hemofiltration，高通量血液滤过；

CHFD: Continuous high flux dialysis，连续性高容量透析；

CPFA:Continuous plasma filtration absorption，连续性血浆滤过吸附；

在 CAVH 和 CVVH 中，主要利用对流原理清除部分毒素。在 CAVHD 和 CVVHDF 中，透析液从滤器的中空纤维膜外通过，既有弥散又有对流转运，较 CAVH 和 CVVH 能够清除更多的溶质。在 CVVH 和 CVVHDF，一个双腔管插入颈内静脉、锁骨下静脉或股静脉。血泵用于推动血液通过整个系统，配备有空气探测器预防空气栓塞，部分系统还有漏血探测器。在 CAVH 和 CAVHD，单腔插管置人股动脉和股静脉，利用病人自身的血压推动血液通过滤器。这要求病人平均动脉压需维持在 60 mmHg 以上，压力梯度下降可能导致不充分的超滤和溶质清除。

目前，临床上使用最广泛的是 CVVH 模式，由于单针双腔导管的问世，CAVH 应用大大减少。CVVH 具有明显的优势，是可以清除血液中的中、大分子溶质，在许多超滤系数大的滤器用于临床，并在大置换量的情况下，CVVH 在清除小分子溶质方面也能获得满意的效果。近年来又提出了"间歇性 CRRT"和"日间连续性肾脏替代治疗"的概念，即每日治疗时间 8 ~ 12 h，在保证病人有效治疗的同时又能保证病人有充足的休息时间。CRRT 和生命体征监护、机械通气、体外膜肺合称为危重病人的"三大生命支持技术"。

第二节　连续性血液净化设备

连续性血液净化（CBP）硬件技术到发展及应用范围已经从单纯替代肾功能扩展至非肾脏疾病到治疗。近年来，CBP 设备和技术的空前发展，为其临床应用到拓展提供了有利条件。

一、CAVH 的出现和发展

传统间歇性血液透析技术用于重症急性肾功能衰竭患者治疗已经有数十年，但是其并未降低重症肾功能衰竭患者死亡率，因为 IHD 用于治疗重症急性肾功能衰竭患者仍然存在明显不足之处。

1977 年，Kramer 等提出 CAVH 技术是血液净化治疗技术的重大进展，可以治疗重症急性肾衰竭患者，而不需要特殊医疗设备。其主要优点是：大大简化了治疗设备，在不具备 HD 条件的单位也能进行，患者耐受性好。

但是几年后随着临床应用增多，CAVH 的局限性也逐渐暴露出来：①动脉通路并发症发生率很高；②对尿毒症毒素清除率低，小分子物质清除率仅为 10 ～ 12 ml/ min，常常需要血液透析辅助；③CAVH 是利用人体动静脉之间压力差作为体外循环的驱动压，而对于大多数血流动力学不稳定的危重症患者来说，很难达到需要的动脉压力，并满足 CAVH 所需血流量；④由于血流量低，临床需要增加抗凝剂的使用，从而增大了出血的风险性；

为了提高溶质清除率，1984 年，Geronemus 和 Schneider 等提出 CAVHD 增加弥散清除，可以使小分子物质到清除率接近 22 ～ 25 ml/min，但是不能满足急性肾衰竭伴有高分解代谢患者需求。1986 年，Roncon 等提出 CAVHDF，从而使弥散和对流相结合，因此，不仅使小分子物质的清除率增加，使大分子物质的清除也大为改善。

经过这一系列的改进，动脉 – 静脉径路到血液净化治疗能够较为有效控制重症患者的水、电解质平衡和氮质血症，但是仍然存在血管通路、抗凝技术和液体平衡控制等问题。20 世纪 80 年代，由于中心静脉留置双腔导管技术到发展，使得连续性静脉静脉血液滤过（CVVH）得以问世并应用于临床。

二、CBP 系统的组成

中心静脉留置双腔导管技术的发展，解决了血泵辅助建立体外循环血管通路的难题，使其在临床得到广泛应用，并使 CBP 进一步发展成为可能。

1. CBP 组成（见彩图 7）

1）血泵　早期 CBP 借助的是血液透析使用的蠕动泵，是按常规透析时间（3 ～ 4 h）设计，长时间运转后发现其精确度明显下降，误差增高，并且 IHD 管路泵管部分使用时间过长，易拉伸变形，影响血流量，从而加速滤器凝血。因此，精确、耐用的驱动泵、泵管和动态流量检测系统是 CBP 系统不可或缺的部分。

2）管道连接　随着临床应用广泛开展，人们对于凝血和管路阻力的问题有了深入研究，管路连接问题亦引起关注。对于可能影响血流量的管路连接问题已有研究者开始对此进行改进。

3）滤器　应用于 CBP 的滤器应该具有可连续使用至少 24 h、高生物相容性、价格合理、超滤系数大、通透性高，并具有抗凝活性等优越性。CVVH 采用静脉 – 静脉通路，在血液循环通路上加用一个血泵，不依赖患者本身的动静脉压力差来维持体外循环时，滤器各种参数的影响对于成人来讲并不太重要，但对于部分小年龄组的患儿来说，同样存在重要意义。随着 CVVHD 及 CVVHDF 的不断革新，几乎所有的滤器都有两个相同的滤液口，以适应增加透析液的交换使用。主要产品有德国 Fresenius 公司生产的聚砜膜（AV400 和 AV600）滤器，Gambro 公司生产的聚丙烯腈膜（AN69）滤器等。

4）置换液

（1）置换液的无菌要求　CBP 治疗时使用高通透性滤器，即使透析液也要求无菌。因其与血液存在直接接触，而置换液更是直接输入血液，并且随着治疗剂量增大，每日有大量液体进出滤器，因此液体的细菌学质量是影响治疗安全的重要方面。液体的无菌包括两个方面，一是液体生产过程的无菌；二是置换液配置过程的无菌。

常规透析中，对透析液的细菌学质量有严格要求，包括 AAMI 及欧洲透析移植协会都提出了透析液细菌及内毒素含量的标准。到目前为止，关于 CBP 液体中细菌及内毒素含量的标准尚未明确，多参考输液生产的标准。一般来讲，商品化的置换液细菌学质量较自行配置液体好。

商品置换液在使用前还需进行配置，加入一些必要成分，如钾、碳酸氢钠、糖等，配置过程也会影响液体的无菌质量。除了配制者严格按照无菌要求操作外，配置环境的洁净程度也会影响到液体的质量。

CBP 过程中，患者一旦出现肌肉颤抖、畏寒等症状，需要立即更换置换液，并对剩余置换液进行细菌学检查，以排除置换液所致热源反应。

（2）置换液配方　置换液的电解质成分是影响 CBP 治疗患者内环境的主要因素。为了避免内环境的波动，配方需遵循以下原则：与生理浓度相符合；置换液中电解质与人体生理状况下血浆中电解质基本一致，包括钠、钾、氯、碱基、钙、镁、磷及糖；置换液无论如何调整均应为等渗的；调整最终浓度应为人体生理浓度。表 12-1 为机体各种电解质浓度。

12-1　机体各种电解质成分（mmol/L）

成分	血浆	细胞外液	细胞内液
钠	140	145	12
钾	4.0	5.0	155
钙	1.1	2.0	2.0
镁	0.6	2.0	15
磷	1 ~ 1.5	–	约为血浆含量的 100 倍
氯	100	110	4.0
碳酸氢根	26	27	34.5
乳酸	1.0	1.5	含量不一
糖	4.0	4.0	4.0

根据置换液配制原则，可根据临床需要调节钠和碱基成分。碱基常用碳酸氢钠和乳酸盐。多器官障碍综合征及脓毒症伴有乳酸酸中毒或合并肝功能障碍者，不宜使用乳酸盐，因此近年来大多数作者推荐使用碳酸氢盐作缓冲碱。

为了方便临床计算和置换液配方调整，根据 2005 年《中华人民共和国药典》规定的分子量计算了以下常用液体中的离子浓度（表 12-2）。

表 12-2　常用液体离子浓度（mmol/L）

液体名称	主要离子	离子浓度（mmol/L）
0.9% 生理盐水	钠离子	154
5% 葡萄糖液	糖	252.3
5% 碳酸氢钠	碳酸氢根	595
5% 氯化钙注射液	钙离子	340.09
10% 葡萄糖酸钙注射液	钙离子	223.0
10% 氯化钾注射液	钾离子	1 341.4
25% 硫酸镁注射液	镁离子	1 014.3

临床常用置换液包括以下 3 种：碳酸盐置换液、乳酸盐置换液和枸橼酸盐置换液。

①碳酸盐置换液

常用碳酸盐置换液配方有如下几种：

a. Port 配方　A 液（4 L 袋）：NS：3 000 ml，5%GS 1 000 ml（糖尿病患者改为 5%500 ml ＋灭菌注射用水 500 ml），5% 氯化钙 20 ml，25%MgSO$_4$ 3.2 ml；B 液（另输）：5% NaHCO$_3$ 250 ml；C 液：（根据患者需要决定是否给）10% 氯化钾 10 ~ 15 ml，其最终电解质浓度如表 12-3。

表 12-3　Port 配方置换液离子浓度

离子	浓度
Na$^+$	143 mmol/L
Cl$^-$	116 mmol/L
Ca^{2+}	2.07 mmol/L
Mg^{2+}	1.56 mmol/L
HCO$_3^-$	34.9 mmol/L
Glu	11.8 g/L

根据病情需要可将 1 000 mlNS 换成 0.45%NaCl，使 Na$^+$ 浓度降低 19 mmol/L。

b. 南京军区总医院配方　在 Port 配方的基础上加以改良，A 液：NS：3 000 ml，5%GS:170 ml，注射用水：820 ml，25%MgSO$_4$:3.2 ml，10% 葡萄糖酸钙：30 ml，10%KCl 示病人的情况，用时再加入；B 液：5% 碳酸氢钠 250 ml；A 液和 B 液示病人的电解质，酸碱情况按一定的比例输入。

四川华西第二医院目前采用的是商品化碳酸氢盐置换液，4 000 ml 置换液加入 250 ml 碳酸氢钠，其离子浓度如表 12-4。

表 12-4 商品化碳酸氢盐置换液配方

离子	浓度
Na^+	135 mmol/L
Cl^-	110 mmol/L
Ca^{2+}	1.5 mmol/L
Mg^{2+}	0.75 mmol/L
HCO_3^-	35 mmol/L
Glu	10 g/L

K^+ 浓度根据临床需要加入 10%KCl 注射液，每 4 000 ml 置换液中加入 1 ml 10%KCl 注射液使 K^+ 浓度为 0.335 mmol/L。

临床采用碳酸氢盐置换液优点：适用于乳酸酸中毒和肝衰竭的患儿；MODS 患儿耐受性佳；对血流动力学无影响；ADIG 推荐；HVFV 优先使用。

其存在一定的缺点：形成钙和镁结晶；长期储存后浓度下降；对于自行配制置换液可能发生细菌污染。

②乳酸盐置换液

目前有一些商品化的透析液，但在国内使用不广泛。国内主要采用林格乳酸盐溶液，含有 Na^+ 135 mmol/L，乳酸盐 25 mmol/L，Ca^{2+} 1.5 ~ 3.0 mol/L，并可根据需要，另外补充镁和钾离子。其优点：较碳酸稳定，1：1 代谢为碳酸盐；容易商品化生产；ADIG 推荐；其缺点：导致血清乳酸水平改变；不适用于乳酸酸中毒和肝衰竭患儿；可能对血流动力学有不利的影响。

③枸橼酸置换液

枸橼酸在体内参与三羧酸循环并转化为 3 个碳酸氢盐离子，并且枸橼酸盐具有抗凝作用。目前许多研究表明采用局部枸橼酸抗凝可以获得良好、安全的效果，但是完全使用枸橼酸盐缓冲液，可能导致或加重碱中毒，所以仍需要更多的研究。其优点为：与枸橼酸抗凝二位一体；1 分子枸橼酸代谢为 3 分子碳酸氢根离子。但是其缺点更为突出：代谢性碱中毒发生率高；置换液制作困难，尤其是钠离子浓度难以掌控；需要密切检测钙离子浓度和血气分析；在肝功能受损、低氧血症的患者中使用受限。在儿童患者该配方较少使用。

（3）置换液电解质浓度调整 前述各种置换液配方中的电解质浓度相对固定，也可针对不同患儿进行调整，以达到个体化配方，这也是 CBP 优于 IHD 的一个方面。

钾离子是置换液中变化最大，调整最频繁的电解质，因此大多数成品置换液中不含有钾离子，治疗时需要根据患儿血钾变化加入。CBP 纠正高钾血症较缓慢，不是最佳方式。对于已经行 CBP 治疗的患儿，可通过置换液中钾浓度，或行无钾置换液进行治疗。行 CBP 治疗患儿在治疗中出现低钾血症，可通过调高置换液钾浓度来纠正，一般不超过 5.5 mmol/L，四川大学华西第二医院商品化置换液钾离子浓度调整如表 12-5。

表 12-5　置换液中钾离子浓度调整

每 4 000 ml 置换液中加入 10%KCl（ml）	钾浓度（mmol/L）
0	0
2	0.67
4	1.34
6	2.01
8	2.68
10	3.35
12	4.02
14	4.69
16	5.36

有时置换液中碱基浓度也需要调整，严重酸中毒时可能需要提高置换液中碱基浓度，以促进酸中毒调整；碱中毒患儿可以降低置换液碱基浓度，以利于清除血清中多余的碱基。

5）抗凝剂

抗凝对 CRRT 的顺利进行起着非常关键的作用，理论上讲，局部抗凝是 CRRT 最为理想的抗凝方式，如枸橼酸，但局限性却比较大。四川大学华西第二医院肾脏科目前开展的抗凝方式主要为低分子肝素和肝素。在这里，简单讲述几种国内外常用的抗凝方式。

（1）肝素

肝素是目前国内外运用最多的抗凝方式。其优点和缺点都非常明显：优点是抗凝效果非常显著，体内代谢快，不易蓄积；缺点是对于出血高危患者是禁用或慎用的，特别对于采用 CRRT 治疗的重症患者较多都合并凝血功能障碍、外科手术后或局部出血。有文献指出使用鱼精蛋白在静脉端持续泵入中和肝素可以达到局部抗凝的作用。但是鱼精蛋白的量不容易掌握，不可能时时检测凝血功能，使用过多可能会造成静脉壶凝管，使用过少可能仍然导致出血风险加大。

（2）低分子肝素　低分子肝素与肝素相比，优势和劣势相对来说比较清楚。优势是对体内凝血功能影响较小，不需检测凝血功能，对血小板影响较小；劣势就是代谢时间较长，不易被鱼精蛋白所中和。特别对于 CRRT，需要持续的使用，四川大学华西第二医院儿童肾脏科一般采取首剂量 80 ～ 100 IU/kg iv 后 200 ～ 400 IU/h 维持。而对于患者来说，治疗过程中随时有可能出现消化道、呼吸道的出血（ICU 住院病人），长期的低分子肝素抗凝出血风险增大。另外，对于高凝的患者，例如常见的重症急性胰腺炎、心功能衰竭等，低分子肝素抗凝的效果欠佳，可换用肝素抗凝。

（3）无肝素抗凝　似乎是最安全的治疗方案，但却是医护士人员最不愿意采用的一种治疗方式。因为在该种方式下凝血几乎是必然发生的，前稀释静脉壶容易凝血，后稀释滤器容易凝血。而且在该方式下冲水频率和用量也是困扰临床的一个问题。每次冲水200 ml 才能完全冲完滤器，如果每半小时冲水一次，不仅工作量明显加大，而且一个小时的额外超滤量就 400 ml，这样又会加重血液的浓缩，进一步加重凝血。

（4）枸橼酸　应该说是目前最理想的抗凝方式。枸橼酸抗凝的原理：通过枸橼酸和血中的游离钙结合，使外周 CRRT 循环中的血液中的游离钙显著下降，从而达到抗凝效果。但是枸橼酸有很多相对禁忌证限制了它的应用，对于严重低氧血症（PO_2 < 60 mmHg）、组织灌注差（大剂量升压药物血压仍< 80/40 mmHg）和肝功能障碍（TB >正常值 2 倍）患者是慎用枸橼酸抗凝的。

（5）阿加曲班　发现其和枸橼酸相比，并没有特别的优势，同样面临着肝功能障碍药物蓄积的风险。

2. CBP 装置

目前已问世的新一代 CBP 装置有：① HF400（infomed S.A，swiss）；② BM25（Baxter，USA）；③ Prisma（Hospal，Lyon，France）；④ Diapac CRRT（B.Braun，Carex Mirandola，Italy）；⑤ Acumen（Fresenius；Badhomburg，Germany）；⑥ MuhimatB–ICU（Bellco，Mirandola，Italy）。这些新设备可以在床边进行治疗，具备完整的安全报警和液体平衡控制系统，操作方便，节省人力。这些设备可使 ICU 患者平稳地进行肾脏或非肾脏疾病替代治疗，具有广泛的应用前景。

3.CBP 治疗剂量

近年来，CRRT 被越来越多用于合并 AKI 的重症患者的治疗，但截至目前，尚无确定的恰当 CRRT 治疗剂量。因此，CRRT 的最佳治疗剂量仍然是目前争论的焦点和研究的热点。早在 2000 年，Ronco 等率先提出了 CRRT 治疗剂量对预后的影响，将 425 例重症 AKI 患者随机分为 20 ml/（kg·h）、35 ml/（kg·h）及 45 ml/（kg·h）3 个不同 CRRT 治疗剂量组，发现 35 ml/（kg·h）以上治疗剂量组生存率明显提高，并发现 45 ml/（kg·h）的治疗剂量更加有利于脓毒血症合并 AKI 患者的恢复。2006 年 Saudan 等也发现在 CVVH 的治疗剂量基础上加上一定的透析剂量（CVVHDF），能显著提高 AKI 患者的生存率。但遗憾的是，2008 年 ATN 研究及 2009 年的 RENAL 研究均是大样本多中心的随机对照试验，且均发现不同 CRRT 治疗剂量组的 AKI 患者生存率并没有显著性差异。

分析 ATN 与 RENAL 研究，其存在以下不足：其一，试验均未采用盲法，研究人员了解患者治疗分组，可能存在选择性偏倚；其二，低剂量组和高剂量组的剂量差别偏小，并且实际完成剂量均不到预设剂量的 90%。因此，试验的高剂量组的实际完成剂量均不到 35 ml/（kg·h），而目前认为标准 CRRT 剂量为 20 ~ 35 ml/（kg·h），大于 42.8 ml/（kg·h）则为大剂量。而且目前国内临床实践中采用的大剂量多为 3 ~ 4 L/h，也远远大于 35 ml/（kg·h）。所以，ATN 与 RENAL 研究结果并不能说明大剂量 CRRT 治疗

AKI 的疗效；其三，单纯用生存率来判断 CRRT 的剂量 – 疗效可能过于严厉，尚缺乏评价采用不同治疗剂量获得疗效差别的观察指标。其四，目前的调查发现，无论是国内还是国外，CVVH 依然是主要的 CRRT 治疗模式，占 70% 以上，原因是对于重症 AKI 来说，通过对流方式清除中大分子的需求是迫切的，因为 50% ~ 60% 的重症 AKI 患者合并脓毒血症。而 ATN 与 RENAL 研究均采用的是 CVVHDF 的模式，"H"约占 50%，原本低剂量组和高剂量组的剂量差异就不大［12 ml/（kg·h）］，分到"H"方面的剂量差异则仅有 6 ml/（kg·h），这么小的差异要期待阳性的结果确实有些困难。其五，ATN 和 RENAL 纳入 AKI 患者病情较轻也是不争的事实，其生存率高于其他文献的报道。

大剂量的 CRRT 可能更有利于患者的炎症介质的清除、改善单核细胞分泌功能、重建免疫平衡、改善氧合指数、减少抗凝剂用量等，但同时面临着营养丢失、药物代谢速度过快、凝血系统活化等风险。在临床实践中，应根据 AKI 患者的代谢状态、炎症水平及营养需求等因素进行综合评价，在不同的治疗时机个体化的选择 CRRT 治疗剂量。大规模多中心的随机对照试验 IVOIRE 研究将比较标准剂量 35 ml/（kg·h）与大剂量 70 ml/（kg·h）治疗感染性休克合并 AKI 的疗效，发现大剂量 50 ~ 70 ml/（kg·h）治疗剂量并未改善预后。而提高全球肾脏病预后组织（KDIGO）AKI 新诊疗指南指出：应当在开始每次 RRT 前确定 RRT 的剂量，经常评估实际治疗剂量以便进行调整，AKI 患者进行 CRRT 时，推荐流出液容量 20 ~ 25 ml/（kg·h）。

4. CBP 的治疗时机

治疗时机包括何时开始与何时结束两方面的问题。目前关于 CRRT 最佳介入时机的研究较多，2011 年的系统评价指出早期介入能改善重症 AKI 患者的预后，但目前尚缺乏公认的判断介入时机的标准。在早期较多的研究选择血清尿素氮（BUN）水平来判断介入时机的"早"与"晚"，无论是 2002 年 Bouman 等的随机对照试验还是 2009 年 Best Kidney 研究采用 BUN 来判断介入时机均得出阴性的结论。由于 BUN 水平易受到诸多因素的干扰，其升高水平与 AKI 的严重程度并不相关，因此用其作为介入时机的判断指标并不十分恰当。在随后的研究中发现，将尿量或者住院时间作为判断标准时，早期 CRRT 介入能够使患者获益，尤其对于心肾综合征的患者。但尿量及住院时间也存在一定的局限性，并没有得到广泛的认可。

RIFLE 标准是目前应用最为广泛的 AKI 的分期标准，近期的荟萃分析显示 RIFLE 标准能准确地反映 AKI 患者的预后。随后国内外的较多研究均发现如将 RIFLE 分期作为介入时机的标准，在"I"损伤期之前介入能提高患者的生存率。除此之外，目前 AKI 的生物标志物受到广泛的关注，如 Cystatin C、NGAL、IL–18 等，发现其能更早的预测 AKI 的发生，但如何应用于 CRRT 的介入时机是下一步研究的目标。

2012 年 KDIGO 指南指出：当患者出现危及生命的容量、电解质和酸碱平衡改变时，应紧急开始 RRT；当然，在做出开始 RRT 的决策时，应当全面考虑临床情况，是否存在能够被 RRT 纠正的情况，以及实验室检查结果的变化趋势，而不应仅根据 BUN 和肌酐的水平。2005 年发表在 Lancet 上的文章指出对于 AKI 患者的血液净化时机：

1）少尿或无尿 > 12 h。

2）高钾血症 > 6.5 mmol/L。

3）严重的代谢性酸中毒 pH 值 < 7.0。

4）尿毒症。

5）尿毒症并发症。

6）高钠血症或低钠血症 > 155 mmol/L 或 < 120 mmol/L。

7）低体温或高体温。

8）药物中毒。临床医师可以根据患儿的具体情况进行选择治疗时机。

四川大学华西第二医院血液净化中心收集 2010.1-2013.12 期间由于脓毒症相关性急性肾损伤进行肾替代治疗的 55 例患儿数据进行分析。根据简化 RIFLE 分级标准将患者分为早期行肾脏替代治疗组和晚期行肾脏替代治疗组。其中根据简化 RIFLE 分级标准，已达到或者接近 AKI 危险水平（risk）组的考虑行早期肾脏替代治疗，而 AKI（injury）或者急性肾衰竭（failure）组患者行晚期肾脏替代治疗。肾脏替代治疗的形式要依据患儿血流动力学的状态来选择。滤过液流速和血液流速分别为 35 ~ 50 ml/（kg·h）和 3 ~ 5 ml/（kg·min），血液滤过的时间间隔在 6 h 到 12 h，具体根据超滤量来决定。结果显示：研究期间共收集 55 例符合脓毒症相关性 AKI 患儿进行肾替代治疗的数据。患儿年龄 4 月至 17 岁，平均年龄 6.09 ± 4.96 岁，女性 20 例，占 36.36%，男性 35 例，占 63.64%；共死亡 17 例，总死亡率 30.9%，早期肾替代治疗组 20 例，死亡 4 例，死亡率为 20%；晚期肾替代治疗组 35 例，死亡 13 例，死亡率为 37.14%，高于早期肾替代治疗组。在早期治疗组中死亡病例，其死亡原因均为呼吸衰竭。因此我们认为：伴有脓毒症的 AKI 的患者存在大量的能使预后加重的危险因素，尤其是那些需要行肾脏替代治疗的患者。及时的行肾脏替代治疗一直被视为能改善脓毒症相关性 AKI 患者结果的有效方式。在本回顾性分析中，早期治疗组能够从肾脏替代治疗中明显获益。

另外一个临床医师广泛关注的问题是 CRRT 该何时结束。这个问题包括两层含义：CRRT 何时可转为低强度的肾脏替代模式（如日间 CRRT，SLED 或者 IHD 等）？肾脏替代治疗何时结束？目前仍缺乏足够的证据来支持。对于停止肾替代治疗的最佳时机目前主要关注于尿量这个指标。在 Best Kidney 的系列研究中发现在未使用利尿剂的前提下，当尿量 > 400 ml/d 时停止 CRRT 后 AKI 恢复的可能性较大，敏感性及特异性为 47% 与 81%。临床上常采用尿量增多（> 1 500 ml/d）合并血肌酐值的下降（< 265.2 mmol/L）作为停止 CRRT 的指征，但由于肌酐可被 CRRT 清除，亦存在一定的缺陷。近期的一项小样本研究发现，AKI 的生物学标志物 NGAL（分子量 25 ku）不会被 CRRT 所清除，因此其下降的趋势可准确地反映肾功能的恢复，其与尿量的结合判断 CRRT 停机指征值得期待。KDIGO 指南对于血液净化治疗停止时机：当不再需要 RRT 时（肾脏功能恢复至足以满足患者需求，或 RRT 不再符合治疗目标），应当终止 RRT。

第三节　连续性血液净化的优缺点

连续性肾脏替代治疗（continuous renalreplacement therapy，CRRT）与传统的'肾脏替代疗法（intermittent hemodialysis，IHD）相比，很大程度上克服了IHD所存在的"非生理性"治疗缺陷，已成为急性肾衰竭（ARF）、脓毒血症（Sepsis）和多器官功能障碍综合征（multiple organ dysfunction syndrome MODS）等危重病多器官功能支持治疗重要手段之一。

一、技术优点

与传统的IHD相比，CRRT可持续地、缓慢地等渗地清除水和溶质，具有比较明显的技术优点。

1.血流动力学稳定

在IHD治疗中溶质和水分迅速变化，导致血浆渗透压急剧下降，可诱发或加重急性肺水肿、脑水肿，加速肾功能损害。CRRT可以在维持稳定的血流动力学状态下，以稳定的速率缓慢地超滤脱水，容量波动小，净超滤率明显低，胶体渗透压变化程度小，基本无输液限制，能随时调整液体平衡，更符合生理情况，尤其对体液负荷过重的病人危险性小，因此，CRRT更适用于心功能不全、严重低氧血症和休克的患者。

2.溶质清除效果好

CRRT通过多种方式清除溶质。其中起主要作用的是对流。CRRT尿素清除率大于30 L/d，20 ml/min，在清除中大分子溶质方面明显优于IHD。通过对流和吸附清除大、中分子物质，如心肌抑制因子、肿瘤坏死因子－α（TNF－α）、白细胞介素－1（IL-1）、IL-6、IL-8、血小板活化因子（PAF）等可导致危重疾病发生的毒性物质，以减轻这些炎症因子对脏器的损害；同时，CRRT能更多地清除小分子物质，如血肌酐、尿素氮、电解质等，主要是通过对流和弥撒来清除，清除小分子溶质时无失衡现象，能更好地控制氮质血症，有利于重症急性肾衰竭或伴有多脏器功能障碍、败血症和心力衰竭患者的治疗。

3.能够清除炎性介质

严重感染和感染性休克患者血液中存在着大量中分子的炎性介质，这些介质可以导致脏器功能障碍或衰竭。经过大量研究表明，通过弥散、对流和吸附过程，除了能够清除代谢毒素，还可以清除细胞因子、炎症介质、氧自由基、趋化因子、补体活化成分、血小板活化因子、二十烷类物质、白三烯、选择素等物质。更为重要特点的是，对炎性介质的清除具有非选择性，在系统性炎症综合征或多脏器功能衰竭时，能够保护内皮细胞，进行免疫调节，具有明显的稳定机体内环境功能。CRRT使用无菌、无致热原溶液可以消除在IHD中潜在的炎性刺激因素。在清除炎性介质方面的效果远远超过了IHD。

4. 营养改善效果好

大多数慢性肾衰、急性危重病患者消化吸收功能差，加之反复感染，极度消耗等，一般都伴有营养不良。传统的透析治疗对水清除的波动较大，热量摄入不足，蛋白质摄入量需要严格控制，极易出现负氮平衡，明显影响患者的营养支持。CRRT 高超滤率的特点，允许给予大量的液体，不存在输液限制，有利于营养支持治疗，利于全胃肠道外营养病人加强营养摄入，同时也为一些药物的治疗提供了有利条件。而且 CRRT 还能够保持血液酸碱平衡，细胞内外和血管内外的渗透压稳定，为进一步治疗提供有效液体环境。

二、技术缺点

1. 必须进行连续抗凝

由于 CRRT 需要维持体外循环，易出现血液凝血活化现象，并诱发弥散性血管内凝血（DIC）和炎症反应。为确保 CRRT 顺利实施，就必须实施持续的抗凝治疗。这也是 CRRT 局限性最重要的表现。

2. 溶质和液体清除缓慢

由于 CRRT 血流速度较慢，仅为 150～200 ml/h，明显低于血液透析的 180～300 ml/h。如病人有高血钾等威胁生命的情况，必须先用血液透析纠正和稳定病情，然后用 CRRT 进一步治疗。

3. 治疗费用较高

一方面，CRRT 机器本身价格就比较昂贵，是一般透析机价格的 3 倍以上；同时 CRRT 滤过时间长，所需置换液相对较多，而且各种管路又都是一次性耗材，材料成本较高。另一方面，CRRT 需要连续抗凝，抗凝剂的使用和监测也增加了治疗成本。此外由于 CRRT 的连续性，需要护士连续监测生命体征以保证治疗的顺利进行，人力成本的增加也比较明显。

第四节　连续性血液净化适应证和禁忌证

连续性肾脏替代治疗（CRRT）到现在的连续性血液净化（CBP），以至多器官支持治疗（MOST）的提法，可以看出这项技术的运用日益广泛，除肾脏病方面的指征外，越来越多的应用于非肾脏病领域。其 CRRT 儿科适应证如下：

1. 急性肾损伤（acute kideny injury，AKI）

ARF 患儿因常合并循环衰竭而不能耐受 HD 治疗；腹膜透析（peritoneal dialysis，PD）使横膈上抬，影响心肺功能，其应用也受到一定限制。对药物治疗欠佳的 AKI，CRRT 是最有效的治疗措施，可以通过下列机制发挥作用：①清除细胞因子、炎症介质、活化的补体成分等中分子物质，阻断这些物质对组织器官的进一步损害极有可能继发的 MODS；②脱水，一方面排出多余水分，减轻心脏前负荷，另一方面将组织间液、细胞内液"拉"入血管内，减轻脑、肺及其他脏器水肿，改善其功能。Davenport 等观察到，经 HD 治疗后病损的脑组织含水量增加，而 CRRT 治疗的含水量减少；③ Coraim F 等发现体外循环术后患儿的 CRRT 滤出液中存在一种抑制豚鼠心肌收缩的物质，即心肌抑制物质（myocardial depressant substance，MDS），MDS 的清除，使心肌收缩力增强；④由于有效循环血量相对稳定、血管张力恢复，器官灌注改善；⑤清除 Cr、BUN 等小分子肾毒性物质，调节水、电解质、酸碱平衡。

2. 败血症、全身炎性反应综合征

已有大量的实验及临床报道认为 CRRT 可清除细菌内毒素、部分炎症介质、淋巴因子及补体成分，因而可减轻炎症反应，防止 MODS 发生，治疗败血症、SIRS。1997 年 Tetta C 等总结了 CRRT 治疗感染、SIRS 相关疾病的资料，肯定了这一结论，并呼吁对此疗法的重视。

3. 多器官功能衰竭综合征

MODS 是用 CRRT 治疗最多的儿科疾病之一。在其早期应用 CRRT 可明显减少衰竭器官数、缩短 ICU 住院日数。其机理主要是：①脱水减轻前负荷、消除重要器官水肿、提供液体输入空间；②比其他方法更好地维持酸、碱及电解质平衡；③滤出部分炎症介质、细胞因子及活化的补体成分；④血流动力学稳定，改善灌注；⑤代替部分肾功能，清除体内代谢废物及肾毒性物质；⑥代替部分肝脏功能，清除胆红素及肝毒性物质等等。

4. 充血性心衰、肺水肿、脑水肿

充血性心衰和组织器官水肿时血容量过多、间质及细胞内水分蓄积。CRRT 一方面脱水调节血容量；另一方面，利用血浆胶体渗透压的作用，将间质、细胞内水分持续、缓慢地"拉"入血管，治疗胞内、间质水肿。

5. 电解质紊乱、难治性酸碱失衡

1990 年 Sperl W 等报道用 CAVH 治愈了 7 例新生儿难治性有机酸中毒，其中 4 例支链氨基酸代谢缺陷，3 例乳酸尿症。Guth HJ 在滤出液中检测到了多种有机酸物质，其含量与血浓度呈正相关，认为其主要机理可能是有机酸的清除，其次才是碱性物质的补充。我们用 CRRT 治疗了 2 例支链氨基酸代谢缺陷所致的重度代谢性酸中毒，两例均将 pH 值 6.8、pH 值 7.0 调整到了 pH 值 7.30、pH 值 7.28。

6. 高胆红素血症、肝昏迷

CRRT 采用高通量滤器，能缓慢、持续地清除胆红素及肝功衰时产生的肝毒性物质，同时也能较好地降低颅内压，改善神志，临床上已将其作为一种肝脏替代疗法。将肝衰患者 CRRT 滤出液加入肝细胞培养基中，肝细胞活性、增殖能力明显降低，说明 CRRT 能滤除抑制肝细胞活性的物质。

Tanaka K 等报道一例 11 岁暴发性肝衰患儿进行了 24 次 CRRT 和血浆置换，使患儿等到了移植肝。有人设计了一个由猪肝和 CRRT 组成的"人工肝治疗系统"，经此系统一次 5 h 治疗，患者颅内压由 34 cmH$_2$O 降至 5 cmH$_2$O，血氨由 370.5 μmol/L 降至 203.5 μmol/L，乳酸由 11 mmol/L 降至 5.3 mmol/L。

7. 药物、毒物中毒

大多数药物分子量小于 6 ku，均有可能被 CRRT 清除（视该药物的蛋白结合率、容积分布等情况而定）。另外，滤过膜对药物或毒物还有不同程度的吸附作用，从而提高清除率。HD 治疗锂中毒常会反跳，Meyer RJ 等在 HD 后加用 CRRT，两例血锂浓度达正常 3 倍以上的患儿，在分别经过 34.5 h、26 h 治疗后血锂降至正常，没出现反跳。van Bommel EF 等成功地用 HVHF 治疗了一例致死量锂中毒，疗效好于 HD 治疗。CRRT 对万古霉素、氨基糖苷类、羧苄西林、5- 氟尿嘧啶、金刚烷胺、阿糖胞苷、甲氨蝶呤等有较高的清除率。

8. 体外循环心脏手术

CRRT 可以明显提高术后心脏收缩比率、收缩末室壁张力、张力速度指数，改善心脏功能；还可增加肺的顺应性，提高肺泡氧分压，促进复苏。在儿童心脏手术的术中、术后加用 CRRT，成活率明显提高，年龄、体重越小这种作用越明显。

9. 急性重症胰腺炎

SAP 的治疗目前还是难点，涉及的科室有消化内科、胆胰外科、中西医结合科、肾脏内科、ICU、呼吸内科、营养科、针灸科等。因此，如何利用血液净化技术来提高 SAP 的疗效目前还需进一步探讨。

1）绝对适应证

（1）合并急性肾损伤（acute kidney injury，AKI）且 APACHE Ⅱ 评分 ≥ 12，主张早期即进行积极的干预。如在 "R" 期 7 d 之内血肌酐上升 1.5 或尿量小于 0.5 ml/（kg·h）达 6 h 以上即可进行 CRRT 治疗；

（2）合并脓毒血症、SIRS、感染性休克；

（3）合并多器官功能障碍综合征（MODS）；

（4）合并酸碱失衡、电解质紊乱：①代谢性酸中毒（pH 值 < 7.2）；②高钾血症（血钾 > 6.5 mmol/L）；③高钠血症（血钠 > 165 mmol/L）；④低钠血症（血钠 < 115 mmol/L）；

（5）合并急性左心衰。

2）相对适应证

（1）合并急性呼吸窘迫综合征（ARDS）；

（2）合并中枢神经系统改变（如胰性脑病、代谢性脑病等）；

（3）合并水负荷过重，心功能不全；

（4）合并原因未明的高热（T > 39 ℃）；

（5）合并慢性肾功能不全；

（6）合并高胆固醇血症（血 CHOL > 12 mmol/L）。

10. 横纹肌溶解综合征

横纹肌溶解综合征（rhabdomyolysis，RM）是多种原因引起的临床重症，常因导致急性肾损伤（AKI）或多脏器功能衰竭而危及生命。由创伤所致的横纹肌溶解曾命名为间隙综合征及挤压综合征。间隙综合征指肢体因创伤或受挤压后骨筋膜间隙压力增高造成的神经肌肉缺血的局部表现；而挤压综合征是指直接创伤或缺血 – 再灌注所造成的肌损伤的全身系统表现。广义上讲，横纹肌溶解是由于骨骼肌破坏导致细胞内容物释放入血和从尿排出的综合征。除了创伤因素外，非创伤因素包括遗传性病因、过量运动、肌肉挤压、缺血 – 代谢异常、极端体温、药物毒物、感染等因素均可导致横纹肌溶解。

RM 是由于横纹肌损伤引起细胞的溶解，释放大量肌红蛋白、肌酸磷酸肌酶、乳酸脱氢酶进入外周血液造成的临床综合征，常伴有严重的代谢紊乱，急性肾衰竭，严重者可因多脏器功能衰竭而死亡。据报道 RM 引起 AKI 发病率 51%，死亡率 32%，引起 AKI 的原因诸多，主要有：

1）肌红蛋白造成肾小管梗阻，肌红蛋白是其关键致病因素，当浓度超过肾小球阈值的时候，尤其在酸性条件下可直接阻塞肾小管而导致 AKI 的发生，肌红蛋白的分子量为 170 ~ 180 ku，属大分子物质，是不能被透析清除的，但恰恰可以被 CVVH 所清除；

2）损伤肌肉释放蛋白溶解酶激活血管收缩物质造成肾缺血；

3）肌红蛋白分解的铁色素肾毒性直接损伤肾小管。

RM 治疗强调及时、正确、有效的综合治疗。目前研究发现，使用常规滤器，其筛选系数达 0.5；而如果使用高通量滤器，其筛选系数可达 0.6 ~ 0.7，具有非常好的清除效果，因此理论上将使用 CVVH 治疗横纹肌溶解预防 AKI 存在理论上的依据。在临床实践中，经过"5·12"汶川大地震后，采用 CVVH 治疗该病我们有了更多体会。患儿一旦出现肌红蛋白尿、肾功能异常以及血钾增高，即可考虑早期 RRT 介入。

11. 呼吸窘迫综合征

急性呼吸窘迫综合征（acute respiratory distress syndrome，ARDS）是指严重感染、创伤、休克等肺内外袭击后出现的以肺泡毛细血管损伤为主要表现的临床综合征，属于急性肺损伤（acute lung injury，ALI）的严重阶段或类型。其临床特征呼吸频速和窘迫，进行性低氧血症，X 线呈现弥漫性肺泡浸润。本征与婴儿呼吸窘迫综合征颇为相似，但其病因和发病机制不尽相同，为示区别，1972 年 Ashbauth 提出成人呼吸窘迫综合征（adult respiratory distress syndrome）的命名。现在注意到本征亦发生于儿童，故欧美学者协同讨论达成共识，以急性（acute）代替成人（adult），称为急性呼吸窘迫综合征，缩写仍是 ARDS。临床主要表现极度呼吸困难、青紫、心率增速，X 线透视肺部呈弥漫性浸润阴影。病情危重，需要积极抢救。持续性血液净化（CBP）辅助治疗急性肺损伤和急性呼吸窘迫综合征（ALI/ARDS）患儿可以减轻肺水肿，改善氧合指数和动态肺顺应性，及时下调机械通气参数，达到改善肺部病变的作用，可能是 ALI/ARDS 治疗有发展潜力的治疗手段。

CBP 治疗并无绝对禁忌证，但对于以下情况，需要慎重选择：

①部分患儿，尤其是体重轻的小年龄组幼儿不能建立合适的血管通路；

②患儿存在严重的凝血功能障碍；

③严重的活动性出血，尤其是颅内出血；

有以上情况存在，临床需慎用 CBP。

第五节　儿童连续性血液净化并发症及处理

连续性血液净化技术应用于临床，很大程度上克服了间歇性血液透析"非生理性"这一缺陷，标志着一种新技术的诞生。近年来，CBP 系列技术日趋成熟，应用范围进一步扩大，不仅仅应用于肾脏疾病，也广泛应用于非肾脏疾病。CBP 安全易行，但由于操作繁复，不可避免会出现并发症，尤其在儿科患者中相对发生率更高。

根据 CBP 并发症发生的特点，可分为技术性并发症和临床性并发症。

一、技术性并发症

1. 血管通路血流不畅

血管通路血流不畅是严重并发症，可导致体外循环中血流量下降，CVVH 中因为有血泵辅助，发生血流不畅较少见，但是由于双腔导管可致再循环，增加体外循环中血流黏滞度，滤器凝血，超滤停止。精确检测循环血流量的压力，采取措施恢复正常血管通路的功能可以克服这一缺陷，同时注意患儿体位，尤其在治疗过程中不宜活动太剧烈，对于存在意识障碍的患儿，可考虑体位制动。

2. 管道连接不良

体外循环中，儿童血液流量为 $3 \sim 5$ ml/（kg·min），一般可以为 $20 \sim 150$ ml/min。血管路中任何部位都可以发生连接不良，如在血泵作用下偶尔可能发生因压力变化导致管道破裂，可危及生命（尤其是在无报警和监测条件下）。因此整个管路必须在可视范围，并要确保管道连接密闭完好。

3. 血流量下降和体外循环凝血

该种情况在儿童患者中较为常见。由于儿童患者血流量相对较低，配合度差，常常因为活动出现留置导管位置变动，使血流量下降，最终往往导致管路凝血，影响治疗。目前多采用 CVVH 模式，且具有良好现代化的压力检测和报警系统，发生该类情况多能在早期予以纠正，避免进一步并发症的发生。

4. 空气栓塞

现代化泵辅助的 CBP，由于有特殊的监测和报警系统，可以预防空气栓塞的发生。除非有机械缺陷，否则一旦检测到有空气进入血管路，机器就会立即停止工作。同时也要求我们血液净化室工作人员在操作过程中认真严谨，以避免这一情况发生。

5. 水、电解质平衡障碍

CBP 的另一危险因素就是容量负荷突然增多或减少，电解质紊乱。现代化的设备一般具有液体平衡系统，可精确调控容量负荷，发生该并发症的概率正在逐渐降低。对于临床医生来说，对每一位患儿进行精确评估临床情况和危重程度，严格掌握及检测液体出入量，可有效避免水、电解质紊乱的发生。同时也需要血液净化室医生与临床主管医师进行有效沟通，对于患儿每日计划入量和出量进行精确评估，以保证患儿液体平衡。当然，在配制大量的置换液时，要避免差错导致的容量和电解质紊乱。在置换液配制过程中，实行严格"三查七对"制度，可有效避免人为操作所致电解质紊乱。

6. 滤器功能丧失

在血泵使用后，对于成人患者来讲，滤器功能丧失的发生率明显降低。但是对于儿童患者而言，依然存在。由于儿童患者血流量较低，血流速较慢，易发生滤器凝血，膜功能降低，通透性能明显下降，对溶质的筛选系数降低，系统的有效性相对减弱，从而影响临床治疗效果。

二、临床并发症

1. 出血

出血是 CBP 最为常见的并发症，包括留置静脉导管相关的出血和体外抗凝引起的出血。采用 seldinger 技术置管可引起出血甚至导致动静脉穿孔，特别是局部动脉粥样硬化的血管，损伤血管壁和斑块，可出现严重出血。在血滤过程中，抗凝剂的剂量应该能够立即达到最大的体外抗凝作用，而对循环系统无作用或作用较小。对有出血倾向的重症患儿，可以酌情考虑采用特殊方式抗凝，如低分子肝素、枸橼酸、前稀释及其他技术抗凝，以减少出血的风险。

2. 血栓

在 CVVH 时，静脉局部可发生血栓，并有可能发展至腔静脉。因此，应常规监测血管灌注情况，持续监测体外循环中的静脉压力，有助于早期发现血栓并发症。

3. 感染和脓毒症

局部感染（特别是血肿感染）是严重的并发症，可直接影响动脉灌注。ICU 中患儿由于免疫抑制，容易感染。体外循环可成为感染源，管道连接、取样处和管道外露部分可成为细菌侵入的部位。同样，污染置换液中的内毒素可从透析膜小孔中进入体内。因此，行体外循环时，需警惕并避免血肿和出血的发生。在血液净化置管和操作过程中，严格的无菌操作对于避免感染尤其重要。

4. 生物相容性和过敏反应

由于人体血液长时间与人工膜和塑料管路接触，碎裂的塑料颗粒与血、膜的反应以及残存消毒液（主要是环氧乙烷）的作用可产生一系列副作用，激活多种细胞因子、补体系统，甚至引起全身炎症反应综合征，对机体造成严重损伤。目前由于医疗技术的进步，已经广泛使用高度生物相容性的生物膜，最大限度的避免了这种并发症的发生。另外，由于血管紧张素转换酶抑制剂（ACEI）类药物的使用，导致体内缓激肽蓄积，也可使体内细胞因子水平增高，临床中应该注意。出现过敏反应的患儿，可适当使用地塞米松抗过敏，或加用开瑞坦等抗过敏药物。

5. 低温

超滤时大量液体交换，可致低体温，加温置换液或加温泵的使用可避免此并发症。

6. 营养丢失

CBP 治疗时，平均每周丢失 40 ~ 50 g 蛋白质，并不比腹膜透析或血液透析治疗时多，而且并不会明显改变总蛋白和白蛋白浓度，但在肝合成障碍或长期治疗时营养丢失就显得比较明显。而维生素的丢失目前尚无报道，真正的缺乏综合征也不常见。对于有些患儿需要较长时间行 RRT 治疗者，可适当补充多种维生素，间断使用白蛋白等。

由于 CBP 技术的进展，CBP 已经成为治疗复杂性 AKI 及非肾脏疾病危重症患者的主要方法之一。多数学者主张放宽指证，尽早进行 CBP 治疗，可改善预后。与间歇性血液透析相比较，CBP 的并发症更为少见。应用 CBP 时，应注意侵入性操作带来的一系列并发症，在治疗中严密监测、加强护理、精确制定治疗方案有助于预防大多数潜在危险及并发症。

（董丽群　张利娟）

第十三章 儿童慢性腹膜透析

第一节 儿童慢性腹膜透析的实施

慢性腹膜透析（CPD）是终末期肾功能衰竭（ESRD）儿童肾替代治疗首选的治疗方式，其技术相对简单，不需要慢性血液透析（HD）所需的慢性血管通路，而慢性血管通路对于婴幼儿来说更为困难。此外，由于慢性腹膜透析能够在家中进行，患儿可以有规律地上学及参加正常的社会活动；慢性腹膜透析较血液透析还能较好地控制血压和电解质，因此对食物和饮水的限制较少。CPD 方式包括持续性非卧床性腹膜透析（CAPD）和各种模式的自动腹膜透析（APD，需要有自动腹膜透析机）。持续性非卧床性腹膜透析和自动腹膜透析都能够为终末期肾功能衰竭的儿童和婴儿提供有效、持久的透析。

一、腹膜透析的基本原理

1. 腹膜为一层生物性半透膜，它能限制细胞和蛋白质通过，但允许电解质和一些中、小分子溶质通过。由于受各种内源、外源因素影响，其清除能力是不断变化的。腹膜透析系统由三部分组成：腹膜的血管网、可以通过水和溶质的腹膜、注入腹腔内的透析液。

2. 腹膜透析（Peritoneal dialysis）是一种利用患儿自身腹膜的半透膜特性，通过弥散和对流的原理，规律、定时地向腹腔内灌入透析液并将废液排出体外，以清除体内潴留的代谢产物及毒物、纠正电解质和酸碱失衡、超滤体内过多水分的肾脏替代治疗方法。

二、透析开始的时机

1. 美国国家肾脏病基金会肾脏疾病预后与生存质量指导（NKF-K/DOQI）中推荐当残余肾肌酐清除率小于 $9 \sim 14 \, ml/(min \cdot 17.3 \, m^2)$，或每周尿素清除指数（$Kt/V$）< 2.0 时应开始透析。

2. 当患儿出现持续的难以控制的营养不良、水潴留、高血压、高钾血症、高血磷、酸中毒和生长障碍或尿毒症所致的神经症状，应及早透析。

三、儿童腹膜透析的禁忌证

1. 绝对禁忌证

1）脐疝。

2）腹裂。

3）膀胱外翻。

4）膈疝。

5）腹膜腔缺失或腹膜无功能。

2. 相对禁忌证

1）即将进行/最近进行的大型腹部手术。

2）缺乏适合的看护者。

四、腹透导管植入

1. 儿童腹膜透析导管选择

1）儿童和婴幼儿腹透管应随其年龄、身高、体重而选择，插入腹腔内透析管长度约相当于患儿脐至耻骨联合的距离。

2）双涤纶套（cuff）儿童型透析管适用于大多数的患儿；体重< 3 kg的婴儿需用单cuff透析管；6岁以上、体重> 30 kg儿童，可以应用成人型透析管。

3）目前广泛使用的是Tenckhoff双cuff直管（图13-1）。为减少注入腹透液疼痛及腹透液流出梗阻等问题，可选用弯曲Tenckhoff透析管（图13-2）。婴幼儿可使用鹅颈导管并使导管外出口定位在胸前（图13-3），可降低婴幼儿导管相关感染的发生率。

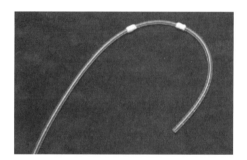

图13-1 Tenckhoff双cuff直管

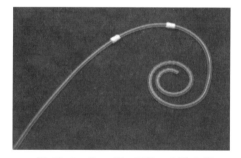

图13-2 Tenckhoff双cuff卷曲管

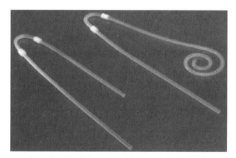

图13-3 Tenckhoff双cuff鹅颈管

2. 皮肤出口位置

皮肤外出口应避免腰带位置，外出口的方向应朝下，以减少外出口感染及降低透析管相关的腹膜炎发生的危险。对于婴幼儿应在侧面尿布和尿裤区外，开口直接向上。

3. 手术前准备

1）对有便秘的儿童，在手术前应服用缓泻剂；

2）术前排空膀胱；

3）在手术前 1 h 和术后 6 ~ 12 h 静脉给予预防性第一代头孢类抗生素（每次 25 mg/kg）；

4）检测患儿 / 看护者鼻腔、咽部是否有金黄色葡萄球菌携带。

4. 在手术中应注意

1）因儿童腹膜薄、脆、嫩，为降低腹膜透析液外漏应特别注意采用腹膜荷包缝合使深部涤纶套固定腹膜中，但切勿过分牵拉腹膜造成腹膜撕裂；

2）儿童大网膜相对较长，大网膜包裹腹透导管所致的导管阻塞较成人更易发生。部分大网膜切除可能降低日后透析管阻塞的发生，尤其婴儿有必要切除部分大网膜。

5. 植管后开始腹膜透析的时机

1）建议在植管后 2 ~ 6 周开始透析；

2）腹透管处于关闭状态，保持腹透管固定，使用医用纱布或非封闭的敷料覆盖在外出口处；

3）在最初 2 ~ 3 周，每周更换 1 次敷料，避免使用聚维酮碘和过氧化氢；每周肝素生理盐水通管 1 次；婴儿推荐每日进行腹透管冲洗。

4）最初每次灌入量 300 ml/m^2，透析 12 ~ 24 次，在 7 ~ 14 d 内逐渐将交换容积提高到 1 100 ml/m^2，透析 5 ~ 10 次；

5）如需要立即开始透析，取仰卧位，低灌注量（300 ml/m^2 或 10 ml/kg），透析 12 ~ 24 次 ×7 d，在 14 ~ 21 d 内逐渐将交换容积提高到 1 100 ml/m^2，透析 5 ~ 10 次。

五、儿童腹膜透析的处方

1. 持续性非卧床性腹膜透析（CAPD）的最初处方

1）在植管后 2 ~ 6 周开始持续性非卧床性腹膜透析

（1）选取溶液：尽可能采用最低浓度（1.5%）的右旋葡萄糖溶液

（2）灌入容量：以体表面积（BSA）计算，从每次交换 300 ~ 500 ml/m^2 开始（每次交换婴儿为 200 ml/m^2）；7 ~ 14 d 内，缓慢增加灌入容量，白天增至 800 ~ 1 000 ml/m^2，夜间增加至 1 000 ~ 1 200 ml/m^2；婴儿的最终交换灌入量不超过 50 ml/kg；如患儿主诉不适，则不再增加灌入容量。

（3）交换次数：开始时每日交换 4 ~ 8 次；随着灌入量增加，减少交换次数至每日 4 次，并维持全天交换容量为 4 000 ~ 5 000 ml/ m^2；根据残余肾功能和尿量，有时每日可交换 3 ~ 5 次。

（4）留腹时间：白天交换 3 次，每次留腹 4 ~ 6 h；夜间交换 1 次，留腹 6 ~ 9 h。

2）植管后 2 周内开始持续性非卧床性腹膜透析

（1）第 1 周：

灌入容量：每次交换 300 ml/m^2 或 10 ml/kg（每次交换婴儿为 200 ml/m^2）；

交换次数：每天 12 ～ 24 次；

在透析液留腹期间，保持仰卧位，避免哭闹、咳嗽或用力。仔细观察外出口有无渗漏。

（2）第 2 ～ 4 周：

灌入容量：缓慢增加至白天每次交换 800 ～ 1 000 ml/m^2，夜间每次交换 1 000 ～ 1 200 ml/m^2，婴儿的最终交换灌入量不超过 50 ml/kg。如患儿主诉不适，则不再增加灌入容量；

交换次数：随着灌入量增加，减少交换次数由每日 8 ～ 12 次降至每日 4 次，并维持全天交换容量为 4 000 ～ 5 000 ml/ m^2。

2. CAPD 处方的调整

1）增加溶质清除

（1）在未达到最大量前可增加灌入容量：首先增加 2 次交换液的容量，然后再增加全部 4 次交换液容量。每次交换量白天不超过 1 200 ml/m^2，夜间不超过 1 400 ml/m^2 或 50 ml/kg。

（2）在白天增加额外的交换。

（3）考虑采用持续性循环腹膜透析（CCPD）。

2）增加超滤作用

（1）使用高浓度葡萄糖溶液：首先将高浓度葡萄糖溶液用于一个最长的透析周期，通常选择在夜间；然后，将高浓度葡萄糖溶液用于其他交换中；尽可能选择最低浓度的高葡萄糖溶液以避免发生代谢性并发症。

（2）在最长的透析周期使用艾考糊精透析液。该透析液采用新颖的渗透剂——葡萄糖聚合物艾考糊精为渗透剂，pH 值为 5 ～ 6，渗透压为 284 mOsm/L，超滤作用靠胶体渗透压获得，在长时间留置腹膜透析期间排出液体量较常规 1.5% 和 2.5% 葡萄糖溶液大。

（3）增加额外的交换（减少留腹时间）次数。

（4）如果未达到最大灌入量，可考虑增加灌入容量。

3. 自动腹膜透析（APD）的模式

1）夜间间歇性腹膜透析（NIPD）：指夜间数次快速交换和白天"干腹"状态的 PD 模式。夜间间歇性腹膜透析模式的溶质清除不如 CCPD 充分，因为白天无透析液留腹。夜间间歇性腹膜透析适用于有一定残余肾功能或有力学问题（如渗漏、疝）的患儿。

2）持续性循环腹膜透析（CCPD）：指夜间数次快速交换和白天留腹状态的腹膜透析模式，适用于已很少或已无残余肾功能的患儿以及夜间间歇性腹膜透析不能达到理想效果的患儿。

3）潮式腹膜透析（TPD）：指每一透析周期仅交换部分透析液（通常为 50% ～ 75%）的自动腹膜透析模式。推荐用于高腹膜渗透性的患儿发生超滤问题时或最大溶质清除受限于整夜交换时。

4）持续性优化腹膜透析（COPD）：指夜间快速交换、白天长留腹，并在中午一次额外透析或在放学后、夜间透析之前一次交换的 APD 模式。此次额外交换可以用手动 CAPD，也可以使用自动透析机的一种"剪切状态"的功能。COPD 用于需要最大溶质清除，特别是当患儿出现尿毒症症状时。

4. 自动腹膜透析的初始处方

1）当有一定残余肾功能时可以夜间间歇性腹膜透析模式开始。

2）如果已很少或已无残余肾功能，可开始用持续性循环腹膜透析并以 1/2 灌入容量白天留腹。

3）灌入容量：900 ~ 1 100 ml/m²。

4）交换次数：每夜交换 5 ~ 10 次。

5）每夜透析时间：8 ~ 12 h。

6）透析溶液：依据患儿超滤需要，使用 1.5% 和 2.5% 浓度葡萄糖透析液。

5. 自动腹膜透析之透析处方的调整

1）根据临床、营养状态和透析充分性的评估，当患儿不能达到溶质清除目标值时，应进行透析处方调整。

2）如果需要增加透析液量，应优化夜间间歇性腹膜透析模式，增加灌入容量至最大量 1 400 ml/m²，并将整夜循环时间增加至最长 12 h。

3）如果夜间间歇性腹膜透析不能达到理想效果，应选择持续性循环腹膜透析模式。通常加上白天留腹对于增加全天腹膜小分子溶质清除是经济有效的方法，但可能导致净液体重吸收增加，超滤减少，特别是在高转运和高平均转运状态的患儿。

4）持续性优化腹膜透析在白天额外增加一次交换，是改善溶质清除和超滤的下一步选择。

六、儿童腹膜平衡试验（peritoneal equilibration test， PET）

1）儿科腹膜透析研究协会（PPDSC）领导下多中心腹膜溶质转运研究采用 1 100 ml/m² 体表面积作为标准交换量。

2）这一结果规定了每种溶质的平衡曲线，并根据 4 h D/P 肌酐值（见表 13-1）或 D/D$_0$ 葡萄糖值（见表 13-2）将儿科患者的腹膜转运特性分类为高转运、高平均转运、低平均转运或低转运四种转运类型。

3）方法如下： 在儿童腹膜平衡试验前夜，以 2.5% 葡萄糖浓度的透析液 40 ml/kg 全夜留腹 8 ~ 12 h，采用 Twardowski 改良的标准儿童腹膜平衡试验操作，计算透析液与血浆的肌酐、尿素氮比值以及透析液中葡萄糖与其最初浓度的比值（D/D$_0$），并参考儿科标准曲线值（图 13-4，13-5）（表 13-1，13-2），判断患儿的腹膜转运特性。

4）儿童腹膜平衡试验的结果提示患儿腹膜对小分子溶质的清除和水分转运的能力，预示着患儿对特定处方可能的反应，从而帮助临床医师针对每个患儿的交换量和留腹时间设计出最有效的透析处方。

5）高转运者采用短时间、多透析周期的持续性循环腹膜透析模式或夜间间歇性腹膜透析模式可能达到最有效的透析；低平均转运者可能更适宜于长留腹时间的方案，如持续性非卧床性腹膜透析；根据不同的溶质转运类型的特点，推荐其最佳的腹膜透析方式（表13–3）。

6）首次儿童腹膜平衡试验应在透析开始1个月后进行，因为透析第1个月内儿童腹膜平衡试验的结果不稳定。稳定的持续性非卧床性腹膜透析患儿可每半年评估1次。当发生腹膜炎后或出现临床异常状况，应作重新评估。

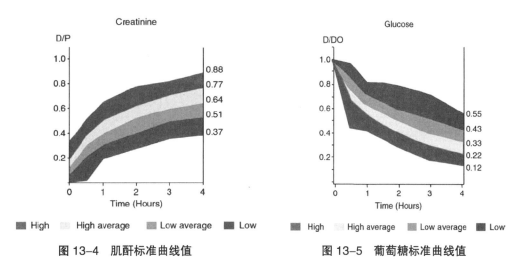

图 13-4　肌酐标准曲线值　　　　图 13-5　葡萄糖标准曲线值

摘 自 Warady BA， Alexander SR， Hossli et al. Peritoneal membrane transport function in children receiving long–term dialysis. J Am Soc Nephrol 1996，7:2385–2391.

表 13–1　透析液中肌酐与血浆肌酐的比值（D/P）

D/P	转运类型
＞ 0.77	高
0.64 ~ 0.77	高平均
0.51 ~ 0.63	低平均
＜ 0.51	低

表 13–2　透析液中葡萄糖与其最初浓度的比值（D/D$_0$）

D/D$_0$	转运类型
＜ 0.22	高
0.22 ~ 0.32	高平均
0.33 ~ 0.43	低平均
＞ 0.43	低

表 13-3 儿童腹膜平衡试验结果与透析方式的选择

溶质转运	超滤能力	溶质清除	推荐 PD 模式
高	差	充分	APD（NIPD，CCPD）
高平均	充分	充分	APD/CAPD
低平均	好	充分	APD（CCPD，COPD）/CAPD
低	很好	差	COPD 或 HD

注：APD（自动腹膜透析）；NIPD（夜间间歇性腹膜透析）；CCPD（持续性循环腹膜透析）；CAPD（持续性非卧床性腹膜透析）；COPD（持续性优化腹膜透析）；血液透析（HD）。

七、儿童腹膜透析的充分性评价

"充分"透析通常被定义为以最小的透析液量透析，低于此剂量则明显增加发病率和死亡率。总的（肾脏 + 透析）1 周尿素 Kt/V 和总的 1 周 Ccr 是反映溶质清除和透析转运量的最有价值的指标。然而，对于儿童，充分的透析不能仅限于达到溶质和液体的清除目标，还需包括一系列社会心理方面的评价，包括：

①液体平衡状态

②营养状态

③饮食摄入的能量、蛋白质、盐和微量元素

④电解质和酸碱平衡

⑤钙磷代谢平衡

⑥贫血的控制

⑦血压的控制

⑧生长发育

⑨社会心理回归的水平

1. 计算所需的测量

1）患儿身高（cm）和体重（kg）。

2）血尿素氮和肌酐：CAPD 时，血样标本可以在任何时间抽取；在 NIPD 或 CCPD 时，血样标本应在白天的中位时间抽取。

3）24 h 透析液：容量、尿素、肌酐。

4）24 h 尿液：容量、尿素、肌酐（对于每日排尿少于 3 次的患儿，建议收集 48 h 尿液；如果肾脏 $Kt/V < 0.1$ 则不必检测 24 h 尿液）。

2. 尿素分布容积（V）或总体水（TBW）

Kt/V 的计算须由尿素分布容积（V）即总体水（TBW）标准化。

TBW 计算公式：

男孩：TBW=0.01 ×（身高 × 体重）$^{0.68}$-0.37 × 体重

女孩：TBW=0.14 ×（身高 × 体重）$^{0.64}$-0.35 × 体重

3. Kt/V 的计算

总 $Kt/V=$ 肾脏 $Kt/V+$ 腹透 Kt/V

肾脏 Kt（L）=（尿尿素氮 / 血尿素氮）× 24 h 尿量

腹透 Kt（L）=（透析液尿素氮 / 血尿素氮）× 24 h 透析液排出量

总 Kt/V=（肾脏 Kt+ 腹透 Kt）× 7/V

注：尿量单位为 L；透析液排出量单位为 L；血、尿和透析液尿素氮的单位为 μmol/l。

4. 肌酐清除率（Ccr）

总肌酐清除率 = 肾脏肌酐清除率 + 腹透肌酐清除率

肾脏肌酐清除率（L）=（尿肌酐 / 血肌酐 + 尿尿素氮 / 血尿素氮）/ 2 × 24 h 尿量

腹透肌酐清除率（L）=（透析液肌酐 / 血肌酐）× 24 h 透析液排出量

一周总肌酐清除率 L /（W · 1.73 m² ）BSA）=（肾脏肌酐清除率 + 腹透肌酐清除率）× 7 × 1.73 / 实际体表面积

注：尿量单位为 L；透析液排出量单位为 L；血、尿和透析液尿素氮的单位为 μmol/L。

5. 评估的时间

1）在腹膜透析开始后 2 ～ 4 周测量，以后分别在持续性非卧床性腹膜透析开始后的 3、6、10、14 个月测量。

2）对于确实无残余肾功能或从其他肾替代方式转为腹膜透析的患儿，首次测量应在 2 周完成。

3）常规测量应在患儿临床情况稳定或腹膜炎治愈至少 4 周后进行。

4）在调整腹膜透析的透析处方后或出现重大临床状态改变后，有必要在 4 个月内复查一次。

6. 腹膜透析充分性的目标

1）K/DOQI 于 2000 年推荐的成年患者 PD 充分性标准 （表 13-4）

表 13-4 成年患者腹膜透析充分性标准

评估指标	CAPD	CCPD	NIPD
Kt/V	2.0	2.1	2.2
Ccr［L/（W · 1.73 m²）BSA］	60*	63	66

* 对于儿童患者该目标值应达到或超过成人标准

*50 L /（W · 1.73 m²）BSA 适用于低转运或低平均转运者

*40 L /（W · 1.73 m²）BSA 适用于婴儿，50 L /（W · 1.73 m²）BSA 适用于 12 ～ 23 个月的幼儿

* CAPD（持续性非卧床性腹膜透析），CCPD（持续性循环腹膜透析）；NIPD（夜间间歇性腹膜透析）

2）2006 年 NKF-K/DOQI 指南建议儿童患者每周总 Kt/V 至少大于 1.8，并建议采用 Kt/V 作为评价儿童透析溶质清除充分性的单一指标。

7. 儿童透析充分性的监测

腹膜透析是 ESRD 儿童长期治疗的手段，充分的透析是改善患儿预后的重要措施。CAPD 患儿须定期进行临床和生化指标的监测（表 13-5），以保证获得合理有效的治疗。

表 13-5 儿童 CPD 患者定期临床和生化指标的监测

评价的指标	监测的频度
● 临床症状评价	每月 1 次
● 身高	
● 体重	
● 头围（婴儿）	
● 血压	
● 血尿素氮和肌酐	
● 血电解质	
● 血气分析	
● 血红蛋白 / 血球比容	
● 血清蛋白	
● 每日尿量和超滤	
● 血清铁蛋白	每 3 月 1 次
● 血清铁	
● 总铁饱和度	
● 血清碱性磷酸酶	
● 甲状旁腺素	
● Kt/V 和 Ccr	
● 神经运动发育评价	每 3 月 1 次
● 24 h 动态血压监测	每年 1 次
● 超声心动图	
● 腕骨骨龄	

第二节　儿童腹膜透析相关并发症及常见问题处理

一、腹膜炎

1. 诊断

1）有腹膜炎的症状和体征（腹痛、发热、腹部压痛 / 反跳痛）；

2）腹透引流液混浊、引流液白细胞计数 > 100/μl 且多核细胞 > 50%；

3）引流液革兰染色或细菌培养证实有细菌存在；

以上 3 项中存在 2 项或以上，则可诊断为腹膜炎。

2. 引流液标本的留取

一旦发现引流液混浊，应及时留取第一袋引流液标本或第二次在腹腔内留置时间＞1 ~ 2 h 的引流液标本进行送检，包括细胞计数和分类、革兰染色和病原菌培养。

3. 治疗

处理的流程图见图 13-6。

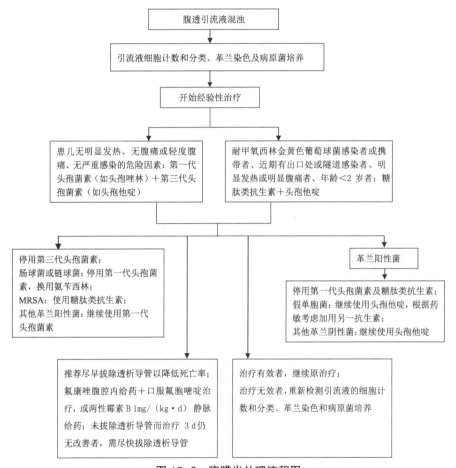

图 13-6　腹膜炎处理流程图

1）一旦考虑腹膜透析相关性腹膜炎，在留取标本送检后即应开始经验性抗感染治疗。

2）引流液浑浊者，可采用 1.5% 腹透液冲洗腹腔数次以减轻腹痛症状。

3）为避免纤维蛋白凝块的形成，可在腹透液中加入肝素（500 IU/L）。

4）初始治疗时抗生素的选择：腹膜炎时首选腹腔内给药，通常联合应用第一代头孢菌素（如头孢唑林）和第三代头孢菌素（如头孢他啶），对既往有耐甲氧西林金黄色葡萄球菌（MRSA）感染者或耐甲氧西林金黄色葡萄球菌携带者，需联合应用糖肽类抗生素（如万古霉素）和头孢他啶。儿童腹膜炎以革兰阳性菌感染居多，主要包括凝固酶阴性葡萄球菌或金黄色葡萄球菌腹膜炎，其次为链球菌或肠球菌腹膜炎，革兰阴性菌感染中以假单胞菌感染较常见，而真菌性腹膜炎在儿童中较为少见。腹膜炎时首选腹腔内给药，通常联合应用第一代头孢菌素（如头孢唑林）和第三代头孢菌素（如头孢他啶），而对既往有耐甲氧西林金黄色葡萄球菌（MRSA）感染者或 MRSA 携带者、近期有出口处或隧道感染者、明显发热或明显腹痛者或年龄＜2 岁的患儿，需考虑联合应用糖肽类抗生素（如万古霉素）和头孢他啶。由于考虑到氨基糖苷类药物的肾毒性和耳毒性，因此不推荐在儿童中使用。

5）抗生素剂量（见表 13-6）

表 13-6　儿童腹膜炎腹腔内抗生素给药剂量

抗生素	持续腹腔内给药		间歇性给药
	负荷剂量	维持剂量	每日一次
头孢唑林	250 ~ 500 mg/L	125 mg/L	15 mg/kg q24h
头孢呋辛	200 mg/L	125 mg/L	15 mg/kg q24h
头孢他啶	250 ~ 500 mg/L	125 mg/L	15 mg/kg q24h
头孢噻肟	500 mg/L	250 mg/L	30 mg/kg q24h
氨苄西林	–	125 mg/L	—
万古霉素	500 mg/L	25 ~ 30 mg/L	15 ~ 30 mg/kg q5 ~ 7 d
替考拉宁	200 mg/L	20 mg/L	15 mg/kg q5 ~ 7 d
氟康唑	–	–	3 ~ 6 mg/kg q1 ~ 2 d（最大剂量 200 mg）

（1）持续腹腔内给药方案：对急性期腹膜炎患儿，特别是 APD 患儿，需延长每次腹透液的留腹时间至 3 ~ 6 h 并予以负荷剂量抗生素以达到最好的治疗效果。待症状缓解且引流液转清后（一般在治疗 48 h 内），可恢复至原透析方案并给予维持剂量抗生素治疗。

（2）间歇性（每日一次）腹腔内给药方案：持续性非卧床性腹膜透析患儿夜间腹透液留腹或自动腹膜透析患儿日间腹透液留腹（留腹时间＞6 h）时予以腹腔内抗生素治疗。

（3）腹膜炎时推荐的每次透析液交换量为 1 100 ml/m² 体表面积，若交换量偏小，则应相应增加抗生素的浓度。

（4）糖肽类抗生素：间歇性给药（每日一次）效果较好，但需监测药物浓度。推荐用药后 3 ~ 5 d 监测药物浓度，若万古霉素浓度＜12 mg/L 或替考拉宁浓度＜8 mg/L，需重复给药。

6）革兰阳性菌腹膜炎的治疗

（1）停用第三代头孢菌素。

（2）甲氧西林敏感葡萄球菌腹膜炎继续使用第一代头孢菌素。

（3）甲氧西林耐药葡萄球菌腹膜炎使用糖肽类抗生素。

（4）肠球菌或链球菌腹膜炎需换用氨苄西林。

（5）若治疗4 d后仍无改善者，需重新检测引流液，若患儿合并有出口处/隧道感染，需考虑拔除透析导管。

（6）金黄色葡萄球菌腹膜炎治疗疗程3周，其他革兰阳性菌腹膜炎治疗疗程2周。

7）革兰阴性菌腹膜炎的治疗：

（1）停用第一代头孢菌素或糖肽类抗生素，继续使用第三代头孢菌素。

（2）根据药敏试验和患儿病情，考虑是否加用另一抗生素。

（3）假单胞菌腹膜炎治疗疗程3周，其他革兰阴性菌腹膜炎治疗疗程2周。

（4）若治疗4 d后仍无改善者，需考虑拔除透析导管。

8）培养阴性腹膜炎的治疗

（1）培养阴性（72 h）而治疗有效者，继续原治疗，疗程共2周。

（2）治疗无效者：重新检测引流液的细胞计数和分类、革兰染色和病原菌培养，若仍检测阴性，需考虑拔除透析导管。

9）真菌性腹膜炎的治疗

（1）推荐尽早拔除透析导管以降低死亡率。

（2）经验性选用氟康唑腹腔内给药（腹透液2 000 ml+ 氟康唑100 mg/ 次，每24 ~ 48 h 一次）和口服氟胞嘧啶（1日量每千克体重50 ~ 150 mg，分成3 ~ 4次服）联合治疗，或两性霉素B 1 mg/（kg·d）静脉给药，得到培养结果后再使用敏感药物。

（3）拔除透析导管且治疗有效者，治疗疗程 > 2周。

（4）保留透析导管且治疗有效者，治疗疗程4 ~ 6周。

（5）未拔除透析导管而治疗3 d仍无改善者，需尽快拔除透析导管。

10）疗效评估

（1）治疗72 h临床改善（包括腹痛缓解、无发热、引流液转清），考虑治疗有效。

（2）治疗失败的措施：评估是否合并有隧道感染或结核感染；凝固酶阴性葡萄球菌感染者加用利福平口服；考虑拔除透析导管。

11）透析导管的拔除和重置

（1）拔除指征：复发性金黄色葡萄球菌腹膜炎合并隧道感染者；复发性假单胞菌腹膜炎；真菌性腹膜炎；适当抗生素治疗3 ~ 4 d后无效者；出口处/隧道感染治疗1月无效者。

（2）透析导管的重置：推荐导管拔除后2 ~ 3周重置透析导管。

二、出口处和/或隧道感染

1. 诊断

出口处评分≥ 4分时（表13-7）需考虑出口处感染的可能；隧道感染可表现为皮肤红、肿和压痛，间歇性或持续性脓性、血性或黏性分泌物自动流出或压迫涤纶套后流出。

表 13-7　出口处评分系统

临床表现	0 分	1 分	2 分
肿胀	无	仅局限于出口处	包括部分或整个隧道
结痂	无	< 0.5 cm	> 0.5 cm
发红	无	< 0.5 cm	> 0.5 cm
压痛	无	轻度	严重
分泌物	无	血清样	脓性

2. 治疗

1）若持续有分泌物，推荐每日更换敷料 1 ~ 2 次。

2）不推荐使用含酒精的消毒剂和碘伏进行局部消毒。

3）通常需等待培养结果方开始使用抗生素，但感染严重者可先予以口服第一代头孢菌素或环丙沙星（年龄 > 12 岁）进行经验性治疗。

4）对葡萄球菌感染患儿，可口服第一代头孢菌素或耐青霉素酶青霉素。避免使用糖肽类抗生素以防止耐药菌的产生。

5）对革兰阴性菌感染患儿，若年龄 > 12 岁，可予以环丙沙星口服治疗 [20 mg/（kg·d），最大 1 g/d]，其他患儿需头孢菌素腹腔内给药。

6）持续抗生素治疗至症状完全缓解后 1 周。

7）经 2 ~ 4 周治疗后症状无改善者，需予相应处理，包括除去透析导管涤纶套、重置透析导管等。

8）及时诊断和治疗金黄色葡萄球菌携带者：若患儿或看护者鼻腔携带金黄色葡萄球菌，需予以莫匹罗星涂鼻腔和出口处。

三、非感染性并发症

1. 透析液渗漏

在新透析病人，如渗漏量少，可排空腹透液，腹腔休息 1 ~ 3 周，减少腹透留腹容量或腹腔压力；如渗漏量大，则需手术处理。对已开始腹膜透析的病人，可考虑暂时行血液透析或减少透析液交换量以减轻腹压；对反复发生透析液渗漏的患儿需考虑外科修补或透析导管拔除。

2. 透析液引流不畅

引流不畅的原因主要有导管移位、导管堵塞、肠管或者充盈的膀胱压迫导管、网膜包裹及多发粘连等，针对不同原因需采取不同措施，包括手术矫正移位导管；使用肝素盐水、尿激酶冲洗被血凝块和纤维蛋白凝块堵塞的导管；导泻或者排空膀胱缓解导管压迫；改变体位以增加引流量；外科手术缓解大网膜包裹或者粘连等。

3. 疝

一般均需在透析治疗前行外科修补术治疗，术后需避免便秘和提重物等，同时在短期内（> 1 周）需减少透析液交换量。

4. 出血

一般在置管后最初的几次透析中出现，与腹壁小血管出血有关。临床表现与出血部位有关，可出现腹壁血肿或血性透出液。预防与处理：包括术前评估凝血状态和预防凝血；手术中仔细止血；术后局部伤口或出口处出沙袋压迫止血及止血药物应用；大出血需外科手术处理。

5. 腹痛

首先需排除腹膜炎的可能，尤其是持续性腹痛。一般非感染性腹痛与以下原因有关：透析液质量不佳或 pH 值过低（透析液加温或增加缓冲剂）、透析液入液速度过快（减慢入液速度）；插管太深，透析管尖端刺激会阴部、膀胱或直肠（两周后即会自动消失）。

6. 腹膜功能衰竭

需停止腹膜透析而接受血液透析治疗。

第三节 糖尿病患儿腹膜透析的时机、膜透析方案

终末期糖尿病肾病究竟应该采取何种透析方式目前尚无明确定论。影响糖尿病透析患者生存率的主要原因是未透析时已存在严重的心血管并发症，而维持稳定的水、电解质酸碱平衡并降低心血管负荷是腹膜透析的潜在优势，使透析阶段心血管事件减少。腹膜透析疗法对心血管系统影响较小，保护残余肾功能作用较血液透析好，可能更加适合某些糖尿病肾病患者。

一、腹膜透析的时机

鉴于终末期糖尿病肾病的特殊性，其透析治疗应早于非糖尿病患儿。在不存在肠道感染、憩室、严重腹膜粘连等情况下，肾小球滤过率（GFR）降至 20 ~ 30 ml/min 即可开始做透析前准备，肾小球滤过率 < 15 ml/min 开始透析。若出现严重尿毒症症状，如酸中毒、电解质紊乱、心功能不全、恶心、呕吐等，可适当提前透析。

二、透析方案

1. 腹膜透析液的选择

1）鉴于使用葡萄糖腹膜透析液治疗后可引起高血糖等代谢紊乱的问题，目前可选取的适用于糖尿病肾病患儿的不含葡萄糖的透析液有艾考糊精透析液和氨基酸透析液。

2）艾考糊精透析液以多聚糖为渗透剂，具有渗透压维持时间长、超滤效能高、终末糖基化产物（AGEs）形成少的特点，特别适用于终末期糖尿病肾病患者。

3）氨基酸透析液不含葡萄糖，渗透压与 2.5% 葡萄糖透析液相近（365 mOsm/L vs 396 mOsm/L）。不仅可产生超滤作用，还可直接补充人体所缺乏的营养物质（每袋 2 L 可提供 22 g 氨基酸），故尤其适用于糖尿病肾病合并营养不良患儿。

2. 透析模式和透析剂量

糖尿病患者腹膜透析方案和透析剂量的选择应根据腹膜转运特性而定，糖尿病与非糖尿病肾病终末期肾功能衰竭患者腹膜转运功能无明显区别。

三、应注意的问题

1. 控制血糖

1）血糖控制目标值：空腹血糖应控制在 7.0 mmol/L 左右，餐后血糖应在 10 mmol/L 左右，糖化血红蛋白 < 7.5%。在整个换液过程中维持正常的血糖水平，控制餐后血糖，避免低血糖反应。

2）胰岛素的使用

（1）原则上所有腹膜透析患者都应首选胰岛素，尤其是持续不卧床腹膜透析患者。建议使用短效胰岛素，一般不用长效胰岛素，因为这些患者胰岛素半衰期已经延长（肾脏对胰岛素的清除减少），长效胰岛素不利于血糖的控制。新患儿每日用量按 0.5 ~ 1.0 U/kg，用速效或短效胰岛素于三餐前皮下注射，早餐前量大些，晚餐前量小些，以免夜间低血糖，第 2 到第 3 天根据血糖水平调整胰岛素用量。对使用每日使用 2 次胰岛素方案的儿童早餐前通常给予胰岛素总量的 2/3，晚餐前给予总量的 1/3，总量中大约 1/3 为短效胰岛素，2/3 为中效胰岛素，其后的比例根据血糖监测结果调节。

（2）给药途径：皮下注射和（或）腹腔给药各有优缺点。前者的优点是简单、方便，减少腹腔感染的机会。但受注射部位及浓度等因素的影响，胰岛素的吸收量并不稳定，血糖波动较大，常发生低血糖反应；腹腔给药的优点在于腹膜可缓慢吸收胰岛素，经门静脉进入体循环，其过程比较接近于胰岛素释放的生理模式，但腹腔给药增加了腹腔感染的机会，而且透析袋、管路会吸附胰岛素，影响疗效，患者常常需要增加胰岛素的用量（常为皮下注射胰岛素用量的 2 ~ 3 倍），因此一般不推荐腹膜透析液加药。

（3）应根据个体身高、体重、年龄、饮食、运动、使用腹透液浓度及血糖水平的不同，来调整胰岛素用量。

3）如果使用葡萄糖透析液，需要加强对血糖的监测，通过调整胰岛素用量来降低血糖。

2. 治疗贫血

糖尿病腹膜透析患者由于普遍合并小血管病变，故在纠正贫血时应注意以下事项：

1）使用促红细胞生成素（EPO）时初始剂量要小，逐步增加剂量。

2）贫血不宜纠正过快。

3）密切观察血细胞比容及眼底等末梢血管循环情况，如有不适尽早减量或停药。

3. 控制血压

1）血压升高多与容量有关，应减少水、盐的摄入

（1）减少水、盐的摄入。

（2）有残余肾功能的患者，强化利尿，并注意监测电解质。

（3）上述治疗无效，加强腹膜透析液超滤；减少腹膜透析液留腹时间；增加腹膜透析液浓度；使用艾考糊精透析液；采用自动化腹膜透析（APD）模式。

2）合理选择降压药物

（1）优选血管紧张素转化酶抑制剂（ACEI）如卡托普利、依那普利、西拉普利、贝那普利、培垛普利、雷米普利等，或者血管紧张素Ⅱ受体拮抗剂（ARB）如氯沙坦（科素亚）、缬沙坦（代文）、坎地沙坦等。

（2）一般需联合使用钙通道阻滞剂（Calcium Channel Blockers，CCB）、α 受体拮抗剂、β 受体拮抗剂和中枢降压药等药物控制血压。

（3）目标血压在该年龄且按百分数分布的血压曲线的第 90 百分位数以下。

4. 合理饮食

1）使用少量糖分或改用代糖调味。

2）避免进食含高糖分的食物如汽水、糖果、甜糕点及罐头水果等。

3）定时进食含淀粉质食物作为热量的主要来源。

4）避免进食含高胆固醇的食物，可用少量植物油煮食。

5）增加富含膳食纤维的食物。

第四节　腹膜透析患儿的饮食

一、合理的饮食原则

1. 可多吃的食品

1）摄入适当的优质动物蛋白例如鱼、瘦肉、牛奶、鸡蛋等，少吃植物蛋白，比如豆类、豆制品等。

2）控制碳水化合物（热量）的摄入。腹膜透析时，腹膜透析液里的葡萄糖也会带来大量的热量。要尽量避免吃糖、甜食以及含有大量脂肪的食物如奶油、肥肉、全脂牛奶等。

3）富含 B 族维生素和维生素 C 的食物。

4）含丰富纤维素的食物。如：全麦面包，糙米，粗面面条和高纤维的麦片。这样可以避免便秘，而便秘在腹膜透析时容易导致腹腔感染。

2. 应该少吃的食品

1）少吃含磷高的食品，例如奶制品（酸奶、奶昔、布丁）、黄豆和其他豆类、动物的内脏如猪肝、猪肾、鲤鱼、鱿鱼和虾米等。

2）少吃高钾的食物，例如：新鲜水果类（香蕉、橘子、柚）、蔬菜类（西红柿、土豆片、蘑菇），水果汁，啤酒，红酒。

3）限制盐的摄入，防止液体负荷过重。

4）限制甜食和脂肪的摄入。

二、控制水分摄入

每日水分摄入量 =500 ml+ 前一天尿量 + 前一日腹膜透析净脱水量（即超滤量）。

每日腹膜透析净脱水量 = 当日腹膜透析引流液总量 − 总灌入量。

注意：计算时不要忘记留腹过夜的那一袋引流量。

三、正确的烹饪方法

1. 去除或降低钾

1）先将绿叶蔬菜浸于大量清水中半小时以上，然后倒掉水，再放入大量开水中加热。

2）含高钾的根茎类蔬菜如马铃薯等，应先去皮，切成薄片，浸水后再煮。

3）用蔬菜煮成的汤均含钾，推荐多吃瓜汤，如冬瓜汤、丝瓜汤等，它们所含的钾比绿叶菜汤低。

2. 降低钠

1）调味应以清淡为主，少用高钠质调味品如食盐、酱油、味精、蚝油及各种现成酱料。

2）避免选择高盐分的配料，如梅菜、榨菜等。

3）多尝试用以下一些低钠的调味品，如醋、葱、姜、蒜头、柠檬汁、青柠汁、辣椒等。

4）低盐酱油所含的钠较一般酱油稍低，但仍需适量使用。

四、避免口渴

因为终末期肾功能衰竭（ESRD）儿童需要控制水分的摄入，口渴会增加患儿对水分的摄入，降低透析效果。

1）避免选用腌制过的配料及高盐分调味料。

2）避免饮用浓茶或浓咖啡。

3）将部分饮品做成冰块，含在口中有较佳止渴效果。

4）咀嚼香口胶。

5）在饮品中加入柠檬片或薄荷叶。

第五节　腹膜透析儿童的营养发育管理

一、一般营养状况的评估及治疗策略

1. 评估指标

1）每月评估指标：包括仰卧位身长 / 站立位身高、体重、头围、中点臂围、三头肌皮肤皱褶厚度、体质指数（BMI）、皮肤、头发、指甲、牙齿、容量状态如浮肿和血压、尿素氮、肌酐、电解质、酸碱状态、血常规、血糖等。

2）每3个月评估指标：白蛋白、前白蛋白、转铁蛋白、胆固醇、尿素氮、肌酐、铁蛋白等。

2. 达标要求

1）身高、体重增长与百分位线平行，低于目标的应处于追赶状态。

2）能量摄入达到 K/DOQI 营养指南推荐标准，相应计算公式见表 13-8 和 13-9。

表 13-8　能量需求计算公式

年龄	估计能量需要量（EER）
0～3月	[89×体重（kg）-100]+175
4～6月	[89×体重（kg）-100]+56
7～12月	[89×体重（kg）-100]+22
13～35月	[89×体重（kg）-100]+20
3～8岁	男　88.5～61.9×年龄（y）+PA×[26.7×体重（kg）+903×身高（m）]+20 女　135.3～30.8×年龄（y）+PA×[10×体重（kg）+934×身高（m）]+20
9～18岁	男　88.5～61.9×年龄（y）+PA×[26.7×体重（kg）+903×身高（m）]+25 女　135.3～30.8×年龄（y）+PA×[10×体重（kg）+934×身高（m）]+25

表 13-9　3～18岁儿童体力活动水平系数

性别	缺少体育运动	轻体力活动	中体力活动	重体力活动
男	1	1.13	1.26	1.42
女	1	1.16	1.31	1.56

3）蛋白质摄入达到 K/DOQI 营养指南推荐标准，不同年龄腹膜透析儿童所需蛋白质摄入量见表 13-10。

表 13-10　腹膜透析患儿蛋白质摄入量

年龄	蛋白质摄入量［g/（kg·d）］
0～6月	1.8
7～12月	1.5
1～3岁	1.3
4～13岁	1.1
14～18岁	1.0

3. 治疗策略（见图 13-7 和图 13-8）

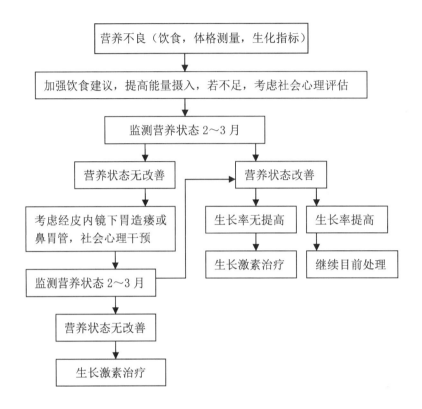

图 13-7　青少年营养不良治疗策略

二、生长的评估及治疗策略

1. 评估指标

每月仰卧位身长 / 站立位身高，每 3 个月发育评估，每年手部和腕关节的 X 线摄片。

2. 治疗措施

首先需改善一般营养状况，当改善一般营养状况而生长率无提高者，可考虑应用生长激素。

1）生长激素应用前评估：是否身高 < 同年龄第 3 百分位和 / 或生长速率减慢；是否存在酸碱 / 电解质紊乱、营养不良、透析不充分、亚临床感染 / 炎症及肾性骨营养不良。

2）生长激素应用前的检测指标：

（1）身高、体重、血压、心率、发育程度。

（2）实验室指标包括骨龄和髋关节 X 线摄片，三大常规，肝肾功能，胰岛素样生

长因子 –1（IGF–1）、胰岛素样生长因子结合蛋白 3（IGF–BP3），游离三碘甲状腺原氨酸（FT3），游离甲状腺素（FT4），促甲状腺激素（TSH），血钙，血磷，血清磷酸酶（AKP）等。

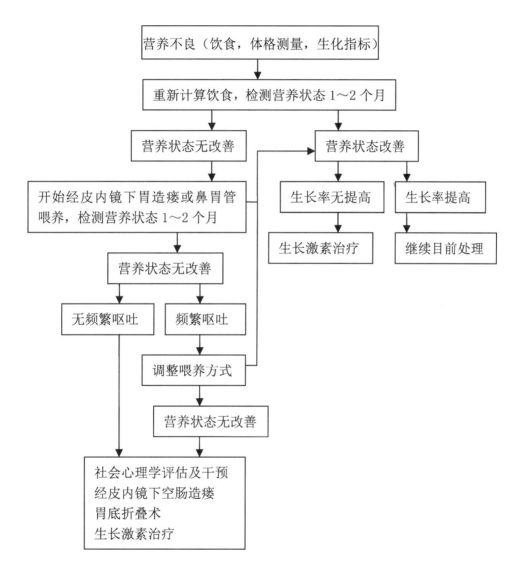

图 13-8 婴幼儿营养不良治疗策略

3）生长激素应用期间的随访项目

（1）最初 1 ~ 2 月：血压，胰岛素样生长因子 -1（IGF-1）、胰岛素样生长因子结合蛋白 3（IGF-BP3），游离三碘甲状腺原氨酸（FT3），游离甲状腺素（FT4），促甲状腺激素（TSH）。

（2）每 3 个月：甲状旁腺素（PTH）及治疗前的检查项目。

（3）每 12 个月：糖化血红蛋白，眼底检查（除外良性颅内压增高）。

4）生长激素治疗方案见图 13-9。

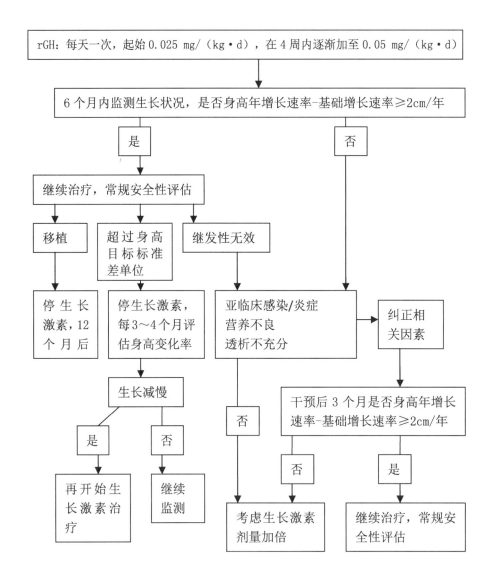

图 13-9 生长激素（rGH）应用策略

三、钙磷代谢的评估及治疗策略

1. 评估指标

每月测血钙和血磷，每 2 ~ 3 个月测甲状旁腺素（PTH），每 6 个月测碱性磷酸酶。

2. 达标要求

血钙、血磷和钙磷乘积在正常范围（36 ~ 40 mg/dl），PTH 维持在 150 ~ 300 pg/ml。

3. 治疗策略（见表 13–11）。

表 13–11　改善钙磷代谢的治疗策略

PTH（pg/ml）	血钙（mmol/L）	血磷（mmol/L）	策略
< 150	≥ 2.5	正常 / 升高	停骨化三醇，使用生理钙透析液，减少碳酸钙，使用无钙磷结合剂
< 150	< 2.5	正常 / 升高	减少骨化三醇 50%
150 ~ 300	< 2.5	正常	继续使用骨化三醇和磷结合剂
> 300	< 2.5	正常	开始使用或增加骨化三醇剂量
> 300	< 2.5	升高	饮食指导，增加透析中磷的清除，开始使用或增加碳酸钙剂量
> 500	≥ 2.5	升高	停骨化三醇，使用生理钙透析液，减少 / 停用碳酸钙，使用无钙磷结合剂，仍无效考虑甲状旁腺次全切除

四、贫血的评估及治疗策略

1. 评估指标

每月测血红蛋白和红细胞比容，每 3 个月测血清铁、铁蛋白和转铁蛋白饱和度。

2. 达标要求

血红蛋白 110 ~ 120 g/L，红细胞比容 33% ~ 36%。

3. 治疗策略

1）铁剂的应用：包括口服或静脉铁剂。

2）促红细胞生成素（EPO）的应用：见图 13–10。

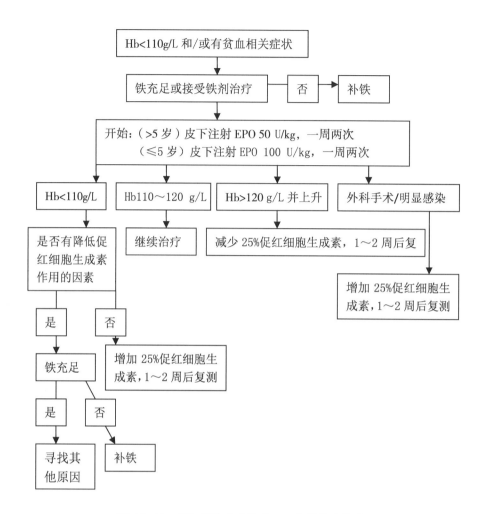

图 13-10 促红细胞生成素（EPO）的治疗策略

（徐虹，郭慧，郭妍南）

第十四章 人工肝支持疗法

第一节 概 述

肝脏是人体重要的器官，具有合成、转化、分泌、排泄等功能，是人体物质代谢的中枢，参与了糖类、蛋白质、脂类、胆红素的代谢，同时是多种外源性药物、毒素及激素等内源性物质进行生物转化及解毒的主要部位。

肝衰竭是各种原因导致的严重肝脏损害，导致肝细胞广泛坏死，造成其合成、解毒、排泄、生物转化等功能发生严重障碍或失代偿，出现以消化道症状、黄疸、腹水、肝性脑病、凝血功能障碍等为主要表现的一组临床症候群。有文献报道病毒感染是造成儿童肝衰竭最主要的原因，其次中毒、代谢性疾病也可导致儿童肝衰竭。肝衰竭是多种因素共同作用的结果，发病机制复杂，肝坏死是导致肝衰竭的根本原因。

儿童肝衰竭在临床并不少见，一旦发生，治疗困难，常伴全身多器官功能障碍甚至衰竭，病死率高。目前肝衰竭内科治疗缺乏特效药物和手段，强调早期诊断、早期治疗，针对不同病因采取相应病因治疗措施和综合治疗措施。治疗原则包括：减少、清除有毒物质，阻止肝坏死和促进肝细胞修复，加强支持及对症治疗，防治并发症。此外，我国指南推荐早期进行人工肝治疗，视病情进展情况进行肝移植。

第二节 人工肝支持系统技术方法

人工肝支持系统（artificial liver support system，ALSS）指通过体外机械、理化或生物装置，清除各种有害物质，补充必需物质，改善内环境，暂时替代衰竭肝脏的部分功能，为肝细胞再生及肝功能恢复创造条件或帮助患者过渡到肝移植。

人工肝支持系统分为生物型、非生物型和混合型三种，生物型人工肝及混合型人工肝不仅具有解毒功能，还具备部分合成和代谢功能，目前处于临床研究阶段；非生物型人工肝是临床应用最广泛、疗效确切的一种方法。

生物型人工肝指采用同种或异种动物的器官、组织或细胞等生物材料与特殊装置结合所构成的人工肝支持系统，主要包括肝组织体外灌流和培养肝细胞两个类别，前者已很少应用，目前通常以培养肝细胞系统代表生物型人工肝。该系统主要由细胞材料、生物反应器和体外装置三部分组成，其基本原理是将体外培养的肝细胞置于特殊生物反应器内，利用体外循环装置将肝衰竭患者血液或血浆引入生物反应器中，通过反应器的半透膜或直接与肝细胞接触进行物质交换。生物型人工肝现主要在成人患者进行应用研究，儿童应用极少。但是生物型人工肝是基于具有活性功能的肝细胞为主要材料的系统，是人工肝发展的重要方向。

非生物型人工肝指不包括生物部分构成的人工肝支持系统，包括多种血液净化方式，常用方法有血液灌流、血浆置换、血液滤过、血液透析、连续性肾脏替代治疗、白蛋白透析、血浆胆红素吸附等；主要以解毒为主，部分方法兼有补充人体需要物质或调节机体内环境紊乱的作用。

混合型人工肝支持系统是在培养肝细胞生物型人工肝的基础上，联合应用非生物型人工肝技术如血液灌流、血浆置换等组成的一种新型人工肝支持系统，兼有两种支持系统的优点，目前国内外均有成功治疗成人患者的临床报道，但尚无儿童进行应用的报道。

第三节　非生物型人工肝支持系统的临床应用简介

非生物型人工肝支持系统是临床常用的血液净化技术在肝衰竭患者中的应用，从1958年国外学者首次使用血液透析技术治疗肝衰竭患者以来，多种血液净化技术已被用于该领域，现就我国儿科临床常用的部分技术做一简要介绍。

一、血液灌流

1. 原理及特点

将患儿血液引入装有固态吸附剂的灌流器中，利用吸附剂的特殊空隙结构和物理吸附原理，清除血液中的毒性物质。成人还可进行血浆灌流。血液灌流的治疗效果取决于吸附材料的性能，常用的灌流器吸附材料有活性炭和树脂。

2. 适应证

肝衰竭并发肝性脑病、内毒素血症、急性中毒、高胆红素血症、药物或毒物导致的肝损害等。

二、血液透析

1. 原理及特点

利用某些中、小分子物质可通过半透膜的特性，借助膜两侧浓度及压力梯度不同，血液中水溶性的小分子毒性物质及透析液中的物质通过半透膜从浓度高的地方弥散到浓度低的地方，从而清除体内代谢废物，纠正水、电解质和酸碱平衡紊乱。主要以清除小分子物质为主，与蛋白结合的毒素难以清除。

2. 适应证

常用于肝肾综合征、肝性脑病、脑水肿、肝衰竭合并严重水、电解质平衡紊乱时。

三、连续性肾脏替代治疗

1. 原理及特点

原理及特点是应用孔径较大的膜，依靠膜两侧液体压力差，以缓慢血液流速和置换液流速，通过弥散和对流清除毒素和水分的一种治疗方法。其血流动力学稳定，代谢产物和炎性介质清除率高，更接近于人体肾小球滤过功能，主要清除中分子和部分大分子物质。常用治疗模式包括连续性静脉－静脉血液滤过（CVVH）、连续性静脉－静脉血液透析滤过（CVVHDF）等。

2. 适应证

适用于各种肝衰竭伴肝肾综合征、肝性脑病、全身炎症反应综合征、多器官功能障碍以及水、电解质平衡紊乱等。

四、血浆置换

1. 原理及特点

采用膜式血浆分离法去除患者血浆，补充不含细胞因子和毒素的新鲜血浆，是我国目前运用最广泛的人工肝技术。血浆置换不仅可以清除体内中、小分子代谢毒素，还可去除蛋白、免疫复合物等大分子物质，较血液灌流、血液滤过、血液透析清除率更高，同时还可以补充体内所缺乏的白蛋白、凝血因子等必需物质，改善机体凝血功能，提高血浆胶体渗透压，减轻组织水肿，有利于腹水消退，特别适用于早、中期肝衰竭患者的救治。

2. 适应证

各种肝衰竭、肝移植围手术期。

五、白蛋白透析

1. 原理及特点

原理及特点是近年来人工肝技术领域的重要进展，主要包括单纯白蛋白透析、分子吸附再循环系统（MARS）、连续白蛋白净化系统（CAPS）等，统称为白蛋白透析技术。其原理是基于亲脂性毒素与白蛋白结合，在透析液中加入白蛋白、与血浆白蛋白竞争结合毒素，从而达到跨膜清除亲脂性毒素的目的。该技术可有效清除蛋白结合毒素和水溶性毒素，纠正水、电解质和酸碱平衡紊乱；兼有部分透析和 CRRT 功能；不用异体血浆，降低了过敏反应和血液传播疾病的风险。

现简单介绍一下 MARS 原理（见图 14-1）。MARS 是白蛋白透析技术最典型的代表，由三个循环系统组成，分别是血液循环、白蛋白循环和透析液循环。MARS 主机由白蛋白动力泵、两个分别固定 MARS Flux 透析器和 disFLUX 透析器的夹子、一个

AC250 活性炭吸附器支架和一个 IE250 阴离子树脂吸附罐支架、气泡和漏血监测器以及操作面板组成；它必须与一台标准的血液透析机或 CVVH 血液滤过机配合才能完成治疗。治疗时由透析机或血液滤过机提供血液驱动动力，MARS 主机驱动白蛋白进行闭合透析循环。

　　三部分循环的功能如下：①血液循环系统：通过透析器中 MARS Flux 透析膜进行物质交换，清除患者体内与白蛋白结合的多种毒素。患儿血液中与白蛋白结合的毒素在多种理化作用下与白蛋白分离并通过膜孔，由于浓度差就从膜的血液侧扩散到透析液侧，与白蛋白透析液中的白蛋白结合而被清除。因为膜孔直径限制，只有相对分子质量低于 30 000 的物质通过，血液中的免疫球蛋白、白蛋白、凝血因子等不能通过。此外，血液中水溶性的中、小分子游离毒素如血氨、肌酐、尿素氮等可通过弥散作用直接进入白蛋白透析液中，最终由透析液循环清除。②白蛋白循环系统：主要由离子交换树脂吸附柱（IE250）、未经包裹的活性炭吸附柱（AC250）及透析器组成，该循环中白蛋白的解毒和再生主要由 IE250 吸附柱和 AC250 吸附柱来完成。活性炭能吸附相对分子质量 500 ~ 5 000 中小分子水溶性物质，树脂能吸附相对分子质量大于 5 000 的中分子物质，对蛋白结合毒素的吸附能力优于活性炭，对脂溶性高的毒物也有较强的吸附能力，两者联合吸附扩大了解毒范围，同时使白蛋白透析液得以洗净再生和循环。③透析液循环系统：与 MARS 连接的透析机或血液滤过器将白蛋白透析液引出来与普通透析液进行物质交换。MARS 所用的透析器是特殊的低通量透析器，可允许小分子水溶性游离毒素通过，白蛋白透析液中的尿素、肌酐、氨等毒素可通过半透膜持续向透析液中扩散，还可清除部分水分，维持白蛋白的浓度，使白蛋白透析液酸碱度和电解质浓度恢复正常。

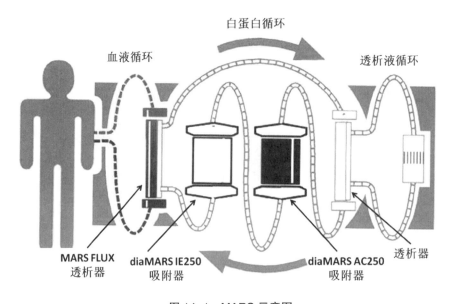

图 14-1　MARS 示意图

2. 适应证

肝性脑病、肝肾综合征、全身炎症反应综合征、内环境紊乱患者等。

以上多种血液净化方式独立应用及联合应用在治疗成人急慢性肝衰竭已取得肯定疗效，该系统在儿童肝衰竭患者的应用国内外也有成功的报道。如国内刘小梅等报道对 11 例 1.8 ~ 15.0 岁肝衰竭儿童采用非生物型人工肝支持治疗，共进行了 23 次血浆置换、7 次血液灌流、5 次血液透析及 3 次持续血液滤过治疗，患儿临床症状好转、黄疸及腹胀减轻，血生化指标（包括肝酶、LDH、胆红素、血氨、凝血酶原时间等）较治疗前明显好转。国外学者分析了 9 个随机临床试验共 354 名暴发性肝衰竭患儿接受 MARS 或白蛋白透析治疗的效果，结果显示 MARS 或白蛋白透析对慢性肝病顽固性瘙痒症、急慢性肝病、合并肝肾综合征的失代偿性肝硬化有良好疗效。2014 年荷兰医生 Lexmond 等报道了 MARS 在等待肝移植术的患儿中的应用效果，20 名患严重肝性脑病的患儿中 30% 症状改善，80% 的患儿治疗后成功存活到接受肝移植，同时 MARS 安全性好，患儿均能耐受，主要的副作用是血小板减少和出血。

第四节　非生物型人工肝支持系统的并发症及处理

非生物型人工肝支持系统的并发症与采用的方法密切相关，不同的治疗技术可能有不同的并发症，而有一些并发症是各种方法所共有的。下面简要介绍常见的并发症及防治。

一、出血及凝血

肝衰竭患儿凝血因子水平低，本身就有出血表现，进行人工肝治疗采用药物抗凝以维持体外循环时出血风险就更大。患者可表现为置管处、皮肤黏膜、消化道出血等，严重者甚至可能发生颅内出血而危及生命。为预防出血发生，进行人工肝治疗前应测定凝血功能，根据病情补充凝血因子、输新鲜冰冻血浆或血小板等；治疗时合理使用抗凝剂，一般选用低分子肝素治疗，禁用枸橼酸抗凝；治疗过程中监测凝血时间，调整肝素用量。如果出现置管处出血、血肿形成时应及时加压包扎、必要时全身及局部使用止血药物；消化道出血时应禁食，给予制酸剂、止血治疗；一旦发生颅内出血应及时请脑外科会诊治疗。

人工肝治疗时血液净化器及体外循环管路也容易发生凝血，与肝衰竭患者凝血功能紊乱、抗凝剂剂量不易掌握、抗凝剂代谢速度改变等有关。如果治疗中循环管路凝血应立即终止治疗，如需继续治疗可更换配套管路后进行，如果凝血造成失血量大需及时扩容、输血等。

二、感染

肝衰竭患者由于自身免疫力低下接受人工肝治疗时容易出现各种感染，尤其是接受血浆置换等患者可能并非血源性感染。因此在进行人工肝治疗时必须严格无菌操作,检查血液管路、血液净化装置及血液制品的包装和有效期,严格使用一次性血液净化装置,禁止反复回收循环使用,避免交叉感染;如果放置临时血管通路的患者出现发热又无明显感染灶时,应做血培养并及时拔出导管,必要时给予抗感染治疗。

三、过敏反应

人工肝治疗时如使用血浆及其代用品可能出现过敏反应,此外,患儿也可能对使用的人工肝器材如血液灌流器、吸附柱等过敏。临床可表现为荨麻疹、血管神经性水肿等。可给予抗过敏药物如马来酸苯酚那敏、异丙嗪等处理,如出现严重反应如过敏性休克时应立即给予肾上腺素、扩容等治疗。

四、低血压

肝衰竭患者由于合并多器官功能不全、血流动力学不稳定、机体调节能力差、体外循环降低了体内有效循环血量、超滤量过多等原因容易出现低血压。为预防低血压发生,治疗前应认真评估患者的病情,选择合适的治疗方式、体外循环管路及血液净化装置,体外循环血量不超过患儿体重的10%,对一般情况差、体重轻、病情重者可用新鲜冰冻血浆、白蛋白等预冲管路,治疗中血流速度不宜过快,避免过多过快超滤液体。

五、失衡综合征

为透析过程中常见的并发症,肝衰竭患儿如果并发肾功能衰竭时容易发生。处理参见血液透析一章。

六、消化道反应

肝衰竭时疾病本身可能出现消化道症状,进行治疗时部分患儿症状可能加重。轻者可观察,病情重者可临时给予止吐药物处理。

(陈莉娜　郭妍南)

第十五章 血液净化技术的儿科临床应用及进展

第一节 急性中毒与血液净化

急性中毒是指具有毒性作用的物质进入体内后引起器官和组织的器质性或功能性损害。毒物可以直接引起细胞破坏并导致器官功能障碍，阻断正常生理反射，破坏内环境稳定。急性中毒的治疗包括以下几个方面，迅速清除未吸收的毒物、减少毒物进一步吸收、促使毒物在体内排泄及代谢、尽早使用拮抗剂、加强重要脏器功能的支持和血液净化。血液净化对急性中毒患者的治疗作用包括维持及替代重要脏器功能，特别是肾脏功能，维持内环境平衡，更重要的是清除毒物，减少毒性作用。

一、血液净化在急性中毒中的适应证

目前缺乏儿童血液净化用于急性中毒统一的标准，多参照成人的标准。有下列指征，成人患者应作血液净化治疗。目前认为体外循环血液净化疗法抢救急性中毒的适应证为：服药剂量过大（超过了自身清除能力的 30% 时），或已达中毒致死量者；两种以上药物中毒，对机体内环境有严重影响者；病情进行性恶化，伴脑功能障碍或已昏迷者；药物及其代谢产物与组织蛋白结合力高，可引起延迟性中毒者；目前临床尚无特效解毒药物中毒的患者；病情进展迅速，危及生命，且不清楚所用药物及毒物的剂量者；机体对药物或毒物的清除障碍，如出现严重肝、肾功能不全者。

在以下的情况，血液净化的意义不大：作用迅速的毒物，如氰化物；毒物的代谢清除率超过血液净化清除率时；毒物造成损害是不可逆的，如百草枯中毒后期；未造成严重毒性的药物；有特效解毒剂的毒物。

二、血液净化治疗急性中毒的时机

只要有血液净化的适应证就要尽早进行。有时，中毒时间并不一定对血液净化的效果起决定作用。一般认为，药物或毒物中毒在 3 h 内进行血液净化是最佳时机，此时血中药物或毒物浓度达高峰。12 h 后再进行血液净化的效果较差。由于入院时病情条件的不同，即使中毒时间已经超过 12 h，有条件的也应积极进行血液净化。

三、影响血液净化清除效果的因素

1. 分子量

分子量决定是否其能通过透析器膜、滤过器膜、血浆分离器膜。大多数化学物质的分子质量小于菊粉，能够很快通过高通量滤过器膜。生物毒素一般分子量较大，且多与组织亲和性高，造成的毒性反应有的不可逆，因此采用血液净化治疗效果并不肯定。

2. 清除率

指单位时间内多少毫升血浆中的毒物被清除，包括肝、肾等器官和血液净化膜清除物质量的总和。重症中毒患者多有肝、肾损害，易导致清除毒物功能障碍，血液净化治疗能提高毒物的清除率。

4. 半衰期

指血浆中毒物浓度下降一半所需的时间。通常超过 5 个半衰期，体内毒物残留仅剩3%。影响毒物半衰期的因素较多，如短效作用的苯巴比妥类具有较高的油 / 水分布系数和容易与蛋白质结合等特点，引起中毒的剂量可因给药途径、给药速度、给药时间和个体耐受性的不同而产生较大差异。

4. 分布容积

代表毒物在血管内外分布的比例。与组织结合率高的物质，其分布容积大，主要分布在血管外；与血液中蛋白结合率高的物质，分布容积小，主要分布在血管内。分布容积越小，毒物排泄越快，在体内存留时间越短；分布容积越大，排泄越慢，在体内存留时间越长。对于分布容积小且蛋白结合率低的化学剂，通过弥散及对流清除效果较好。其中，血液透析可很快降低毒物浓度，由于血液透析治疗时间短，无法持续清除毒物及长时间机体内环境紊乱；连续性血液净化清除速率不如血液透析，由于其持续性特点，可使毒物浓度持续降低，同时始终保持内环境稳定。

5. 蛋白结合率

指毒物在血液中与各种血浆蛋白（主要是白蛋白）结合的能力。毒物进入体内后，不论是在血液还是在器官组织中都以游离型和结合型形式存在。结合型是毒物的储存形式，一般不发挥其生物活性，不容易被机体本身及血液净化所清除。游离型毒物可发挥其活性，并在血液净化治疗过程中通过对流或弥散的形式被清除。绝大多数药物或毒物的结合状态是疏松可逆的，从而使其游离态浓度和结合态浓度保持相对动态平衡。对流及弥散对蛋白结合率很高的毒物，如铬及其盐类清除效果均不理想，这些毒物与蛋白结合后成为不可滤过及弥散的物质。此时清除毒物的方法只有血液灌流或血浆置换，甚至全血置换。

6. 溶解性

指毒物具有的脂溶性和水溶性，以油 / 水分配系数为指标，油 / 水分配系数越大，则脂溶性越大；油 / 水分配系数越小，则水溶性越大。水溶性高的毒物蛋白结合率较低，可通过对流或弥散被清除；脂溶性高的毒物蛋白结合率高，对流或弥散清除效果较差，而应用吸附型膜材料和血浆分离的方法清除效果可能会更好。

四、治疗模式选择

1. 血液灌流

血液灌流是目前抢救重度药物或毒物中毒最可靠和较理想的首选方法，可用于中毒的现场急救。血液灌流器对多种化合物具有很强的吸附作用，受蛋白结合率的影响相对较小，能很好地清除不易透过滤过膜的大分子药物和毒物。血液灌流尤其适合于脂溶性高、分布容积大极易与血浆蛋白结合的中大分子毒物救治。

血液灌流的适应证：常规治疗无效，症状进行性加重；严重中毒伴有低血压、低体温、低血氧、心力衰竭或呼吸衰竭；伴严重肝肾等解毒脏器的功能障碍；具有产生严重代谢障碍或延缓效应的药物中毒；伴有中毒脑功能不全或昏迷的患者；中毒后出现严重并发症，如肺炎、急性肾衰竭；对有两种或两种以上药物同时中毒者，可能相互间有协同作用，在其浓度未达到中毒量时也可做血液灌流。

树脂血液灌流器是以中性大孔树脂为吸附剂，通过树脂相对特异性吸附作用，直接清除血液中的药物、毒物以达到治疗目的。树脂血液灌流优于活性炭：使用树脂血液灌流术可促使药物及代谢产物吸附在树脂表面，促进药物排出体外。树脂表面光滑，可克服活性炭表面粗糙导致血液灌注时造成血细胞破坏的缺点。树脂血液灌流器特别适用于救治脂溶性大分子、环状小分子或与血浆蛋白结合率高的药物（如苯巴比妥类、苯二氮䓬类、环类抗抑郁药等）和毒物（如有机磷、毒鼠强、毒蕈等）中毒的患者。

表 15-1　血液灌流能清除的药物

药物种类	具体药物
镇静催眠药	阿米妥、仲丁巴比妥、环己巴比妥、苯巴比妥、速可眠、硫喷妥钠、戊烯巴比、阿达林、（二乙溴乙酰脲）、水合氯醛、氯丙嗪、苯海拉明、乙氯戊烯炔醇、导眠能、地西泮、眠尔通、安眠酮、乙琥胺（抗菌药）、异丙嗪
解热镇痛、抗风湿药	扑热息痛、阿司匹林、秋水仙碱、丙氧吩（镇痛）、冬青油、保泰松、水杨酸类
抗菌抗癌药	阿霉素、氨苄青霉素、卡氮芥、氯霉素、氯喹、克林霉素、苯丙砜、庆大霉素、异烟肼、甲氨蝶呤、噻苯达唑（驱虫药）
抗抑郁药	阿米替林、丙咪嗪等
植物药、动物药	鹅膏菌素等
除草剂、杀虫剂	百草枯、敌草快、甲基对硫磷、对硫磷、乐果、氯丹等
心血管药	地高辛、硫氮草酮（恬尔心）、双异丙吡胺、美多洛尔、N-乙酰普鲁卡因胺、普鲁卡因胺、奎尼丁等
溶剂类	四氯化碳、环氧乙烷、三氯乙醇等
其他	氨茶碱、甲氰咪胍、氟乙酰胺（灭鼠药）、苯环乙哌啶、酚类、茶碱等

血液灌流对药物的吸附率与时间成负相关，中毒时间越长，吸附率越低。一般认为，以 4 ~ 6 h 内为宜；但是，部分患者在中毒已达 10 ~ 12 h 行血液灌流仍取得良好的治疗效果。血液净化治疗时间宜为每次 2 ~ 3 h。此时，血液灌流的吸附剂已基本饱和，延长血液灌流时间不仅不能增加治疗效果，反而促使有机磷农药被置换重新进入血循环，导致病情反复。如经第一次灌流后患者病情改善不明显或再次加重，需延长治疗时间。血液灌流对血液流速的要求大，对血容量本身很小的婴幼儿来讲，技术难度较大，需要预充和充分抗凝，必要时需要串联其他模式进行。

2. 血液透析

血液透析适用于清除水溶性高、分子量小于 15 ku、分布容积小及与血浆蛋白结合率低的中、小分子毒物。对于脂溶性强的药物或毒物如格鲁米特、有机磷等，血液透析清除效果差。对某些与蛋白紧密结合的药物或毒物，血液透析疗效欠佳。分子量较大的水溶性药物（如万古霉素和两性霉素 B）通过透析膜的速度明显降低，清除率也低，清除速度可以通过应用高滤过膜和血液透析滤过实现。

能够通过透析膜的药物或毒物有：①安眠、镇静药：巴比妥类、格鲁米特、甲丙氨酯、甲喹酮、氯氮平、地西泮、水合氯醛、氯丙嗪等；②解热镇痛药：阿司匹林、水杨酸类、非那西丁、对乙酰氨基酚等；③三环类抗忧郁剂：阿米替林、多虑平；④血管药物：洋地黄类，奎尼丁、普鲁卡因酰胺、甲基多巴、二氮嗪等；⑤化学物质：有机磷、四氯化碳、二氯乙烯、锂、砷、汞、铜、氯化物、氨、内毒素、硼酸等；⑥抗生素：异烟肼、链霉素、卡那霉素、新霉素、万古霉素、多黏菌素、氨基糖苷类等；⑦抗癌药：环磷酰胺等。

3. 血液滤过

血液滤过对分子量小于 40 ku 的毒物均可清除，其清除中、大分子毒物的能力强于血液透析。单纯血液滤过很少用于急性中毒的治疗，常和其他血液净化方法合用，但对氨基糖苷类抗生素等中分子物质的清除率血液滤过效果强于常规血液透析和腹膜透析。

4. 连续性血液净化

连续性血液净化是通过对流、弥散及吸附原理连续、缓慢的清除毒物，同时能持续维持内环境稳定。连续性血液净化能够清除炎性介质、改善单核细胞、内皮细胞功能，重建机体免疫内稳态，在急性中毒伴多脏器功能衰竭的患者中有良好的应用前景。连续性血液净化还可以和其他血液净化方式连用，增强毒物清除的效果。

对于病情重、血流动力学不稳定的患者，因其对血流动力学影响小、能够持续清除药物或毒物。同时连续性血液净化能够清除炎性介质、改善单核细胞、内皮细胞功能，重建机体的免疫内稳态，在急性中毒伴多脏器功能衰竭的患者中有良好的应用前景。连续性血液净化还可以和其他血液净化方式连用，增强毒物清除的效果。但 CRRT 对于与蛋白质相结合的毒素，或分子量超过膜截留点的毒素，清除能力十分有限。

5. 血浆置换

血浆置换尤其适用于分子量大、蛋白结合率高、分布容积小、以肝脏毒性为主的药物或毒物中毒的救治，在清除毒物的同时，还可起到肝功能支持的作用。缺点是需要大量血浆，来源受限、价格贵、容易感染经血液传播的病毒，不能纠正水、电解质、酸碱平衡紊乱。

对血药浓度高、毒性大、临床严重程度的中毒，应及早行血浆置换治疗：如洋地黄、百草枯、三环类抗抑郁药等。毒物分布容积决定一次血浆置换过程的清除效率大小，若毒物表观分布容积大（如毒物贮存在脂肪组织内）或已广泛与组织蛋白结合，则这些技术无用处。例如，对铅、汞等金属中毒，因其易与蛋白结合，故透析效果较差；若用络合治疗配合血浆置换则可有效清除。

6. 腹膜透析

腹膜透析对大、中、小分子毒物均有一定的清除作用。腹膜透析其清除小分子毒物的效果不如血液透析，其作用只有血液透析的 1/8 ~ 1/4；清除中、大分子毒物的效果不如血液灌流。但是，腹膜透析能 24 h 持续清除毒物，不易出现毒物浓度和中毒症状的"反跳"；对循环影响较小，血流动力学稳定，更适用于低血压和心血管功能不稳定患儿。

腹膜透析在婴幼儿急性中毒救治中也可使用，尤适用于进行血液透析、血液滤过有困难者。腹膜透析适用于有出血病史或有出血倾向的患者。

7. 分子吸附再循环系统

该系统采用双面嵌入白蛋白的仿生膜对血液进行透析处理，使中小分子水溶性毒素能通过弥散清除；仿生膜上的白蛋白游离位点可与患者血浆白蛋白竞争性地结合亲脂性毒素，与蛋白结合的毒素可被仿生膜吸附摄取到膜的另一侧，顺浓度梯度与白蛋白透析液中的白蛋白重新配位结合而被转运清除；白蛋白透析液首先通过低通量透析器，以弥散清除水溶性毒素，再经过活性炭和阴离子树脂吸附清除与蛋白结合的毒素，被净化后的白蛋白透析液又可重复下一个循环。

分子吸附再循环系统适用于各种药物及毒物中毒的救治，以及肝功能支持。对于分子量超过仿生膜孔径的毒物，以及在血液中与球蛋白紧密结合的毒物的清除可能无效。可以清除水溶性毒素、蛋白结合毒素、胆汁酸、胆红素、前列环素、一氧化氮、吲哚、苯酚代谢产物、毒性脂肪酸、硫醇、地高辛、安定等多种毒物或药物，清除某些重金属（如铜、锰等）、激素（如游离 T3 和 T4、肾素）以及生物毒素（如白伞毒、鱼胆毒素）等，并可维持水、电解质及酸碱平衡。对分子量超过仿生膜直径或血液中与球蛋白紧密结合的毒物可能无效，临床上用于肝功能衰竭伴有明显水、电解质、酸碱平衡紊乱或肾功能衰竭伴有肝性脑病的患者。

五、常见毒物血液净化治疗要点

1. 有机磷中毒

主要品种有敌敌畏、辛硫磷、甲拌磷、久效磷、甲胺磷、马拉硫磷、敌百虫、乐果、氧化乐果、甲基 1605、谷硫磷等。阿托品和胆碱酯酶复能剂是有机磷中毒重要的抢救方案。它们不能主动清除血液内毒物，阿托品仅对缓解毒蕈样症状和对抗呼吸中枢抑制有效；胆碱酯酶复活剂仅对部分有机磷农药中毒所致的烟碱样毒有效，对已老化的胆碱酯酶无复活作用，有机磷中毒 24 h 以后，97% 的乙酰胆碱酯酶已老化。血液净化技术可有效地将毒物及其代谢产物从血液中清除，是治疗急性有机磷农药中毒的有效方法，血液灌流和血液透析对救治重症急性有机磷中毒效果显著。血液灌流能直接迅速地清除血液内与蛋白质或脂类结合的有机磷，解除有机磷对机体的损害。血液透析能清除血液中水溶性毒物和炎症性介质、超滤脱水、纠正电解质及酸碱失调，减少多器官功能障碍的发生。有机磷是高脂溶性物质并在脂肪中蓄积，当血液中有机磷浓度经血液灌流治疗降低后，因脂肪中有机磷重新分布释放入血；或因洗胃不彻底，残余的有机磷经消化道吸收再次进入血液内，可引起有机磷浓度回升而致临床症状加重或反复。病情严重者应于 12 ~ 24 h 后重复血液灌流治疗，以防止病情反复。血液灌流只能清除毒物本身而不能恢复胆碱酯酶活性，也不能纠正毒物引起的病理生理过程。因此，血液灌流必须同时配合阿托品及胆碱酯酶复能剂。血液灌流在迅速清除人体内有机磷等有毒物质的同时可将大部分解毒药物阿托品和胆碱酯酶复能剂一起吸附，使血浆内达不到理想的治疗浓度。因此，在血液灌流治疗时应适当增加解毒药用量，治疗后病情好转，将解毒药相应减量。据报道重度有机磷农药中毒，采用血浆置换能直接带走部分毒物，切断肠肝循环途径，并补充乙酰胆碱，起到屏障作用，阻止毒物进入神经突触间隙灭活真性乙酰胆碱，达到降低病死率，减少并发症的效果，可明显降低病死率，特别适合用于氧化乐果中毒患者及呼吸肌麻痹患者。

2. 百草枯中毒

百草枯是有机杂环类除草剂，化学名是 1，1- 二甲基 -4，4 联吡啶阳离子盐，对人畜具有较强毒性，可致多器官功能衰竭。目前百草枯中毒抢救中，无特效解毒剂，常常选择血液净化。血液灌流是百草枯中毒治疗中应用最多的血液净化，其次是血液透析，连续性血液滤过的报道也较多，血浆置换的应用较少。Pond 等认为血液透析和血液灌流可以使百草枯中毒所造成的损伤程度降低，延长患者的生存时间，并不能有效降低死亡率。张怀中等发现，早期采用血液灌流和血液透析来治疗百草枯中毒患者，可以避免毒物和组织器官的持续接触，在提高治愈率及降低死亡率方面都有积极的作用。在体外实验中，血液灌流对百草枯的清除有效。在体内，经过第一次数小时的血液灌流或血液灌流 + 血液透析，血浆百草枯浓度下降至少 70%，反复多次的血液灌流后血浆百草枯浓度常能降至测不出。血液透析对血浆百草枯的清除率受血中百草枯中浓度影响较大。血液灌流的缺点是不能维持机体水、电解质及酸碱平衡。因此，必要时可联合运用血液透析治疗。研究显示，血液灌流联用血液透析可提高对百草枯的清除率，较快使血百草枯浓度下降至不能测出。Van de Vyver 等报道，血流速度 200 ml/min 时，百草枯的清除率约 90 ml/min。由于对血浆百草枯的清除率不高，CVVH 一般不单独使用。百草枯的血浆蛋白结合率低，分布容积较大，不适合血浆置换，将血浆置换用于百草枯中毒救治的尝试也较少。Miller 等报道，血浆置换清除体内百草枯的量是很少的，还会置换掉一些有用的血液成分。

3. 四亚甲基二砜四胺（毒鼠强）中毒

毒鼠强的化学名称为四亚甲基二砜四胺，是相对分子量为 248 的小分子有机氮化合物，微溶于水和丙酮。血液净化是唯一证实能有效清除体内毒鼠强的方法。尽早采用血液净化是确保中毒抢救成功的重要方法，特别是在中毒程度重、洗胃不彻底、毒物剂量过大患儿。临床首选血液灌流或血液灌流 + 血液透析，其次选择血浆置换，单纯血液透析疗效差。毒鼠强进入人体后 8 h 左右即均匀分布于全身，在血液中以游离形式存在，可行血浆置换救治，毒鼠强微溶于水，不与血浆蛋白结合，血液灌流疗效较血浆置换好。采用血液灌流治疗后，血中毒鼠强浓度很快下降、患者神志转清醒、抽搐停止、脑电图好转，病死率降低；由于排泄缓慢，重度的毒鼠强中毒一般需要治疗 1 周左右。当组织毒鼠强浓度降低后临床症状即可缓解，经过一段时间后，毒物在体内重新分布而再次释放转移入血，一次血液灌流不够，需多次治疗，两次治疗之间的时间间隔 8 ~ 24 h，以防反跳；联合血液透析可以清除炎症介质和氧自由基，防止多器官功能衰竭。

4. 氟乙酰胺中毒

氟乙酰胺分子量小，属直链结构，容易被活性炭吸附。如果氟乙酰胺中毒剂量过大、中毒时间过长，乙酰胺效果不好者，应该早期血液灌流或者血液灌流联合血液透析，可有效清除毒物，一般 2 ~ 4 次血液灌流可见效。

5. 蜂蜇伤

蜂毒的主要成分是组胺、激肽、肥大细胞脱粒多肽、神经毒蛋白、磷脂酶 A2、透明质酸酶等。血液透析和血液灌流是治疗蜂蜇伤的有效手段。出现以下情况需要进行血浆置换：急性溶血、肝功明显损害、急性骨骼肌损害（横纹肌溶解）。出现以下情况需要进行连续性血液净化或连续性血液净化联合其他血液净化治疗：明显循环功能障碍；肾功损害和 / 或轻、中度肝功损害；明显酸碱电解质平衡紊乱。若患者生命体征平稳，仅存肾功能损害时可进行血液透析。对于行血浆置换、血液灌流治疗的患者，若达到以下情况，可停止上述血液净化：溶血停止：血红蛋白和血小板稳定不下降；血及尿中游离血红蛋白消失；肝损好转：肝脏损害的各项指标稳定下降，小于正常值上限 2 倍以内，肌溶解停止：横纹肌损害的各项指标稳定下降，小于正常值上限 2 倍。对于能保持以下状态的患者，可停止连续性血液净化治疗：循环功能稳定；或电解质及酸碱平衡等内环境稳定；或通过主动进食能满足机体营养补给无须肠外营养支持；或对于持续无尿及肾功能损害患者，按慢性肾脏病治疗标准，进行透析治疗。

6. 毒蕈中毒

目前在我国已知毒蕈有 100 种左右，毒性很强者有十余种，如：褐鳞环柄菇、肉褐麟环柄菇、白毒伞（白帽菌）、毒伞（绿帽菌）、鳞柄白毒伞（毒鹅膏）、秋生盔孢伞（焦脚菌）、包脚黑褶伞、毒粉褶菌（土生红褶菇）、残托斑毒伞、鹿花菌、马鞍蕈等。毒蕈中含有毒肽或毒伞肽两种毒素，引起以肝衰竭为主的多脏器功能障碍。有肝肾损害患儿应尽早血液净化。毒蕈毒素大部分为中分子物质，蛋白质结合率高，血液透析清除效果较差；血液灌流主要吸附大分子物质和蛋白结合率高物质，可有效清除毒蕈中的有毒物质。因此，有条件者血液灌流联合血液透析。腹膜透析方法简单，并发症少，在不能进行血液透析时，也可早期选择腹膜透析。有报道毒伞毒素在体内与免疫球蛋白、

RNA 聚合酶 Ⅱ 形成紧密结合的特大分子复合物，血液透析、血液灌流及 MARS 对清除毒蕈毒素可能无效，应在中毒早期（1 周内）选择血浆置换以清除毒蕈毒素为主，如肝功能损害严重伴有肝性脑病可以血浆置换与 MARS 交替进行；在中毒后期（1 周后），如肝衰竭伴有肝性脑病则以清除肝衰竭产生的毒性代谢产物为主，首选 MARS。有报道以血液灌流联合血液透析治疗毒蕈中毒取得了良好疗效。

7. 鱼胆中毒

急性肾衰竭是鱼胆中毒的主要死亡原因。据统计，鱼胆中毒导致急性肾脏损害发生率为 55% ~ 100%，急性肾衰竭发生率为 54.2% ~ 100%。血液净化不但治疗急性肾衰竭，还能清除毒素以及部分炎症介质，阻断全身炎性反应综合征。因此，早期透析甚至预防性透析（特别是血液透析或血液灌流）是成功抢救鱼胆中毒后发生急性肾功能衰竭的确切方法，也是治疗多器官功能衰竭最有效方法，病程越短效果越好，肾功能恢复越快。透析方式要根据不同年龄、病情和当地条件灵活选择使用不同的透析方式进行。严重鱼胆中毒有多器官损害者（尤其是肝功能严重受损），采用血液透析串联血液灌流最佳。年龄较小的婴幼儿和循环不稳定的患儿可用 CVVHDF，无条件血液透析者也可选择腹膜透析。

8. 镇静麻醉剂中毒

血液净化治疗并不是所有的镇静麻醉剂均需要血液净化，如有拮抗剂的苯二氮草类药物中毒大多无须进行血液净化。而其他的镇静安眠药类中毒血液净化方法的选择也应根据其药代动力学情况而定，如对分子量较大、脂溶性较高、在体内易与蛋白质结合的药物和毒物的清除，以血液灌流为佳。苯巴比妥分子量为 232 u，分布容积为 0.8 L/kg，蛋白结合率 30% ~ 50%。血液灌流可使苯巴比妥的血浆半衰期从 48 ~ 140 h 降低到 10 h，血液灌流清除率是其自身总清除率的 10 倍。

9. 抗精神失常药物中毒

氯丙嗪与血浆蛋白结合率高，应使用血液灌流降低血药浓度。一般血液灌流治疗 30 ~ 60 min 内氯丙嗪血药浓度呈进行性下降。严重氯丙嗪中毒应争取 12 h 内进行血液灌流治疗，若超过 16 h 经血液灌流治疗 2 ~ 4 h 仍无效者应考虑血浆置换治疗，也有对超过 48 h 的超大剂量氯丙嗪中毒者使用血液灌流治疗取得成功的报道。氯氮平与蛋白结合率高达 95%，体内分布容积大，可采用血液灌流。血液灌流对氯氮平的平均清除率可达 30.98 ± 21.36%。氯氮平中毒血液灌流治疗最好在中毒后 6 ~ 8 h 进行，但超过 24 h 仍有效，可能与氯氮平在脂肪组织蓄积有关。若病情出现"反跳"可于次日追加一次。除了血液灌流外，连续性肾脏替代治疗也是目前有效方法之一。

六、应用血液净化技术的注意事项

1. 一般措施

首先应尽量明确毒物的种类、性质和量，以及患儿的临床特征，及早洗胃、导泻、利尿及使用拮抗剂或特效解毒剂，并维持生命指征及保护重要器官功能，这些措施非常重要，往往可挽救大量轻中度中毒患儿。

2. 血管通路

建立理想的血管通路是保证血液净化顺利进行的前提。对于体重大于 5 kg 的儿童我们均采用单针双腔管（6.5 ～ 13.0 F），对婴幼儿采用上、下腔单针单腔管（18 ～ 16 G）。在进行血液灌流＋血液透析时，血液灌流灌流器应该置于血液透析以前，以免血液透析后血液过度浓缩，影响灌流，同时防治经灌流器后的热量丧失，加重凝血。

3. 注意血液净化并发症

血肿、气胸、腹膜后出血、血栓，引流后循环相对不足等导致的低血压；使用肝素抗凝、DIC、血液灌流后血小板减少等导致出血，故应合理选择抗凝技术。血液灌流易出现严重血小板减少，血液灌流结束后酌情输注血小板。

4. 正确理解解毒剂与血液净化的关系

血液净化只能清除毒物，不能纠正毒物所导致的病理生理过程。因此，综合治疗依然重要，血液净化对拮抗剂如阿托品或解毒剂同样具有清除作用，应及时予以用药时间和剂量上的调整。

5. 二次分布和二次中毒现象

二次分布是指毒物吸收入血后很快再分布到组织中的过程。二次中毒是指血液中的毒物被清除以后，病情一度出现好转，随着与组织相结合的毒物不断游离，并转移到血液中，引起血液中的毒物浓度再次增高，病情出现反复。分布容积大、与组织亲和力高的毒物在血液中的浓度相对较低。当采用血液净化方法清除与组织亲和力高的毒物时，通常对血液中的毒物浓度影响大，而对组织中的毒物浓度影响小，因此容易发生二次中毒现象。在掌握实施血液净化疗法的时机时，强调早期干预，最好在毒物还没从血液中广泛分布到组织中之前就开始，可能有利于改善预后。在选择血液净化模式和频率时，可根据药物或毒物与组织蛋白的结合率，必要时给予重复治疗或依据毒物特性联合应用几种血液净化治疗模式有效、持续地清除毒物。

（陶于洪 罗凤兰）

第二节 急性肾损伤的血液净化治疗

一、急性肾损伤的定义和分期

国际改善全球肾脏病预后组织（KDIGO）于 2012 年 3 月发表的急性肾损伤（acute kidney injury，AKI）指南。AKI 定义为以下任一情况：48 h 内血清肌酐上升 ≥ 0.3 mg/dl（≥ 26.5 μmol/L），或血清肌酐在 7 d 内升高至基础值的 ≥ 1.5 倍，或连续 6 h 尿量 < 0.5 ml/（kg·h）。该定义兼顾了实验室指标肌酐和临床指标（尿量），并同时考虑了肌酐的相对水平和绝对水平，其目的是尽可能早期诊断、提前干预、纠正可逆转的病因，避免发生重症 AKI 和慢性化转归，改善预后及减少医疗费用。尿量用于 AKI 的诊断

并不十分精确，应该个体化评估患者的尿量，如药物、液体平衡以及其他因素的影响。尿量的标准可以用作进一步评估的起点，即对于符合尿量标准的患者，应该注意评估患者的 AKI 风险是否增加。根据表 15-2 进行 AKI 分期，在肌酐和尿量的分级结果不一致的情况下，应采用较严重的等级。

表 15-2 AKI 分期标准

分期	血清肌酐	尿量
1 期	基线值的 1.5 ~ 1.9 倍或增加 ≥ 26.5 μmol/L	< 0.5 ml/kg/h，持续 6 ~ 12 h
2 期	基线值的 2.0 ~ 2.9 倍	< 0.5 ml/（kg·h），持续 ≥ 12 h
3 期	基线值的 3.0 倍；或血肌酐 ≥ 353.6 μmol/L；或开始肾脏替代治疗；或 < 18 岁的患者，估算肾小球滤过率（eGFR）下降至 < 35 ml/（min·1.73 m^2）	< 0.3 ml/（kg·h）持续 ≥ 24 h；或无尿 ≥ 12 h

二、AKI 的风险评估

1. 肾前性 AKI

由于各种因素引起血管内有效循环血容量减少，肾脏有效循环容量不足，肾小球滤过率降低，肾小管内压下降，肾小管内原尿形成减少，肾小管重吸收水钠增加引起尿量减少，血尿素氮和肌酐升高，尿钠排出减少，钠排泄分数降低。

常见原因有出血、胃肠液的丢失、休克；皮肤丢失如烧伤、出汗；第三间隙积液如腹膜炎、低蛋白血症、腹水；败血症、脓毒血症；利尿；过敏以及血管扩张剂的使用；左心衰竭如心肌病、慢性心功能不全和严重心律失常，右心衰竭如肺栓塞、心包炎、心包填塞；血管紧张素转化酶抑制剂、非甾体类抗炎药及前列腺素抑制剂的使用。

2. 肾性 AKI

由肾实质疾病或肾前性因素未及时去除导致肾实质受损所致。

1）肾小管疾病：急性肾小管坏死最常见，由肾缺血、肾中毒（药物、造影剂、重金属、毒素及中草药等）、异型输血和高钙血症等所致。

2）肾小球疾病：原发性肾小球疾病（如急性肾小球肾炎、急进性肾小球肾炎），继发性肾小球疾病（如狼疮性肾炎、紫癜性肾炎和 ANCA 相关性血管炎）等。

3）肾间质疾病：急性间质性肾炎、肾盂肾炎、淋巴瘤、白血病浸润、高尿酸血症、高钙血症、重金属和自身免疫性疾病（系统性红斑狼疮或混合性结缔组织病）所致间质损害。

4）肾血管性病：微血管病如血栓性血小板减少性紫癜、溶血性尿毒综合征和大血管病如肾动脉闭塞。

3. 肾后性 AKI

各种原因导致急性尿路梗阻，常见于泌尿系统结石，骨盆肿块；管腔内肿块（血凝块和肿瘤等）；神经源性膀胱和尿道狭窄。

需要注意的是，不同人接触这些因素后发生 AKI 的可能性各异，主要是由于不同人群的易感性不同，应该根据患者的易感性和暴露因素进行 AKI 风险分层。对于风险增高的患者监测肌酐和尿量以明确有无 AKI。易感性因素包括：脱水或容量不足、慢性肾脏病、慢性疾病（心、肺、肝）、糖尿病、肿瘤和贫血等。监测频率和间隔时间应根据患者的风险和临床病程的个体化决定。高危患者应该至少每天监测肌酐。危重症患者应该监测尿量，可以使用导尿管。AKI 缓解、新发或既往慢性肾脏病恶化者，3 个月后都需要再次评估。

三、AKI 的临床评估

AKI 的临床评估包括详细病史和体格检查。用药史应该包括非处方药、中药或毒品。个人史应该包括疫水接触史以及寄生虫接触史。体格检查包括液体状态评估、急性和慢性心衰症状、感染和脓毒症的体征。实验室检查包括肌酐、血尿素氮、血常规，尿液分析和镜检有助于判断 AKI 的基础病因。影像学检查，尤其是超声对于评估 AKI 患者非常重要。

1. 尿液检查

不同病因的 AKI 尿液检查的结果相差极大。肾前性 AKI 比重和渗透压升高，一般无蛋白尿和血尿，病理管型少见。肾小球疾病引起的 AKI，常可见明显蛋白尿、血尿，尿红细胞形态多为异常，可出现病理管型，尿比重和渗透压通常无显著改变。肾小管坏死引起者尿比重和渗透压常降低、固定，一般没有（或仅有少量）蛋白尿，可见肾小管上皮细胞管型和颗粒管型。急性间质性肾炎仅有轻微血尿和蛋白尿，可有白细胞尿，特别是嗜酸性粒细胞尿。肾后性 AKI 尿比重和渗透压无明显变化，结石、梗阻和肿瘤可出现肉眼血尿，并伴少量蛋白尿。

2. 血液检查

AKI 患者通常仅有轻度贫血。创伤、手术等基础疾病引起大出血所致 AKI 者也可见显著贫血。在慢性肾脏病基础上发生的 AKI 可以合并严重贫血。血生化检查最显著的变化是血清 Cr 和尿素氮快速进行性升高。可以合并明显的电解质紊乱，如高钾血症、低钠血症、低钙血症、高磷血症以及代谢性酸中毒。结缔组织疾病所致 AKI 者常有自身抗体阳性，感染所致 AKI 者则有血象改变，过敏所致 AKI 外周血嗜酸性粒细胞可能增多，急性血管内溶血所致者可检出高浓度血浆游离血红蛋白，横纹肌溶解综合征所致 AKI 则能检查肌红蛋白。

3. 影像学检查

最常用的是泌尿系超声检查。肾后性 AKI 通常能发现梗阻的证据。肾小球疾病引起者则可发现肾脏体积增大。肾血管超声检查有助于诊断肾血管疾病所致的 AKI。泌尿系统的 X 线片、CT、MRI 等检查对于判断肾后性 AKI。AKI 患者应避免造影检查以防肾功能进一步恶化。

4. 肾活检

AKI 的诊断以无创性检查为基础，若病情进展快，排除了肾前性和肾后性因素、病因仍然不清的情况下，可以考虑采用肾活检等有创性检查。以下情况应尽早进行肾活检：临床怀疑肾小球疾病所致的急性间质性肾炎（acuteinterstitial nephritis，AIN），临床表现符合急性肾小管坏死（acutetubular necrosis ATN），但少尿期＞2周，怀疑药物过敏性AIN，但临床证据不充分，慢性肾脏病基础上肾功能突然恶化，AKI原因不明；临床上无法用单一疾病解释AKI原因者。

5. 生物学标记物

目前临床常用的肾功能评价指标（肌酐和尿量）敏感性不高，难以反映早期肾功能损害的情况。近年来研究发现了一些新的生物学标记物对早期诊断AKI具有指导价值，包括：酶：谷胱甘肽 –S– 转移酶（GST），γ– 谷氨酰基转移酶（γ–GT），碱性磷酸酶（AKP）、N– 乙酰 –β–D– 氨基葡萄糖苷酶等，尿液中尿酶升高预示早期肾小管损伤；小分子蛋白：胱抑素C、α_1– 微球蛋白、β_2– 微球蛋白和视黄醇结合蛋白等，血中小分子蛋白浓度升高提示小管功能受损，其中胱抑素C反映AKI的能力明显优于肌酐；中性粒细胞明胶酶相关性脂质运载蛋白（NAGL）、肾损伤因子 –1（Kim–1）等；IL–18也是较好的AKI生物学标记物。

四、AKI 的内科治疗

1. 病因及原发病的治疗

积极的病因治疗是AKI治疗中的首要环节。所有的AKI患者应停用影响肾灌注或直接肾毒性的药物，避免应用造影剂。外源性肾毒性物质主要有抗生素、非甾体抗炎药、造影剂、重金属以及顺铂。产生内源性肾毒性物质的疾病主要有肌红蛋白尿、血红蛋白尿以及高钙血症。若有出血或贫血给予输血或等渗盐水以扩充细胞外容量，恢复正常血压。肾前性AKI必须尽快纠正肾前性因素。存在尿路梗阻时，则需请泌尿外科会诊，及时采取措施解除梗阻。肾性AKI常病情复杂，治疗困难。肾小球肾炎或小血管炎所致AKI，常需使用糖皮质激素和（或）免疫抑制剂。怀疑AIN患者必须尽早明确并停用可疑药物；确诊为药物所致者，应及时给予糖皮质激素治疗。

2. 纠正水、电解质、酸碱平衡失调

1）纠正高钾、低钠、低钙和高磷等电解质紊乱。

2）纠正代谢性酸中毒：轻中度酸中毒无须处理，如HCO_3^- < 12 mmol/L 或动脉血pH 值< 7.2，可补5% 碳酸氢钠 5 ml/kg。纠正代谢性酸中毒时，要注意低钙性抽搐。顽固性代谢性酸中毒或二氧化碳结合力< 13 mmol/L，pH 值< 7.2 可予急诊透析。

3）维持液体平衡：坚持量出为入，严格限制水钠摄入，有透析支持则可适当放宽液体入量。每日液体量 = 前1天24 h尿量 + 显性失水（呕吐、大便、引流量）+ 不显性失水 – 内生水。无发热患儿每日不显性失水为300 ml/m^2，体温每升高1 ℃，不显性失水增加75 ml/m^2；内生水在非高分解代谢状态为250 ～ 350 ml/m^2。必须注意有无血容量不足，以免过分限制液体，加重缺血性肾损害，延长少尿期。液量适中指标：无脱水或水肿；每日体重不增加；血清钠正常；中心静脉压在0.59 ～ 0.98 kPa（6 ～ 10 cmH$_2$O）；胸部X线片血管影正常；心率、血压、呼吸频率正常。液量过多指标：水肿、体重增

加，血清钠偏低且无失盐基础，中心静脉压＞1.17 kPa（12 cmH₂O），胸部 X 线片有肺充血，心率快、血压升高，呼吸频速。

3. 液体选择及血流动力学监测

AKI 患者应尽可能保持血流动力学稳定，纠正容量不足，有利于减少肾脏损伤的进一步进展，促进肾功能恢复。对于存在 AKI 风险或已经发生 AKI 的患者，在没有失血性休克的证据时，使用等张晶体液而不是胶体液（白蛋白或淀粉类）作为扩张血容量的起始治疗。与晶体液相比，尚无证据显示胶体液用于创伤、烧伤以及外科术后患者容量复苏时可以减少死亡风险。胶体液扩容效果并不优于晶体液；有研究显示，部分胶体液可能导致 AKI，其发生机制可能与药物分子直接作用以及胶体渗透压升高有关。高渗性羟乙基淀粉可能引起渗透性肾病，影响肾功能。对于某些需要达到特定补液目标的患者，或者对于需要大量补液且需要避免过多液体输入的患者，或者其他特殊患者（如自发性腹膜炎的肝硬化患者或烧伤患者），仍可以考虑适当使用胶体液。

对存在 AKI 风险或已经发生 AKI 的血管源性休克的患者，在补液同时可以联合使用升血压药物。临床上常用的包括多巴胺、去甲肾上腺素或血管加压素，目前没有临床证据能够说明哪种血管活性药物更佳。鉴于对肾脏灌注的担忧，对于血管源性休克患者应该慎用血管活性药物。对围手术期或败血症休克的 AKI 高危患者，需要进行血流动力学与氧合指数管理，以预防 AKI 的发生防止已出现的 AKI 恶化。对于脓毒症患者，应该在诊断 6 h 早期识别脓毒症性休克，并开始以重建组织灌注为目标进行救治。生理学指标包括：①平均动脉压 ≥ 65 mmHg（1 mmHg =0.133 kPa）；②中心动脉压 8 ~ 12 mmHg；③血乳酸改善；④中心静脉氧饱和度＞70%；⑤尿量 ≥ 0.5 ml/（kg·h）。

4. 血糖控制和营养支持

应激性高血糖是重症患者的重要临床标志。严格的血糖控制能够降低 AKI 的发生率和严重程度。建议危重症患者使用胰岛素控制严重高血糖。为了避免出现严重低血糖的危险，推荐血糖控制目标为 6.11 ~ 8.27 mmol/L。

营养不良是 AKI 患者院内死亡的重要独立危险因素。AKI 患者的营养管理，应综合考虑肾衰竭相关的代谢紊乱和促炎症状态、原发病的发展和并发症以及肾脏替代治疗导致的营养失衡。建议各阶段 AKI 患者总能量摄入为 20 ~ 30 kcal/（kg·d）。目前 AKI 患者的理想蛋白质摄入量仍不清楚。但是 AKI 患者存在营养不良的高风险，由于营养不良与危重症患者病死率增加相关，营养管理的目标应该是提供充足的蛋白质以保持代谢平衡。对于 AKI 患者，不能为了避免或推迟肾脏替代治疗而限制蛋白质的摄入。对不需要透析、非分解代谢 AKI 患者给予 0.8 ~ 1.0 g/（kg·d），而肾脏替代治疗患者给予 1.0 ~ 1.5 g/（kg·d），CRRT 治疗和高分解代谢患者最高可予 1.7 g/（kg·d）。对于合并 AKI 的儿童，主要营养物质的生理需求因年龄而异。目前认为，AKI 重症儿童营养需求与成人相似，热量供给越为基础能量消耗（basicenergy expenditure，BEE）的 100% ~ 130%，基础能量消耗可根据公式 [BEE（kJ/d）=22+31.05×体重（kg）+1.16×年龄（岁）] 进行估算。AKI 是胃肠道出血的主要危险因素。肠内营养能够对应激性溃疡或出血起到预防作用。建议 AKI 患者优先考虑肠内营养。

5. 利尿剂的使用

利尿剂的应用不在于治疗 AKI，而是为了缓解 AKI 引起的液体潴留、电解质与酸碱平衡紊乱及毒素排泄等问题。对于肾脏本身，利尿剂没有直接的保护作用，甚至在一定程度上可能进一步加重肾脏的负担。在 AKI 发生前，应用袢利尿剂还可能增加 AKI 的发生率。因此，需要从改善 AKI 患者预后的角度评价利尿剂的有效性，而不是仅仅考虑液体管理。不推荐使用利尿剂预防 AKI；除治疗容量超负荷外，不建议使用利尿剂治疗 AKI。渗透性利尿剂（例如甘露醇）更加不适用于 AKI 的患者，它很有可能除了保证循环血量外，不能带来更多的好处，也可能造成肾脏损伤，使肾功能恶化。

五、AKI 的血液净化治疗

1. 开始肾替代治疗的时机

何时开始透析是一个很难决定的临床问题。一般认为，AKI 患者应在常规治疗仍无法纠正顽固性内环境紊乱或液体过负荷等情况时，尽早开始肾替代治疗（Renal Replacement Therapy，RRT）。对 ICU 患者，RRT 是一种肾脏支持治疗，而不是肾脏替代治疗。决定 RRT 治疗时机要考虑以下因素：基础疾病的严重程度（影响肾功能恢复）、其他器官衰竭的程度（影响对容量负荷的耐受程度）、代谢产物的负荷（如肿瘤细胞溶解综合征）及营养支持和药物治疗所需的液体入量。通过 RRT，应达到以下治疗目标：①维持体液、电解质、酸碱平衡稳定；②预防肾脏的进一步损伤；③允许肾脏恢复功能；④使其他的治疗（如抗生素和营养支持）不受限制，不出现并发症。

目前 AKI 透析治疗的适宜时机尚未确立。1998 年 Bellomo 等提出 ICU 中急性肾衰竭（acute renal failure，ARF）患者进行 RRT 的标准：①少尿，尿量 < 200 ml/12 h；②无尿，尿量 < 50 ml/12 h；③高血钾，K^+ > 6.7 mmol/L；④严重酸中毒，pH 值 < 7.1；⑤氮质血症，尿素氮 > 30 mmol/L；⑥肺水肿；⑦尿毒症脑病；⑧尿毒症心包炎；⑨尿毒症神经病变或肌病；⑩严重的血钠异常，Na^+ < 115 mmol/L 或 > 160 mmol/L；⑪高热；⑫存在可透析性的药物过量。传统的 RRT 指征来自于终末期肾衰竭患者，它并不完全适用于 AKI。一些传统的透析指标更应该考虑为 AKI 的并发症，而不是 RRT 的指征。

Carl 等对 130 例 AKI 合并重症感染的患者按照尿素氮水平是否 > 35.7 mmol/L 行 RRT；结果显示，早期 RRT 组（平均尿素氮 23.6 mmol/L）比晚期治疗组（平均尿素氮 48.9 mmol/L）能够明显降低患者的 14 d、28 d 和 1 年的病死率。一个多中心的提高急性肾脏病护理项目分析了来自不同地区不同种族的 243 例 AKI 患者，使用尿素氮作为透析指标，经过年龄、肝衰竭、败血症、血小板减少、血清肌酐校正，根据中心和透析起始模式进行分层，在高浓度尿素氮时（> 27.1 mmol/L）开始 RRT 和死亡率升高相关。由于尿素氮影响因素较多，患者容量状态、营养情况等均可能对尿素氮测定值产生明显影响。一项来自 23 个国家的 54 个 ICU 的前瞻性多中心观察性研究，RRT 开始时间根据血尿素氮中位数（24.2 mmol/L）进行分组，按照进入 ICU 后发生 AKI 的时间分成早期（2 d 以内）、延迟（2 ~ 5 d）和晚期（超过 5 d）组。结果显示，透析开始时间对最终死亡率没有影响；根据进入 ICU 后发生 AKI 时间早晚进行分组，晚期组的粗死亡率和影响因素校正的死亡率增加，晚开始 RRT 组使用 RRT 时间长，住院时间延长，更多患者依赖透析生存。因此，以尿素氮作为 AKI 严重程度的评价指标及 RRT 指征依据可能并不充分。

Bagshaw 等进行了一项前瞻性多中心观察性研究，共纳入 1 238 例需行 RRT 的重度 AKI 患者，分别按血清尿素氮水平、血清肌酐水平、进入 ICU 至开始 RRT 时血清尿素氮或肌酐变化值、入 ICU 时间作为 RRT 时机的判断标准，结果发现按血清尿素氮绝对值 24.2 mmol/L 或入院后至开始 RRT 时血清尿素氮升高值 3.1 mmol/L 分组，早期 RRT 组与晚期 RRT 组患者病死率无明显差异；按血清肌酐绝对值 309 μmol/L 或入院后至开始 RRT 时血清肌酐升高值 163 μmol/L 分组，晚期 RRT 组比早期 RRT 组病死率明显升高；按进入 ICU 至开始 RRT 的时间分组，晚期治疗组（> 5 d）比延迟 RRT 组（2 ~ 5 d）及早期治疗组（< 2 d）病死率明显增高。无论哪种标准分组，晚期治疗组患者需要行 RRT 的时间、住院时间及需长期血液透析治疗的比例均明显增加。

严重代谢性酸中毒是 AKI 常见问题。代谢性酸中毒可以使用碳酸氢钠纠正，很少需要紧急透析，除非伴有容量负荷过重或尿毒症。没有证据支持可使用血 pH 值和血碳酸氢根数值指导代谢性酸中毒是否开始透析治疗，也缺乏代谢性酸中毒透析时机的统一标准。一些毒性的化学物和药物过量（如水杨酸、乙二醇、甲醇、二甲双胍）可导致酸碱平衡紊乱，同时也可引起 AKI。在上述情况下，RRT 可促进药物和毒物的清除。

Ji 等在 58 例心脏手术后出现的 AKI 患者中，按照尿量 < 0.5 ml/（kg·h）后开始 RRT 的时间定义，发现 < 12 h 开始的早期组患者病死率比 > 12 h 开始 RRT 的晚期组明显降低；在存活患者中，晚期治疗组比早期治疗组的入住 ICU 时间、机械通气时间及 RRT 持续时间均明显延长。Bouman 等 531 将 106 例重症 AKI 患者随机分为提早和推迟开始 RRT 两组。提早治疗组在少尿（< 30 ml/h 持续 6 h，即使血流动力学状态调整至稳定或使用利尿剂均无反应）12 h 内，或肌酐清除率 < 20 ml/min 开始 RRT。推迟开始 RRT 组参照经典的透析指标。结果显示，两组之间在 ICU 或住院死亡率以及存活患者的肾脏恢复情况没有区别。

一项多中心的观察研究分析 AKI 的患者每日体液平衡，死亡患者每日液体正平衡得多；在 CRRT 开始时，容量负荷重的患者死亡率高，> 20% 容量负荷组死亡率 58%，< 20% 容量负荷组，死亡率仅有 40%。PICARD 工作组研究了 396 例需要进行 RRT 的 AKI 患者，结果显示存活者开始透析的液体负荷过重的情况低于死亡者，透析开始时的液体过负荷是死亡的危险因素。另一项回顾性研究显示，接受干细胞移植的患者发生 AKI 后，积极使用利尿剂和早期开始 RRT 治疗使存活率提高；所有的存活者（n=11）使用利尿剂或 RRT，一直维持容量负荷的增加 < 10%。15 例死亡患者，只有 6 例（40%）容量负荷的增加 < 10%。最新的一项研究在 297 例接受 RRT 的儿童患者中证实了：容量负荷的增加 < 10% 组死亡率（死亡率 29.6%）低于容量负荷的增加 10% ~ 20% 组（死亡率 43.1%）和容量负荷的增加 > 20% 组（死亡率 65.6%）。因此，早期开始 RRT 预防液体负荷过重，可改善预后。

因此，血清尿素氮、尿量等指标可以作为开始 RRT 的参考，但尚缺乏统一的、理想的血清学标准或临床标准，不同的早期、晚期定义可能导致 RRT 的治疗效果产生显著差

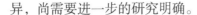

异，尚需要进一步的研究明确。

2. 停止 RRT 的时机

多数接受 RRT 的患者最终都可以摆脱 RRT。两个大样本 RCT 研究显示，接受 RRT 的平均时间是 12～13 d。因此，需要每天评估肾功能的恢复程度及进行 RRT 是否和治疗目标一致。决定 AKI 患者是否要停止 RRT，何时停止 RRT，需要考虑肾功能恢复情况，肾功能是否达到标准，与肾功能密切相关的水电解质酸碱状态是否得到了改善。当肾功能恢复到能满足病人的需要，或 RRT 不再符合治疗需要时，停止 RRT。停止 RRT 包括：完全停止透析，或是透析的标准方式频率或时间的改变。例如，CRRT 变成间歇式血液透析，或从每天进行血液透析变成隔日透析。

在 RRT 期间，评估肾功能比较困难，且依赖于替代治疗方式。使用间断性血液透析（IHD）治疗时，体内待排出物质的水平来回波动，不易达到稳态；因此，不适合使用测定物质清除率的方法。只能在透析间期，通过评估尿量，尿肌酐排出量和血肌酐/尿素氮的情况来评价患者自身的肾功能。间歇性肾脏替代治疗通常会有治疗后体内待排废物的反弹；因此，尿素氮和肌酐的变化影响因素除了肾脏本身的功能之外，还受容量状态和分解代谢率的影响。使用 CRRT 时，溶质以 25～35 ml/min 的速率持续清除，48 h 后血清指标可趋于稳定，可以使用肌酐清除率来评估患者本身的肾功能。很少有研究者使用肌酐清除率作为停止 CRRT 的指标。一个小样本回顾性研究显示肌酐清除率（超过 24 h 测量）＞ 15 ml/min 可以停止 CRRT（指停止后至少 14 d 不再需要进行 CRRT）。一个大样本的前瞻观察性研究显示，529 例首次摆脱 CRRT 的患者中，216 例在停止后 7 d 需要再次进行 CRRT，313 例成功脱离 CRRT。多因素回归分析中，尿量是最有统计学意义的预测成功摆脱 CRRT 的因素。使用利尿剂会降低尿量的预测能力。另一个回顾性观察研究显示，304 例手术后发生 AKI 的患者接受 IHD，31% 可以脱离透析超过 5 d，21% 成功脱离透析至少 30 d。30 d 内再次开始 RRT 的独立预测因子包括：第一次使用 RRT 的时间，序贯器官衰竭评价（SORFA）评分较高，少尿，年龄＞ 65 岁。因此，尿量是一个预测能否停止 RRT 的非常重要的因子。研究发现，需要再次开始 RRT 的患者死亡率较高，但是仍然不清楚再次开始透析仅仅是病情较重的标志，还是停止透析本身加重了病情。

3. 血管通路

功能良好的血管通路是进行充分肾脏替代治疗的基础，要求能够提供足够并且均匀的血流，而且要有较低的故障率。AKI 病人的平均肾脏替代治疗时间是 12～13 d，不一定所有要肾脏替代治疗的 AKI 病人都需要带隧道的导管。当肾脏功能看起来不大可能恢复的时候，有理由建立永久的血管通路。

急性腹膜透析管以单涤纶套的 Tenckhoff 透析管为首选。Tenckhoff 导管是一种柔软的，带聚酯套的硅胶导管，可以减少腹膜透析早期并发症，如肠穿孔、大出血以及渗液。鹅颈管、T 型管、卷曲腹膜内部分、双袖套、经腹直肌插管代替经腹中线插管等，都可以减少腹膜透析并发症，如腹膜炎、出口/隧道感染、袖套脱出、堵管以及透析液渗漏。外科手术插管、B 超引导下插管、腹腔镜或腹腔镜监视下插管等技术很大程度地代替了盲插。持续流动腹膜透析需要高效的双腔导管或者两根分离的导管，每根导管头部所放置的部位应该最大限度的分离。

选择 AKI 病人透析导管的插管静脉时，考虑如下顺序：右侧颈内静脉、股静脉、左侧颈内静脉、优势肢体侧的锁骨下静脉。锁骨下静脉透析导管比颈内静脉透析导管有着较高的中心静脉狭窄的发生率，不推荐使用锁骨下静脉作为肾脏替代治疗的通路。右侧颈内静脉能沿着比较直的路径进入右头臂静脉和上腔静脉，可以最少的接触静脉壁。导管插入锁骨下静脉或者左侧颈内静脉要有一个或者一个以上的角度，锁骨下静脉导管比颈内静脉导管具有更高的接触静脉壁和血栓 / 狭窄的危险。股静脉透析导管比起颈内静脉透析导管具有更多的功能不良和更短的使用寿命。左侧颈内静脉比右侧颈内静脉有更多的功能不良。股静脉透析导管，特别是较短的股静脉导管，比锁骨下和颈内静脉透析导管有着更多的再循环。股静脉导管也减少了病人的活动。

推荐使用超声引导进行血管的插管操作。中心静脉系统的通路建立技术主要是依据解剖标志。中心静脉置管的并发症包括误穿动脉（0.5% ~ 6%）、血肿（0.1% ~ 4.4%）、血胸（0.4% ~ 0.6%）、气胸（0.1% ~ 3.1%）以及 10% ~ 20% 的插管失败率。透析导管的规格较大，并发症的发生危险可能会更大。与体表标志方法相比，超声引导穿刺增加置管成功的可能。在颈内静脉或者锁骨下静脉置管后并在第一次透析使用前，应尽快行胸部放射影像学检查。不带袖套、没有隧道的透析导管是一种半硬的导管。因此，导管尖端不要插入心脏以避免发生心房穿孔和心包填塞的危险。也要避免位置较高，如左侧导管、导管尖端在头臂静脉甚至在锁骨下静脉，容易导致导管功能不良或者血栓形成。半硬导管尖端的最佳位置应该在上腔静脉和右心房的连接处并使导管走行平行于上腔静脉的长轴。有隧道的导管比较柔软，可以放置在右心房以获得更高的血流量。为确定导管位置和评估潜在并发症，应该在插管操作后常规行胸部放射线影像检查。值得注意的是，没有什么放射影像学标志（气管隆凸、右支气管角等）可以百分之百排除导管尖端进入心房。

导管相关的血行感染可以通过中心导管集束管理的措施地实施而减少，如手卫生、插管时最大限度的隔离防护、皮肤消毒、插管部位的选择、每日观察导管的必要性。对于使用没有隧道的透析导管进行肾脏替代治疗的 AKI 病人，不要使用抗生素封管来预防导管相关感染，不要常规在中心静脉导管（Central Venous Catheter，CVC）使用抗生素封管溶液；因为有导致真菌感染和抗生素耐药以及系统毒性的潜在可能。除非是那些已经最大限度采用无菌手段仍反复发生菌血症的长期带袖套和隧道的导管；仅有有限的静脉通路并有近期导管相关菌血症感染史的病人；或者有发生严重导管相关菌血症感染后遗症危险的病人。

在儿童 CRRT 治疗中应该采用适合于病人的较大的导管以保证整个 CRRT 通路的功能良好。近期来自于前瞻性儿童 CRRT 小组的数据显示，颈内静脉导管比起股静脉导管和锁骨下静脉导管可能有着更长的有功能的 CRRT 通路寿命。两个单腔 5F 导管的 CRRT 通路寿命极差，应该避免使用这种导管。必须考虑到那些预期要发展到慢性肾脏病阶段的病人对长期血管通路的潜在需求。特别是儿童，他们需要在慢性肾脏病或者终末期肾脏病阶段高质量长期存活。

4. RRT 的方式

AKI 病人肾脏替代治疗的模式包括 IHD、CRRT 和腹膜透析。究竟哪一种是 AKI 病人最佳的肾脏替代治疗模式，仍然存在争议。重症患者肾脏替代疗法的模式选择主要依赖于患者病情、不同治疗模式的溶质清除机制、清除效率、清除强度和特点、各医疗机构现有的资源以及该机构的专长。

CRRT 比 IHD 有着一些优点：更缓慢的液体清除，血流动力学更稳定，更佳的液体平衡控制，更缓慢的溶质浓度控制，避免较大的液体转移波动（包括减少脑水肿的危险或者恶化），很强的适应性（能够在任何时间适应病人治疗的需要），能够通过相对简单好用的机器来提供治疗（允许 ICU 护士监测治疗）。缺点是需要长时间不能移动，持续抗凝，有低体温的危险以及某些装置价格昂贵。IHD 比 CRRT 的主要优势有：快速清除毒素并且治疗时间有限，可以在不工作的时间让一些诊断和治疗的措施介入。IHD 可能是对一些需要快速清除小分子溶质，比如严重的高血钾、某些中毒和肿瘤细胞溶解综合征等病人的首选治疗。

CRRT 和 IHD 在重症 AKI 病人的转归的很多方面有着相似的效果，包括住院死亡率、ICU 死亡率、住院时间以及存活者的肾脏恢复率（出院时摆脱透析）。Vinsonneau 等的前瞻性多中心研究，纳入 360 例重症 AKI 患者，随机进行血液透析或 CRRT，两组患者疾病严重程度和一般情况无显著差异。为保持血液透析过程中血流动力学稳定，应用高钠（150 mmol/L）和低温透析液（35 ℃），透析频率为每 48 h 一次，每次透析时间 5.2 h。结果显示，两组患者治疗后平均尿素氮水平无差异，28 d、60 d、90 d 生存率也无差异；提示维持患者血流动力学稳定、控制机体代谢水平方面，行 IHD 能够取得与 CRRT 类似的临床疗效。

由于影响肾脏替代治疗和患者预后的因素众多，如肾脏替代的治疗剂量、开始治疗的时机、不同的膜材及营养支持强度等。故尽管目前的研究还不能得出明确的结论，但可以肯定的是，对于血流动力学不稳定的病人，建议使用 CRRT 而不是标准的间歇性肾脏替代治疗。由于比较缓慢的液体清除和避免了快速溶质清除导致的液体转移，CRRT 有着更好的血流动力学耐受性，这也是很多医生在有严重血流动力学不稳定的重症 AKI 病人更愿意选择它的原因。

对于伴有急性脑损伤或其他原因导致的颅内压增高、广泛脑水肿的 AKI 病人，建议使用 CRRT 而不是 IHD。在有急性脑损伤的病人，IHD 由于降低了脑灌注压而使神经系统状态变得更差。这可能是由于平均动脉压的降低或者由于增加的脑水肿和颅内压，也可能危害到神经系统恢复的可能性。透析失衡来自于快速的溶质清除，可以导致体液向细胞内液转移。低血压和失衡均可以通过连续性肾脏替代过程中的水和溶质的缓慢持续清除来避免。

缓慢低效率透析（SLED）已经被建议作为肾脏替代治疗的方式选择之一。杂合式治疗，如 SLED 具有 CRRT 和 IHD 的优点而避免两者的缺点。关于 SLED 与 CRRT 比较方面的临床经验也很有限。一个针对 39 个 AKI 病人的研究没有发现任何血流动力学方面的区别，但 SLED 的抗凝剂需要比 CRRT 更少。Fieghen 等检查了重症 AKI 病人 SLED 与

CRRT 的相对血流动力学耐受性，比较了 SLED 与 CRRT 和 IHD 的应用上的可行性。该研究涉及 4 个 ICU 病房的相对小规模的重症 AKI 病人，30 个病人使用 CRRT，13 个病人使用 SLED 治疗，34 个病人使用 IHD 治疗。血流动力学不稳定发生在 SLED 组 22 例次（56.4%），CRRT 组 43 例次。在重症 AKI 病人中，实施 SLED 是可行的并且可以提供与 CRRT 相当的血流动力学控制。在一些其他形式的 CRRT 方式不能得到的时候，SLED可能为血流动力学不稳定的 AKI 病人提供更好耐受性。一旦病人血流动力学达到稳定，治疗就可以转换到标准 IHD。

腹膜透析具有容易应用、价格低廉和对设备的需求最小的特点，没有血管通路的需求，不需要抗凝剂，不存在失衡综合征和比起 IHD 相对好的血流动力学耐受性。缺点是总体上效力较低，有蛋白质丢失危险，无法预料溶质和液体的清除，需要完整的腹膜腔，发生腹膜炎的危险，膈肌活动受限导致通气下降以及血糖波动。由于新生儿和小婴儿身材很小，血容量相对较低，腹膜透析可能是技术难度最小的选择。然而，现在技术的进步已经使得带有容量控制的 IHD 和 CRRT 能够提供精确的超滤，加上一次性管路和为全部儿科病人体重谱设计的透析器，IHD 和 CRRT 对各种年龄和身材的儿童变得更加安全和可行。从使用适当的 CRRT 设备转变成使用带有容量控制，能精确超滤的高流量机器的转变同样也导致了儿科肾脏替代模式的变化。精确超滤和血流速在儿科肾脏替代治疗过程中极为重要，因为体外循环管路中的容量有可能占到一些儿童病人全血容量的 15%，较小的超滤不准确量就可能意味着是儿童全身水分比较大的比率。逐渐增加的 CRRT 的使用已经超过腹膜透析成为儿科急性肾衰竭治疗的首选模式。1995 年，45% 的美国儿科中心使用腹膜透析而 18% 使用 CRRT 作为急性肾衰竭起始治疗的最常用模式；1999 年，该比例变成 31% 的中心使用腹膜透析，36% 的中心使用 CRRT 作为治疗急性肾衰竭的起始治疗模式。根据分层的肾脏替代治疗模式的生存率的分析，儿童接受 IHD 的生存率（73% ~ 89%）高于接受腹膜透析（49% ~ 64%）和 CRRT（34% ~ 42%）。研究证明，儿童接受 CRRT 有着更好的生存率，接受 CRRT 的多脏器功能不良的儿童的生存率范围为 50% ~ 70%；但尚缺乏随机对照研究评价 CRRT 模式对生存率的影响。Phu等将 70 个伴有脓毒症的 AKI 病人随机分成腹膜透析和 CVVH 两组，发现 CVVH 有更好存活率。腹膜透析在 AKI 的适应证包括病人处于某种出血倾向、血流动力学不稳定和获得血管通路困难。严重高钙血症、严重呼吸衰竭、严重肠梗阻、腹腔内高压、近期腹部手术史和膈肌处胸腹膜粘连是腹膜透析的禁忌证。

肾脏替代治疗有多种模式，其溶质清除机制各不相同，多种模式优势互补。临床治疗中，可采用多种治疗模式的组合。例如，血液透析滤过将血液滤过与透析相结合。研究显示，与单纯对流清除相比，血液透析滤过有利于进一步改善患者的预后。血液灌流常与血液透析、血浆置换和血液滤过联合应用，治疗急性药物和毒物中毒。联合应用肾脏替代治疗时，应给根据患者病情、治疗目的、药物和毒物类型合理选用。

5. RRT 的剂量

准确判断和充分了解 RRT 最佳剂量对提高 RRT 质量至关重要。不论间歇性还是延长 RRT，每周 Kt/V 值应达到 3.9。CRRT 治疗时，置换液量应大于 20 ~ 25 ml/（kg·h）。

然而，在 AKI 时，如何制定 RRT 最佳治疗剂量仍然存在争议。

急性血液透析一般每天做一次，必要时也可以每 12 h 做一次。当需要强化透析时，也可先行血液透析，之后以 CRRT 维持。Schiffl 等将 146 名 ICU 的 AKI 患者按照每日透析或隔日透析的两种不同方式进行分组及比较。开始 RRT 的指征为当肌酐超过 398 μmol/L、尿素氮大于 32.1 mmol/L，每日透析者每周 Kt/V 值是隔日透析治疗者的大约 2 倍（5.8 ± 0.6 比 3 ± 0.6），结果每日透析者死亡率较低，肾功能恢复较快。退伍军人事务部 / 台湾地区急性肾衰竭试验网对 ICU 中 AKI 患者影响的多中心 RCT 研究，涉及 1124 名 ICU 患者，按照血流动力学的不同状态，可以在 IHD、CRRT 或 SLED 之间相互转换。间歇的 IHD 治疗方式处方剂量设定为 $Kt/V=1.4$，实际 Kt/V 值平均 1.3，分为每周 3 次（非强化治疗）或 6 次（强化治疗）治疗。强化治疗组实际每周 Kt/V 值约为 6.5，非强化治疗组为 3.9。两组患者在 60 d 时的死亡率相似，肾功能恢复情况相似。Hannover 等透析预后研究，入选 148 名 AKI 的 ICU 患者，标准透析剂量组维持血浆尿素氮浓度在 20 ～ 25 mmol/L，强化透析治疗组则维持血浆尿素氮浓度小于 15 mmol/L，当患者肌酐在 265 μmol/L、血浆尿素氮在 10 mmol/L 左右时纳入研究。强化透析治疗组血浆尿素氮保持在 11.3 ± 4 mmol/L，标准透析治疗组 19 ± 6 mmol/L。结果发现，两组在 28 d 时死亡率和肾功能恢复均无统计学意义。

Bouman 等观察 CRRT 治疗时机和治疗剂量对重症患者预后的影响，入组 106 例患者，治疗剂量分别为后稀释 CVVH 3L/h[中位值 48 ml/（kg·h）] 与 1 ～ 1.5L/h[中位值 19 ml/（kg·h）]，结果未观察到生存率的区别。Tolwani 等对 200 例入选患者，两组患者的治疗剂量分别为 35 ml/（kg·h）和 20 ml/（kg·h），病死率分别为 49% 和 56%。美国退伍军人管理局和美国健康研究院、急性肾衰竭研究网进行了多中心前瞻性随机平行对照研究，入选患者为 18 岁以上一个或一个以上非肾器官衰竭伴 AKI 需透析治疗患者，肾脏替代治疗时间为 28 d 或直至肾功能恢复入选患者接受肾脏替代治疗的方案：血流动力学稳定者给予 IHD 治疗，血流动力学不稳定者接受 CVVHDF 或 SLED。血流动力学稳定者出现血流动力学不稳定时改为 CVVHDF 或 SLED 治疗，血流动力学稳定后再改为 IHD。强化治疗组 IHD 或 SLED 每周 6 次，或者 CVVHDF 总治疗剂量为 35 ml/（kg·h）；普通治疗组 IHD 或 SLED 每周 3 次，或者 CVVHDF 总治疗剂量为 20 ml/（kg·h）。IHD 和 SLED 每次治疗的 Kt/V 值 1.2 ～ 1.4。主要研究终点是 60 d 病死率，次要终点为院内死亡和肾功能恢复。研究表明，重症患者伴 AKI 增加肾脏替代治疗强度，与常用的常规治疗相比，并没有改善患者预后，两组患者死亡率、肾功能恢复情况、肾脏替代治疗的持续衰竭、肾外器官衰竭的情况两组间均无显著差异。RENAL 研究入选 1 463 例 AKI 的重症患者，两组患者 CRRT 的治疗剂量分别为 33.4 ml/（kg·h）和 22 ml/（kg·h），结果两组患者 28 d 病死率分别为 38.5% 和 36.9%，90 d 病死率均为 44.7%，两组患者均无差异。IVOIRE 研究是近期完成的前瞻性随机对照的多中心临床研究，比较不同治疗剂量对感染性休克患者预后的影响，入选的 420 名感染性休克合并急性肾衰竭患者，感染性休克病程在 24 h 内，RIFLE 分级至少达到肾损伤标准，患者随机分为高治疗剂量组 [70 ml/（kg·h）] 和常规治疗剂量组 [35 ml/（kg·h）]，治疗持续 96 h。观察的主要终点 28 d

病死率两组患者分别为 37.88% 和 40.85%，90 d 病死率分别为 56.06% 和 50.07%，两组均无差异。尽管不同研究存在争议，可以明确的是，对于 AKI 患者至少应给予 20 ml/（kg·h）治疗剂量，对于重症患者，治疗剂量至少在 35 ml/（kg·h）。重症患者 CRRT 最佳治疗剂量仍需探讨和研究。

儿童 AKI 常采用间歇式腹膜透析，每次灌入量以 30 ~ 50 ml/kg（新生儿需要量更少），透析液在腹腔保留 30 ~ 60 min，每天进行 8 ~ 10 次交换，日透析量可达 5 ~ 10 L。接受强化护理的新生儿和婴儿可使用连续性腹膜透析，透析液在腹腔滞留可略延长 2 ~ 3 h。

需要注意的是，治疗剂量和时机是相互紧密关联的。如果 RRT 的时机较晚，即使给予较高的治疗剂量也不一定有效；当治疗剂量不足时，即使早期开始 RRT 也难以改善预后。在 AKI 患者进行 RRT 时，还需要特别关注设定 RRT 处方治疗剂量是否落实。在出现治疗剂量不足时，可以考虑更换较大的滤器，增加透析时间，提高血流速、透析液流速，以及流出液流速。在制定 RRT 处方时，不仅需要到考虑小分子溶质的清除，还必须兼顾患者的液体平衡、酸碱、电解质的稳态维持以及营养支持，以满足理想的 RRT 剂量的设定要求。

6. 抗凝方法

需要评估患者的潜在风险及获益，然后决定抗凝用法。在下述情况下推荐抗凝：无明显的出血风险、无明显的凝血功能障碍、未使用全身抗凝治疗。抗凝的目标是预防透析器内血凝块形成、膜通透性下降，获得好的透析效果并减少由于透析器内凝血导致血液的丢失，但是需要权衡出血风险、工作负荷和经济成本。

肝衰竭或稀释性凝血障碍导致凝血功能下降；此时进行 RRT，抗凝可能没有益处。研究发现，50% ~ 60% AKI 患者在做 RRT 时没有抗凝，也没有观察透析器的凝血情况。在有凝血功能障碍的患者进行 CRRT 治疗不使用抗凝剂，多数透析器的情况较好。无论是血小板计数、APTT、INR、纤维蛋白原或其他的凝血因子，都没有一个临界值来决定何时不需要抗凝。在这些患者，如果透析器频繁出现血凝块，需要使用抗凝剂。如果使用不抗凝的透析治疗，为了延长透析器的使用时间，需要功能良好的血管通路、间断回输盐水降低血液黏度和红细胞比容、前稀释、高血流速、透析治疗、减少除泡器内空气和血液的接触以及确保警报及保护体系工作顺畅。

IHD 的抗凝，推荐普通肝素或低分子肝素，而不是其他的抗凝剂。在长期维持性 IHD 的患者中，普通肝素和低分子肝素都很安全，引起出血的风险没有增加，可以有效地预防体外循环的凝血。欧洲透析指南推荐，维持性血液透析的患者优先使用低分子肝素。许多欧洲透析中心已经直接把该方案用于 AKI 的 IHD。AKI 患者使用 IHD 时，肝素用量和 APTT 目标值应该根据凝血功能是否有异常及出血的风险个体化；同时，应监测血小板的变化，观察有无血小板减少症。低分子肝素主要由肾脏清除，肾损伤的患者容易有低分子肝素蓄积。美国胸科医师学会（ACCP）指南建议，对严重肾功能不全患者，需要接受抗凝治疗时，最好使用普通肝素抗凝，或者减少低分子肝素用量的 50%。IHD 需要低分子肝素的剂量比系统性疾病抗凝治疗需要的肝素剂量少。低分子肝素的剂量应该个体化。每日透析的患者需要降低剂量，避免蓄积。由于许多 AKI 患者为了防止深静脉血栓，需要预防性抗凝，制定预防性抗凝的方案调整使用剂量，可兼顾透析和治疗两个目的。长期应用的患者，应定期监测抗 Xa 因子水平。局部枸橼酸抗凝方案要求严格，要根据治疗模式和液体流量进行调整。推荐在具有成熟的枸橼酸抗凝方案的治疗中心、对于没有休克和严重肝功能衰竭的患者的 CRRT 治疗期间使用枸橼酸抗凝。

普通肝素是 CRRT 最广泛使用的抗凝药物，常在滤器之前输注，临床常监测 APTT 以保证治疗安全和满足具有出血风险患者的需要。建议出血风险增加的患者，进行 CRRT 时，不要使用局部肝素抗凝。出血风险增高的患者包括：7 d 之内发生的出血或者活动性出血的患者，近期创伤或接受外科手术（特别是头部创伤和神经外科手术），近期发生的中风，颅内动静脉血管畸形或动脉瘤，视网膜出血，未控制的高血压，有硬膜外导管置入。这些患者，抗凝的益处不超过出血的风险，应给予非抗凝的 CRRT 或局部枸橼酸抗凝的 CRRT。建议出血风险增加的患者进行 RRT 时不使用抗凝剂。如果没有使用枸橼酸禁忌证，可以使用局部枸橼酸抗凝；和肝素相比，枸橼酸抗凝出血的风险不增高。但是，由于枸橼酸抗凝的效果仅限于局部，所以 AKI 患者使用 CRRT 时可以考虑使用枸橼酸抗凝。

免疫介导的肝素相关性血小板减少症（HIT）发生在 1% ~ 3% 使用肝素的患者，其原因是产生了针对肝素和血小板因子的抗体。它主要的临床并发症是血小板减少症，可同时并发血栓。AKI 患者进行 CRRT 时，如果反复出现过早的透析器凝血，应考虑肝素相关血小板减少的诊断。HIT 的发生可通过 4T 评分预测，包括血小板减少症的程度，血小板计数下降的发生时间，是否存在急性系统症状或血栓形成，血小板减少症的其他原因是否存在。如果考虑有肝素相关的血小板减少，所有的肝素治疗均应停止，包括所有透析中应用的含肝素的液体和插管的封管液。高度怀疑 HIT 的患者使用非肝素类的抗凝剂，包括凝血酶的直接抑制剂来匹卢定、阿加曲班和比伐卢定，Xa 因子抑制剂达那肝素和磺达肝癸钠。

7. 透析膜

对于 AKI 病人的 IHD 和 CRRT，建议使用生物相容性好的透析器。不论是 IHD 还是 CRRT，使用半通透性的中空纤维透析器是溶质清除和超滤的标准方案。所有的透析器都会导致血液中一些成分的不同程度的激活，即生物不相容。聚丙烯腈、聚砜或聚甲基丙烯酸甲酯膜组成的合成膜等生物相容性膜可以较少产生补体和细胞因子的激活，减少氧化应激反应。最近观察显示，当使用某些透析器膜的时候会出现一些潜在的特异的副作用。没有涂层的 AN69 膜在 CRRT 开始治疗的时候可以被观察到缓激肽综合征，表现为急性低血压和肺血管充血。管路中预充库血可以诱发缓激肽释放综合征。临床医生要警惕当没有涂层的 AN69 膜用来进行肾脏替代治疗的时候有可能发生的缓激肽释放综合征，特别是酸中毒的病人或者接受 ACEI 的病人。用聚己烯亚胺涂层中和 AN69 膜上的负电荷可以显著地减少缓激肽生成。

（陶于洪　郭　慧　王亚妹）

第三节 慢性肾脏病的血液净化治疗

慢性肾脏病（chronic kidney disease，CKD）是指肾功能的不可逆性下降并逐渐进展到终末期肾病（end-stage renal disease，ESRD）的一类肾脏疾病。2002年美国国家肾脏基金会（National Kidney Foundation，NKF）所属"肾脏病预后质量倡议"（Kidney Disease Outcomes Quality Initiative，K/DOQI）工作组制定了CKD评估、分期和分层临床实践指南（简称"K/DOQI指南"），将CKD定义为：肾脏结构与功能持续异常至少达3个月，包括尿液分析、影像学或组织学异常，伴或不伴肾小球滤过率（GFR）下降< 60 mL/（min·1.73 m²），并将CKD分为5期。2012年国际肾脏病组织"肾脏病：改善全球预后"（KDIGO）在K/DOQI指南基础上，颁布了CKD评估及管理临床实践指南（以下简称"KDIGO指南"），仍将CKD定义为肾脏结构或功能异常超过3个月，如果肾损伤持续时间不足3个月，则需要进一步随访。

一、病因

发达国家主要以先天遗传性肾脏病和尿路梗阻性肾病为主。发展中国家仍以与感染相关的慢性肾小球肾炎为主。Topel统计欧洲37个肾移植中心总结286例< 15岁儿童肾移植病例其终末期肾病的分布，慢性肾小球肾炎52.3%，慢性肾盂肾炎20.8%，遗传性肾病8.0%，血管性肾病4.5%，多囊肾3.0%，药物性肾病2.4%，先天性肾发育不全1.6%，其他（包括胱氨酸沉积症、草酸盐沉积症、Alport综合征及溶血尿毒综合征）7.4%。北美小儿肾试验和协作研究（NAPRTCS）一项针对5651例CKD患儿的调查结果显示：先天性肾脏结构异常22.9%，肾发育障碍17.9%、反流性肾脏病8.3%、多囊性肾脏病4.1%、腹肌发育不全综合征3.1%、胱氨酸尿症1.5%、局灶节段性硬化（FSGS）8.3%、系统性免疫疾病222例3.9%、肾梗死2.7%、溶血性尿毒症综合征2.2%。我国对1990-2002年14岁以下住院儿童CRF进行的回顾性调查显示：后天获得性疾病占近70%，以慢性肾炎和肾病综合征为主；先天遗传性疾病占24%，主要为肾发育异常和肾囊性病；不明原因者占6%。近年来肾间质小管损害引起的CRF逐渐受到人们的重视。

二、临床表现

1. 水、电解质和酸碱代谢紊乱

1）水钠平衡 早期由于浓缩功能减退，尿量不减少或反而增多，晚期尿量才有减少，终末期可发展到无尿。患者对水代谢调节能力减退；当肾小球滤过率降低至正常值的10%以下时，要注意限制水摄入，否则引起水中毒；当患者有继发性感染、发热、呕吐或腹泻时，应及时适当补液，否则出现血容量不足，GFR下降，使尿毒症症状进一步恶化。

2）钾平衡　血钾升高见于 CKD 晚期，但总体钾的存储量仍降低。当合并感染、酸中毒、创伤、脱水、顽固性便秘、溶血或进食富含钾的食物、保钾利尿剂、含钾或影响血钾的药物、输血以及少尿、无尿等情况时更易出现高血钾。仅少数 CKD 患者出现低钾血症，其原因主要是钾摄入不足、腹泻、大量出汗、肾失钾（Fanconi 综合征、Bartter 综合征等）。

3）磷代谢　在 CKD 早期，残存肾单位进行性减少，出现磷的排泄不足，引起高磷血症，诱发转移性钙化和组织损害。皮肤和皮下组织转移性钙化表现为瘙痒，关节周围钙化导致肌腱炎和关节炎，其他如在心脏、肺脏、脑部钙化则可引起心脏传导障碍、二尖瓣狭窄、限制性和纤维性肺病。高磷血症还可以导致继发性甲状旁腺功能亢进症，引起骨营养不良，临床上表现为肌病、软组织钙化以及肾性骨病。

4）钙代谢　CKD 患者常并发低钙血症。其原因是钙摄入不足（厌食和呕吐）；小肠吸收钙降低（活性维生素 D_3 缺乏）；磷在体内蓄积（肾排泄减少）以及维生素 D_3 肾 25 羟化障碍改变等有关临床可出现手足抽搐等表现。

5）镁和铝代谢　ESRD 可出现高镁血症，当血清镁浓度大于 1.64 mmol/L 时可引起嗜睡、言语障碍、食欲不振；当大于 2.05 mmol/L 时可明显抑制神经肌肉功能，出现昏睡、血压下降、腱反射减弱和肌无力；随着血清镁浓度进一步升高，可出现心动过缓、房室传导或心室传导阻滞，严重者可致心跳骤停。铝与长期摄入含铝制剂和维持性血液透析用水的铝含量过高有关，铝可引起小细胞性贫血和脑病。

6）代谢性酸中毒　由于 GFR 下降及肾小管功能障碍，患者不能有效排泄酸性代谢产物，因此从 CKD 早期开始就合并不同程度的代谢性酸中毒。尿毒症酸中毒的表现形式为血浆 HCO_3^- 下降，阴离子间隙增高和高氯血症酸中毒。酸中毒对肾性骨病、蛋白质代谢、糖代谢都有影响。急性酸中毒最主要的危害是导致心血管系统和中枢神经系统功能障碍，可产生致死性室性心律失常、心肌收缩力下降以及对儿茶酚胺反应性降低。

2. 心血管系统

1）高血压：CKD 患者高血压由多种因素所致，与容量负荷过多或肾素 – 血管紧张素 – 醛固酮活性升高有关。长期血压升高可使可使心室肥厚，心脏扩大，心律失常和出现心功能不全及加重肾损害，形成恶性循环。CKD 患者高血压常较难控制，部分患者甚至可引发高血压脑病和脑出血。

2）心力衰竭：容量负荷过重、高血压、贫血、心肌病、心包积液、甲状旁腺功能亢进症、电解质紊乱等因素参与心力衰竭的发生。临床表现为心悸、气促、端坐呼吸、颈静脉怒张、肝脾肿大及水肿，甚至急性肺水肿。

3）心包炎：与透析相关出血、容量负荷过重、尿毒症毒素蓄积、原发病、感染和炎症等因素关系密切。患者出现持续心前区疼痛，呼吸和斜卧时加重，坐位及前顷位减轻；伴不同程度的发热、心包摩擦音。大量心包积液时则可出现心包填塞的表现。

4）心肌病：病因有容量负荷过重、高血压、贫血、血透时动静脉内瘘、甲状旁腺功能亢进症、尿毒症毒素、醋酸盐透析、营养不良、肉毒碱缺乏和水、电解质、酸碱平衡紊乱等。临床表现为胸闷、气促、心前区不适、心力衰竭、心脏长大、心律失常。超声心动图示心室肥厚、射血分数降低。

5）心律失常：非常多见。左心室肥厚、使用洋地黄药物、电解质紊乱、透析液成分变化以及基础心脏疾病都是心律失常的重要病因。患者可合并多种类型的心律失常，室性心律失常特别是室性心动过速是 ESRD 心脏病死亡的高危因素。临床表现心悸、眩晕、黑蒙，甚至猝死。

3. 胃肠系统

CKD 随着肾功能恶化，患者可发生消化道出血，其原因可能与胃、十二指肠炎，消化性溃疡及血液透析肝素应用有关。下消化道出血与消化道憩室、黏膜血管畸形和结肠溃疡等有关。ESRD 常有消化性溃疡及胃肠炎，表现为一系列胃肠功能减退症状。

4. 血液系统

肾性贫血是严重影响患者生活质量的慢性并发症，其最主要原因有促红细胞生成素（erythropoetin，EPO）缺乏或产生相对不足；铁缺乏、红细胞生长抑制因子产生、红细胞破坏增加、继发性甲状旁腺功能亢进症、机体炎症状态、失血、铁及叶酸缺乏和铝中毒等也是非常重要的因素。CKD 贫血诊断标准：成人或大于 15 岁的儿童：男性血红蛋白浓度（Hb）< 130 g/L，女性 Hb < 120 g/L；0.5 ~ 5 岁：Hb < 110 g/L；5 ~ 12 岁：Hb < 115 g/L；12 ~ 15 岁：Hb < 120 g/L。CKD 患者应长期随访 Hb；GFR < 60 mL/（min·1.73 m²）者应行贫血评估，并针对病因学进行治疗。由于尿毒症毒素、营养不良、炎症、铁负荷过重和药物等因素，CKD 晚期患者白细胞（特别是中性粒细胞）趋化能力、吞噬能力、杀菌力全面受损，易并发感染。ESRD 患者常存在血小板功能降低、血小板 – 血管壁相互作用异常和凝血 / 纤溶系统的异常，常有出血表现。

5. 呼吸系统

尿毒症由于细胞和体液免疫功能均降低，所以容易并发肺部感染。肺转移性钙化的发病与继发性甲状旁腺功能亢进症及钙磷代谢紊乱有关，临床上可无症状或有不同程度呼吸困难或肺动脉高压和右心功能不全，肺功能呈限制性通气障碍，胸部有弥漫浸润，CT 及核素扫描有助于早期诊断。部分患者还会出现尿毒症肺炎，胸片呈蝴蝶状改变，其发生与肺水肿、低蛋白血症、间质性肺炎和心力衰竭等有关。由于体液潴留和尿毒症毒素等原因，约 20% 的 ESRD 出现胸腔积液，多为漏出液；合并感染或透析肝素的大量应用可有血性胸水。血液透析开始后可有透析相关低氧血症，表现为一过性低氧血症，其原因是与透析液的低二氧化碳分压和较高 pH 值以及透析器生物相容性差有关。

6. 神经系统

可发生尿毒症性脑病，表现为注意力不集中，记忆力减退和各种精神症状甚至抽搐昏迷等。周围神经病变在维持性透析中发生率为 65%，可能与体内中分子物质积聚有关，表现为下肢疼痛、灼痛和痛觉过敏，以夜间和休息为著，想以活动来减轻症状，称为"不宁腿综合征"，进一步发展则有肢端袜套样分布的感觉丧失，腱反射减弱或消失和肌无力等。

7. 矿物质和骨代谢异常

表现为继发性甲状旁腺功能亢进症导致的纤维囊性骨炎，伴有骨质疏松和骨硬化；

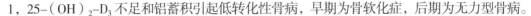

1, 25-（OH）$_2$-D$_3$ 不足和铝蓄积引起低转化性骨病，早期为骨软化症，后期为无力型骨病。

8. 皮肤改变

皮肤有瘙痒，伴色素沉着，身上散发出一股尿毒症臭味，严重影响患者生活质量，其机制与组胺水平增高、局部和血钙水平高及 PTH 增高有关。类胡萝卜素、尿素沉积和促黑激素过度分泌以及贫血可致皮肤不同的色素改变。部分患者可出现皮肤溃疡及软组织坏死等。

9. 内分泌系统

内分泌功能受损表现为促红素生成素减少导致贫血；CKD 患者肾脏维生素 D$_3$ 的 25 羟化障碍，导致 1, 25-（OH）$_2$-D$_3$ 缺乏导致肾性骨病；甲状腺激素代谢异常，常有甲状腺功能减退的症状。生长激素的产生和（或）分泌调节异常引起尿毒症患者基础生长激素升高和垂体功能失调；由于酸中毒、甲状旁腺功能亢进症，CKD 患者常出现胰岛素抵抗，导致糖耐量异常。

10. 糖、脂肪、蛋白质及氨基酸代谢障碍

CKD 时肾脏清除胰岛素能力减退，血中胰岛素升高。CKD 患者一般都有负氮平衡，蛋白质、氨基酸合成下降、分解代谢增加及负氮平衡，儿童可出现发育迟缓，成人则出现营养不良，严重影响患者康复和伤口愈合，并增加感染机会。血甘油三酯增高，低密度脂蛋白增高，高密度脂蛋白降低，总胆固醇水平一般正常，可能与脂蛋白酯酶及肝酯酶活性下降有关。

三、CKD 的诊断标准

以下任意一项指标持续超过 3 个月，即可诊断为 CKD。

1. 肾损伤标志：①白蛋白尿（尿白蛋白排泄率 ≥ 30 mg/24 h；尿白蛋白 / 肌酐比值 ≥ 3 mg/ mmol）；②尿沉渣异常；③肾小管相关病变；④组织学异常；⑤影像学所见结构异常；⑥肾移植病史，以上指标至少满足一项。

2. GFR 下降：GFR ≤ 60 ml/（min·1.73 m^2）（GFR 分期：C3a ~ C5 期）。

四、CKD 的分期

KDIGO 指南提出病因 – 肾小球滤过率 – 白蛋白尿（CGA）分期。CGA 分期除了强调病因和白蛋白尿的重要意义外，还将 K/DOQI 指南 GFR 分期的 C3 期分为 C3a 和 C3b 期，这是基于 2009 年 KDIGO 工作组发起的一项覆盖正常人群、高危人群和肾脏疾病人群的 Meta 分析。该 Meta 分析不仅发现尿白蛋白和 GFR 水平与 CKD 患者的总不良结局均具独立相关性，而且通过分层分析发现，C3 期患者，eGFR 较低组 [30 ~ 44 ml/（min·1.73 m^2）] 与较高组 [45 ~ 59 ml/（min·1.73 m^2）] 相比，不良结局风险显著升高。

五、CKD 的非血液净化治疗

1. 营养治疗

营养治疗的核心是肾替代治疗前的限制蛋白质饮食，低蛋白饮食可以减少蛋白尿；

改善蛋白质代谢，减轻氮质血症；改善代谢性酸中毒；减轻胰岛素抵抗；改善脂质代谢；减轻继发性甲状旁腺功能亢进症。在实行低蛋白饮食，尤其极低蛋白饮食治疗时，为防止营养不良，建议同时补充复方 α - 酮酸制剂。

对于非糖尿病肾病型 CKD 1、2 期原则上宜减少饮食蛋白，推荐蛋白入量 0.8 g/（kg·d）。从 CKD 3 期应开始低蛋白饮食治疗，推荐蛋白入量 0.6 g/（kg·d），并可补充复方 α - 酮酸制剂 0.12 g/（kg·d）。研究报道 GFR 已重度下降，且患者能够耐受更严格蛋白限制，则蛋白入量还可减至 0.4 g/（kg·d）并补充复方 α - 酮酸制剂 0.20 g/（kg·d）。低蛋白饮食中约 50% 蛋白应为高生物价蛋白。热量摄入需维持于 30 ~ 35 kcal/（kg·d）。脂肪不能超过总热量的 30%，不饱和脂肪酸 / 饱和脂肪酸应 2：1，胆固醇摄入量 < 300 mg/d。其他营养素：各种维生素及叶酸应充分补充。当出现高磷血症时磷入量应限制在 800 mg/d 以下（最佳入量为 500 mg/d）。

饮食治疗顺从性的监测：①蛋白入量监测：测定患者 24 h 尿尿素排泄量，腹膜透析患者还应测 24 h 腹透液尿素排泄量，然后计算氮表现率蛋白相当量或总氮排出量蛋白相当量或蛋白分解代谢率，在氮平衡情况下，其值应与蛋白入量相等；②热量摄入监测：根据患者 3 天饮食记录，来计算患者实际摄入热量。CKD3 期提倡每年一次监测甲状旁腺激素和钙磷水平；CKD4 ~ 5 期及透析患者每 3 个月监测一次。

患者营养状态的评估：CKD 患者从 GFR < 60 ml/min 起即易发生营养不良，故应从此开始对患者营养状态进行监测。对患者实施低蛋白饮食治疗后，更应规律地密切监测，治疗初或存在营养不良时推荐每月监测 1 次，而后每 2 ~ 3 月监测 1 次。人体测量方法包括体重指数、肱三头肌皮褶厚度和上臂肌围等；血清蛋白、转铁蛋白、前白蛋白及血清胆固醇等生化指标；主观综合营养评估（SGA）。

2. 肾性贫血

1）治疗目标

较多的研究证实提高 Hb 水平有助改善患者心力衰竭和左心室肥厚。对非透析的 CKD 患者 1 年的前瞻性治疗观察发现，维持 Hb ≥ 120 g/L 与患者左心室重量指数（LVMI）降低有关，且维持 Hb ≥ 110 g/L 患者有更好的生活质量。但是，并非越高越好，也非越快越好。无论是透析还是非透析的接受促红细胞生成药物治疗的 CKD 患者，选择的 Hb 靶目标值应在 110 ~ 120 g/L，不应超过 130 g/L。

2）促红细胞生成素

（1）给药时机：CKD 患儿开始促红细胞生成素治疗的 Hb 浓度应个体化，需权衡利弊。当 Hb 和（或）Hct 下降至正常人群平均水平 80% 时，即青春期前儿童 Hb < 110 g/L（Hct < 33%）即应全面检查，寻找贫血原因。在纠正影响贫血的因素后，Hb 和 Hct 仍不能改善者，即可考虑使用促红细胞生成素。对于 Hb ≥ 100 g/L 的 CKD 非透析患者，建议不应使用促红细胞生成素治疗；对于 Hb < 100 g/L 的 CKD 患者，建议基于 Hb 下降率、需要输血的风险、与促红细胞生成素治疗相关的风险以及贫血所致症状的出现等情况，个体化决定是否开始应用促红细胞生成素治疗。对于 CKD5 期透析患者，当 Hb 为 90 ~ 100 g/L 时，建议开始促红细胞生成素治疗，以免 Hb 下降至 90 g/L 以下。由于部分

患者在较高的 Hb 浓度下生活质量会获得改善，可给予个体化治疗，即在 Hb > 100 g/L 时，也可给予促红细胞生成素。对有恶性肿瘤史的 CKD 患者，推荐应谨慎用促红细胞生成素治疗。

（2）给药途径及剂量：皮下注射 rHuEPO 是治疗儿童肾性贫血最经济有效的途径。在 2 ~ 4 个月内缓慢、平稳地将 Hb 和 Hct 提升至目标值（Hb 110 ~ 120 g/L，Hct 33% ~ 36%），并能长期维持其水平时的剂量定义为 EPO 最佳治疗剂量。通常，儿童剂量为每周 300 U/kg，分 3 次给药。个别贫血严重者可首先采用静脉用药，剂量每周 120 ~ 180 U/kg，分 3 次给药。对于糖尿病肾病等特殊病例，EPO 起始剂量应更小，贫血纠正的速度不宜过快，应从小剂量开始，应用过程中密切观察 Hct 及眼底等末梢血管循环情况，必要时尽早停药。

（3）剂量调整：治疗开始后，经过 2 ~ 4 周测定 1 次 Hb 值，控制 Hb 增长速度每月 10 ~ 20 g/L，2 ~ 4 个月达到目标值。若每月升高 < 10 g/L，则并将剂量增加 25%，若每个月 Hb 升高 > 20 g/L 则减量 25 ~ 50% 或暂停使用。维持阶段每 1 ~ 2 月检测一次 Hb，若每月 Hb 值变化 > 10 g/L，则增加或减少剂量 25%。

（4）EPO 的不良反应：常见的有高血压、血栓形成和高钾血症，其他少见不良反应包括头痛、癫痫、肝功能异常和过敏等。

（5）EPO 抵抗：在体内铁储备充足的情况下，静脉给予每周 450 U/kg 或皮下注射每周 300 U/kg，4 个月后，Hb 和（或）Hct 不能达目标值，或不能保持目标值则为 EPO 反应低下。EPO 抵抗的原因很多，反复抽血化验，内瘘穿刺针、透析器和管道内滞留血液及合并胃肠道失血可直接导致绝对性铁缺乏；继发性甲状旁腺功能亢进症、铝中毒、叶酸缺乏及甲状腺功能减退等也可引起或加重贫血；慢性感染或炎症、血红蛋白病、叶酸或维生素 B_{12} 缺乏、多发性骨髓瘤、营养不良及溶血等也可导致贫血加重或对 EPO 反应低下；血管紧张素转换酶抑制剂（ACEI）可能有抑制或干扰 EPO 的作用；透析效能等因素亦对贫血的发生有重要影响。对 EPO 抵抗或反应低下治疗的关键在于去除诱因，提高透析效能，应该考虑透析膜的生物相容性。研究发现，肉毒碱能提高机体对 EPO 的反应性，雄激素亦可促进蛋白质合成及提高造血干细胞的敏感性，可作为辅助疗法增强 EPO 效能。

3）应用铁剂

（1）评价铁状态：CKD 患儿常合并绝对和（或）相对铁缺乏，不能以正常状态下铁离子浓度作为反映肾性贫血患儿实际铁离子需求量的指标。使用 rHuEPO 过程中，若血清铁蛋白（SF）不大于 800 μg/L 及转铁蛋白饱和度（TSAT）不超过 50%，均应大量补充铁剂。由于 SF 主要反映体内储存铁，TSAT 则提示体内可利用于生成红细胞的铁，只有将两者结合才能准确分析体内是否存在铁缺乏。

（2）铁剂治疗时机：当 SF < 100 μg/L，TSAT < 20%，说明存在绝对性铁缺乏，单纯使用 rHuEPO 难以奏效，需补充大剂量铁剂。当体内铁储备改善后，rHuEPO 才能发挥作用。血清铁蛋白 ≥ 100 μg/L，TSAT ≥ 20% 时，提示体内 EPO 生成不足，是采取 EPO 治疗的强烈指征。若 SF ≥ 100 μg/L，TSAT < 20%，提示体内铁相对性缺乏（铁储

备不足），可能源于 rHuEPO 增加红细胞生成所致，需要加大补铁剂量。

（3）剂型：铁剂补充是 CKD 贫血初始治疗的有效方法，给药途径由医生、患者和当地的医疗资源情况共同决定。CKD 患儿肠道铁吸收未受影响，可通过口服铁剂预防铁缺乏及保持充分铁储备。血液透析患者应优先考虑应用静脉注射铁剂，部分腹膜透析及 CKD 患者也需静脉注射铁剂，尤其是口服补铁仍不能使 Hb 和（或）Hct 达到目标值，且 TSAT < 20%，血清铁蛋白 < 100 g/L 时。目前可供静脉使用的铁剂有右旋糖苷铁、葡萄糖酸铁钠及蔗糖铁等。

（4）剂量：应根据体重进行调整，< 10 kg 者为 125 mg，≥ 10 ~ 20 kg 者为 250 mg，> 20 kg 者为 500 mg；10 次为 1 疗程。非透析和（或）腹膜透析患儿静脉所需盐溶液量：体重 < 10 kg 者为 75 ml，≥ 10 ~ 20 kg 者为 125 ml，> 20 kg 者为 250 ml。并在末次用药 1 周左右检验 TSAT 及 SF，根据其结果调整铁剂剂量及使用频度。当 SF > 500ng/ml 时停止补铁。

（5）副作用：突出表现为与剂量相关的关节痛、肌痛及与剂量无关的特异性过敏反应及低血压。

4）补充优质蛋白、维生素 B_{12} 和叶酸。

5）输血：一般不予输血，多次输血可抑制红细胞生成，当血红蛋白 < 60 g/L 或血细胞压积（Hct）< 20%，有脑缺氧症状如疲乏、眩晕、气促等，或伴发感染或出血时应输注红细胞。

6）透析：目的在于清除尿毒症血中一些毒性代谢产物，一般腹膜透析对肾性贫血的纠正优于血液透析。

7）肾移植：肾移植是治疗慢性肾衰贫血的最有效措施。肾移植成功后，血浆 EPO 水平和 Hct 均可恢复正常。

8）继发性甲状旁腺功能亢进症严重者可考虑部分切除甲状旁腺。铝可干扰铁代谢，从而抑制 Hb 合成，应用去铁胺治疗铝引起的小细胞贫血有一定疗效。

3. 肾性高血压

对 CKD 患者进行降压治疗，不宜将血压降得过快和过低，以免使肾血流量锐减，导致肾功能不全恶化，容易出现脑供血不足现象。CKD 患者常需多种降压药物配伍应用，血管紧张素转换酶抑制剂（ACEI）/ 血管紧张素 1 型受体拮抗剂（ARB）、利尿剂、钙通道阻滞剂、β 受体阻断剂或 α 受体阻断剂均能联合应用已达到血压控制的目标。尿白蛋白重度升高时，推荐使用 ACEI 或 ARB。目前尚无足够证据支持联合应用 ACEI 和 ARB 在延缓 CKD 进展中的价值。需注意：①避免用于功能性肾动脉狭窄者；② GFR < 45 L/（min·1.73 m²）者宜从小剂量开始；③初始使用或加量时，应在 1 周内监测 GFR 和血清钾；④偶发其他疾病、拟静脉造影、肠镜前肠道准备或手术前暂停用药；⑤ GFR < 30 ml/（min·1.73 m²）时可能仍具有肾脏保护作用，不一定中止用药。此外，某些患者在应用 ACEI 和 ARB 过程中可出现血钾升高，一般平均升高 0.4 mmol/L，血钾升高达 6 ~ 8 mmol/L 以上则罕见；对于这类患者可选用钙离子通道阻断剂、α 受体阻滞剂和 β 受体阻滞剂。关于应用 ACEI 过程中出现的咳嗽主要与此类药物引起的一些激肽

类和 P 物质增加有关，必要时可更换成 ARB。钙通道阻滞剂可以有效降低血压，其中第三代双氢吡啶类钙通道阻滞剂包括氨氯地平、拉西地平等，作用缓和，无体位性低血压等不良反应。临床实验表明，钙通道阻滞剂可以使肾钠排泄增加，对延缓肾功能进展有一定疗效，但远不如 ACEI 及 ARB 明显。

4. 矿物质和骨代谢异常

根据 K/DOQI 指南，从 CKD3 期就应开始进行血清钙、磷、钙磷乘积和甲状旁腺激素（iPTH）检测，并同时开始相应治疗。

1）控制血磷：限制饮食中磷的摄入，每日摄入量控制在 800 mg 以内。使用磷的结合剂：用于饮食限磷仍不能控制血磷在靶目标范围者。含钙的磷结合剂，如碳酸钙、醋酸钙等于餐中服用。为防止高血钙，由含钙的磷结合剂提供的元素钙量不应超过 1 500 mg/d，包含饮食在内的总钙摄入量应低于 2 000 mg/d。有高血钙时应停用如含钙的磷结合剂，有条件可选择不含钙的磷结合剂，如 Sevelamer、碳酸镧等。严重的高血磷（＞2.26 mmol/L）者可短期（3 ~ 4 周）使用含铝的磷结合剂，然后改用其他制剂。充分透析能有效地降低血磷，患者应增加透析频率和时间有助于磷的清除。

2）调整血钙：CKD 各期患者均应维持血钙在 2.10 ~ 2.37 mmol/L 范围内。对于低血钙伴有低钙症状者，可补充钙剂或使用活性维生素 D 制剂，同时防止高血钙。透析患者血钙浓度＞2.54 mmol/L 时应采取措施，如减少或停用含钙制剂及活性维生素 D、使用低钙透析液（1.25 mmol/L 或更低）等。

3）钙磷乘积：2007 年版的 KDIGO 指南已经取消该指标。

4）活性维生素 D：血浆 PTH 超过相应目标范围时（3 期＞70 pg/ml，4 期＞110 pg/ml，5 期＞300 pg/ml），需给予活性维生素 D 制剂，治疗前必须纠正钙、磷水平异常，治疗过程中密切监测 iPTH、钙、磷水平，调整药物剂量。$1, 25-(OH)_2-D_3$ 的应用方法推荐如下。

（1）小剂量疗法　主要适用于轻度继发性甲状旁腺功能亢进症（SHPT）患者或中重度 SHPT 患者维持治疗阶段。用法：0.25 μg，每天 1 次口服。若 iPTH 降低至目标范围，可减少原剂量的 25% ~ 50%，甚至隔日服用。并根据 PTH 水平调整剂量，避免 iPTH 水平过度下降及反跳，直至以最小剂量维持 iPTH 在目标值范围。如果 iPTH 无明显下降，则增加原剂量的 50%，治疗 4 ~ 8 周后仍未达到目标范围，可用大剂量间歇疗法。

（2）大剂量间歇疗法（冲击疗法）　主要适用于中重度 SHPT 患者。iPTH 300 ~ 500 pg/ml 者，每次 1 ~ 2 μg，每周 2 次口服；iPTH 500 ~ 1 000 pg/ml 者，每次 2 ~ 4 μg，每周 2 次口服；iPTH ＞1 000 pg/ml 者，每次 4 ~ 6 μg，每周 2 次口服。如果经治疗 4 ~ 8 周后，iPTH 水平没有明显下降，则剂量增加 25% ~ 50%。一旦 iPTH 降到目标范围，剂量减少 25% ~ 50%，并根据 iPTH 水平调整剂量以最小剂量维持 iPTH 在目标范围。

（3）经过规范的药物治疗仍不能控制的严重的 SHPT（PTH 持续＞800 pg/ml），并且有顽固的高钙血症和（或）高磷血症，对治疗抵抗者，以及经核素或超声检查证实存在甲状旁腺腺瘤或结节者,建议实施甲状旁腺次全切除术或甲状旁腺全切加自体移植术。

5. 纠正水、电解质紊乱和酸碱平衡

对有明显失水患者,若无严重高血压和心力衰竭,可视病情需要补液。以口服补液为最佳选择,不能口服的患者,静脉输液时一定要严密观察其血压、心功能状态,以避免水潴留的发生。严重肾功能障碍合并水潴留或水中毒时,应严格限制入水量,以每日排水量加非显性失水量之和为度,并限制钠摄入量,同时可给予利尿剂。一般多选用袢利尿剂,以呋塞米和布美他尼为主。高钾血症者应限制钾摄入,促使血钾水平下降。代谢性酸中毒是 CKD 进展的一个重要因素,轻度酸中毒可酌情给予碳酸氢钠 3 ～ 6 g/d 口服。若二氧化碳结合力低于 15 mmol/L,可用碳酸氢钠或乳酸钠,纠正至 20 mmol/L 即可停止。严重酸中毒(pH 值 < 7.2)者应立刻进行透析治疗。治疗过程中要注意防止低钾和低钙,警惕发生高钠血症、高渗血症以及诱发心力衰竭。

6. 控制感染

CKD 患者极易并发感染,特别是肺部、皮肤和尿路感染,应尽早进行病原学检查按药敏试验选用药物,禁用或慎用肾毒性药物,并按肾功能情况调整用药剂量及给药间期。

7. 清除肠道毒物

口服氧化淀粉(包醛氧化淀粉)能吸附肠道中氮代谢产物,并通过腹泻作用将毒性物质排出体外,用法为每日口服 15 ～ 30 g,长期服用可降低血尿素氮水平,AST–120 是最近研制的一种新型肠道吸附剂,能吸附色氨酸代谢产物吲哚,使肝脏硫酸吲哚酚(尿毒症毒素)的合成减少。

五、CKD 的血液净化治疗

1. 完善肾脏替代治疗前的准备

1)专科随访:CKD 4 期估算肾小球滤过率 eGFR < 30 ml/(min·1.73 m²)患者均应转至肾脏专科随访。建议每 3 个月评估一次 eGFR。积极处理并发症和并发症,如贫血、骨病和矿物质代谢障碍、高血压、脂代谢异常、糖代谢异常和高尿酸血症等。

2)患者教育:得到肾科医生合理及时处理的患者的生活质量和存活率要好于进入透析前没有转诊给肾脏专科医生的患者。当 eGFR < 20 ml/(min·1.73 m²)或预计 6 个月内需接受透析治疗时,要对患者进行透析知识宣教,增强其对透析的了解,消除顾虑,使患者从身体和心理上做好接受肾脏替代治疗的准备。教育患者纠正不良习惯,如饮食调控。

3)系统检查及评估患者,决定透析模式及血管通路。系统询问病史和体格检查,进行心脏、肢体血管、肺、肝、腹腔等器官组织检查,了解其结构及功能。在全面评估基础上,制订患者病历档案。

4)择期建立血管通路。对准备血液透析的患者而言,需要建立血管通路,而利用患者自身的血管建立血管通路最理想。对于 eGFR < 30 ml/(min·1.73 m²)患者,进行上肢血管保护教育,保护手臂静脉,避免血管穿刺和输液损伤,以避免损伤血管,为以后建立血管通路创造良好的血管条件。血管通路应在透析前合适的时机建立。动脉－静

脉内瘘成熟至少需要 1 个月，理想状态是建立内瘘后经过 3 ~ 4 个月再使用。如要使内瘘在使用前达到理想状态，需要在患者进入透析前至少 3 ~ 4 个月建立内瘘。过早开始进行血管通路穿刺，会造成内瘘血管内膜损伤，血栓形成，甚至导致内瘘闭塞。对不准备做自体动脉 - 静脉内瘘的患者，移植物建立动静脉内瘘应当在开始血透前 3 ~ 6 周置入。如果使用双腔管作为血管通路，应当在使用时才置入。建立血管通路后，对患者加强血管通路的维护、保养、锻炼教育，定期随访、评估及维护保养血管通路。对于准备腹膜透析的患者，如在腹透植管术后 2 ~ 4 周再开始透析，可以减少腹水渗漏、有利于窦道愈合、降低出口感染和腹膜炎的发生。因此，也需要在透析前适时植入腹透导管。

5）患者 eGFR < 15 ml/（min·1.73 m^2）时，要密切随访。建议每 2 ~ 4 周进行一次全面评估。评估内容包括症状、体征、肾功能、血电解质（血钾、血钙、血磷等）及酸碱平衡（动脉血气等）、血红蛋白等，以决定透析时机。开始透析前，应常规检测患者肝炎标志物、HIV 和梅毒血清学指标，应对患者凝血功能进行评估，为透析抗凝方案的决定做准备。透析治疗前，应签署知情同意书。

2. 肾脏替代治疗的时机和指征

美国肾脏病基金会肾脏病预后质量指南（K/DOQI）提出适时透析的概念，建议当 GFR 下降到小于 10.5 ml/（min·1.73 m^2）时应开始透析治疗，除非患者在这种情况下尿量能维持正常因而无水肿、体重稳定、标准化蛋白氮出现率（nPNA）不小于 0.8 g/（kg·d）、并且无尿毒症症状和体征；患有慢性肾衰竭（如 GFR 小于 15 ~ 20 ml/min），还没有进行维持性透析的患者，如果使用各种有效的方法试图改善蛋白质和能量摄入不足，而蛋白质能量营养不良仍不断发展或持续存在，并且除了营养摄入不足以外，没有其他明显的导致营养不良的原因时，建议进行维持性透析或者肾脏移植治疗。

中华医学会肾脏病学分会血液净化标准操作规程推荐：非糖尿病肾病 eGFR < 10 ml/（min·1.73 m^2）；糖尿病肾病 eGFR < 15 ml/（min·1.73 m^2）。当有下列情况时，可酌情提前开始透析治疗：严重并发症，经药物治疗等不能有效控制者，如容量过多包括急性心力衰竭、顽固性高血压；高钾血症；代谢性酸中毒；高磷血症；贫血；体重明显下降和营养状态恶化，尤其是伴有恶心、呕吐等。

3. 一体化治疗

对 ESRD 患者的治疗不是简单地给予一种透析或肾移植治疗，而是包含尽早肾脏专科就诊、适时透析、了解透析有不同的方式以及其优缺点。让患者知情后，自由选择透析方式。随着残存肾功能的逐步减退，逐步增加透析剂量以替代残存肾功能的不足。随着透析时间的延长，根据患者情况的变化可再改变透析方法，从腹膜透析改血液透析；或从血液透析改腹膜透析；进行肾移植；若肾移植失败再改回透析的一体化治疗概念。

4. 透析处方个体化

透析处方是根据不同患者的不同情况给予不同的透析处方。透析处方不仅应考虑溶质的清除，也应包括液体排除、缓冲碱补充及电解质正常化，尽可能减少透析有关并发症。如腹膜透析患者选择怎样的透析模式、每日作几次交换、每日透析剂量应多少；血液透析患者用什么透析器、血流量多大、每周透析多少时间等。随着适时透析概念的推广，对有残存肾功能的透析患者，更强调透析处方的个体化。透析患者透析充分性的监测，应常规进行尿素动力学测定。

5. 透析方式的选择

1）年龄 北美 ESRD 儿童 PD ： HD= 2 ：1，几乎所有肾衰竭婴儿接受 PD 治疗，青少年肾衰竭患者接受 HD 或 PD 治疗。美国大多数 ESRD 儿童在血透中心做 HD。南美和加拿大 65% 儿童应用 PD，欧洲建议 5 岁以下儿童应用 PD。为了避免对血流动力学影响，我们建议＜ 3 岁、体重＜ 20 kg、血流动力学不稳定患儿选择 PD；≤ 5 岁患儿首选 PD，有特殊情况时也可选择 HD；＞ 5 岁患儿建立动脉 – 静脉瘘比较方便，可选择 HD。

2）原发疾病和伴发病 有下列疾病者，如颅内出血或颅内压增高、药物难于纠正的严重休克、活动性出血、精神异常不合作者等，不首选血液透析。癫痫患者在常规治疗下并有家属照顾，可做维持性血液透析。病情危重或有多器官功能衰竭患者应采用 CRRT 进行抢救治疗。

3）血管条件 尽管目前技术上可以解决血液净化治疗用的血管通路，但一些患者血管条件极差，如多次穿刺引起的严重破坏、长期血透引起的感染和阻塞甚至硬化等，造成血管通路的建立和再建立的困难，这种情况应首选腹膜透析，或先做腹膜透析作为过渡性治疗。

4）并发症 有严重心肌病、自主神经功能紊乱、缺血性心脏病、醋酸盐不耐受、脱水不耐受（低血压、肌肉痉挛、恶心、呕吐）等，可选择碳酸氢盐透析、血液滤过或腹膜透析；严重的出血倾向者应首选腹膜透析。

6. 腹膜透析在 CKD 中的应用

慢性腹膜透析是终末期肾衰竭儿童的肾替代治疗首选的治疗方式，其技术相对简单，不需要慢性血液透析所需的慢性血管通路，而慢性血管通路对于婴幼儿来说非常困难。由于 CPD 能够在家中进行，患儿可以规律上学及参加正常活动；CPD 较 HD 还能较好地控制血压和电解质，对食物和饮水的限制较少。持续性非卧床性腹膜透析（CAPD）和各种模式的自动腹膜透析（APD，需要有自动腹膜透析机）都能够为终末期肾衰竭的儿童和婴儿提供有效、持久的透析。

1）导管选择 儿童和婴幼儿腹透管应随其年龄、身高、体重而选择，插入腹腔内透析管长度约相当于患儿脐至耻骨联合的距离。双涤纶套（cuff）儿童型透析管适用于大多数患儿；体重＜ 3 kg 的婴儿需用单 cuff 透析管；6 岁以上、体重＞ 30 kg 儿童，可以应用成人型透析管。目前广泛使用的是 Tenckhoff 双 cuff 直管。为减少注入腹透液疼痛及腹透液流出梗阻等问题，可选用弯曲 Tenckhoff 透析管。婴幼儿可使用鹅颈导管并使导管外出口定位在胸前，可降低婴幼儿导管相关感染的发生率。皮肤出口位置皮肤外出口应避免腰带位置，外出口的方向应朝下，以减少外出口感染及降低透析管相关的腹膜炎发生的危险。

2）植管后开始腹膜透析的时机 建议在植管后 2 ~ 6 周开始透析。腹透管处于关闭状态，保持腹透管固定，使用医用纱布或非封闭的敷料覆盖在外出口处。在最初 2 ~ 3 周，每周更换 1 次敷料，避免使用聚维酮碘和过氧化氢；每周肝素生理盐水通管 1 次；

婴儿推荐每日进行腹透管冲洗。最初每次灌入量 300 ml/m²，交换 12 ~ 24 次，在 7 ~ 14 d 内逐渐将交换容积提高到 1 100 ml/m²，交换 5 ~ 10 次。如需要立即透析，取仰卧位，低灌注量（300 ml/m² 或 10 ml/kg），交换 12 ~ 24 次 ×7 d，在 14 ~ 21 d 内逐渐将交换容积提高到 1 100 ml/m²，交换 5 ~ 10 次。

3）连续性非卧床性腹膜透析（CAPD）最初方案

（1）在植管后 2 ~ 6 周开始 CAPD　PD 溶液尽可能采用最低浓度（1.5%）的右旋葡萄糖溶液。灌入容量以体表面积（BSA）计算，从 300 ~ 500 ml/m² 交换开始（婴儿为 200 ml/m² 交换）；7 ~ 14 d 内，缓慢增加灌入容量，白天增至 800 ~ 1 000 ml/m²，夜间增加至 1 000 ~ 1 200 ml/m²；婴儿的最终交换灌入量不超过 50 ml/kg；如患儿主诉不适，则不再增加灌入容量。交换次数开始时每日交换 4 ~ 8 次；随着灌入量增加，减少交换次数至每日 4 次，并维持全天交换容量为 4 000 ~ 5 000 ml/m²；根据残余肾功能和尿量，有时每日可交换 3 ~ 5 次。留腹时间白天交换 3 次，每次留腹 4 ~ 6 h；夜间交换 1 次，留腹 6 ~ 9 h。

（2）植管后 2 周内开始 CAPD　第 1 周，灌入容量每次交换 300 ml/m² 或 10 ml/kg（婴儿每次交换为 200 ml/m²）；每天交换 12 ~ 24 次。在透析液留腹期间，保持仰卧位，避免哭闹、咳嗽或用力，仔细观察外出口有无渗漏。第 2 ~ 4 周　灌入容量缓慢增加至白天每次交换 800 ~ 1 000 ml/m²，夜间每次交换 1 000 ~ 1 200 ml/m²，婴儿的最终交换灌入量不超过 50 ml/kg。如患儿主诉不适，则不再增加灌入容量。随着灌入量增加，减少交换次数由每日 8 ~ 12 次降至每日 4 次，并维持全天交换容量为 4 000 ~ 5 000 ml/m²。

4）CAPD 处方的调整

（1）增加溶质清除　在未达到最大量前可增加灌入容量，首先增加 2 次交换液的容量，然后再增加全部 4 次交换液容量。每次交换量白天不超过 1 200 ml/m²，夜间不超过 1 400 ml/m² 或 50 ml/kg。在白天增加额外的交换。还可考虑采用持续性循环 PD。

（2）增加超滤作用　使用高浓度葡萄糖溶液首先将高浓度葡萄糖溶液用于一个最长的透析周期，通常选择在夜间；然后，将高浓度葡萄糖溶液用于其他交换中；尽可能选择最低浓度的高葡萄糖溶液以避免发生代谢性并发症。在最长的透析周期使用艾考糊精。增加额外的交换（减少留腹时间）次数。如果未达到最大灌入量，可考虑增加灌入容量。

5）APD 的初始处方

APD 的模式包括夜间间歇性腹膜透析（NIPD）、持续性循环腹膜透析（CCPD）、潮式腹膜透析（TPD）以及持续性优化腹膜透析（COPD）。当有一定残余肾功能时可以 NIPD 模式开始。如果已很少或已无残余肾功能，可开始用 CCPD 并以 1/2 灌入容量白天留腹灌入容量：900 ~ 1 100 ml/m²。每夜交换 5 ~ 10 次。每夜透析时间 8 ~ 12 h。透析溶液依据患儿超滤需要，使用 1.5% 和 2.5% 浓度葡萄糖透析液。

6）APD 透析处方的调整　根据临床、营养状态和透析充分性的评估，当患儿不能达到溶质清除目标值时，应进行透析处方调整。如果需要增加透析液量，应优化 NIPD 模式，增加灌入容量至最大量 1 400 ml/m²，并将整夜循环时间增加至最长 12 h。如果

NIPD 不能达到理想效果，应选择 CCPD 模式。通常加上白天留腹对于增加全天腹膜小分子溶质清除是经济有效的方法，但可能导致净液体重吸收增加，超滤减少，特别是在高转运和高平均转运状态的患儿。COPD 在白天额外增加一次交换，是改善溶质清除和超滤的下一步选择。

7. 血液透析在 CKD 中的应用

1）血管通路　临时或短期血液透析患儿可以选用临时中心静脉置管；需较长期血液透析患儿应选用长期血管通路。永久性血管通路儿科以非惯用侧上肢自体皮下动静脉吻合内瘘为首选，可以选用头静脉与桡动脉端侧吻合，也可用肱动脉或尺动脉。小儿不宜过早使用内瘘，以免造成血肿和假性动脉瘤。

2）首次透析

（1）抗凝　通常来说年龄越小的患儿抗凝剂用量越大。普通肝素一般首剂量 25 ~ 50 U/kg，追加剂量 10 ~ 25 U/（kg·h），间歇性静脉注射或持续性静脉输注（常用）；血液透析结束前 30 ~ 60 min 停止追加；依据患儿的凝血状态个体化调整剂量。低分子肝素一般选择 30 ~ 50 U/kg，在治疗前 20 ~ 30 min 静脉注射，无须追加剂量。局部枸橼酸抗凝枸橼酸浓度为 4% ~ 46.7%，枸橼酸钠以 0.005 mmol/（kg·min）滤器前持续注入；在静脉端补钙 2 ~ 3.1 mmol/h，控制滤器后的游离钙离子浓度 0.25 ~ 0.35 mmol/L，患儿体内游离钙离子浓度 1.0 ~ 1.35 mmol/L，直至血液净化治疗结束。阿加曲班一般首剂量 250 μg/kg、追加剂量 21 μg/（kg·min），或 2 μg/（kg·min）持续滤器前给药，依据患儿血浆部分活化凝血酶原时间的监测，调整剂量。无抗凝剂：治疗前给予 4 mg/dl 的肝素生理盐水预冲、保留灌注 20 min 后，再给予生理盐水 500 ml 冲洗；血液净化治疗过程每 30 ~ 60 min，给予 100 ~ 200 ml 生理盐水冲洗管路和滤器。

（2）首次透析 1.5 ~ 2 h，不超过 3 h，以后逐渐延长至每次 3 ~ 5 h。

（3）血流速度可设为 3 ml/（kg·min），以后根据情况逐渐调高血流速度 3 ~ 5 ml/（kg·min）。

（4）透析器和透析管路容积不应超过体重的 0.8%，即血容量的 10%。选择儿童专用透析管路和透析器必须预充量少、血流阻力低、滤过面积合适。透析器的膜面积不应超过患者的体表面积，尿素清除率 3 ~ 5 ml/（kg·min）。依体重选择透析器：< 20 kg，0.1 ~ 0.4 m^2；20 ~ 30 kg，0.4 ~ 0.8 m^2；> 30 ~ 40 kg，0.6 ~ 1.0 m^2；> 40 kg，1.0 ~ 1.2 m^2 的透析器。首次透析选择相对小面积透析器，以减少透析失衡综合征。

（5）透析液流速可设定为 500 ml/min。婴幼儿可减为 250 ml/min。

（6）如果严重低钙，适当选择高浓度钙的透析液。高钾血症患儿透析液钾浓度以 2 mmol/L 为宜，血钾正常或低钾血症患儿透析液钾浓度可调至 3 mmol/L。

（7）建议每次透析超滤总量不超过体重的 3% ~ 5%。根据患儿容量状态及心肺功能、残肾功能等情况设定透析超滤量和超滤速度。存在严重水肿、急性肺水肿等情况时，超滤速度和总量可适当提高。在 1 ~ 3 个月逐步使患儿透后体重达到理想的干体重。

（8）为避免透析失衡综合征，建议适当调高患儿每周透析频率。根据患儿透前残肾功能，开始透析的第一周透析 3 ～ 5 次，以后根据治疗反应及残肾功能、机体容量状态等，逐步过渡到每周 2 ～ 3 次透析。

（9）管路预充。儿童的血容量少，婴儿循环血液容量 90 ml/kg、儿童循环血液容量 80 ml/kg，如体外循环血容量超过循环血液容量的 10% 时（相当于急性失血）需要预充。预充量为动脉管路、静脉管路及滤器的容积。管路预充通常应用等张盐水，小婴儿、贫血、心脏和循环系统功能不稳定者应用白蛋白或血液预充，防止低血压的发生。

3）维持透析

维持透析患儿每次透析前均应进行症状和体征评估，观察有无出血，测量体重，评估血管通路，并定期进行血生化检查及透析充分性评估，以调整透析处方。

（1）超滤量及超滤速度设定：干体重是无透析间期高血压和透析中低血压时患儿所能耐受的最低透析后体重。由于儿童生长发育，营养状态等的变化会影响体重，故建议每两周评估一次干体重。每次透析前根据患儿既往透析过程中血压和透析前血压情况、机体容量状况以及透前实际体重，计算需要超滤量。建议每次透析超滤总量不超过体重的 5%。存在严重水肿、急性肺水肿等情况时，在有血容量监测下超滤量可达体重的 10%。根据透析总超滤量及预计治疗时间，设定超滤速度。同时在治疗中应密切监测血压变化，避免透析中低血压等并发症。

（2）透析治疗时间：根据透析治疗频率，设定透析治疗时间。建议每周两次透析者为 5.0 ～ 5.5 小时 / 次，每周 3 次者为 3 ～ 4 小时 / 次，每周透析时间至少 10 h 以上。

（3）一般建议每周 3 次透析；对于残肾功能较好、刚开始透析患儿，可予每周 2 次透析。随着残肾功能的丧失，很快需要一周 3 次透析。

（4）每次透析时，先予 2 ～ 3 ml/（kg·min）血流速度治疗 15 min 左右，如无不适反应，调高血流速度至 3 ～ 5 ml/（kg·min）。永久性血管通路患儿血流量可达 6 ～ 8 ml/（kg·min）。每次透析时血流速度最低 3 ml/（kg·min）。存在严重心律失常患者，可酌情减慢血流速度，并密切监测患者治疗中心率变化。

（5）透析液流速一般为 500 ml/min。如采用高通量透析，可适当提高透析液流速至 800 ml/min。婴幼儿可减为 250 ml/min。

（6）透析液溶质浓度：钠浓度常为 138 ～ 140 mmol/L，应根据血压情况选择。顽固高血压时可选用低钠透析液，但应注意肌肉抽搐、透析失衡综合征及透析中低血压或高血压发生。钾浓度为 2.0 ～ 3.0 mmol/L，常设定为 2.0 mmol/L。对慢性透析患儿，根据患儿血钾水平、存在心律失常等合发症或并发症、输血治疗、透析模式（如每日透析者可适当选择较高钾浓度透析液）情况，选择合适钾浓度透析液。过低钾浓度透析液可引起血钾下降过快，并导致心律失常甚至心跳骤停。常用透析液钙浓度为 1.25 ～ 1.75 mmol/L。透析液钙浓度过高易引起高钙血症，并导致机体发生严重异位钙化等并发症，因此当前应用最多的是钙浓度 1.25 mmol/L 的透析液。当存在高钙血症、难以控制的继发性甲状旁腺功能亢进症时，选用低钙透析液，建议联合应用活性维生素 D 和磷结合剂治疗；血 iPTH 水平过低时也应选用相对低浓度钙的透析液；当透析中反复出现低钙抽搐、血钙较低、血管反应性差导致反复透析低血压时，可短期选用高钙透析液，但此时应密切监测血钙、血磷、血 iPTH 水平，并定期评估组织器官的钙化情况，防止出现严重骨盐代谢异常。

8.HD/PD 联合治疗 CKD

HD 和 PD 不是对立的，根据临床实际情况由一种透析方式转换成另一种方式，并不意味着原有治疗方式失败；两者的联合交替应用可在患者漫长的替代治疗过程中发挥不同的作用。Agarwal 等调查了 31 例联合透析治疗的患者，发现大多数患者被记录由一种以上的临床原因导致从 PD 转至联合治疗。其中，主要的原因有溶质清除不充分（34%）、超滤不足（16%）和神经系统障碍（11%）。Kawanishi 等运用联合透析方式治疗的原因包括超滤量的丢失（2 例）、尿毒症发生（3 例）、液体控制不充分（5 例）、脐疝（1 例）和胸腔积液（1 例）。联合透析对于高循环血量和（或）循环中小分子物质水平上升的患者有益。PD 和 HD 联合治疗更适合一些溶质清除率低下和水钠潴留难以纠正的 PD 患者，以及一些没有残余肾功能而腹膜功能尚未破坏的伴尿毒症症状的 HD 患者。腹膜透析是保护残余肾功能的有效手段，应该作为一线透析选择。然而，在残余肾功能丧失后，单独运用腹膜透析在改善尿毒症症状方面还是有缺陷的。对于这种缺陷，联合 HD 和 PD 是最简单的解决方法。CAPD 相对于 HD 都有利于肾脏疾病的治疗，但是在较大肌肉运动而产生高水平肌酐的 CAPD 患者中溶质清除常常不足，为了弥补这种不足，频繁交换和高透析容量很必要。建议透析不足的 CAPD 患者中，可用 CAPD、HD 联合透析来提高溶质清除率。

一般多采用 7 d 为一周期的连续 PD 加间断 HD 治疗的方式。Kawanishi 等对因长期 PD 治疗不充分而发生尿毒症的患者改用 HD 和 PD 联合治疗，PD 治疗每周 5 ~ 6 d，HD 治疗每周一或两次。Hashimoto 等采用连续 5 d 的 PD 治疗，加上一次 HD 治疗，HD 完毕后患者可以获得一昼夜的休息，直至周日晚。Maeda 等则采用每周先连续 PD 治疗 5 d，然后休息一天，第 7 天进行一周期的 HD 治疗，效果也很好。至于联合透析治疗时间的长短，则应视病情需要和实际透析治疗效果确定，临床报道亦不多。

9. 血液滤过在 CKD 中的应用

血液滤过（HF）是以对流的方式清除血液中中小分子物质及水分的一种血液净化技术，具有中分子物质清除率高，对血流动力学影响小等优点。HF 适合急、慢性肾衰竭患，特别是伴以下情况者：常规透析易发生低血压、顽固性高血压、常规透析不能控制的体液过多和心力衰竭、严重继发性甲状旁腺功能亢进症、尿毒症神经病变、心血管功能不稳定、多脏器衰竭及病情危重患者。出现如下情况时应慎用：药物难以纠正的严重休克或低血压、严重心肌病变导致的心力衰竭、严重心律失常以及精神障碍不能配合血液净化治疗。

可采用前稀释置换法及后稀释置换法或混合稀释法。通常每次 HF 治疗 3 ~ 4 h，血流量依体重或年龄而不同；一般 3 ~ 5 ml/（kg·min）；通常年幼儿童的血流量范围为 50 ~ 200 ml/min，而年长儿童则与成人相近为 200 ~ 350 ml/min。置换率是血流速度的 1/3 ~ 1/2。

对于较大儿童应选择具有高水分通透性和高溶质滤过率，有足够的超滤系数 [儿童通常 UFR20 ml/（mmHg·h）]，以保证中小分子毒素被有效清除。根据患者体表面积选择滤器的膜面积。较小儿童宜选用预充量小的滤过器，滤过器及血管通路内的血量（预冲洗容量）应不超过患儿循环血量的 1/10（< 8 ml/kg），以减少对血流动力学的影响。置换液补充量后稀释置换法约为 15 ~ 25 L，前稀释置换法约为 30 ~ 50 L，为防止跨膜压报警，置换量的设定需根据血流速度进行调整。

10. 血液透析滤过在 CKD 中的应用

血液透析滤过（HDF）综合了血液透析（HD）和血液滤过（HF）的优点，即通过弥散高效清除小分子物质和通过对流高效清除中分子物质。其适应证与血液滤过相似。

HDF 使用的透析器与 HF 使用的透析器类似，为高通量透析器或滤器。HDF 常需较快的血流速度，通常婴儿为 40 ~ 60 ml/min，幼儿 80 ~ 100 ml/min，学龄儿童 100 ~ 200 ml/min。体重 < 10 kg 者血流量以 75 ml/min 为宜，体重 > 40 kg 者血流量以 250 ml/min 为宜。透析液流量一般为 500 ml/min，婴幼儿 250 ml/min。置换液补充量计算置换液量最简单的方法：前稀释为血流量的 1/2，后稀释为血流量的 1/3。为防止跨膜压报警，置换量的设定需根据血流速度进行调整。

11. 单纯超滤在 CKD 中的应用

单纯超滤是利用对流转运机制，采用容量控制或压力控制，通过透析器或血滤器的半透膜内外压力差，等渗地从全血中去除水分的一种治疗方法。在单纯超滤治疗过程中，不需要使用透析液和置换液，无离子交换，患者体循环中晶体渗透压无变化。而胶体渗透压随水分清除而升高，又利用组织间隙液体回流入血。单纯超滤可用于各种原因所致的严重水肿，内科药物治疗效果不佳时；充血性心力衰竭；急性肺水肿。

根据医院实际情况，选择普通血液透析机、单纯超滤机、连续床旁血滤机。透析器或血滤器根据患者的体表面积、水肿程度选择适宜的透析器或血滤器面积。通常体重 < 20 kg 选用透析器面积 0.1 ~ 0.4 m²，20 ~ 30 kg 选用 0.4 ~ 0.8 m²，30 ~ 40 kg 选用 0.6 ~ 1.0 m²，体重 > 40 kg 选用 1.0 ~ 1.2 m²。血透管路单纯超滤体外血透管路，建议使用管路容量为 25 ~ 75 ml 管路，新生儿 20 ml，婴幼儿 40 ml，儿童 75 ml，体外循环血容量 ≤ 8 ml/kg（血容量 10%），如 > 8 ml/kg，用生理盐水、血白蛋白、血浆、全血预充。

12. 透析充分性评估及透析处方调整

透析充分性是维持 CRF 儿童生命、保证良好营养状态的前提，营养状况是评估透析充分性的重要指标，透析充分性及营养状态与透析方式相关，应根据患儿情况制定个体化透析方案。

1）HD 充分性　每日血液透析 + 超纯水高通量透析 + HD 滤过 + 联合应用生长激素可以有效清除毒素，改善患儿营养状况，保证正常生长发育，减少并发症，降低病死率。目前透析液的固定成分已被个体化的透析液成分所取代，可调钠透析、不同的透析液钾浓度和钙浓度已应用于临床。透析后干体重的评价，应用生物电阻抗分析、在线血容量监测、血浆心房钠尿肽、环磷酸鸟苷测定及超声心动下腔静脉直径的测定。HD 充分性的评估目前仍然参照成人研究结果，将时间平均尿素氮浓度、尿素减少率、*Kt/V*

值（≥ 1.3，以保证实际的 Kt/V ≥ 1.2）以及 PCR 等参数结合起来综合考虑。一般来讲，每周透析 3 次（每次 4 h 左右）可以达到充分透析，获得最佳干体重（稳定在 ± 0.5 kg 之内）。

2）PD 充分性　主要取决于腹膜转运功能、残余肾功能（RRF）及实际透析剂量、透析方式是否合适。任一单独指标都不能够完全反映透析的充分性，需要根据临床症状、生化指标、Kt/V、营养状态等综合评价。CAPD 适宜的 PD 剂量：每周 Kt/V > 2.0，不得 < 1.9，Ccr 60 L/ 周；CCPD 适宜的 PD 剂量：每周 Kt/V > 2.1，Ccr 63 L/ 周；IPD 的 Ccr 66 L/ 周。PD 患儿每 2 ~ 3 个月行腹膜平衡试验检查，动态观察 PET 变化，根据 PET 结果决定透析方案。透析充分者按原方案透析；透析不充分者，若透析方案合理，则加大透析剂量，若透析方案不合理，则更改透析方案。修正透析方案后，重新评价透析充分性，若透析仍不充分，则加大透析剂量或改做 HD。

（陶于洪　郭妍南　王亚妹）

第四节　儿童多器官功能障碍综合征

多器官功能障碍综合征（multiple organ dysfunction syndrome， MODS）是指当机体受到休克、创伤、严重感染、大面积烧伤等严重打击后，同时或继发序贯出现两个或两个以上器官系统功能不全或衰竭的综合征。MODS 是当前儿童急危重症造成死亡的直接病因，其发病率高、进展快、有多个器官的损害，病情错综复杂、纵横交错，涉及多学科，救治中往往矛盾重重，缺乏理想的治疗手段，病死率居高不下。

一、MODS 认识概述

人们对于全身炎症反应和 MODS 的认识经历了 30 多年的变化。1973 年，Tilney 报道了一组胸主动脉瘤病人，手术后恢复过程中相继出现多器官系统功能衰竭，由此揭开了 MODS 的认识历程。由于认识到外科病人相继发生的多器官系统衰竭是一种新的综合征，Broder 在 1976 年提出了多系统器官功能衰竭。

二、全身炎症反应综合征与 MODS

由于全身炎症反应综合征（systemic inflammatory response syndrome，SIRS）是创伤、烧伤、休克、感染等始发因素发展到多器官功能衰竭的共同途径，在此对 SIRS 进行简述。当机体受到有害刺激后可激活固有免疫，固有免疫系统激活到一定程度，机体的自身反应可导致 SIRS。1985 年 Coris 首次提出 SIRS，这是一种因感染或非感染因素引起的全身炎症的临床综合征，炎症反应本质上是机体抵御外界致病因素侵袭的保护性反应，适度的炎症反应及适当的体液介质对于机体抵御损伤、促进修复具有积极的作用。但是，当炎性介质过量释放或失控，形成瀑布样连锁反应后，促炎和抗炎介质之间的平衡被打破，将导致休克、组织液漏出和凝血障碍，过度的促炎反应和抗炎反应最终会互相激化，使机体处于具有自身破坏性的免疫失调状态，导致 MODS。Bone 等将典型的 SIRS 分成 5个时期：第一期为局部反应期，炎症反应局限于感染或损伤局部；第二期为全身炎症反应始动期；第三期为全身炎症反应期，出现一系列典型的病理生理变化；第四期为代偿性抗炎反应综合征期，抗炎反应过度，导致免疫功能抑制和对感染的控制和抵抗能力下降；第五期为免疫不协调期，表现多脏器功能失调。

1991 年 ACCP/SCCM 提出 SIRS 的诊断标准，而对于儿童患者来说，认为具有以下项目中的两项或两项以上，可以诊断 SIRS：①体温＞ 38 ℃或＜ 36 ℃；②心率＞同年龄正常值 +2 个标准差（SD）；③呼吸＞同年龄正常值 +2SD 或 $PaCO_2$ ＜ 32 mmHg（4.3 kPa）；④白细胞计数较同年龄正常值升高或降低。

三、多器官功能障碍综合征（MODS）

1. 病因

MODS 是多因素诱发的临床综合征，但其基本诱因是严重创伤和感染以及在此过程中出现的低血容量休克、再灌注损伤、过度炎症、蛋白 - 热卡缺乏等因素。儿童患者最常见的感染因素有：败血症（大肠杆菌，绿脓杆菌）；严重感染（腹腔内感染，肺部感染）；非感染因素有：严重创伤，休克，心肺脑复苏后，急性坏死性出血性胰腺炎，意外（药物中毒、食物中毒、蜂螫伤以及外伤等）。

2. 发病机制

虽然对 MODS 的发病机制进行了大量研究，但其基本发病机制迄今未完全阐明。目前已提出多种关于 MODS 发病机制的学说。如缺血—再灌注损伤、细菌毒素、胃肠道、两次打击和基因调控等学说。总的来说，机体遭受严重损害因子的打击，发生防御反应，起到保护自身的作用。如果反应过于剧烈，释放大量细胞因子、炎性介质及其他病理性产物，损伤细胞组织，导致器官功能不全，启动 MODS。各种损害因子（创伤、感染等）导致 MODS，组织缺血—再灌注过程和（或）全身炎症反应是其共同的病理生理变化，两次打击所致的失控炎症反应被认为是 MODS 最重要的病理生理基础。

1）二次打击或双相预激学说

创伤、感染等早期病损为第一次打击，虽然神经内分泌和免疫系统导致了炎症反应，但程度有限，此阶段的器官损害不严重。第一阶段被动员起来的处于"预发状态"炎症细胞再次被刺激可超量的释放细胞和体液介质使炎症反应放大，如细胞因子、补体、凝集素、激肽、血小板激活因子、一氧化氮（NO）和氧自由基等，若炎症反应维持在适当水平以及炎症因子能够及时得以清除，则有利于感染的消除和机体的恢复，若炎性介质过量释放或失控，形成瀑布样连锁反应，从而使打击远大于第一次。所参与的系统也不只限于免疫系统，内皮系统、凝血系统等均被累及。下图为二次打击或双相预激学说示意图。

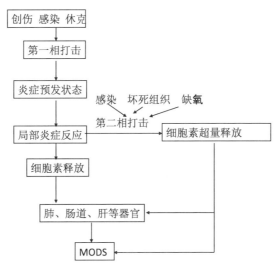

图 15-1 二次打击或相预激学说示意图

2）肠道细菌、毒素移位

临床上近半数，尸检约 1/3 的病人生前被诊断为感染性疾病，死于 MODS，未发现明确的感染灶；在 MODS 发病中，肠道不仅是靶器官，而且是机体最大的细菌和毒素库，是 MODS 患者的菌血症来源。肠道对缺血 - 再灌注损伤最敏感，加之长期禁食状态会导致肠上皮绒毛萎缩，肠壁变薄，使肠道屏障的结构受损，功能减退，在严重创伤、感染、休克、大手术应激时，胃肠功能障碍发生率达 50% 左右。在创伤或感染动物模型中，细菌或毒素移位已被证实。应用肠道营养，保持肠黏膜的完整性，可降低感染的死亡率。

3）缺血再灌注损伤假说

缺血 - 再灌注损伤（ischemia-reperfusion injury）在许多临床疾病的发生发展中起着重要作用。休克、大量失血失液、严重损伤、心跳骤停等均可引起组织缺血，机体发生应激反应，释放大量血管活性物质如儿茶酚胺、血管加压素等，引起血管收缩和微循环障碍，组织氧输送减少和氧利用障碍，造成 ATP 利用殆尽，无氧代谢产生大量有毒代谢产物（如乳酸）。而 ATP 殆尽造成细胞功能的失调，细胞膜 Na^+-K^+ 泵功能障碍，使钠、水在细胞内潴留，加上代谢物的堆积，造成细胞肿胀，胞器失去功能，最终可导致细胞凋亡。再灌注过程不但对缺血器官、甚至对全身造成更大的损伤。从该假说中我们可以看出，在 MODS 发病过程中，若能适时改善机体氧供，清除有毒代谢产物以及缓解细胞肿胀，将有效改善预后。

儿童患者在严重感染时，虽然可能没有明显失血表现，但多存在低血容量过程，导致全身低灌流或灌流障碍，组织缺血缺氧，细胞能量代谢障碍，被认为是 MODS 发病的早期病程中共同的病理生理改变。

4）基因表达特性

目前已经证实，炎症表达的控制基因确实具有多态性，TNF-α 的表达差异与 HLA-

DR 等位基因有关；TNF-β_2 的基因型是全身性感染病人拥有较高 TNF-α 水平和不良预后的基因标志；个体基因特征在全身炎症反应中确实发挥作用。

3. 临床特征

Deitch 关于临床特征的概述：衰竭的器官通常并不来自直接的损伤；从原发伤到发生器官衰竭在时间上有一定的间隔；并非所有的病人都有细菌学证据；30% 以上病人临床及尸检中无病灶发现；明确并治疗感染未必能改善病人的存活率。

MODS 的病程一般为 14 ~ 21 d，经历休克、复苏、高分解代谢状态和器官功能衰竭四个阶段。MODS 发展迅速，患者可死于 MODS 任一阶段。

表 15-3　MODS 临床分期

分期	第一阶段	第二阶段	第三阶段	第三阶段
一般情况	正常或轻微烦躁	急性病容、烦躁	一般情况差	濒死感
循环系统	容量需要增加	高动力状态，容量依赖	休克，心输出量增加，水肿	血管活性药物维持血压，水肿，Svo_2 降低
呼吸系统	轻度呼吸性碱中毒	呼吸急促，呼吸性碱中毒，低氧血症	严重低氧血症，ARDS	高碳酸血症，气压伤
肾脏	少尿，利尿剂反应差	肌酐清除率下降，轻度氮质血症	氮质血症，有血液净化指征	少尿，血液净化时血压不稳定
胃肠道	胃肠胀气	不能耐受食物	肠梗阻，应激性溃疡	腹泻，缺血性肠炎
肝脏	正常或轻度胆汁性淤积	高胆红素血症，PT 延长	临床黄疸	转氨酶升高，严重黄疸
代谢	高血糖，胰岛素需要量增加	高分解代谢	代谢性酸中毒，高血糖	骨骼肌萎缩，乳酸酸中毒
中枢神经系统	意识模糊	嗜睡	昏迷	昏迷
血液系统	正常或轻度异常	血小板降低，白细胞增多或减少	凝血功能异常	不能纠正的凝血功能异常

对于 MODS 来讲除了上述比较明显特征外，还有以下一些：病理学上缺乏特异性，主要发现是广泛的细胞炎症反应，炎症细胞浸润组织细胞水肿，器官湿重增加等；MODS 来势凶猛，病情发展急剧，难以被迄今的器官支持所遏制，死亡率高；MODS 虽然凶险，但毕竟是炎症反应，只要能早期有效控制炎症的发展，有希望逆转，且一旦治愈，一般不会遗留器官损伤的痕迹。

4. MODS 诊断

诊断 MODS 的主要诊断依据有：有创伤、感染、大手术、休克、延迟复苏等诱发 MODS 的病史；存在全身炎症反应综合征、代偿性抗炎反应综合征的临床表现；存在两个系统或器官功能障碍。早期准确判断 SIRS 和器官功能障碍是 MODS 诊断的关键。

表 15–4 儿童 MODS 诊断标准

脏器	病症	临床表现	检验所见
肾	ARF	无血容量不足的情况下尿少	尿比重 1.010 左右血肌酐 > 177 μmmol/L
肺	ARDS	呼吸加快、窘迫、发绀、呼吸困难、需呼吸机支持	PaO_2PaCO_2 失常 $PaO_2/FiO_2 < 200$ mmHg
胃肠	消化道出血、肠麻痹	呕吐、便血、腹胀、肠鸣音弱	胃镜检查可见病变
肝	急性肝衰竭	黄疸，神志失常	肝功能异常、胆红素 > 34.2 mmol/L
心脏	急性心力衰竭、心肌梗死	心动过速、心律失常	心电图异常，CVP，MAP PAWP，Cl 失常
外周循环	休克	无血容量不足的情况下血压降低、肢端发凉，尿少	平均动脉压下降、微循环障碍
脑	急性脑功能衰竭	意识障碍，对语言、疼痛刺激等反应减弱	
凝血功能	DIC	皮下出血、淤血、呕血、咯血	血小板 < 50×10^9/L；PT、APTT 延长；凝血试验异常

5. MODS 治疗原则

由于对 MODS 发病机制尚未完全阐明，因此其治疗策略仍然以支持治疗为主，主要是纠正器官功能障碍已经造成的生理紊乱，防止器官功能进一步损害。

1）控制原发病：控制原发病是 MODS 治疗的关键。

2）加强功能不全器官的支持治疗，尤其是循环系统和呼吸系统功能的支持。

3）代谢支持和调理：MODS 患者处于高度应激状态，呈现高代谢、高分解为特征的代谢紊乱。需要按照高代谢的特点补充营养，并且对导致高代谢的各个环节进行干预。

4）合理应用抗生素，预防和控制感染，尤其是肺部感染、院内感染及肠源性感染。

5）连续性肾脏替代治疗（continuous renal replacement therapy，CRRT）：方法有连续动脉静脉血液滤过（CAVH）和连续静脉 – 静脉血液滤过（CVVH）等。CRRT 能精确调控液体平衡，保持血流动力学稳定，对心血管功能影响小，机体内环境稳定，便于积极的营养和支持治疗，直接清除致病炎性介质及肺间质水肿，有利于通气功能的改善和肺部感染的控制，改善微循环和实体细胞摄氧能力，提高组织氧的利用。

四、血液净化在 MODS 中的应用

对于不同病因所致的 MODS 患儿，可根据病情选择不同的血液净化方式。而在临床中可能在同一个病人先后选用几种血液净化方式。目前儿童常用的血液净化方式有：血液灌流（Hemoperfusion，HP）；血液透析（Hemodialysis，HD）；连续性肾替代治疗（continuous renal replacement therapy，CRRT）/ 连续性血液净化（Continuous blood purification，CBP），其方法有连续动脉—静脉血液滤过（CAVH）和连续静脉 – 静脉血液滤过（CVVH）等；血浆置换（Plasma exchange，PE）；免疫吸附（Immunoadsorption）等。在此重点叙述 CRRT 在 MODS 中的应用。

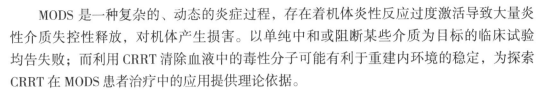

MODS 是一种复杂的、动态的炎症过程，存在着机体炎性反应过度激活导致大量炎性介质失控性释放，对机体产生损害。以单纯中和或阻断某些介质为目标的临床试验均告失败；而利用 CRRT 清除血液中的毒性分子可能有利于重建内环境的稳定，为探索 CRRT 在 MODS 患者治疗中的应用提供理论依据。

1. CRRT 原理

CRRT 其主要原理在于模拟肾小球滤过和肾小管重吸收，从而达到治疗目的。首先将血液中能透过滤器半透膜的部分溶质及水分以对流的形式排出体外，再将置换液补充回体内，经过数小时或更长时间的连续治疗，将毒物、代谢废物及水分清除体外，并将机体需要的营养物质、药物、电解质输入体内。

2. CRRT 优点

1）稳定血流动力学

CRRT 与传统的间歇性血液透析（intermittent hemodialysis，IHD）相比，其优点为连续性治疗，可缓慢、等渗地清除水和溶质，容量波动小，净超滤率明显较低，胶体渗透压变化程度小，基本无输液限制，能随时调整液体平衡，从而对血流动力学影响较小，更符合生理情况。而 IHD 治疗时，短时间内清除大量液体，通常会引起血流动力学不稳定，不利于肾功能的恢复，使生存率降低。尤其是血流动力学不稳定的患者，通常难以在 IHD 治疗中清除较多的液体。在多项研究中显示，在急性肾损伤（Acute kidney injure，AKI）患者中，CRRT 和 IHD 比较而言，并不能明显改善患者的生存率，但对于 AKI 合并 MODS 的患者，CRRT 明显提高患者生存率。当出现少尿或肾功能不全的早期体征时，AKI 以外的临床并发症如充血性心力衰竭、呼吸窘迫综合征和脑水肿也可能会受益于 CRRT。CRRT 也可能导致容量大量丢失，故在治疗中要严密监测出入量。同时，由于体内炎症介质等具有血管活性的物质得以清除，可进一步改善血流动力学。

2）消除组织水肿

在跨膜压的作用下，水和部分溶质通过滤器半透膜排出体外。由于蛋白质等大分子物质保留在血管内，胶体渗透压上升，间质和细胞内水分被"拉"入血管内，使蓄积在细胞内、间质和血管内的水分同时排除。在 MODS 合并 AKI 的儿童患者，往往于急性期存在水钠潴留、少尿甚至肺水肿等危急状况，CRRT 可以明显改善组织水肿，缓解肺水肿。

3）清除炎症介质

在 SIRS 和 / 或 MODS 的患儿血液中存在着大量中小分子的炎性介质，其存在可导致机体组织器官功能严重损害，危及生命。CRRT 使用无菌 / 无致热原溶液及高生物相容性滤器，滤器半透膜的溶质截留分子质量达 50 ku，多数中小分子物质均可被滤出。CRRT 滤器可清除物质包括：各种炎症介质和细胞因子（TNF-α、IL-1、IL-6、IL-8 等）、活化的补体成分（补体片断 C_{3a}）、β_2- 微球蛋白（β_2-MG）、甲状旁腺激素、多种药物及毒物、尿素氮、肌酐、胍类等小分子溶质。因此，对于婴幼儿由于药物及生物毒素（蛇咬伤、蜂蜇伤、鱼胆中毒等）中毒后，因体重原因无法采用血液灌流及血浆置换等治疗措施时，可采用 CRRT 治疗，以达到清除毒素作用。

4）营养改善

大多数 MODS 患儿由于病情危重，消化吸收功能差，极度消耗等，一般都存在热卡摄入不足。CRRT 能满足大量液体摄入，不存在输液限制，有利于营养支持治疗，保证了每日的能量及各种营养物质的供给，并维持正氮平衡。

5）5 个体化补充置换液

CRRT 时根据患儿血气分析和电解质情况，可配制个体化置换液，能较好地解决水、电解质和酸碱平衡等内环境紊乱问题。

6）设备简单

从硬件上看，IHD 需要设备和水处理系统，在危重病患者床旁难以实施。而 CRRT 仅需要滤过器、管路和血泵或不用泵，不需要反渗水机器，可以在床旁自动配置，特别适于抢救危重 MODS 患儿。

3. CRRT 缺点

与 IHD 相比，CRRT 有诸多优势，但是也有不足：①需要连续抗凝，尤其在儿童患者极易出现难以纠正的出血；②间断性治疗会降低疗效；③滤过可能丢失有益物质，如抗炎性介质；④乳酸盐对肝功能衰竭患者不利；⑤能清除分子量小或蛋白结合率低的药物，故其剂量需要调整，难以建立每种药物的应用指南；⑥费用较高；⑦尚无确实证据说明 CRRT 可以改善预后。

4. CRRT 适应证

1）肾脏疾病　重症急性肾衰竭（ARF）：伴血流动力学不稳定和需要持续清除过多容量或毒性物质的情况，如 ARF 合并严重电解质、酸碱平衡紊乱、心力衰竭、脑水肿、肺水肿、急性呼吸窘迫综合征（ARDS）、血流动力学不稳定，外科手术后，严重感染；慢性肾衰竭：合并急性肺水肿、尿毒症脑病、心力衰竭、血流动力学不稳定。

2）非肾脏疾病 MODS、SIRS、ARDS、挤压综合征、药物或毒物中毒、乳酸酸中毒、急性坏死性胰腺炎、心肺旁路、慢性心力衰竭、肝性脑病、严重液体潴留、需要大量补充电解质和酸碱平衡紊乱。

5. CRRT 治疗剂量

近年来，CRRT 被越来越多用于合并 AKI 的危重症患者的治疗，但迄今，CRRT 尚无明确的适当治疗剂量。所谓 CRRT 治疗剂量即治疗中采用的置换液量。CRRT 的最佳治疗剂量仍然是目前争论的焦点和研究的热点。Claudio Ronco 将 425 例 ICU 的 AKI 患者分至 3 个不同的 CRRT 剂量组，结果表明 20 ml/（kg·h）组治疗后 15 d 生存率显著低于另 2 组 [35 ml/（kg·h），45 ml/（kg·h）]，且 45 ml/（kg·h）的治疗剂量更有利于脓毒血症合并 AKI 患者的恢复。2006 年 Saudan 等也发现在 CVVH 的治疗剂量基础上加上一定的透析剂量（CVVHDF），能显著提高 AKI 患者的生存率。但遗憾的是，2008 年 ATN 研究及 2009 年的 RENAL 研究均是大样本多中心的随机对照试验，均发现不同 CRRT 治疗剂量组的 AKI 患者生存率并没有显著性差异。以上均为成人研究，对于儿童患者来说，适当的 CRRT 治疗剂量尚待进一步研究。

四川大学华西第二医院儿童血液净化中心在 MODS 采用血液净化治疗方面累积了一

定的经验，对于 MODS 患儿采用血液净化治疗，在临床取得了较理想的结果，可见表 15-5。

表 15-5　2008.6 ~ 2010.12 MODS 患儿血液净化治疗情况

疾病	血液净化（人）	治愈（人）	好转（人）	血液净化平均次数
AKI	50	24	16	8.8
败血症	15	4	4	4.4
重症肺炎	11	5	2	2.8
SIRS	6	3	0	3
意外伤害	45	19	12	2.9

对脓毒症所致急性肾损伤的血液净化患者进行分析，发现早期实施血液净化治疗可明显改善脓毒症性 AKI 患儿的死亡率。

综上所述，儿童 MODS 是在严重创伤或感染后导致的多组织器官功能损害，机体出现严重内环境紊乱以及大量炎症介质及抗炎症介质，而 CRRT 可缓慢、持续清除体内液体及溶质，并保持稳定的血流动力学这一独特优势，因此 CRRT 在临床儿童 MODS 的抢救治疗中将具有广阔应用前景。

（董丽群）

第五节　肿瘤溶解综合征、重症急性胰腺炎、格林巴利综合征、挤压综合征

一、肿瘤溶解综合征

1. 概述

肿瘤溶解综合征（tumor lysis syndrome，TLS）是指肿瘤细胞短期内大量溶解，释放细胞内离子、核酸、蛋白质及其代谢产物，引起以高尿酸血症、高血钾、高血磷、低血钙、代谢性酸中毒和急性肾损伤为主要表现的一组临床综合征，多数由化疗诱发引起，也可自发发生。TLS 临床发生率较高，患儿可出现心律失常、少尿、无尿、惊厥等表现，严重者可导致死亡。

引起 TLS 的危险因素包括对化疗敏感的恶性淋巴细胞增生、已患肾功能障碍以及接受肾毒性药物治疗。造成 AKI 的主要原因是尿酸和磷酸钙在肾小管沉积，血管内容量减少可加重肾损伤。

大量水化、碱化尿液，利尿、高危病人在放化疗前使用别嘌醇或尿酸氧化酶既是预防措施同时也是治疗手段，发生 TLS 后还应积极纠正电解质紊乱、避免使用肾毒性药物

以及采用肾脏替代治疗以纠正电解质紊乱和氮质血症。

2. 血液净化治疗在 TLS 中的应用

TLS 出现 AKI 时可进行血液净化治疗，常用方法包括血液透析（HD）、连续性肾脏替代治疗（CRRT）如连续性静脉 – 静脉血液透析（CVVHD）、连续性静脉 – 静脉血液滤过（CVVH）等，不推荐使用腹膜透析。TLS 时进行血液透析的指征包括：①高磷血症 ≥ 2.1 mmol/L；②低钙血症 ≤ 1.75 mmol/L；③高钾血症 > 7 mmol/L；④急性肾损伤；⑤容量负荷过重；⑥严重酸中毒。对那些合并低血压、电解质严重紊乱以及有 TLS 高危因素的患者也可采用 CVVHD 或 CVVH，CRRT 因溶质累积清除率高且可避免病情反弹被美国指南优先推荐。

国内已有血液净化治疗 TLS 患者的临床报道，血液净化对预防高危患者 TLS 的发生也有良好疗效。如 Choi 及同事观察了 CVVH 预防治疗 TLS 高危患者的效果，11 名 Burkitt 淋巴瘤和白血病患者在化疗前或化疗开始 2 h 内接受 CVVH 治疗，平均治疗时间 109 h，10 名患者在诱导化疗前肾功能完全恢复，1 年无死亡生存率及总体生存率均达到 82%。Saccente 等报道 5 名 TLS 高危肿瘤患儿在化疗前 10.5 h 给予 CVVH 治疗，平均治疗时间 85 h，化疗后尿酸水平较化疗前降低了 46%，80% 患儿未发生肾功衰。

总之，血液净化治疗 TLS 是一种安全、有效的方法，是常规内科治疗有益的补充；可预防高危患儿发生 TLS、减轻病情，降低死亡率。

二、重症急性胰腺炎

1. 概述

急性胰腺炎（Acute pancreatitis， AP）是多种病因引起的胰酶激活，胰腺局部炎性反应为主要特征，伴或不伴其他器官功能改变的疾病。重症急性胰腺炎（Severe acute pancreatitis， SAP）是指具备 AP 的临床表现和生物化学改变，伴持续器官功能衰竭（持续 48 h 以上、不能自行恢复的呼吸系统、心血管或肾脏功能衰竭，可累及一个或多个脏器），或出现坏死、脓肿或假性囊肿等局部并发症的胰腺炎。引起成人 AP 的病因很多，胆源性胰腺炎是最主要的病因；儿童 AP 少见，致病因素与成人不同，常由继发细菌或病毒感染、消化道畸形、药物和全身系统疾病诱发。SAP 的发生与细胞因子级联反应导致的全身炎症反应综合征（SIRS）有关。

急性发作、持续、剧烈的上腹部疼痛是 AP 的主要症状，常向背部放射；可伴恶心、呕吐、黄疸，继发感染时有发热等临床表现。SAP 常见的体征包括上腹部明显压痛、反跳痛、肌紧张、腹胀、肠鸣音减弱，可有腹水、腹部包块，偶见腰肋部皮下淤斑征（Grey-Turner 征）和脐周皮下淤斑征（Cullen 征）。根据典型腹痛表现、血清淀粉酶和 / 或脂肪酶活性至少 > 3 倍正常上限、增强 CT/MRI 或腹部超声呈 AP 影像学改变并伴有持续性（> 48 h）器官功能障碍，改良 Marshall 评分 ≥ 2 分可诊断 SAP。

儿童 SAP 治疗强调以非手术为主的综合治疗原则，维护肺、肝、肾等脏器功能是治疗 SAP 的重要措施，应根据病情给予氧疗、机械通气、保肝及血液净化治疗；其他措施包括抑制胰腺外分泌，防治感染，镇痛解痉，纠正水、电解质及酸碱平衡紊乱，禁食及营养支持治疗。

2. 血液净化治疗在重症急性胰腺炎中的应用

SAP 时可出现肾功能衰竭，表现为少尿、无尿和血肌酐升高；此外 SAP 发生后可诱导机体产生各种促炎因子和炎性介质，血液净化治疗可解决 SAP 引起的过度炎症反应，早期应用可阻止病情发展。目前国内外多采用血液透析或 CRRT 治疗方式。我国成人指南中提出 CRRT 治疗的指征是：①急性肾功能衰竭或尿量 ≤ 0.5 ml/（kg·h）；②早期伴 2 个或 2 个以上器官功能障碍；③SIRS 伴心动过速、呼吸急促，经常规处理效果不明显；④伴严重电解质紊乱；⑤伴胰性脑病。

血液净化治疗已广泛用于成人 SAP 的治疗。儿童 SAP 发病率较成人低，可喜的是国内外已有采用血液净化治疗报道。2007 年马建等报道一例 SAP 患儿经 3 d 连续性静脉—静脉血液透析滤过（CVVHDF）治疗后症状明显缓解。2014 年国内 Pei 等报道 3 例 SAP 合并休克、MODS 及 ARDS 患儿入住 PICU 后 24 h 即开始 CVVHDF 治疗，治疗 24～48 h 后停止机械通气，72 h 后淀粉酶恢复正常，患儿的临床症状、APACHEII 评分也明显改善。

总之，血液净化治疗 SAP 是有效的方法，尽早开始对减轻临床症状、促进病情康复有确切疗效。

三、格林巴利综合征

1. 概述

格林巴利综合征（Guillain Barre' syndrome，GBS）是中国小儿最常见的一种多因素诱导的急性免疫性周围神经病，以肢体进行性、对称性、弛缓性瘫痪为主要特征，伴腱反射减低或消失。

GBS 病因尚不清楚，感染如空肠弯曲菌、病毒等被认为是主要诱因，导致自身免疫性抗体介导的外周神经髓鞘损伤。T 淋巴细胞、巨噬细胞、抗体及细胞因子参与本病的发生，病变可累及运动神经和感觉神经，经典的病理变化是周围神经单核细胞浸润和节段性脱髓鞘，神经内膜和神经外膜血管周围淋巴细胞和巨噬细胞浸润，围绕血管形成血管鞘，严重者可伴轴索变性。

多数 GBS 患者病情可自发缓解，轻症患者主要予支持治疗，重症患者根据病情予机械通气、康复治疗。激素单独使用被认为治疗效果有限。血浆置换和大剂量静脉免疫球蛋白（IVIG）疗法是治疗重症 GBS 的主要方法；但目前证据显示，临床实践中 IVIG 是GBS 替代治疗，现在尚无足够证据显示 PE 和 GBS 两种疗法谁更优越。一项国际多中心随机试验比较了 PE、IVIG 和 PE 联合 IVIG 治疗重症 GBS 的疗效，发现三种方法疗效相当，患者四周后症状改善、行走能力等主要指标无差异。

2. 血浆置换在格林巴利综合征中的应用

治疗 GBS 的血液净化方法主要是血浆置换，该疗法开始于 20 世纪 70 年代。血浆置换可快速清除患者血浆中产生的抗体及免疫复合物，去除血清中异常增生的淋巴细胞和巨噬细胞，抑制免疫反应对周围神经组织进一步损伤，并可补充患者血浆中缺乏的补体、凝血因子等物质，可以缩短疗程、控制疾病发展、减轻疾病程度，改善患者预后。2011年美国神经病学发表指南指出，对于炎症程度足以影响患者独立行走或需要人工通气的GBS患者应给予PE治疗（A级建议）；对于轻症GBS应考虑PE治疗（B级建议）。

2013年美国血浆透析学会指南推荐PE的频率为隔天一次，每次置换量为1～1.5倍体内总血浆量，或者在10～14 d内置换200～250 ml/kg血浆，可分为5～6次进行。国内程雁报道对平均年龄为11.2岁的17名GBS患儿采用PE治疗，发现患儿四肢无力症状、呼吸功能得到显著改善，早期开始治疗效果更好。

综上所述，PE治疗GBS是国内外公认的方法，疗效确切，早期治疗效果好，可以在儿科临床推广应用。

四、挤压综合征

1. 概述

挤压综合征（Crush syndrome，CS）是指四肢或躯干肌肉丰富部位长时间受到挤压，出现的以肢体肿胀、坏死、高钾血症、肌红蛋白尿以及急性肾损伤为特点的临床综合征；其主要的发病机制为横纹肌溶解，引发肌细胞内容物外漏至细胞外液及血液循环中，导致有效循环血容量减少、电解质紊乱、急性肾衰竭及多器官功能不全等一系列并发症。

CS的诊断标准：①有长时间受重物挤压的受伤史。②持续少尿或无尿，并且经补液治疗尿量无明显增多；或者出现红棕色、深褐色尿。③尿中出现蛋白、红细胞、白细胞及管型；④血清肌红蛋白、肌酸激酶、乳酸脱氢酶水平升高；⑤伴有急性肾损伤。

CS的治疗包括早期现场救治和后方医院综合治疗两方面。早期治疗的重点是防治低血容量休克和高钾血症，措施包括补液、碱化尿液、输注葡萄糖酸钙、合理利尿等。后方医院综合治疗要特别明确有无骨筋膜室综合征和急性肾损伤，积极防治感染，推荐早期进入重症监护病房监护治疗。

2. 血液净化治疗在CS中的应用

血液净化可清除肌红蛋白、炎症因子，促进肾功能恢复，稳定血流动力学及内环境，减少并发症，阻断多器官功能衰竭发生。当受到长时间挤压的伤员，出现少尿、无尿、氮质血症以及高钾血症、酸中毒等电解质和酸碱平衡紊乱，经补液治疗后无明显好转；或者如果补液3 L以上仍无尿，合并容量超负荷的伤员，均应尽早进行血液净化治疗。

血液净化治疗的方式应根据医疗条件和患者病情综合考虑。国内成人指南指出对于无多脏器损伤、呼吸和循环状态稳定的患儿，可以采用HD或腹膜透析（无腹部脏器损伤时）。国内王峥等报道5岁以上CS患儿都可以采用HD或血液透析滤过治疗。绝对透析指征包括①血钾 ≥ 6.5 mmol/L或对其他治疗无反应的血钾快速增高；②酸中毒：血pH值 ≤ 7.1；③血清肌酐 ≥ 700 μ mol/L，尿素氮 > 30 mmol/L；④尿毒症症状，如容量负荷过重、心包炎，或不能解释的精神状态改变；⑤给予足够液体复苏后仍持续存在的少尿或无尿。而出现下列情况应尽早进行CRRT：①合并多脏器损伤或出现多脏器功能不全（MODS）；②血流动力学不稳定；③血液透析或腹膜透析难以控制的容量超负荷；④严重感染、脓毒血症；⑤高分解代谢状态：每日递增血清肌酐＞ 44.2 μmol/L，尿素氮＞ 3.57 mmol/L，血钾＞ 1 mmol/L；⑥难以纠正的电解质和酸碱平衡紊乱。国内儿科学者提对严重 CS 患儿不以肾功能作为开始透析治疗的绝对指标，要综合评估临床血钾、酸中毒、水负荷等，提倡早期积极进行肾脏替代治疗以改善预后；儿童和小婴儿尤其适合采用 CRRT 治疗。

CRRT 治疗 CS 的模式常用 CVVH、CVVHDF。国内 Zhang 等应用不同 CRRT 模式对 15 名由 CS 引起的 CS 进行救治，分别记录了应用 CVVH 后不同时间点血浆肌红蛋白和肌酐的浓度，结果显示 CVVH 较其他治疗模式更能清除肌红蛋白。关于 CRRT 治疗剂量选择，现有证据未显示更高剂量［35 ~ 40 ml/（kg·h）］比低剂量［20 ~ 25 ml/（kg·h）］对减少患者死亡率、减轻其他脏器功能衰竭方面有优势，可能治疗存在阈值剂量。四川大学华西第二医院小儿肾脏科采用 40 ~ 60 ml/（kg·h）的治疗剂量，每次治疗 10 ~ 12 h，临床观察发现安全有效。

此外，PE 和血液灌流（HP）也被报道用于 CS 治疗。有研究表明 PE 清除肌红蛋白的筛选系数为 0.7 ~ 1.0，显著高于 CVVH，可以作为治疗横纹肌溶解症的重要辅助手段，6 岁以上儿童可以采用。HP 可以清除体内疏水性大分子物质，1 岁以上患儿可采用，每日治疗 2 ~ 3 h，连续 3 ~ 4 次，缺点是清除效率较低。

总之，血液净化对 CS 有重要的治疗作用，早期预防、救治并采用合适的方式是治疗成功的关键。

（陈莉娜　郭妍南）

第十六章　儿童血液净化护理

第一节　概　述

血液净化技术在我国成人肾脏病治疗领域发展迅猛并得到广泛应用，早已经从单纯的肾脏病领域部分替代治疗发展成为利用体外循环达到治疗、支持器官功能的技术和方法。同时，血液净化装置和技术的迅速发展，推动了儿科血液净化技术进一步发展，促成了血液净化治疗方式的多样化，如：血液透析滤过（HDF）、高通量透析（HFD）、血液透析联合血液灌流（HD+HP）、血浆置换（PE）、血浆吸附（CPFA）、连续性肾脏替代治疗（CRRT）等，尤其是连续性肾脏替代治疗（CRRT）已拓展到多个领域，成为血液净化护理人员工作内容之一。随着医学技术水平的不断发展，血液净化技术不断拓展，从事血液净化的护理人员面临着巨大的挑战。作为血液净化治疗的一线实施者，血液净化专科护士不但要具备相关专业领域的医学与护理理论知识，准确、安全、熟练地进行技术操作，严密观察患儿的病情变化，预防和处理并发症，同时还要具有管理和应急处理的能力、沟通协调的技巧，更要为患儿提供专业的健康指导，提高患儿的生活质量和治疗效果。儿童血液净化具有自身特点，所以其护理工作的侧重点与成人血液净化有所不同，对专科护士的要求也有区别。本书对儿童血液净化技术已有了详细的阐述，本章将重点就贯穿治疗过程的护理做针对性的讲解。

第二节　儿童血液透析的护理

一、血液透析操作流程

操作流程如图 16-1 所示。

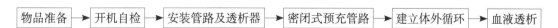

物品准备 → 开机自检 → 安装管路及透析器 → 密闭式预充管路 → 建立体外循环 → 血液透析

图 16-1　血液透析操作流程

二、血液透析前的护理

操作前，患儿及家属在候诊区等候，护士检查并保持透析治疗区干净整洁，操作护士应洗手、戴口罩。

1. 物品准备

无菌治疗巾、无菌纱布、生理盐水、碘伏和棉签等消毒物品、止血带、一次性使用手套、血液透析器、血液透析管路、内瘘患儿备穿刺针（16G、17G）等。

2. 透析机的准备

检查透析机电源线连接是否正常，打开透析机电源总开关，检测血液透析机各部件工作状况，按照要求进行自检，检查 A、B 浓缩液浓度、有效期。进入透析准备，连接透析液。

3. 患儿的准备

1）病情的评估 了解患儿的一般情况，如神志、生命体征、透析时间、透析次数；询问患儿症状（如饮食情况、有无呼吸困难等）并检查患儿有无皮肤黏膜及胃肠道出血，年长的女性患儿要询问是否处于月经期；观察患儿有无水肿，观察身高、体重增长情况；患儿原发病及有无其他并发症，如肿瘤、高钾血症、酸中毒等。

2）血管通路的评估 检查患儿是自体动静脉内瘘还是深静脉留置导管，或是未建立血管通路；检查内瘘通畅情况，穿刺肢体或置管处皮肤有无红肿、溃烂、感染；如有通路闭塞应通知医生进行通路修护处理；深静脉置管者检查固定是否稳妥，缝线有无脱落，置管处有无出血、红肿和分泌物，更换敷料；未建立血管通路者评估外周血管条件。

3）超滤量的评估 督促患儿及家属正确测量体重及尿量。患儿每次测量体重时需使用同一体重秤，并穿同样重量衣物，如患儿衣物有增减应先将衣物称重后再与透析前、透析后体重相加减。保证数据正确，便于医生计算当日超滤量。

4. 血液透析器和管路的安装原则

1）检查血液透析器及透析管路有无破损，外包装是否完好。

2）查看有效日期、型号。

3）按照无菌原则进行操作。

4）按照体外循环的血流方向依次安装管路。

5）将生理盐水、废液收集袋挂于输液架上。动脉端连接生理盐水，静脉端连接废液收集袋。

5. 密闭式预冲

1）启动透析机血泵 50 ~ 80 ml/min，用生理盐水先排净透析管路和透析器血室（膜内）气体。生理盐水流向为动脉端→透析器→静脉端，不得逆向预冲。

2）将血泵流速调至 3 ~ 5 ml/（kg·min），将透析液接头与透析器上的透析液接口连接，排净透析器的透析液室（膜外）气体。

3）严格按照透析器说明书中的要求，使用适量的生理盐水进行预冲；若需要进行闭式循环或肝素生理盐水预冲，应在生理盐水预冲量达到后再进行。

4）推荐预冲生理盐水直接流入废液收集袋中，并且废液收集袋挂于输液架上，不得低于操作者腰部以下；不建议预冲生理盐水直接流入开放式废液桶中。

5）冲洗完毕后根据医嘱正确设定患儿的透析参数，如超滤量、抗凝血药、透析方式、透析时间、透析液温度、透析液流速等。

三、上机连接的护理

1）操作流程如图 16-2 所示

2）血管通路准备

（1）动静脉内瘘穿刺

①检查内瘘：局部有无红肿、渗血、硬结，并摸清血管走向和搏动（必要时超声定位）。

②选择穿刺点后，将治疗巾铺于患儿预穿刺肢体下面，用碘伏消毒穿刺部位两遍。

③根据血管的粗细和血流量要求等选择适宜的穿刺针。

④采用阶梯式、纽扣式等方法，以合适的角度穿刺血管。先穿刺静脉（顺血流方向），再穿刺动脉（逆血流方向或顺血流方向），妥善固定穿刺针。根据医嘱推注首剂量肝素（使用低分子肝素钙作为抗凝剂，应根据医嘱上机前静脉一次性注射）。

⑤将透析管路动脉端与动脉穿刺针连接，开启血泵 50 ~ 80 ml/min，血液缓慢流动的过程中将透析管路及透析器中的生理盐水排出，待血液流入透析管路静脉壶时，停止血泵，将透析管路静脉端与静脉穿刺针连接。

⑥连接好静脉回路后逐渐提高血流速度至该患儿透析治疗医嘱要求的流速 3 ~ 5 ml/（kg·min）。

⑦妥善固定好透析管路，保持通畅，避免受压、扭曲、折叠。必要时专人守护或适当约束患儿体位。

（2）中心静脉留置导管连接

①检查导管穿刺处敷料有无渗血、渗液，必要时先更换敷料，观察局部有无红肿、分泌物等。

②颈内静脉置管患儿头偏向对侧（股静脉置管患儿应平卧），打开导管外层敷料，将无菌治疗巾垫于导管下。

③取下导管内层敷料，将导管放于无菌治疗巾上。

④分别消毒导管和导管夹子表面。

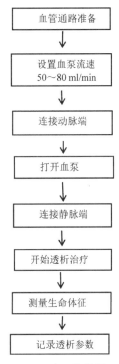

图 16-2 建立体外循环操作流程

⑤检查导管夹子处于夹闭状态，再取下导管肝素帽。

⑥分别消毒导管接头。

⑦用注射器回抽导管内封管肝素，推注在纱布上检查是否有凝血块，回抽量为动、静脉管各 2 ml 左右。如果导管回抽不畅时，应仔细查找原因，严禁使用注射器向导管腔内用力推注生理盐水，以免导管内血栓进入血液循环。

⑧根据医嘱从导管静脉端推注首剂量肝素（使用低分子肝素钙作为抗凝剂，应根据医嘱上机前静脉一次性注射）。

⑨连接体外循环的方法，同动静脉内瘘穿刺第 5、6、7 步。

四、血液透析中的护理

1）体外循环建立后，立即测量血压、脉搏、呼吸，对神志清楚有自知力的患儿应关注其自我感觉，详细记录在血液透析记录单上。

2）自我查对

（1）按照体外循环管路走向的顺序，依次查对体外循环管路系统各连接处和管路开口处，未使用的管路开口应处于加帽密封和夹闭管夹的双保险状态。

（2）根据医嘱查对机器治疗参数。

（3）观察穿刺部位有无渗血、血肿，询问患儿有无疼痛，穿刺针及血液回路是否固定良好。

3）双人查对 自我查对后，与另一名护士（医生）一起再次查对上述内容，并在血液透析记录单上签字。

4）血液透析治疗过程中，注意观察患儿体征，重视患儿自我感觉，每 1 h 测量 1 次血压、脉搏、呼吸，如果患儿生命体征出现明显变化，应随时监测，必要时给予心电监护。

5）观察透析器及透析管路内血液颜色变化，警惕凝血的发生。

6）观察机器运转、超滤情况；观察跨膜压、静脉压变化，如有异常情况早发现、早处理。

7）注意事项

（1）连接患儿前要确保透析管路内无气泡，管路无扭曲。

（2）透析管路动脉、静脉壶处夹好夹子，拧紧保护帽。

（3）治疗开始及结束前测量体温。

五、血液透析结束时的护理

血液透析结束时测量患儿生命体征，并询问患儿有无头晕、心慌等不适。

1）特殊回血法：对于少部分内瘘压力过高、凝血异常、进行无抗凝剂透析等情况，可采用特殊回血方法。

（1）确认治疗完成，透析机进入回血程序。调整血泵流速至 50 ~ 80 ml/min。

（2）消毒用于回血的生理盐水瓶口，插入无菌大口径注射针，悬挂备用。

（3）关闭血泵。

（4）夹闭动脉穿刺针夹子，拔出动脉针，按压穿刺部位。

（5）拧下透析管路动脉端，与生理盐水上的注射针连接。

（6）打开血泵，用生理盐水全程回血。

（7）回血过程中，可双手转动透析器，但不得挤压静脉端管路；当生理盐水回输至静脉壶、安全夹自动关闭后，停止继续回血；不宜将管路从安全夹中强制取出，将管路液体完全回输至患儿体内（防止血凝块入血或空气栓塞）。

（8）夹闭透析管路静脉端夹子和静脉穿刺针上的夹子，拔出静脉穿刺针，压迫穿刺部位 3 ~ 5 min，如无出血、渗血、血肿，则以弹力绷带或胶布加压包扎动、静脉穿刺部位。

（9）嘱患儿平卧 10 ~ 20 min。

（10）测量生命体征，记录治疗单，签名。

（11）整理用物。

（12）回血完成 20 ~ 30 min 后缓慢放松加压包扎敷料，观察患儿生命体征，穿刺部位，听诊内瘘杂音。如无异常向患儿及家属交代注意事项：2 h 后检查动、静脉穿刺部位无出血或渗血，松开包扎带，创可贴继续覆盖穿刺点 12 h 后取下。送患儿离开血液净化中心。

2）密闭式回血下机

（1）调整血液流量至 50 ~ 80 ml/min。

（2）打开动脉端预冲侧管，用生理盐水将残留在动脉侧管内的血液回输到动脉壶。

（3）关闭血泵，靠重力将动脉侧管近心侧的血液回输入患儿体内。

（4）夹闭动脉管路夹子和动脉穿刺针处夹子。

（5）打开血泵，用生理盐水全程回血。回血过程中，可双手转动滤器，但不得挤压静脉端管路。当生理盐水回输至静脉壶、安全夹自动关闭后，停止继续回血。不宜将管路从安全夹中强制取出，将管路液体完全回输至患儿体内（防止凝血块入血或空气栓塞）。

（6）夹闭静脉管路夹子和静脉穿刺针处夹子。

（7）先拔出动脉内瘘针，再拔出静脉内瘘针，压迫穿刺部位 3 ~ 5 min，如无出血、渗血、血肿，则以弹力绷带或胶布加压包扎动、静脉穿刺部位。

（8）嘱患儿平卧 10 ~ 20 min。

（9）测量生命体征，记录治疗单，签名。

（10）整理用物。

（11）回血完成 20 ~ 30 min 后缓慢放松加压包扎敷料，观察患儿生命体征，穿刺部位，听诊内瘘杂音。如无异常向患儿及家属交代注意事项：2 h 后检查动、静脉穿刺部位无出血或渗血，松开包扎带，创可贴继续覆盖穿刺点 12 h 后取下。送患儿离开血液净化中心。

3）注意事项

（1）回血时护士必须精力集中，严格按照回血操作规程要求进行操作，防止误操作造成出血和空气进入血循环的不良事件。

（2）如患儿在透析中有出血，如牙龈出血、穿刺部位渗血明显，在回血时按医嘱用鱼精蛋白中和肝素。

（3）如回血前伴有低血压症状，通知医生，回血后应再次测量血压，并观察患儿的病情，注意排除其他原因导致的血压下降，嘱患儿血压正常后才能起床离开；并将患儿转运回病房。门诊透析患儿应休息 30 min 复测血压正常后离开病房。

（4）记录并总结治疗情况。做好门诊透析患儿的资料保存。

4）透析机的消毒保养

（1）每班次透析结束后，机器表面采用 500 mg/L 含氯消毒剂擦拭或中高效消毒剂擦拭。更换床单位，做到一人一巾，避免交叉感染。

（2）机器表面若有肉眼可见污染（血液、透析废液等）时应立即用可吸附材料清除污染物，再用 500 mg/L 含氯消毒剂擦拭机器表面或中高效消毒剂擦拭。

（3）每班次透析结束后应进行机器内部消毒，消毒方法按照说明书要求进行。

（4）发生透析器破膜，传感器保护罩被血迹或体液污染时，立即更换透析器和传感器保护罩；若发生传感器保护罩破损，立即更换传感器保护罩，待此次治疗结束后请工程专业人员处理。

六、血液透析结束后的护理

1）指导患儿及家属当天保持穿刺处干燥，勿浸湿，预防感染。注意观察有无出血，若有出血，应立即用手指按压止血，同时寻求帮助。

2）饮食控制。包括控制水和钠盐摄入，使透析间期体重增长不超过 5% 或每日体重增长不超过 1 kg；控制饮食中磷的摄入，少食高磷食物；控制饮食中钾摄入，以避免发生高钾血症。保证患儿每日摄入适量蛋白质，保证足够的碳水化合物摄入，以避免出现营养不良。

3）指导患儿及家属记录每日尿量及体重情况，保证大便通畅；每日测量血压并记录。

4）指导患儿及家属维护和监测血管通路。对采用动静脉内瘘者每日应对内瘘进行检查，包括触诊检查有无震颤，也可听诊检查有无杂音；对中心静脉置管患儿每日应注意置管部位是否有出血、分泌物、导管有无脱出和局部不适表现等，一旦发现异常应及时就诊。

第三节　儿童血液透析滤过的护理

一、血液透析滤过操作流程

操作流程如图 16-3 所示。

二、血液透析滤过前的护理

操作前，患儿及家属在候诊区等候，护士检查并保持透析治疗区干净整洁，操作护士应洗手、戴口罩。

1）物品准备　无菌治疗巾、无菌纱布、生理盐水、碘伏和棉签等消毒物品、止血带、一次性使用手套、血液透析滤过器、血液透析滤过管路、安全导管（补液装置）、一次性冲洗管、透析液、内瘘患儿备穿刺针（16G、17G）等。

2）透析机的准备　选用双泵的血液透析滤过机，检查电源线连接是否正常，打开透析滤过机电源总开关，检测血液透析滤过机各部件工作状况，按照要求进行自检，检查 A、B 浓缩液浓度、有效期。进入透析准备，连接透析液。

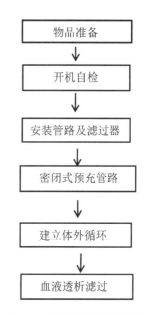

图 16-3　血液透析滤过操作流程

3）患儿的准备

（1）病情的评估　了解患儿的一般情况，如神志、生命体征、透析时间、透析次数；询问患儿症状（如饮食情况、有无呼吸困难等）并检查患儿有无皮肤黏膜及胃肠道出血，年长的女性患儿要询问是否处在月经期；观察患儿有无水肿及身高、体重增长情况；患儿原发病及有无其他并发症，如肿瘤、高钾血症、酸中毒等。

（2）血管通路的评估　检查患儿是自体动静脉内瘘还是深静脉留置导管，或是未建立血管通路；检查内瘘通畅情况，穿刺肢体或置管处皮肤有无红肿、溃烂、感染；如有通路闭塞应通知医生进行通路修护处理；中心静脉置管者检查固定是否稳妥，缝线有无脱落，置管处有无出血、红肿和分泌物，更换敷料；未建立血管通路者评估外周血管条件。

（3）超滤量的评估　督促患儿及家属正确测量体重及尿量。患儿每次测量体重时需使用同一体重秤，并穿同样重量衣物，如患儿衣物有增减应先将衣物称重后再与透析前、透析后体重相加减。保证数据正确，便于医生计算当日超滤量。

4）血液滤过器和管路的安装原则

（1）检查血液滤过器及透析管路有无破损，外包装是否完好。

（2）查看有效日期、型号。

（3）按照无菌原则进行操作。

（4）按照体外循环的血流方向依次安装管路。

（5）将生理盐水、废液收集袋挂于输液架上。动脉端连接生理盐水，静脉端连接废液收集袋。

5）密闭式预冲

（1）启动透析机血泵 50～80 ml/min，用生理盐水先排净透析管路和透析器血室（膜内）气体。生理盐水流向为动脉端→透析器→静脉端，不得逆向预冲。

（2）将血泵流速调至 3～5 ml/（kg·min），将透析液接头与透析器上的透析液接口连接，排尽透析器的透析液室（膜外）气体。

（3）生理盐水预冲量应严格按照透析器说明书要求，使用适量的生理盐水进行预冲；若需要进行闭式循环或肝素生理盐水预冲，应在生理盐水预冲量达到后再进行。

（4）推荐预冲生理盐水直接流入废液收集袋中，并且废液收集袋挂于输液架上，不得低于操作者腰部以下；不建议预冲生理盐水直接流入开放式废液桶中。

（5）冲洗完毕后根据医嘱正确设定患儿的透析参数，如超滤量、抗凝血剂、透析方式、透析时间、透析液温度、置换液量、透析液流量等。

三、上机连接的护理

1）操作流程如图 16-4 所示

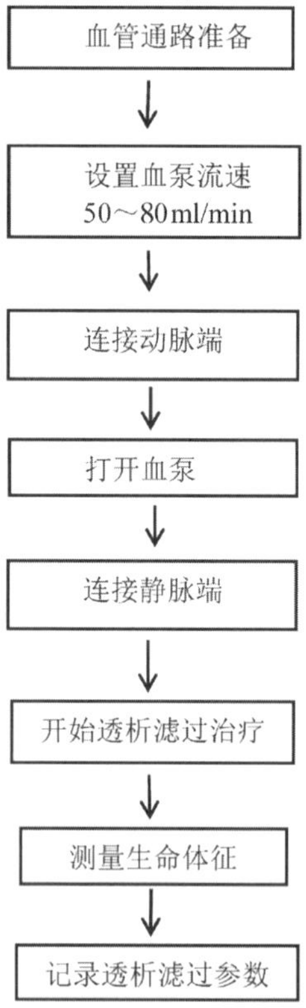

2）血管通路准备

（1）动静脉内瘘穿刺

①检查内瘘：局部有无红肿、渗血、硬结，并摸清血管走向和搏动（必要时超声定位）。

②选择穿刺点后，将治疗巾铺于患儿预穿刺肢体下面，用碘伏消毒穿刺部位两遍。

③根据血管的粗细和血流量要求等选择适宜的穿刺针。

④采用阶梯式、纽扣式等方法，以合适的角度穿刺血管。先穿刺静脉（顺血流方向），再穿刺动脉（逆血流方向或顺血流方向），妥善固定穿刺针。根据医嘱推注首剂量肝素（使用低分子肝素钙作为抗凝剂，应根据医嘱上机前静脉一次性注射）。

⑤将透析管路动脉端与动脉穿刺针连接，开启血泵 50～80 ml/min，血液缓慢流动的过程中将透析管路及透析器中的生理盐水排出，待血液流入透析管路静脉壶时，停止血泵，将透析管路静脉端与静脉穿刺针连接。

⑥连接好静脉回路后逐渐提高血流速度至该患儿透析治疗医嘱要求的流速 3～5 ml/（kg·min）。

⑦妥善固定好透析管路，保持通畅，避免受压、扭曲、折叠。必要时专人守护或适当约束患儿体位。

血管通路准备

↓

设置血泵流速
50～80 ml/min

↓

连接动脉端

↓

打开血泵

↓

连接静脉端

↓

开始透析滤过治疗

↓

测量生命体征

↓

记录透析滤过参数

图 16-4　建立体外循环操作流程

（2）中心静脉留置导管连接

①检查导管穿刺处敷料有无渗血、渗液，必要时先更换敷料，观察局部有无红肿、分泌物等。

②颈内静脉置管患儿头偏向对侧（股静脉置管患儿应平卧），打开导管外层敷料，将无菌治疗巾垫于导管下。

③取下导管内层敷料，将导管放于无菌治疗巾上。

④分别消毒导管和导管夹子表面。

⑤检查导管夹子处于夹闭状态，再取下导管肝素帽。

⑥分别消毒导管接头。

⑦用注射器回抽导管内封管肝素，推注在纱布上检查是否有凝血块，回抽量为动、静脉管各 2 ml 左右。如果导管回抽不畅时，应仔细查找原因，严禁使用注射器向导管腔内用力推注生理盐水，以免导管内血栓进入血液循环。

⑧根据医嘱从导管静脉端推注首剂量肝素（使用低分子肝素钙作为抗凝剂，应根据医嘱上机前静脉一次性注射）。

⑨连接体外循环的方法，同动静脉内瘘穿刺第 5、6、7 步。

四、血液透析滤过中的护理

1）体外循环建立后，立即测量血压、脉搏，对神志清楚有自知力的患儿应关注其自我感觉，详细记录在血液透析记录单上。

2）自我查对

（1）按照体外循环管路走向的顺序，依次查对体外循环管路系统各连接处和管路开口处，未使用的管路开口应处于加帽密封和夹闭管夹的双保险状态。

（2）根据医嘱查对机器治疗参数。

（3）观察穿刺部位有无渗血、血肿，询问患儿有无疼痛，穿刺针及血液回路是否固定良好。

3）双人查对 自我查对后，与另一名护士（医生）同时再次查对上述内容，并在治疗记录单上签字。

4）血液透析治疗过程中，仔细询问患儿自我感觉，每小时测量一次血压、脉搏，如果患儿血压、脉搏等生命体征出现明显变化，应随时监测，必要时给予心电监护。

5）观察透析器、透析血管通路内血液颜色变化，有无凝血。

6）观察机器运转、超滤情况；观察跨膜压、静脉压变化，如有异常情况及早发现、及早处理。

7）注意事项

（1）连接患儿前要确保透析管路内无气泡，管路无扭曲。

（2）透析管路动脉、静脉壶处夹闭夹子，拧紧保护帽。

（3）治疗开始及结束前测量体温。

五、血液透析滤过结束时的护理

1）密闭式回血下机　参见本章第二节儿童血液透析的护理。
2）回血后患儿的止血处理　参见本章第二节儿童血液透析的护理。
3）设备的消毒保养　参见本章第二节儿童血液透析的护理。

六、血液透析滤过结束后的护理

血液透析滤过在清除毒素和代谢产物的同时还会导致患儿失去大量营养物质，对长期接受 HDF 治疗的患儿应指导其增加优质蛋白质、维生素、微量元素及矿物质的摄入，避免或减轻由此造成的营养不良。

第四节　儿童血液灌流的护理

一、血液灌流操作流程

操作流程如图 16-5 所示。

二、血液灌流前的护理

操作前，患儿及家属在候诊区等候，护士检查并保持透析治疗区干净整洁，操作护士应洗手、戴口罩。

1）物品准备　5% 葡萄糖注射液、生理盐水、肝素钠注射液、血液灌流器、血液净化管路、无菌治疗巾、无菌纱布、一次性使用手套、碘伏和棉签等。灌流器的选择应根据患儿的年龄、体重及灌流方案确定。

2）设备准备

（1）血液灌流机（也可使用单泵血液透析机或 CRRT 设备）。

（2）检查机器电路连接是否正常，打开机器开关，按照要求进行机器自检。检测各部件工作状态，进入灌流准备。

3）患儿的准备

（1）术前评估　填写术前评估表（是否完成术前相关检查、是否已签署同意书、有无传染病等），医生、护士双人核查后签字。

（2）病情的评估　了解患儿的一般情况，如神志、瞳孔反射、生命体征、年龄、体重；询问患儿症状（如饮食情况、是否呼吸困难等）并检查患儿有无皮肤黏膜及胃肠道出血、便血，年长的女性患儿要询问是否月经期等。

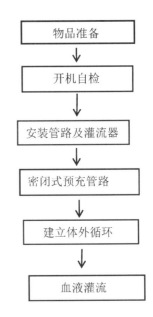

物品准备
↓
开机自检
↓
安装管路及灌流器
↓
密闭式预充管路
↓
建立体外循环
↓
血液灌流

图 16-5　血液灌流操作流程

（3）通路的准备：评估中心静脉置管处皮肤有无出血、红肿、溃烂、感染，缝线有无脱落，固定是否妥善，中心静脉导管是否通畅，更换敷料。如有通路闭塞应通知医生进行通路修护处理。检查未建立血管通路者评估外周血管条件。

4）血液灌流器和管路的安装原则

（1）检查血液灌流器及管路有无破损，外包装是否完好。

（2）查看有效日期、型号。

（3）按照无菌原则进行操作。

（4）安装管路顺序按照体外循环的血流方向依次安装。

（5）将生理盐水挂于输液架上。灌流器以动脉端向上、静脉端向下的方向固定于支架上。动脉端血路与生理盐水相连接并充满生理盐水，然后正确连接于灌流器的动脉端口上，同时静脉端血路连接于灌流器的静脉端口上。

5）血液灌流器与管路预冲

（1）启动血泵，速度 200 ~ 300 ml/min，首先用 5% 葡萄糖 500 ml 预冲洗，再用生理盐水 2 000 ml 加肝素 20 mg 冲洗，最后用生理盐水 500 ml 加肝素 100mg 冲洗至 200 ml 时，将动静脉管路连接密闭循环（200 ml/min）不少于 20 min（或参照相关产品说明书），以保证灌流器及管路充分肝素化。如果在预冲过程中看到游离的炭粒，提示灌流器已经破膜，应立即更换并重复以上步骤。

（2）预冲结束后，采用 500 ml 生理盐水排尽灌流器与管路内的肝素盐水，排尽灌流器空气。调整灌流器至动脉端向上、静脉端向下的固定方式，准备开始治疗。如果患儿处于休克或低血容量状态时，可于灌流治疗开始前进行体外预冲，预冲液可采用生理盐水、代血浆、新鲜血浆或 5% 白蛋白，从而降低体外循环对患儿血压的影响。

三、上机连接的护理

1）操作流程如图 16-6 所示

2）血管通路准备（中心静脉留置导管连接）

（1）检查导管穿刺点有无渗血、渗液、红肿等，必要时先更换敷料。

（2）颈内静脉置管患儿头偏向对侧（股静脉置管患儿应平卧），打开静脉导管外层敷料，将无菌治疗巾垫于静脉导管下。

（3）取下静脉导管内层敷料，将导管放于无菌治疗巾上。

（4）分别消毒导管和导管夹子。

（5）确认导管夹子处于夹闭状态，取下导管肝素帽。

（6）分别消毒导管接头。

（7）用注射器回抽导管内封管肝素，推注在纱布上检查是否有凝血块，回抽量为动、静脉端各 2 ml 左右。如果回抽血流不畅时，认真应查找原因，严禁使用注射器用力向管腔内推注生理盐水，防止血栓进入血循环。

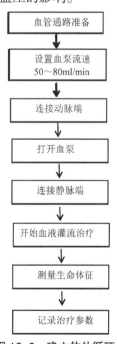

图 16-6　建立体外循环操作流程

301

（8）根据医嘱从导管静脉端推注首剂量肝素（使用低分子肝素钙作为抗凝剂，应根据医嘱上机前静脉一次性注射）。

（9）将动脉端血路连接到中心静脉留置导管的动脉端（红色端管），然后开动血泵（以 50 ~ 80 ml/min 为宜），引血，排尽预冲液，当血液经过灌流器即将达到静脉端血路的末端出口时，把将静脉端血路连接到中心静脉留置导管的静脉端（蓝色端管）。然后直接按系统键进入治疗状态。待血流稳定后，若患儿生命体征平稳，调整血流量至 3 ~ 5 ml/（kg·min）。

（10）医疗废物放于医疗垃圾袋中。

四、血液灌流中的护理

1）体外循环建立后，立即测量血压、脉搏，对神志清楚有自知力的患儿应关注其自我感觉，详细记录在血液灌流治疗记录单上。

2）自我查对 按照体外循环管路走向的顺序，依次查对体外循环管路系统各连接处和管路开口处，未使用的管路开口应处于加帽密封和夹闭管夹的双保险状态。

3）双人查对 自我查对后，与另一名护士（医生）同时再次查对上述内容，并在治疗记录单上签字。

4）病情观察及护理

（1）密切观察患儿的生命体征、意识、瞳孔对光反射、皮肤黏膜有无出血等。

（2）观察置管部位有无渗血、血肿，患儿有无疼痛，留置导管及血液回路是否固定良好。

（3）如患儿因疾病等原因存在躁动不安，需专人守护，必要时用约束带进行约束，防坠床，防止舌咬伤；必要时遵医嘱使用镇静剂；注意床旁监护，防止中心静脉导管打折、扭曲，预防因脱出引起的空气栓塞。

（4）观察灌流器及管路内血液颜色有无变暗，动脉和静脉壶内有无血凝块。儿童进行治疗时血流速度比较慢、肝素应用剂量小、灌流器容易发生凝血，一旦凝血，立即通知医生，明确是否调整肝素剂量，必要时更换灌流器及管路。

五、血液灌流结束时的护理

1）结束治疗与回血下机（可用生理盐水回血或空气回血法）

（1）生理盐水回血法：以中心静脉导管为例。

①按结束治疗键，调整血泵流速 50 ~ 80 ml/min。

②打开动脉端预冲侧管，夹闭管路动脉端夹子和导管动脉端夹子，用生理盐水排净侧管内气体。关闭血泵，靠重力将动脉侧管内的血液回输入患儿体内。夹闭动脉管路夹子和动脉导管夹子，将灌流器倒置，动脉端向下，静脉端向上，然后打开血泵，回输静脉端血液，全程用 50 ~ 100 ml 生理盐水回血。

③儿童能耐受的增加血量仅为全身血量的 10%，因此回血时不应超过患儿血容量的 10%，以免因血容量急剧增加造成急性肺水肿。

（2）空气回血法：急性药物中毒抢救结束后可采用空气回血，利用空气替代生理盐水，尽量减少所吸附药物再次入血，但应注意空气栓塞的风险。

①按结束治疗键，调整血泵流速 50 ～ 80 ml/min。

②夹闭中心静脉留置导管动脉端，与血液净化管路在接口处断开，然后把灌流器倒置，动脉端向下，静脉端向上，用空气将患儿血液驱回体内后，夹闭导管静脉端。回血时要集中精力，严防发生空气栓塞。

2）如患儿存在出血倾向，结束前可遵医嘱从静脉端缓慢注入鱼精蛋白。

六、血液灌流结束后的护理

1）血液灌流结束后，与病房护士详细交接班，交代患儿灌流中发生的不良反应及观察重点。

2）向患儿及家属交代注意事项，股静脉置管患儿指导卧床休息，床上解大、小便。

3）治疗结束后置管部位渗血者行加压包扎止血，出血严重者予以拔管。

第五节　儿童血浆置换的护理

由于血浆置换存在不同的治疗模式，并且不同的设备其操作程序也有所不同，应根据不同的治疗方法，按照机器及其所用的耗材管路、血浆分离器或血浆成分分离器等耗材的相关说明书进行，本章节主要针对单膜血浆置换进行讲解。

一、血浆置换前的护理

1）准备工作

（1）物品准备　血浆分离器、体外循环管路、一次性手套、置换液、生理盐水、无菌治疗巾、无菌纱布、碘伏和棉签等消毒物品。

（2）药品准备　肝素钠注射液（或低分子肝素注射液），葡萄糖酸钙注射液、地塞米松注射液、肾上腺素注射液、异丙嗪等急救药品。

（3）血浆准备　两人对血浆进行三查八对（姓名、登记号、血袋号、采血日期、血型、剂量、效期、血液成分）。

（4）机器准备　准备并检查设备运转情况：按照设备出厂说明书进行机器自检。

（5）患儿的准备

①患儿病情的评估：了解患儿一般情况，如神志、生命体征；询问并检查患儿有无皮肤黏膜及胃肠道出血、便血，年长的女性患儿要询问是否处于月经期；了解患儿原发病及有无其他并发症。

②血管通路的评估：评估中心静脉导管缝线有无脱落，固定是否妥善，检查导管穿刺点有无渗血、渗液、红肿等，中心静脉导管是否通畅，更换敷料。

二、血浆置换操作流程

1）血浆分离器与管路安装

（1）选择治疗模式：单膜血浆置换。

（2）检查血浆分离器及血液净化管路有无破损，外包装是否完好。

（3）查看有效日期、型号。

（4）按照无菌原则进行操作。

（5）安装管路顺序按照体外循环的血流方向依次安装。

2）血浆分离器与管路预冲

（1）按照机器要求进行预冲管路及血浆分离器。

（2）如果患儿处于休克或低血容量状态时，可于治疗开始前进行体外预冲，预冲液可采用生理盐水、代血浆、新鲜血浆或5%白蛋白，从而降低体外循环对患儿血压的影响。

3）建立体外循环（上机），以中心静脉导管为例。

（1）根据病情设置血浆置换参数包括血流量、血浆分离速度及补入速度、血浆置换目标量等。

（2）颈内静脉置管患儿头偏向对侧（股静脉置管患儿应平卧），打开静脉导管外层敷料，将无菌治疗巾垫于导管下。

（3）取下导管内层敷料，将导管放于无菌治疗巾上。

（4）分别消毒导管和导管夹子，放于无菌治疗巾内。

（5）确认导管夹子处于夹闭状态后，取下导管肝素帽。

（6）分别消毒导管接头。

（7）用注射器回抽导管内封管肝素，推注在纱布上检查是否有凝血块，回抽量为动、静脉端各2 ml左右。如果回抽血流不畅时，认真应查找原因，严禁使用注射器用力向管腔内推注生理盐水，防止血栓进入血循环。

（8）根据医嘱从导管静脉端推注首剂量肝素（使用低分子肝素作为抗凝剂，应根据医嘱上机前静脉一次性注射）。

（9）将管路动脉端与导管动脉端连接，开动血泵（以50～80 ml/min为宜），引血，当血液进入静脉壶时停泵。将静脉端管路与导管静脉端对接，启动血泵。开始时，先全血自循环5 min左右，观察无不良反应后再进入血浆分离程序，调整血流量至3～5 ml/kg/min。

（10）医疗废物放于医疗垃圾袋中。

4）自我查对

（1）按照体外循环管路走向的顺序，依次检查体外循环管路系统各连接处和管路开口处，未使用的管路开口应处于加帽密封和夹闭管夹的双保险状态。

（2）根据医嘱查对机器治疗参数。

5）双人查对　自我查对后，与另一名护士（医生）同时再次查对上述内容，并在治疗记录单上签字。

三、 血浆置换中的护理

1）密切观察患儿生命体征，每 30 min 测血压、心率、呼吸、脉搏、氧饱和度等。对神志清楚有自知力的患儿应关注其自我感觉，观察并完整记录。

2）密切观察机器运行情况，包括全血流速、血浆流速、动脉压、静脉压、跨膜压变化等，发生报警及时处理。

四、 血浆置换结束时的护理

1）置换达到目标量后回血下机，以中心静脉导管为例。

（1）按下结束治疗键，停血泵，关闭管路。

（2）颈内静脉置管患儿头偏向对侧（股静脉置管患儿应平卧），戴无菌手套分离血液净化管路与留置导管动脉端，根据导管容量注射封管液，拧紧肝素帽。

（3）将管路动脉端与生理盐水连接，将血流速减至 50 ~ 80 ml/min，按照机器程序回输血液。

（4）回血完毕停止血泵，关闭管路及留置导管静脉夹。

（5）分离管路静脉端与留置导管静脉端，根据导管容量注射封管液，拧紧肝素帽，包扎固定。

（6）卸下血浆分离器、管路及各液体袋。关闭电源，机器外部消毒。

2）观察患儿的生命体征，记录病情变化及血浆置换治疗参数和结果。

五、血浆置换后的护理

血浆置换治疗结束后，与病房管床护士做好交接，继续观察患儿的生命体征、病情变化、相关并发症。做好血管通路的管理、患儿及家长的健康教育。

第六节　儿童血浆（液）吸附的护理

一、血浆（液）吸附前的护理

1）准备工作

（1）物品准备　血浆分离器、血浆成分吸附柱、专用血浆吸附管路、一次性手套、置换液、生理盐水、无菌治疗巾、无菌纱布、生理盐水、碘伏和棉签等消毒物品。

（2）药品准备　肝素钠注射液、葡萄糖酸钙注射液、地塞米松注射液、肾上腺素注射液、异丙嗪等急救药品。

（3）机器准备　准备并检查设备运转情况：按照设备出厂说明书进行机器自检。

（4）患儿的准备

①患儿病情的评估：了解患儿一般情况，如神志、生命体征、合作程度、检查患儿有无皮肤黏膜及胃肠道出血、便血，年长的女性患儿询问是否处于月经期；了解患儿原发病及有无其他并发症。

②血管通路的评估：评估中心静脉导管缝线有无脱落，固定是否妥善，置管口有无出血、红肿和分泌物，中心静脉导管是否通畅，更换敷料。

二、血浆（液）吸附操作流程

1）血浆分离器与管路安装

（1）选择治疗模式。

（2）检查血浆分离器、血浆成分吸附柱及管路有无破损，外包装是否完好。

（3）查看有效日期、型号。

（4）按照无菌原则进行操作。

（5）按照治疗方式、机器及各种耗材的产品说明书进行安装连接，自动预冲管路、血浆分离器及血浆成分吸附柱。

（6）设定血浆（液）吸附治疗参数，包括血液泵、血浆泵、废液泵和肝素泵流量、血浆处理目标量、温度，设定各种报警参数。

2）连接体外循环：同血浆置换，参见"第五节儿童血浆置换的护理"。

3）查对：同血浆置换，参见"第五节儿童血浆置换的护理"。

三、血浆（液）吸附中的护理

1）密切观察患儿生命体征，每 30 min 测血压、心率、呼吸、脉搏，氧饱和度等。对神志清楚有自知力的患儿应关注其自我感觉，观察并记录完整。

2）密切观察机器运行情况，包括全血流速、血浆流速、动脉压、静脉压、跨膜压变化等。

3）密切观察各滤器情况、血浆颜色，注意有无溶血的发生，如有破膜应及时更换相应分离器。

四、血浆（液）吸附结束时的护理

1）置换达到目标量后回血下机，同血浆置换，参见"第五节儿童血浆置换的护理"。

2）观察患儿的生命体征，记录病情变化及血浆（液）吸附治疗参数和结果。

五、血液（浆）吸附后的护理

血液（浆）吸附治疗结束后，继续观察患儿的生命体征、病情变化、相关并发症，30 min 后再送回病房，并与病房护士详细交接班。做好血管通路的管理、患儿及家长的健康教育。

第七节　儿童连续性血液净化治疗的护理

连续性肾脏替代治疗（continuous renal replacement therapy，CRRT）以"连续性"为基本特点，与传统的间断性血液透析（IHD）相比拥有一系列优势，并被认为是近年来重症监护病房（ICU）治疗中最重要的进展之一。CRRT治疗的主要实施者为CRRT专业护士，全过程参与各类CRRT技术的实施、危重患儿的监护并实施专项护理，因此，CRRT护士需要在掌握相关理论知识的基础上有效地实施护理，如定期监测治疗中患儿的血气变化和电解质结果，根据病情变化调整治疗处方，准确记录患儿的病情变化、处方调整、通路情况与治疗结果，早期发现并及时处理体外循环中出现的故障，及时消除各种原因引起的报警，保证机器的正常运转，从而保证CRRT的安全性和连续性。

一、CRRT前的护理

1）操作者着工作服或隔离服，洗手、戴帽子、口罩。

2）治疗前的评估

（1）病情的评估　全面了解病情及各项检验指标、治疗医嘱，评估患儿的神志、生命体征、并检查患儿有无皮肤黏膜及胃肠道出血、便血等。

（2）血管通路的评估　检查置管口有无出血、红肿和分泌物，缝线有无脱落，固定是否妥善，更换敷料。

3）物品准备　血液滤过器及配套管路、一次性手套、置换液、肝素钠注射液（或4%枸橼酸钠溶液、含钙注射液）、无菌治疗巾、无菌纱布、生理盐水、碘伏和棉签等消毒物品。

4）机器准备　检查CRRT机电源是否连接，打开电源开关，完成机器开机自检。

5）按不同CRRT机器型号进行相应配套的安装及预冲工作。

二、CRRT上机流程

1）按照医嘱设置血流量、置换液流速、透析液流速、超滤液流速，以及4%枸橼酸钠溶液、10%氯化钙或10%葡萄糖酸钙溶液输注速度等参数，此时血泵速度30～50 ml/min（新生儿10 ml/min以下）。

2）连接体外循环

（1）颈内静脉置管患儿头偏向对侧，打开静脉导管外层敷料和内层敷料，将无菌治疗巾垫于导管下。

（2）取下导管内层敷料，将导管放于无菌治疗巾上。

（3）分别消毒导管和导管夹子，放于无菌治疗巾内。

（4）确认导管夹子处于夹闭状态后，取下导管肝素帽。

（5）分别消毒导管接头。

（6）用注射器回抽导管内封管液，推注在纱布上检查是否有凝血块，回抽量为动、静脉端各 2 ml 左右。如果导管回抽血液不畅时，认真查找原因，严禁使用注射器用力向管腔内推注生理盐水，防止血栓进入血循环。

（7）连接体外循环，打开 4% 枸橼酸钠溶液、10% 氯化钙或 10% 葡萄糖酸钙溶液的液体泵开关，以及管路动脉夹及静脉夹，按治疗键开始治疗。

（8）妥善固定好管路，治疗巾遮盖好留置导管连接处。

（9）医疗污物放于医疗垃圾桶中。

3）逐步调整血流量等参数至目标治疗量，查看机器各监测系统处于监测状态，整理用物并做好记录。

三、CRRT 中的护理

1）专人床旁监测，密切监测患儿的血压、心率、呼吸、血氧饱和度、中心静脉压，并及时规范记录，有异常反应及时通知医生。

2）观察管路凝血情况，以及机器是否处于正常运行状态；每 1 h 记录一次治疗参数及治疗量，核实是否与医嘱一致。

3）根据机器提示，及时更换置换液、倒空废液袋。

4）发生报警时，迅速根据机器提示进行操作，解除报警。如报警无法解除且血泵停止运转，则立即停止治疗，手动回血，并速请工程师到场处理。

5）注意透析液温度，严密监测患儿的体温变化。

6）监测血电解质及肾功能 接受治疗的患儿大多存在电解质及酸碱平衡严重紊乱。电解质的测定可以提示患儿的电解质纠正情况，血尿素氮及肌酐的变化可以反映肾功能的好坏。

7）定期检测患儿内环境状况，根据检测结果随时调整置换液配方，现配现用，以保证患儿内环境稳定。

8）做好基础护理

（1）维持合适的体位：由于合适的体位能够保证适当的动脉血流量，因此在 CRRT 治疗中相当长的时间内患儿处于被动体位。在此期间，应注意受压部位皮肤的保护。

（2）协助气道管理：由于患儿病情危重、治疗时间长、活动受限、卧床、水肿和循环障碍、生活自理能力下降，需要做好口腔护理，预防肺部感染。

9）血管通路的护理 治疗过程中，应妥善固定血液管路，防止管路受压、扭曲，保持血管通路畅通。对于神志不清的患儿，可适当给予约束。

10）并发症的观察及预防

（1）出血：接受 CRRT 治疗的患儿多存在出血或潜在出血风险，治疗中抗凝剂的应用可加重出血或使出血风险显著增加。使用肝素抗凝的患儿治疗过程中应遵医嘱及时调整肝素用量，同时应密切观察患儿的引流液、排泄物、伤口、牙龈等出血情况，并做好记录。及早发现出血征象，以避免由此引起失血性休克等严重并发症。

（2）凝血：治疗开始前用肝素盐水充分预冲滤器及管路，或者动脉-静脉端连接，肝素盐水循环 30 min 后方开始 CRRT，且在 CRRT 过程中保持血流量充足、血循环管路通畅，可有效或避免体外凝血。同时应密切监测动脉压（VA）、静脉压（VP）、跨膜压（TMP）、滤器前压（PBF）、滤器下降压（PFD）值及波动范围，并做好记录，以便及时采取处理措施。如有严重凝血时，应及时更换滤器及血管通路。CRRT 治疗期间，应调整输入血液制品及脂肪乳制剂的时间，以免增加凝血的风险。

（3）感染：进行各项护理技术操作时须严格执行无菌操作原则。如在配液过程中，注意各环节，减少发热反应的发生；做好留置导管的护理，防止医源性感染。

11）常见故障的处理方法

（1）机械治疗过程中突然出现黑屏、机械运转时间过长、断电、供电波动电压不稳时加用稳压电源。

（2）动脉压过高时，检查中心静脉导管位置是否移动，动脉端管路是否打折。

（3）静脉压过高时，用生理盐水冲洗管路及滤器，查看滤器是否凝血，静脉端管路是否打折、扭曲。

（4）废液压增高时，出现废液泵旋转突然加速，原因可能是夹子未全部打开。

（5）滤器压力下降过多时，采用生理盐水冲洗滤器，提高或降低血流速度等措施处理。

12）特殊情况

对于无抗凝血药治疗，应避免由动脉端输入血液及血液制品，以免血液黏稠加重凝血的发生。护士应加强责任心，床旁看护，遵医嘱定时冲注生理盐水，防止血滤器及透析管路凝血。

13）消毒隔离措施的实施

（1）保证 CRRT 治疗空间的空气洁净度，必要时用移动空气消毒机进行消毒。

（2）使用后的设备、设施如 CRRT 机、容量泵及微泵应做到一人一消毒。

（3）工作人员每次操作前后应做好手卫生，并及时为患儿更换污染的被褥、衣裤。

（4）保证治疗期间患儿的基础护理质量。

（5）如为感染耐药菌株的患儿或传染病患儿行 CRRT 治疗应做好隔离。

四、CRRT 结束时的护理

1）关闭 4% 枸橼酸钠溶液、10% 氯化钙或 10% 葡萄糖酸钙溶液的液体泵开关。

2）按结束治疗键，停血泵。

3）关闭管路及留置导管动脉夹。

4）分离管路动脉端与留置导管动脉端，具体操作参见"第二节儿童血液透析的护理"。

5）将管路动脉端与生理盐水连接，将血流速减至 50 ml/min 以下，开启血泵回血。

6）回血完毕停止血泵，关闭管路及留置导管静脉夹。

7）分离管路静脉端与留置导管静脉端，具体操作参见"第二节儿童血液透析的护理"。

8）按照无菌操作原则，消毒留置导管管口，生理盐水冲洗留置导管管腔，按照医嘱注入封管液，包扎固定，具体操作参见"第二节儿童血液透析的护理"。

9）根据机器提示步骤，卸下血液滤过器、管路及各液体袋。关闭电源，擦拭机器外部。

五、CRRT 后的护理

1）继续观察患儿的生命体征、病情变化、相关并发症的预防。

2）严密观察患儿置管处有无渗血，做好血管通路的管理。

3）做好患儿及家长的健康宣传教育。

第八节 儿童腹膜透析的护理

一、定义及概述

腹膜透析（peritoneal dialysis，PD）简称腹透，以患儿自身腹膜作为透析膜，利用其半透膜特性，向腹腔内注入透析液，腹膜一侧毛细血管内血浆和另一侧腹腔内透析液借助其溶质浓度梯度和渗透梯度，通过弥散对流和超滤的原理，以清除机体内潴留的代谢废物和过多的水分，同时通过透析液补充所必需的物质。腹透对中分子物质清除效果好，血流动力学影响小，由于其操作简便，可以在家中进行，在世界各国得到广泛应用。

二、腹膜透析置管的护理

腹膜透析置管术是腹膜透析治疗首要和关键的一步，做好患儿围手术期的护理，对保证患儿随后的长期透析有重要意义。

1）置管术前护理

（1）术前宣教

①使患儿及家属了解正常的肾功能以及慢性肾衰竭相关的基本知识。

②向患儿及家属讲述腹膜透析的原理，使其了解腹膜透析治疗。

③置管前一天进食易消化食物，以保持大便通畅；缓解患儿的紧张情绪，术前一晚保持良好的睡眠；全麻或硬膜外麻醉者术前禁食 8 h，排空大小便，既往有便秘史者需灌肠，使腹部保持空虚，方便术者操作。

（2）患儿的准备

①评估患儿的原发病、残余肾功能、水电解质和酸碱平衡状况、血压、贫血情况、营养状态、尿毒症症状、饮食、睡眠、心理状态以及临床用药等；评估患儿是否适合腹膜透析管置入手术、术中耐受性以及手术风险，包括心功能、皮肤感染、腹腔空间和有效腹膜面积估，如有疝应在疝修补术后再行置管；评估患儿家属是否能够自行完成腹膜

透析操作，包括充分理解治疗的必要性、养成良好卫生习惯、彻底清洁居室环境、学习无菌操作、掌握操作流程。患儿及家庭环境的卫生情况是进行家庭腹膜透析的关键。

②手术区皮肤备皮在术前 1 天进行，按腹部外科手术常规要求备皮。注意手法轻柔，勿损伤皮肤。

③术前用药：遵医嘱术前 1 h 预防性使用抗生素，有出血倾向的术前半小时予止血药静推，对于紧张恐惧者可于术前半小时肌注苯巴比妥钠镇静。

（3）物品准备

主要包括：适合的腹膜透析管、钛钢接头、短管、蓝夹子、1.5% 葡萄糖腹膜透析液 2 000 ml、生理盐水 500 ml、肝素钠 1 支、腹带、隧道针等。

（4）环境准备

①腹膜透析房间及床单位：更换清洁床单，用含氯消毒液擦拭地面及桌椅，并于腹膜透析前紫外线消毒房间 30 min。

②恒温箱、弹簧秤 / 婴儿秤（称量透析液用）、体重秤、输液架（悬挂腹透液）。

③腹膜透析记录本。

2）置管术后护理

（1）术后观察：严密观察患儿病情、生命体征，尿量及患儿的精神状态和主诉。

（2）手术切口及出口处护理：观察手术切口、出口处疼痛情况，有无渗血、渗液，有无水肿及分泌物，保持无菌纱布清洁干燥。避免做腹压增加的动作导致切口处疼痛或出血，如咳嗽、用力排便等。注意管路的连接情况，尤其是钛接头与短管的连接，确保紧密连接，并妥善固定短管。

（3）体位：采取平卧位、高枕卧位或者半卧位。

（4）饮食：肛门排气前禁食，可少量饮水，肛门排气后可进易消化食物使大便保持通畅。

（5）活动：术后 24h 卧床休息，第二天可起床活动，但前三天活动不宜太多，3 天后根据腹部切口情况逐渐增加活动量。鼓励患儿术后早期下床活动，以减少腹膜透析液引流不畅。

（6）冲管及封管：建议在 2 周后开始透析，开始透析前每周肝素生理盐水冲管 1 次；婴儿推荐每日进行腹膜透析导管冲洗。使用预热的 1.5% 葡萄糖腹膜透析液冲洗腹腔，注意灌入液体的速度，引出液体的速度、颜色、出量等情况。

（7）切口拆线：一般术后 14 d 拆线。如伤口愈合不良，酌情考虑延长拆线时间。导管出口完全愈合前，应用透气性良好的无菌纱布覆盖，最初 2~3 周每周更换 1 次敷料；伤口拆线时再行清洁换药，但渗液、出汗较多、感染或卫生条件不良时应加强换药，换药时严格无菌操作。

（8）注意事项

①术后 2 周内应特别注意导管固定，应使用敷料或胶布固定导管，在进行各项操作时注意不要牵扯导管。以利于导管出口处的愈合，减少渗漏、功能不良及导管相关感染的发生。

②患儿在置管2周（糖尿病患儿3周）后方可洗澡，洗澡时注意在导管外出口处使用洗澡保护袋，保持外出口的干燥。洗澡后应该对外出口处进行消毒护理，保持出口处清洁、干燥。

③如果患儿有必要进行放射性检查如动脉造影，在检查前，应先进行腹膜透析操作，将腹腔液体引流出体外。

④在转血液透析或接收肾移植的过程中，即在停止腹膜透析时期内，也要注意在移植后渗液的处理，并继续按时进行外出口处的护理。在重新开始腹膜透析前，应该每两天冲洗1次导管，保证导管的畅通。

三、腹膜透析的护理

1）导管护理

（1）保持导管在自然位置，防止导管扭曲、打折，禁止在导管附近使用剪刀等锐器，防止损伤导管。

（2）导管发生阻塞应及时处理。禁止向导管插入金属丝等任何物品及抽吸导管，来疏通导管内堵塞物。

（3）导管及外接短管应紧密连接，避免滑脱。

（4）腹膜透析外接短管使用半年必须更换，如有破损或开关失灵时应立即更换。如发生腹膜炎，或居家透析时出现导管或外接短管损伤或渗液，应终止透析，夹闭管路，并立即到腹膜透析中心就诊处理。

（5）每次腹膜透析结束后更换碘伏帽。碘伏帽为一次性使用，无须使用消毒液，不可用碘伏直接消毒短管。

2）导管出口护理

（1）操作准备

①环境准备：清洁、安静、舒适、安全。

②护士准备：着装整洁、修剪指甲、洗净双手、戴口罩、帽子。

③患儿准备：选择适当体位。

④用物准备：治疗车上层放置无菌纱布或者一次性无菌敷料，无菌镊、消毒棉签、生理盐水、碘伏、无菌手套、胶布，可根据伤口情况配备过氧化氢溶液、局部抗生素等，并备治疗牌。

（2）操作：①戴口罩、打开无菌包、取下旧纱布敷料，动作轻柔；②戴无菌手套以生理盐水棉签自腹透管出口处向外环形擦拭皮肤至清洁；③以生理盐水棉签自出口处腹透管向外按上下分别擦拭腹透管至清洁，擦拭管下面时应重新更换棉签；④用碘伏棉签消毒出口处，以②～③同样手法消毒出口处皮肤和腹透管；⑤以无菌纱布覆盖出口处局部，并将腹透管固定牢靠。

（3）要点：①每日观察和评估出口处情况："一看二按三挤压"。轻提导管，看外出口周围的颜色及范围，有无结痂和肉芽组织，上皮组织生长情况。用手指按压隧道和出口处皮肤，看有无压痛。沿皮下隧道方向由内向外挤压，看出口处有无分泌物流出，观察分泌物性状。②拆线后每日换药一次。严格无菌技术操作，注意手的消毒。③因组织未长好，操作应动作轻柔避免牵拉，防止将管路牵拽出。④注意腹膜透析导管的固定方法，固定时应避免导管的扭曲、打折。防止造成出口处的受伤及污染。⑤在无菌纱布覆盖的情况下，避免直接在导管上粘贴胶布，最好使用腰袋保护导管。保持身体皮肤清洁，不应进行盆浴和游泳。淋浴时应注意保护出口处，淋浴完毕后出口处应及时清洁、消毒。

3）腹膜透析液的观察及腹膜炎的护理

（1）观察记录透出液的色、质、量，注意有无浑浊、血性的透出液，有无絮状物，如透出液有异常，立即做培养及药敏试验。

（2）观察患儿病情，部分患儿可伴有恶心、呕吐，腹痛多为逐渐加重，常表现为局限性或广泛性，可有压痛及反跳痛。

（3）准确记录透出、入量及 24 h 尿量，注意有无水肿。

（4）如发生应首先排出腹腔内透析液，再用 1.5% 葡萄糖腹膜透析液 1 ~ 2 L 进行腹腔灌洗 1 ~ 3 次，不留腹，直至透析液转为清亮。

（5）由于炎症过程中大量纤维蛋白进入腹腔，应在腹膜透析液中加入肝素 500 ~ 1 000 U/L，以防止纤维素的形成，并可减少腹腔粘连。

（6）使用敏感抗生素。完成抗生素治疗后重新取腹膜透析液（透出液）样本进行显微镜检和培养。

（7）重新评估患儿，监测生命体征，检查腹透管出口处，观察透出液性状。

4）家庭腹膜透析治疗的护理指导

对腹膜透析患儿的院外治疗进行科学、专业、便捷的随访和指导，是提高腹膜透析患儿生存质量及长期生存率的重要保障。随访应由腹膜透析专职医生和护士共同完成，随访频度应根据患儿的病情和治疗需要而定，一般新进入腹膜透析的患儿出院后 2 周至 1 个月后返回腹膜透析中心完成首次随访；病情稳定的患儿每 1 ~ 3 个月随访 1 次，病情不稳定的患儿随时随访或住院治疗。在患儿接受了腹膜透析治疗后，应当及时对患儿及家属进行腹膜透析知识培训，指导要点如下：

（1）更换腹透液无菌操作培训要点

①每次更换腹透液必须按照正确操作步骤进行。

②戴好口罩，罩住口鼻。

③每次操作前必须按"七步洗手法"洗手。

④确保使用物品不被污染。

⑤掌握腹膜透析液知识。

⑥增强体质，预防肠道疾病，防止腹泻及便秘。

（2）导管护理的培训要点

①禁止在导管附近使用剪刀等锐器，防止损伤导管。

②防止导管扭曲、打折。

③禁止向导管插入金属丝等任何物品及抽吸导管，来疏通导管内堵塞物。导管发生

阻塞应有医护人员处理。

④导管固定非常重要，培训患儿如何更好地保护好导管，以防牵拉。

（3）相关知识培训要点

①环境条件：室内清洁、空气清新，桌面擦拭干净。

②家庭需备物品：电子血压表、体温计、体重秤、恒温袋或恒温箱、挂钩或挂架（悬挂腹膜透析液用）、紫外线灯（消毒房间）、闹钟、笔记本和笔；一次性口罩、洗澡保护袋、洗手液、消毒棉签。

③治疗用品：双袋腹透液、碘伏液微型盖、连接短管（3～6个月或遵医嘱更换）、蓝夹子（通常使用2个，同时有1～2个备用）、无菌纱布、纸胶布、70%乙醇（擦拭桌面）。

四、患儿及家属的管理与培训

1）置管前宣教与培训　主要内容包括：透析目的、开始透析时机、透析方式的选择（血透/腹透/肾移植的方法介绍、血透、腹透、肾移植的优缺点）等。

2）置管后宣教与培训　主要内容包括正常肾脏的结构与功能、尿毒症临床表现及其后果、腹膜透析的治疗原理、腹膜透析的具体操作步骤及要点、无菌操作概念、腹透导管护理、液体平衡的监测和保持、腹透患儿的饮食指导、居家透析的条件、意外事件的处理等。

3）患儿随访期宣教与培训　主要内容包括：简单介绍腹透相关的并发症及预防、定期操作的再考核及培训、针对随访中出现问题的再培训、组织活动，交流腹透经验、生活质量等。

第九节　儿童动静脉内瘘的护理

血液透析是终末期肾功能衰竭患儿的一种长期、有效、安全的替代治疗方法，而动静脉内瘘则是患儿维持透析最常见、最理想的血管通路，被认为是血液透析患儿的生命线，维持一个功能良好的动静脉内瘘，需要护患双方的共同努力。

一、术前的护理

1）血管护理　保护好拟造瘘侧上肢血管，术前避免在术侧肢体进行穿刺、输液、采血等操作，保护该侧手臂皮肤勿破损，并保持皮肤完整、清洁，防止术后感染。

2）心理护理　术前向患儿及家属介绍建立内瘘的目的、意义，解除患儿焦虑不安、恐惧的心理，积极配合手术。

3）完善术前各项检查。

4）术前的皮肤准备　肥皂水彻底清洁拟造瘘上肢皮肤，修剪指甲。

二、术后的护理

1）术后观察

（1）患儿应卧床休息 24 h，观察生命体征，尤其警惕体温升高的情况。

（2）观察伤口有无渗血、红肿及远端肢体的肿胀情况，了解患儿手指有无麻木、疼痛等感觉，有无手指发凉、苍白、活动受限等血供障碍现象，警惕窃血综合征的发生。

（3）观察内瘘是否通畅，每日 3 次或更多对造瘘血管的静脉近心端触诊或听诊，感觉血管内血流的震颤或轰鸣声是否减弱，发现异常及时通报医生。

（4）观察手术肢体静脉回流状况，适当抬高患肢，促进静脉回流，减轻造瘘肢体的水肿，躺下时应将内瘘侧肢体垫高至与水平线成约 30° 角，若站立或坐姿，手臂应弯曲抬高至胸前，并避免该肢体受压。

（5）术后 2 ～ 3 d 换药一次，不要用绷带连续缠绕包扎，不要将胶布粘成环状，保持血流通畅，减轻水肿，术后 10 ～ 14 d 拆线。

2）术后需要避免及禁止的操作

（1）术后避免在内瘘侧肢体测量血压、抽血、输液、提重物、戴过紧的护腕等。

（2）禁止卧向术侧，嘱患儿睡眠时不要将手术侧肢体置于身体或头部下面，若站立或坐姿，手臂应弯曲抬高至胸前，并避免该肢体受压。内瘘侧手臂不要穿袖子过紧的衣服，可装拉链。

（3）术后注意避免术侧肢体着力支撑，否则易导致伤口渗血。如渗血较少可轻压止血，压迫时要注意保持血管震颤的存在，如有较多渗血，则需要通知医生手术处理。尽量避免手术当天进行血液透析，必须透析时建议使用无肝素透析，注意观察血压、透析时脱水适度，因为过度脱水及低血压均易造成瘘口血栓的形成。

3）术后锻炼

（1）术后 24 h：术侧手部可以从手指活动开始，慢慢过渡到做握拳及腕关节运动，以促进血液循环、防止血栓形成、促进内瘘的尽早成熟。

（2）术后 1 周：每天用术侧手握橡皮健身球或软式网球，用力握球持续约 5 s 之后放松；握球、放松反复，每次 10 ～ 15 min，每天 3 ～ 4 次。

（3）术后两周：在吻合口上方 30 ～ 40 cm 处扎止血带或者绑血压计袖带，轻轻加压至静脉中度扩张为止，每次持续 10 ～ 15 min 后松开，每天 3 次。

三、 内瘘的日常维护

1）教会患儿及家属术后对动静脉内瘘的观察方法，养成早、晚 2 次检查内瘘是否通畅的习惯。具体方法：将 2 ～ 3 个手指放在动静脉内瘘上面，感觉血管是否有颤动。或听内瘘血管内血流杂音，了解内瘘通畅和堵塞的表现。告知患儿及家属发现问题如声音减弱、血管震颤消失时要及时通知医生。

2）告知患儿及家属术后应及时更换衣袖宽松的内外衣物，防止动静脉内瘘因约束过紧血液淤滞失去功能。并指导患儿就寝时不可侧向手术侧，防止造瘘肢体受压发生栓塞。

3）每次透析前用肥皂清洗穿刺部位皮肤。

4）指导患儿生活洗漱时应当注意保持患肢纱布敷料的清洁干燥，防止污染。

四、内瘘的成熟与使用

内瘘成熟一般需要 4～6 周，成熟早晚与患儿自身血管条件和术后锻炼有关。术后4 周在没有其他血管通路情况下也可酌情提前开始使用。但由于此时动脉化的静脉尚未扩张，血管壁尚未增厚，只是血流量充足，对穿刺技术要求非常高，应当慎重。穿刺失误会导致血管周围血肿，会影响今后瘘的功能。内瘘"成熟"前，如患儿病情危重需紧急透析治疗，可采用临时性血管通路或行腹膜透析过渡。一般待 8～12 周内瘘较为成熟再开始穿刺使用，对延长内瘘使用寿命，维护内瘘功能更佳。

五、内瘘的正确使用与穿刺护理

为了建立血液透析治疗时的体外血液循环途径，利用患儿动静脉内瘘进行穿刺引血并回血，其中引血侧称为动脉针，回血侧称为静脉针。熟练正确的穿刺技术能够延长内瘘使用寿命，减少因穿刺技术带来的内瘘并发症。新建内瘘和常规使用的内瘘在穿刺技术上有些不同，需要认真把握。

1）穿刺前准备

（1）操作护士应洗手、戴口罩。

（2）治疗准备 选择适合的透析器及管路，预冲透析器及管路，透析机处于透前准备状态、抗凝血药准备并安装完毕。

（3）物品准备 治疗巾、16G 或 17G 穿刺针、消毒液、胶布、如有化验应准备采血管。

（4）患儿准备 排空大小便，测量体重和除水量计算、测量生命体征，根据患儿对于疼痛敏感情况，穿刺前可给予适当的局部浸润麻醉，可皮内注射或者涂抹麻醉霜剂。

2）穿刺前评估

（1）穿刺前询问患儿是否排空大小便，是否测过体重。

（2）检查内瘘皮肤有无红疹、发红、淤青、感染灶等，手臂是否清洁。

（3）仔细摸清血管走向，感觉震颤的强弱，必要时听诊，评估动静脉内瘘的功能，发现震颤减弱或消失应及时通知医生。

3）皮肤准备与穿刺角度（见彩图 3）

（1）帮助患儿摆好穿刺体位，内瘘手臂尽量摆放于机器一侧，以免因管道牵拉而使穿刺针脱落体位。同时也应使患儿感觉放松舒适，避免治疗中过于疲乏，频繁更换体位，导致穿刺针刺破血管引起皮下血肿。穿刺侧前臂下铺无菌治疗巾，充分暴露血管部位，卷曲的袖口不宜过紧。局部涂抹麻醉霜剂者，应予以清洁。必要时在穿刺手臂下用夹板固定。

（2）选择穿刺点，碘伏或安尔碘环形消毒皮肤 2 次，穿刺针与皮肤成20°～30°角穿刺，针尖斜面朝左或右侧进针，使针与皮肤及血管的切割面积较小，减轻穿刺时患儿疼痛，保证穿刺成功率，提高伤口愈合速度。穿刺过程中见回血后再进针少许，固定穿刺针。

4）穿刺部位、穿刺点选择

（1）动脉穿刺部位：在肢体的远心端，穿刺点距吻合口的距离至少在 3 cm 以上，针尖向离心或向心方向穿刺。正常情况下禁忌穿刺吻合口，以免造成血管内壁损伤，影响动静脉内瘘功能。

（2）静脉穿刺部位：在肢体近心端，针尖呈向心方向穿刺，穿刺点距动脉穿刺点 5 ~ 8 cm，以减少治疗中的再循环，提高透析质量。若穿刺失败，也可以选择其他普通体表较粗直、易于穿刺的静脉作为血液的回路。

5）注意穿刺部位的轮换，切忌定点穿刺　沿着内瘘血管走向由上而下或由下而上交替进行穿刺，每个穿刺点相距 0.5 cm 左右。此方法优点：

（1）由于整条动脉化的静脉血管受用均匀，血管粗细均匀，不易因固定一个点穿刺或小范围内穿刺而造成受用多的血管管壁受损，弹性减弱，形成硬结节或瘢痕，甚至在严重时形成动脉瘤，同时减少未受用血管段的狭窄，从而延长内瘘使用寿命。

（2）避免穿刺处皮肤变薄、松弛，透析时穿刺点渗血。

此方法的缺点是不断更换穿刺点，增加患儿每次穿刺时的疼痛，需要与患儿沟通说明此穿刺方法的优点，从而取得患儿的配合。

6）新内瘘穿刺技术的注意点

（1）自体动静脉内瘘的使用要等待内瘘的成熟，刚成熟的内瘘管壁薄而脆，且距吻合口越近血液的冲击力就越大，开始几次穿刺很容易形成血肿。因此最初几次穿刺应由经验丰富的护士操作。操作前仔细摸清血管走向再进行穿刺，保证一针见血。

（2）穿刺点一般暂时选择远离造瘘口的肘部或接近肘部的"动脉化"的静脉做向心或离心方向穿刺做动脉引血端，选择下肢静脉或其他小静脉做静脉回路，待内瘘进一步成熟后，动脉穿刺点再往下移。这样动脉发生血肿的概率就会减少。

（3）进针力度应当平稳，沿血管走向轻巧进入，针尖进皮后即进血管，禁止针尖在皮下潜行后再进血管，防止划伤血管内壁。首次使用时血流量在 50 ~ 80 ml/min，禁止强行提高血流量，以免造成瘘管长时间塌陷，在血液透析过程中避免过度活动，以免穿刺针尖损伤血管内膜，引起血栓形成。

（4）扎止血带力度适当，不可过强大，否则穿刺时易发生血肿。

（5）透析结束后应有护士负责止血，棉球按压穿刺点的力度宜适当，不可过重，同时注意皮肤进针点与血管进针点是否在同一部位。穿刺点上缘及下缘血管也需略施力压迫，患儿手臂略微举高，减少静脉回流阻力，加快止血。

7）内瘘穿刺失败的处理

（1）新内瘘穿刺失败出现血肿应立即拔针压迫止血，同时另建血管通路进行透析，血肿部位用小冰袋冷敷以加快止血，待血肿消退后再行穿刺。

（2）动脉引血用的血管在穿刺时发生血肿，应马上松开止血带，首先确认内瘘针在血管内。当血肿不大时，可在穿刺处略加压保护，同时迅速将血液引入体外循环血管通路内以减轻血管内压力，通常可继续透析。如血肿继续增大，加压止血不能奏效时，即使能够维持透析流量也应立即拔针，加压止血，防止血肿诱发感染并影响内瘘功能。如重新穿刺有困难，可将血流量满意的静脉改为动脉引血，另择静脉穿刺作回血端继续透析。

（3）静脉回路发生血肿应立即拔针，局部加压止血。透析未结束时，应迅速建立静脉回路继续透析。如选择同一条血管再穿刺时应在前一次穿刺点的近心端。

8）内瘘拔针与压迫止血方法

（1）拔针前消毒针孔，用无菌止血贴覆盖针眼，拔针时将 1.5 cm×2 cm 大小的纸球或棉球置于止血贴外压迫穿刺部位，注意覆盖血管进针点防止皮下出血。

（2）拔针力度适当且平稳，针尖不可上下翘，以免拔针时划伤血管内壁，造成以后血管狭窄，影响内瘘功能。止血球的压迫开始是拔针后的瞬间，针在血管内时禁止向下加压用力。

（3）正确的止血方法，压迫力度以即能止血又能保持穿刺点上下两端有搏动或能触及震颤为宜。

（4）压迫止血时间为 15～20 min，如果患儿凝血时间延长，压迫时间应适当延长。可考虑使用弹力绷带加压包扎止血。

（5）拔针后注意观察内瘘静脉端的搏动和血管震颤状况，2 h 后取下纸球或棉球，止血贴继续覆盖在穿刺针眼处 12 h 后再取下。

（6）指导患儿及家属当天不做血管充盈锻炼，注意观察有无出血发生，如有出血再行局部穿刺部位指压止血 10～15 min，同时寻求帮助。如果穿刺后发生皮下淤血，在透析 24 h 后在穿刺点周围可涂抹喜疗妥等药物。24 h 内禁止热湿敷，因为热湿敷可以使血管扩张加重出血。血压低、血流缓慢的患儿禁止冷敷，以防凝血。

六、内瘘的并发症及护理

1）出血：主要表现为创口处渗血及皮下血肿。皮下出血如处理不当可致整个上臂肿胀。

（1）原因：①术后早期出血；②内瘘未成熟，静脉壁薄；③肝素用量过大；④穿刺失败；⑤压迫止血不当或时间过短；⑥内瘘手臂外伤；⑦透析结束后内瘘侧肢体负重。

（2）预防和护理：①术前准备充分，操作细心，术后密切观察伤口有无渗血；②避免过早使用内瘘，新建内瘘的穿刺最好由有经验的护士进行；③根据患儿病情合理使用抗凝剂；④提高穿刺技术，争取一次性穿刺成功；⑤止血力度适当，以不出血为准，最好指压止血；⑥避免同一部位反复穿刺，以防发生动脉瘤破裂。

2. 感染：瘘管局部表现为红、肿、热、痛，有时可伴有瘘管闭塞，全身症状可见寒战、发热，重者可引起败血症、血栓性静脉炎。

（1）原因：①手术切口感染；②未正确执行无菌技术操作，穿刺部位消毒不严格或穿刺针污染；③长期使用胶布和消毒液，致穿刺处皮肤过敏，用手搔抓发生破溃，引起皮肤感染；④透析后穿刺处接触污染液体；⑤穿刺不当或压迫止血不当致血肿形成的感染。

（2）预防和护理：①严格执行无菌操作技术，穿刺部位严格消毒；②避免在感染或破损的皮肤处穿刺；③内瘘有感染时应改用其他血管通路，并积极处理感染；④做好卫生宣传教育，让患儿及家长保持内瘘手臂皮肤清洁、干净，透析后穿刺处勿浸湿。

3）血栓形成及预防

（1）原因：①早期血栓多由于手术中血管内膜损伤、吻合时动静脉对位不良、静脉扭曲、吻合口狭窄等；②自身血管条件差；③患儿全身原因，如高凝状态、低血压、休克等；④药物影响，如促红细胞生成素的应用，使血细胞比容上升，增加了血栓形成的危险；⑤反复发生低血压；⑥反复定点穿刺使血管内膜损伤；⑦压迫止血不当，内瘘血管长期受压。

（2）预防和护理：①严格无菌技术操作，避免过早使用内瘘；②内瘘血管应有计划的使用，避免定点穿刺，提高内瘘穿刺技术；③指导患儿按压穿刺点，注意按压力度，弹力绷带不可包扎过紧；④避免超滤过量引起血容量不足、低血压；⑤做好宣传教育工作，内瘘手臂不能受压；⑥高凝状态的患儿可根据医嘱服用抗凝剂；⑦穿刺或止血时发生血肿，先行按压或冷敷，透析24 h后进行热敷消肿，也可用外用喜辽妥并按摩血肿处皮肤。

4）血流量不足及处理

（1）原因：①反复定点穿刺引起血管壁纤维化，弹性减弱，硬结，瘢痕形成，管腔狭窄；②内瘘未成熟过早使用；③患儿本身血管条件不佳，造成内瘘纤细，血流量不足；④穿刺所致血肿机化压迫血管；⑤动静脉内瘘有部分血栓形成。

（2）预防及护理：①内瘘成熟后有计划地使用内瘘血管；②正确的穿刺技术，切忌反复定点穿刺；③提高穿刺技术，减少血肿发生；④督促患儿定时锻炼内瘘侧手臂，促使血管扩张；⑤必要时手术扩张。

5）窃血综合征

（1）原因：动静脉侧侧吻合口过大，前臂血流大部分经吻合口回流，引起肢体远端缺血；血液循环障碍。

（2）预防及护理：定期适量活动患肢，以促进血液循环。

6）血管瘤、静脉瘤样扩张或假性动脉瘤

（1）原因：①内瘘过早使用，静脉壁太薄；②反复在同一部位进行穿刺致血管壁受损，管壁弹性差或动脉穿刺时离吻合口太近血流冲力大；③穿刺损伤致血液外渗形成血肿，机化后与内瘘相通。

（2）预防及护理：有计划的使用内瘘，避免反复在同一部位进行穿刺，提高穿刺技术，穿刺后压迫止血力度适当，避免发生血肿。若内瘘吻合口过大应注意适当加以保护，减少对静脉和心脏的压力。小的动脉瘤一般不需要手术，可使用弹力绷带压迫，防止其继续扩大。如果血管瘤明显增大，有破裂危险，可采用手术处理。

7）手肿胀综合征：常发生于动静脉侧–侧吻合，由于压力差的原因，动脉血大量流入吻合静脉的远端，手臂处静脉压增高，静脉回流障碍，并干扰淋巴回流，相应的毛细血管压力也升高而产生肿胀。

8）充血性心力衰竭：吻合口内径过大，回心血量增加，进而增加心脏负担，引发心力衰竭。

9）血管狭窄

（1）病因　血管狭窄易发生在瘘口，与手术操作不当或局部增生有关。

（2）预防及处理　有条件可行经皮血管内成形术和／或放置支架，也可再次手术重建内瘘。

第十节　儿童临时性血管通路的护理

一、置管术前的护理

1）物品准备

（1）中心静脉导管（型号因患儿而定）、无菌手套、胶布、碘伏和棉签等消毒物品。

（2）静脉切开包、5 ml 注射器 2 支。

（3）2% 利多卡因、生理盐水、肝素钠注射液。

2）患儿准备

（1）术前评估　填写术前评估表（是否完成术前相关检查、是否签署知情同意书、有无传染病等），医生、护士双人核查并签字。

（2）病情的评估　了解患儿一般情况，如神志、生命体征、年龄、体重等。

（3）做好心理护理，取得患儿的配合，帮助患儿摆好体位，做好皮肤准备。

二、置管术中的护理

1）协助患儿保持正确体位。烦躁不安不能配合的患儿予以镇静或约束。

2）消毒皮肤，核对并准备好局部麻醉药。

3）危重症患儿（如心力衰竭）做好吸氧及抢救准备等。

4）医生缝合固定好留置导管后进行消毒，盖敷料，以无菌纱布包裹导管。

5）严格执行无菌操作，辅助医生建立血管通路。

三、置管术后的护理

1）如患儿需要马上治疗，应及时与已备好的血液透析回路对接开始治疗，注意应将导管内肝素液抽吸出来，不得进入患儿体内，防止肝素使用过量。

2）如穿刺不顺利者，可遵医嘱给予低分子肝素或无肝素透析预防出血。

3）透析中应巡视穿刺部位有无渗血，有出血的情况下可使用无菌棉球压迫止血，及时报告医生遵医嘱使用鱼精蛋白等量中和肝素，出血严重时，遵医嘱拔管。

4）如未立即进行治疗或治疗结束后，遵医嘱用抗凝血药封管，防止血液在导管中凝固。

5）留置导管的当天应观察敷料有无渗血、留置管周围有无血肿、疼痛，发生异常应及时与医生联系。

6）在操作完毕及时整理物品，做好护理记录。

7）医疗废弃物按医用垃圾处理，利器归入利器废物盒。

8）适时做好健康宣教，向患儿及家属讲解注意事项，教会患儿及家属对新建血管通路的自我观察和护理，防止意外事件发生的基本常识等。

四、临时性留置导管的护理

1）护理要点

（1）治疗前检查导管固定翼缝线是否脱落，穿刺处有无渗血、渗液、红肿或脓性分泌物，周围皮肤有无破溃、皲裂等。

（2）每次透析治疗时严格执行无菌操作，取下导管接口端敷料，铺无菌治疗巾，取下肝素帽，严格消毒导管口并用注射器回抽导管内肝素液。检查回抽液中是否有血凝块，防止注入形成血栓。

（3）在打开导管的肝素帽时必须连接注射器，导管口不宜敞开，以免与空气长时间接触；先从静脉导管注入首次肝素量后，再连接血液回路。连接操作完毕，应用无菌敷料将连接部位包裹，并立即开始透析治疗。同时，将平铺的治疗巾回折覆盖已包裹的连接部，使连接部处于无菌治疗巾的对折无菌面内。

（4）在患儿衣服上就近固定透析的血液回路，以免患儿翻身不慎将导管带出。

（5）每次透析时检查导管缝线是否牢固，有无断裂，发现问题及时通报医生请示处理，避免发生导管滑脱或漏血现象。

（6）在分离肝素帽或分离血液回路操作时，注意关闭导管，颈内静脉置管者防止空气进入血管造成气体栓塞，股静脉置管者防止血液流出造成血液丢失。

（7）透析结束后常规消毒导管口，用 20 ml 生理盐水分别冲洗导管动、静脉端管腔，再注入等于导管腔容量的肝素封管液，在注入肝素封管液的同时立即夹闭导管，使导管腔内保持在正压状态，然后拧上肝素帽。导管接口端用无菌敷料包扎并妥善固定。

（8）严格无菌操作，避免感染，肝素帽应于每次透析时更换。

2）日常护理

（1）对于浅昏迷或不能控制行为的患儿，应有专人看护。必要时应限制其双上肢的活动。

（2）股静脉置管的患儿以平卧为宜。坐姿不宜前倾，身体与腿的夹角不应小于 90°，防止导管变形打折，应尽量减少下地走动的次数，以免压力过高，血液回流进入导管，血液长时间积存于管口造成管内凝血阻塞。

（3）避免搔抓置管部位，以免将导管拽脱出。

（4）禁止使用留置导管做输液、输血治疗，这类导管是进行血液透析治疗的专用导管，不能作为它用。因为：①导管里都封有特定量的抗凝血药物，输液时如果把管内的抗凝血药物冲进体内，会发生全身的抗凝反应，使凝血时间延迟，有发生出血的危险。

②中心静脉导管一般都是留置在大静脉，药物刺激会引起静脉发炎，造成狭窄、血栓，影响今后的导管的留置。③这种专用导管的封管技术及抗凝血药物用量不被其他科室所熟悉，常常会造成导管内凝血，最终导致导管废弃，影响治疗。

（5）每日测量体温，以观察有否存在导管相关血流感染及留置导管局部感染。局部有无疼痛，皮肤有无红肿伴有发热等炎性反应，发现问题及时告知医生，及时更换敷料并进行抗菌治疗。

（6）注意个人卫生，养成良好的卫生习惯，保持导管局部皮肤清洁、干燥。并注意保持会阴部清洁、干燥，防止尿液浸湿敷料。勤换内衣，指导洗澡方法。洗澡时应避免浸湿敷料，防止细菌在穿刺点局部沿导管进入体内的感染，如果敷料被浸湿应当及时更换无菌敷料，预防感染发生。

五、 患儿及家属的健康教育

1）股静脉留置导管者应限制活动，颈内静脉、锁骨下静脉留置导管运动不受限制，但也不宜剧烈运动，以防过度牵拉引起导管滑脱。如果在院外导管被不慎拔出时，应立即以原有敷料内面覆盖原留置导管处的伤口以手按压止血 30 min，并及时到医院进行处理。

2）作为血管通路的留置导管，需由护士以无菌技术进行操作，患儿和家属均不应随意打开纱布敷料以免感染，同时也不能随意打开导管肝素帽，防止漏血、进气等情况的发生。

3）每日监测体温变化，观察置管处有无肿、痛等现象，如有体温异常、局部红、肿、热、痛等症状应立即告知医务人员，及时处理。

4）指导患儿及家属在穿脱衣裤时动作轻柔缓慢，避免将导管拔出，特别是股静脉置管者，颈内静脉或锁骨下静脉置管患儿应尽量穿对襟上衣。

六、 常见并发症及护理干预

中心静脉留置导管无论留置临时或长期导管，穿刺置管时均存在着穿刺困难、出血、皮下血肿、空气进入血管发生气栓的风险，甚至锁骨下静脉穿刺还存在气胸、血胸等风险。留置导管后存在着发生感染、漏血、脱管、空气栓塞、管内血栓形成、凝血阻塞等并发症的风险。

1）中心静脉置管术后并发症观察护理

（1）穿刺部位出血：是常见并发症之一，是由于穿刺不顺利，反复穿刺易导致血管损伤造成出血。观察穿刺部位有无出血和皮下血肿，及时进行处理非常重要。护理干预措施是发现出血立即指压 20 ~ 30 min，或覆盖止血药加压包扎至出血停止，告知患儿静卧。及时通知医生肝素减量，或使用肝素的拮抗药鱼精蛋白中和。

（2）局部皮下血肿：常常伴随患儿疼痛主诉被发现，应急的处理为用力压迫穿刺部位止血，注意观察血肿有无继续增大，30 min 以上无继续出血，局部加压包扎并密切观察。

（3）锁骨下静脉穿刺留置导管存在气胸、血胸等风险，术后应密切观察生命体征。及时发现问题、通知医生，及时处理。

2）置管远期并发症的护理

（1）血栓形成：留置导管由于使用时间长、患儿高凝状态、抗凝血药用量不足，易发生血栓形成。

护理措施：在护理操作中首先认真评估导管是否通畅，每次治疗使用导管应遵循一个原则：先抽吸导管内抗凝液，并观察导管是否畅通，确认畅通后才可注入生理盐水。如不通畅切忌向管内注入液体，以免血凝块脱落导致栓塞。发现导管不畅时应接三通，采用制造负压的方式将尿激酶溶液吸入导管，保留 15～20 min，再抽出被溶解的纤维蛋白和血凝块。若一次无效可反复进行。

（2）感染：感染是留置导管的主要并发症。感染原因为：①导管接口端或导管外部污染；②使用时管腔污染；③身体其他部位的感染灶经血液循环所至。其分为导管出口感染、皮下隧道感染、血液扩散性感染。局部表现红肿热痛、隧道有脓性分泌物、全身感染致使体温增高、白细胞增多等。感染是导致拔管的重要原因，减少感染重在预防。

护理干预措施：①局部更换敷料，置管处敷料更换可每天 1 次，一般用碘伏由内向外消毒 2 次，换药时观察皮肤周围或隧道表面有无红肿热和脓性分泌物溢出等感染迹象。②尽量用纯肝素封管，延长抗凝液保留时间，减少封管造成污染。③观察患儿体温变化，每日测体温 2 次。

（3）导管功能不良：颈内静脉与锁骨下静脉置入的中心静脉导管，顶端应位于第 2～3 肋间隙处，顶端动脉孔应朝向静脉腔中心；股静脉置入导管应当进入下腔静脉，这样才能保证血液流量充足。导管位置不良或贴血管壁，会导致中心静脉导管功能的障碍，出现血流不畅，血液流量不足，甚至完全无血液引出。导管置入时损伤血管内壁或导管贴血管壁，使血管内皮完整性受损引起内皮生长因子释放，致使内皮增生中心静脉狭窄，内皮不光滑形成血栓，附壁血栓脱落形成栓子会引起导管阻塞及血栓并发症的发生。血栓形成状况下单侧管阻塞常见，多为静脉侧阻塞。由于引出血液流量不足影响患儿透析治疗结果。

护理干预措施：①轻轻转动导管调整位置，在导管位置不良或贴血管壁情况下，导管位置一旦合适，立即可以改善血液流量的不足。②导管内血栓形成时，溶栓方法：尿激酶 5 000 IU/ml 按导管容量缓慢注入，闭管保留 15 min 后抽吸回血 4～5 ml，如果多次溶栓无效应考虑换管。③导管内纤维蛋白套和附壁血栓形成时，表现为盐水注入容易抽吸困难。可遵医嘱进行全身溶栓（尿激酶 2 000 IU/h，持续 6 h 静脉滴注）或更换导管。在完全血栓阻塞情况下需拔管，重新建立血管通路。④单侧管血栓形成并阻塞状况下取一侧通畅导管作为引血途径，另行穿刺外周静脉建立血液还回途径，以保证透析治疗效果。

（4）导管脱出：临时性静脉留置导管是将导管侧的两翼，缝合在患儿皮肤上进行固定的。由于患儿活动过多、突然体位变化使导管抻拉，造成导管缝线断裂或脱离皮肤。当患儿再度不慎活动时，会将导管抻拽发生脱出，严重会造成出血。

护理干预措施：①导管脱出较少时，首先应该判断脱出的导管是否还在血管内，步骤是常规消毒后用注射器抽取管内抗凝液，如回血流畅证明导管还在血管内，然后进行严格消毒，重新插入先前的刻度并缝合固定。②若留置的导管脱出较多，抽吸时未见回血或 X 线等检查已证实导管不在血管内，应拔除导管局部压迫止血 30 min，拔管处未见出血，再重新建立血管通路。

七、拔管注意要点

1）拔管前评估：凝血功能、用药情况、导管是否感染或血栓。

2）严格消毒局部皮肤，拔出的导管不得再次送入血管。

3）无菌纱布预放置在导管穿刺部位，迅速拔出导管后局部按压。

4）拔管时注意预防空气栓塞，指压法压迫穿刺点直至止血。

5）拔管采取卧位，禁取坐位拔管，拔管后当天不能沐浴，股静脉拔管后应卧床 4 h。

6）患儿有咳嗽、呕吐时应按压住伤口，防止压力过大再次出血。

7）拔管后每 24 h 评估穿刺点直到该部位上皮形成。

（陈秀英　刘莉莉）

第十七章　临床药理在儿童肾脏病与血液净化中的应用

第一节　临床药理与儿童肾脏病

临床药理学是研究药物在人体内作用规律，以及人体与药物间相互作用过程的一门交叉学科，其内容包括了药效学研究、药动学与生物利用度研究、毒理学、药物相互作用研究以及临床试验等。肾脏作为药物排泄的重要器官，大多数药物的吸收、蛋白结合、分布、代谢转化及排泄过程都与其有关。肾脏血流丰富，临床所用药物中约 2/3 全部或部分经肾脏排泄，肾脏功能的改变势必引起药物体内过程变化，表现为药代动力学特征和药效学行为的改变，药物经肾脏排泄的减少将导致药物在体内的蓄积，血药浓度升高，甚至出现毒副作用。肾病患者往往使用多种药物，药物对肾脏功能的影响以及药物相互作用均是治疗中需要考虑的重要问题。血液净化治疗的患者中，由于药物排泄的途径、血流动力学的改变，药物的分布、药效和副作用均可能发生改变。可见肾病患者的用药与肾功能正常者可能存在差异，如何在治疗中恰当的选择和使用药物，保障患者治疗的安全性和有效性，有赖于相关临床药理学研究。

一、临床药理学概述

临床药理学（clinical pharmacology）近几十年来迅速发展的一门新兴科学，是药理学的分支，旨在研究药物在人体内作用规律，以及人体与药物间相互作用过程。其研究内容包括了药物效应动力学研究（药效学，pharmacodynamics）、药物代谢动力学（药动学，pharmacokinetics）与生物利用度（bioavailability）研究、毒理学研究（toxicology）、临床试验（clinical trial）、药物相互作用研究（drug interaction）等。

1. 临床药效学

临床药效学（clinical pharmacodynamics）是研究药物对机体作用、作用机制及其量效关系的科学，着重讨论药物、机体以及环境因素对药效的影响。通过临床药效学研究确定人体的治疗剂量范围，以在每个患者取得最大疗效和最低毒副作用，同时观察剂量、疗程、给药途径等与疗效的关系，指导临床合理用药。图 17-1 显示了药动学与药效学的关系，及其与药物剂量、浓度和效应之间的关系。

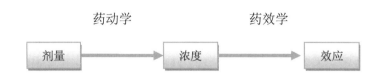

图 17-1　药动学和药效学相互关系图

药物对机体的作用具有两面性。与用药目的一致的作用为治疗作用（therapeutic action），而用药目的以外的作用称为副作用（side effect），在药品正常用法用量下产生的副作用则称为药品不良反应（adverse reaction）。

1）量效关系

药物效应的强弱与其剂量或浓度的关系可称为量效关系（dose-effect relationship），这是药效学研究的核心内容。药物的效应可分为量反应（graded response，其药物效应可以计量，如心率、血压等）和质反应（quantal response，其反应以"有"或"无"来表示，常用阳性率、有效率或死亡率等表示）。通过量效关系研究，可以得到一系列药效学参数。包括：

（1）最小有效剂量（minimal effective dose）或称阈剂量（threshold dose），指药物剂量增加到刚能产生效应时的剂量。

（2）最大效应（maximal effect）或称效能（efficacy）指药物效应达到最大，继续增大剂量而效应不再增加。该参数往往用来表征药物的内在活性，是临床选药的重要决定因素。

（3）效价强度（potency）指药物产生一定效应所需要的剂量，可用于比较同类药物的效价强度。达到同样的效应，剂量越小效价强度越大。

（4）半数有效量（median effective dose，ED_{50}）能使群体中半数个体出现某一效应时的剂量。如效应为中毒或死亡，则称为半数中毒量（median toxic dose，TD_{50}）或半数致死量（median lethal dose，LD_{50}）。

（5）治疗指数（therapeutic index，TI）即 LD_{50}/ED_{50} 之比，用以衡量药物的安全性，TI 越大药物越安全。与之类似的还有 LD_5/ED_{95}、LD_1/ED_{99} 等比值用于评价药物的安全性。需要注意，治疗指数是根据动物毒性试验数据计算得到，并不适用于药物引起的特异质反应，其临床应用受到限制。

必须指出药物在血中的浓度较剂量更能准确反映出药物效应的强度，同时因为影响因素众多，量效关系存在很大个体差异。

2）受体学说

药物作用机制可分为非特异性作用与特异性作用。非特异性作用即通过改变细胞内外环境的理化性质而发挥作用，如腐蚀、抗酸、脱水等，而大多数药物则是通过不同机制参与或干扰靶部位的特定生物化学过程而发挥特异性作用，其作用靶点研究涉及受体、酶、离子通道、核酸、载体、基因等，受体学说是这一领域研究的突出代表。

受体是一类存在于细胞膜、胞浆或细胞核内的功能蛋白质，具有识别和结合特异性细胞外化合物（配体，ligand）、介导细胞信号转导并产生生物学效应的特性。药物与受体的相互作用，起始于药物作为配体与受体结合，进而改变受体的蛋白结构，引发一系列细胞内变化，完成信号向下游转导的过程，最终产生药理效应。

2. 临床药动学

临床药动学即临床药代动力学（clinical pharmacokinetics），应用动力学原理与数学模型，定量描述药物体内过程随时间变化的规律，研究体内药物的位置、量与时间的关系。药物的体内过程包括：①吸收（absorption），药物由给药部位进入血液循环的过程。②分布（distribution），药物随血液循环到各器官组织的过程。③代谢（metabolism），药物在体内发生的化学结构变化，也称为生物转化（biotransformation）。④排泄（excretion）指药物经尿液、粪便等多种媒介排出到体外的过程。其中常将③和④一起称为药物的消除（elimination）即是进入机体的药物经生物转化和排泄，使体内药物减少的过程。

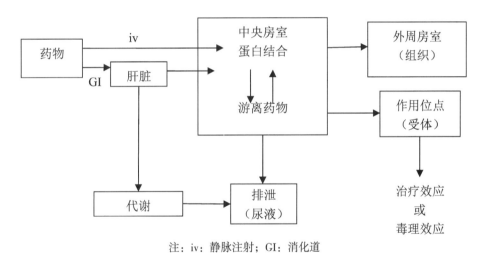

注：iv：静脉注射；GI：消化道
图 17-2　药物体内过程及其对药理作用的影响

图 17-2 展示了一般情况下药物的体内过程，及其不同成分与药物在作用位点的药理作用之间的关系。熟悉药物体内过程并掌握一些药动学基本参数，有助于理解和掌握，各类文献中关于肾脏病患者用药方案的调整方法。

1）峰浓度（C_{max}）：给药后所能达到的最高血浆浓度。它与给药剂量、给药途径、以前的给药次数及达峰时间均有关。

2）达峰时间（T_{max}）：给药后达到血药峰浓度所需的时间，它取决于吸收速率和消除速度。

3）半衰期（$T_{1/2}$，half-time）：通常指药物消除半衰期，即药物在体内分布达平衡状态后血药浓度下降一半所需的时间。半衰期是体内消除过程效能的一个指标，半衰期的变化可以反映消除器官的功能状态。当主要经肾脏消除的药物用于严重肾功能不全患者，或主要经肝脏代谢的药物用于肝病患者时，须根据药物的消除率或半衰期而调整剂量。

4）表观分布容积（V_d, apparent volume of distribution）：体内药物按血浆中同样浓度分布时所需的体液总容积。表观分布容积是血药浓度与体内药量间的一个比值，不具有具体的生理意义，是表征药物在体内组织分布情况的参数。

5）清除率（Cl, clearance）：是机体消除药物的速率，即在单位时间内机体清除含药血浆的容积，单位是 ml/min。

6）血药浓度－时间曲线（concentration-time curve）：简称药时曲线，为给药后定时采血测定血药浓度作出血药浓度随时间变化的动态曲线，当药物血浆浓度与药效密切相关时，则可用于直观的判断药物的疗效与毒性。药时曲线下面积（AUC, area under curve），即药时曲线与时间柱之间的面积，常采用梯形法（trapezoidal rule）作近似计算。C_{max}、t_{max}、AUC 是药时曲线的三个重要参数，t_{max} 为药物吸收快慢的直观反映，AUC 代表给药后吸收进入体内的药物总量，反映药物的吸收程度，即生物利用度。

7）生物利用度（F, bioavailability, a fraction of the dose）：系指药物从某一制剂吸收进全身血循环中的速率和相对数量。经血管外途径给药的吸收程度，若用待测制剂的AUC 与该药静注后的 AUC 相比较，称绝对生物利用度；若两种制剂都经血管外途径给药，则待测制剂与参比制剂的 AUC 比值，称相对生物利用度。

8）稳态血药浓度（C_{SS}, steady-state plasma concentration）：按一定时间间隔，相同剂量多次给药则血药浓度逐次叠加直至维持在一定水平或在一定水平内上下波动，这时药物进入体内的速度等于排出的速度，此时的血药浓度称为稳态血药浓度，稳态血药浓度往往是一个在稳态谷浓度和峰浓度之间的浓度范围，当血药浓度达稳态后，其谷浓度可以反映疗效，而峰浓度则于用于预测药物的毒副作用。

3. 治疗药物监测和个体化给药

安全、有效、经济是临床药物治疗的目标，在临床治疗中常常遇见这样的情况，患者经相同途径接受相同剂量药物后，治疗反应却各不相同，有的患者疗效显著，有的患者没有疗效，而另一些患者却已出现了明显的毒性反应，出现疗效且没有毒性反应的只占接受治疗患者的一部分。药物从给药到产生药效是一个复杂的过程，由于年龄、体重、疾病状态、遗传因素、饮食及合并用药等个体的差异和病理特点，影响了药物的体内过程，以致同一给药方案产生的血药浓度各异，临床反应也各不同，这就提出了针对具体患者进行个体化的药物治疗的主张。治疗药物监测即是进行个体化药物治疗的重要手段之一。

治疗药物监测（therapeutic drug monitoring，TDM）通过运用各种现代分析检测手段，定量分析患者体液（主要指血液或血浆）中药物及其代谢产物的浓度，以探讨病人血药浓度与疗效及毒性反应的关系，结合药动学理论，计算和拟定最佳给药方案，实现给药方案的个体化，以提高疗效和减少不良反应的发生。

1）TDM 发展概况

1927 年 Wuth 建立了测定精神疾病患者血清内溴化物浓度的方法，成为治疗药物监测的雏形。20 世纪 70 年代末，随着近代药代动力学、生物药剂学和临床药理学等相关学科的建立和发展，微量、超微量分析方法，如高效液相色谱法（HPLC）、放射免疫分析法（RIA）等的应用，治疗药物监测开始广泛应用于临床，并成为临床药学的重要内容。80年代，荧光偏振免疫分析法（FPIA），因其操作简便，测定结果快速、准确，从而促进了治疗药物监测工作的深入发展。

治疗药物监测在发达国家已广泛应用，成为临床实验室常规检测项目，监测结果成为临床医生用药的重要依据。国内从20世纪80年代引进治疗药物监测技术后，该项目迅速成为表征医院合理用药和医院药学水平的重要标志，1983年后卫生部要求有条件的医院将治疗药物监测作为常规项目开展，目前国内各大型医院均有治疗药物监测。儿童是治疗药物监测的重点人，1981年国内首篇儿童TDM临床应用论著发表于《中华儿科杂志》，目前我国知名儿童专科医院多数已开展TDM工作，每年可开展上万例次的检测。

2）TDM原理和条件

治疗药物监测的原理：临床研究证明治疗药物的疗效与该药达到作用部位或受体的浓度密切相关，而与给药剂量的关系则次于前者，药物在受体部位的浓度直接与血药浓度有关，即两者呈平行关系，因此测定血药浓度则可间接地作为衡量药物在作用部位或受体浓度的指标。

在具备下列条件时，治疗药物监测的结果方可对临床用药具有指导意义：①药物的治疗作用和毒性反应必须与血药浓度呈一定相关性；②已建立了灵敏、准确和特异的血药浓度测定方法，可迅速获得结果并据此可调整给药方案；③已具有可供参考的药物治疗浓度范围和药物动力学的参数。其中前两条为必备条件。

3）需进行TDM的药物

临床治疗药物监测并非对所有药物和患者都需要进行，但在药物浓度－效应关系已经确立的前提下，对某些药物进行监测是必要的：①安全范围较窄的药物，即治疗指数低、毒性大的药物，如地高辛、锂盐、茶碱、环孢素等；②药动学呈非线性特征的药物，这类药物随剂量增大，血药浓度可不成比例猛增并伴以消除半衰期明显延长，如苯妥英钠、普萘洛尔、乙酰水杨酸、双香豆素等；③患有肝、肾、心脏和胃肠道等脏器疾患者，药物的体内过程明显受影响，药动学参数可发生显著改变；④有药物毒性反应发生可能，或可疑发生毒性反应的患者；⑤在常用剂量下无治疗反应需查找原因的患者；⑥需长期服用易发生毒性反应的药物者；⑦新生儿、婴幼儿及老年患者；⑧药物相互作用显著改变药物体内过程时；⑨确定病人是否按医嘱服药，判断用药依从性；⑩提供治疗上的医学法律依据。约有100种药物需要监测，美国常规监测的药物约90种，欧洲约40种。我国已开展监测的品种20余种。临床常见的开展治疗药物监测的药物详见表17-1。

4）开展TDM的注意事项

治疗药物监测对于监护病人用药，制定和调整个体化用药方案，药物中毒急救和提高治疗水平都具有积极的意义。在具体操作中应注意以下问题：

（1）应了解患者的基本情况：年龄、体重、原发疾病、肝肾功能等；

（2）应明确患者的用药情况：用药剂量、间隔时间、用药途径、方法、疗程及合并用药等。

表 17-1 常见开展 TDM 的药物及儿童治疗浓度范围

类别	药品名称	治疗浓度范围
抗癫痫药	苯巴比妥	10 ~ 40 mg/L
	苯妥英钠	10 ~ 20 mg/L
	丙戊酸钠	50 ~ 100 mg/L
	卡马西平	4 ~ 12 mg/L
	左乙拉西坦	12 ~ 46 mg/L
	扑米酮	6 ~ 15（成人）mg/L
	乙琥胺	40 ~ 100 mg/L
	酰胺咪嗪	4 ~ 12 mg/L
强心苷类	地高辛	0.5 ~ 2 μg/L
	洋地黄毒苷	0.5 ~ 2.5 μg/L
抗哮喘药	茶碱	< 15 mg/L
	氨茶碱	10 ~ 20 mg/L
抗肿瘤药	甲氨蝶呤	中毒血药浓度：24 h > 10 μmol/L，48 h > 1 μmol/L，72 h > 0.1 μmol/L
免疫抑制剂	环孢素	骨髓移植 100 ~ 200 μg/L；肝移植 200 ~ 300 μg/L；肾移植 100 ~ 200 μg/L
	他克莫司	10 ~ 20 μg/L
	霉酚酸酯	肝移植 1 ~ 3.5 mg/L；肾移植 1.4 ~ 2.8 mg/L
三环类抗抑郁药	阿米替林	50 ~ 200 μg/L
	去甲替林	1.2 ~ 1.6 μg/L
	丙咪嗪	50 ~ 160 μg/L
抗心律失常药	普鲁卡因酸胺	6 ~ 10 μg/L
	普萘洛尔	25 ~ 200 μg/L
	奎尼丁	3 ~ 6 mg/L
	利多卡因	2 ~ 6 mg/L
抗躁狂药	锂盐	4.2 ~ 8.3 mg/L
抗生素	万古霉素	谷浓度：新生儿：5 ~ 10 mg/L（Neofax）；其他：10 ~ 20 mg/L；MRSA 引起的复杂感染及重症感染患者（如血流感染、脑膜炎、重症肺炎及感染性心内膜炎等）：15 ~ 20 mg/L；峰浓度：30 ~ 40 mg/L，但参考意义不大
	庆大霉素	q8 h 给药：4 ~ 10 μg/ml，峰浓度 ≤ 12 μg/ml，谷浓度 1 ~ 2 μg/ml；qd 给药：16 ~ 24 μg/ml，谷浓度 < 1 μg/ml
	阿米卡星	q12 h 给药 7.5 mg/kg，峰浓度 15 ~ 30 μg/ml，谷浓度 5 ~ 10 μg/ml；qd 给药 15 mg/kg，峰浓度 56 ~ 64 μg/ml，谷浓度 < 1 μg/ml
	奈替米星	峰浓度 4 ~ 12 μg/ml，不超过 16 μg/ml，谷浓度 0.5 ~ 2 μg/ml
	氟胞嘧啶	峰浓度不超过 80 mg/L，40 ~ 60 mg/L 为宜
	伏立康唑	谷浓度 1 ~ 5.5 μg/ml

注：药物治疗浓度范围主要参考《中国国家儿童处方集（2013 版）》、药品说明书、相关临床诊疗指南等。

（3）明确进行 TDM 的临床目的是用于监测疗效，还是用于预测药物毒副作用，还是用于判断患者用药依从性。不同目的采集血样的时机不同。

（4）在正确的时机采集血样：通常需要监测的是稳态血药浓度，因此开始给药后经 5 个 $t_{1/2}$（可达稳态血药浓度的 97%）方可取样，用于监测疗效时常在下一次给药前采集稳态谷浓度（$C_{SS,\ min}$），谷浓度临床应用最广；若须用于预测药物毒副作用，或判断药物不良反应是否与剂量相关时，往往在下一次给药后采集稳态峰浓度（$C_{SS,\ max}$），对于非血管内给药途径峰浓度的取得，应考虑药物的吸收速率，参考达峰时间（t_{max}）来确定最佳的采样时机。

（5）血药浓度测定报告往往会给出一个理想的浓度参考的范围，稳态血药浓度应在治疗浓度范围之内，如超出则须调整给药剂量或方案，常见药物需要开展 TDM 的药物目标血药浓度见表 17–1。

（6）TDM 结果需要结合患者的临床症状、体征或其他辅助检查结果加以综合判断。

4. 药品不良反应与药源性疾病

我国《药品不良反应报告和监测管理办法》中，药品不良反应（adverse drug reaction，ADR）的定义为：合格药品在正常用法用量下出现的与用药目的无关的或意外的有害反应。该定义排除了治疗失败、药物过量、药物滥用（drug abuse）、不依从用药和用药错误（medication error）。此外，在药物治疗过程中所发生的任何不良医学事件可称为药品不良事件（adverse drug event，ADE）。ADE 不一定与药物治疗有因果关系，包括了 ADR、药品标准缺陷、药品质量问题、用药错误和药物滥用等。ADE 可揭示不合理用药及医疗系统存在的缺陷，是药物警戒的对象。

在临床发生药品不良事件后，常常需要对该事与药物之间的因果关系进行判断，我国药品不良反应中心采用 WHO 推荐的评价方法，从以下 5 方面进行评价：

1）开始用药的时间和不良事件出现的时间有无合理的先后关系；

2）所怀疑的不良反应是否符合该药品已知的不良反应类型；

3）所怀疑的不良反应是否可用合并用药的作用，病人的临床状态或其他疗法的影响来解释；

4）停药或减量后，反应是否减轻或消失；

5）再次接触可疑药品是否再次出现相同的反应。

依据上述 5 个方面的不同情况，将不良事件与药品间相关性程度分为肯定、很可能、可能、可疑、不可能五个等级，详见表 17–2。

表 17–2　不良事件与药品相关性评价

相关性等级	（1）发生时间	（2）反应类型	（3）其他因素	（4）减停药物	（5）再次接触
肯定	+	+	−	+	+
很可能	+	+	−	+	?
可能	+	+	±	±	?
可疑	+	−	±	±	?
不可能	−	−	+	−	−

注：+ 表示肯定；− 表示否定；± 表示难以肯定或否定；? 表示情况不明。

药源性疾病（drug-induced disease，DID）又称药物诱发性疾病，指人们在应用药物预防、治疗和诊断疾病时，因药物的原因而导致机体组织器官发生功能性或器质性损害，引起生理功能、生化代谢紊乱和组织结构变化等不良反应，由此产生各种体征和临床症状的疾病。除了前面提到的不良反应，DID还包括由于超量、误服、错用以及不正常使用药物而引起的疾病，但通常不包括药物过量导致的急性中毒。

5. 药物相互作用

临床治疗中，为了提高药物的疗效，减少某些不良反应、延缓机体耐受性或病原体耐药性的产生，缩短疗程等目的，往往需要同时或间隔一定时间内使用两种或两种以上的药物，即联合用药。联合用药时所发生的疗效变化即药物相互作用。

药物相互作用所致疗效变化虽然有多种表现，但其结果只有两种可能性：作用加强或作用减弱。从临床角度考虑，作用加强可表现为疗效提高，也可表现为毒性加大；作用减弱可表为毒性减轻，也可表现为疗效降低。因此在联合用药时，应达到疗效提高或（和）毒性减轻的临床期望得到的药物相互作用。力求避免其中某药的毒性加大或（和）疗效降低的不良药物相互作用。

二、肾脏在药物消除中的作用

药物在体内的消除有两种方式，代谢（生物转化）和排泄，肾脏将药物及其代谢产物排出体外，其中部分药物在体内不被代谢，而以原型从肾脏排泄。体内尿液生成需要通过肾小球滤过、肾小管和集合管的重吸收、肾小管排泌三个过程，药物及其代谢产物的肾脏排泄也受三个过程影响。

1. 药物的肾小球滤过

正常成年人的肾血流量相当丰富，约为 1 200 ml/min。当血液进入肾小球毛细血管网时，除大分子蛋白、血细胞外，其余不与蛋白结合的血浆成分均可被滤过，进入囊腔形成原尿。物质滤过与肾小球滤过膜的通透性及溶质分子量相关。相对分子量 > 690 000 的大分子物质，如球蛋白、纤维蛋白原等不能通过滤过膜。大多数药物都属于小分子物质，随血液流经肾脏时可以透过滤过膜，因此药物肾脏排泄与肾小球滤过率（GFR）具有相关性。新生儿出生时 GFR 平均约 20 ml/（min·1.73 m^2），早产儿更低，生后 1 周为成人的 1/4，3 ~ 6 月为成人 1/2，6 ~ 12 月为成人 3/4，2 岁 GFR 达成人水平［青年男性：130 ml/（min·1.73 m^2）；青年女性：120 ml/（min·1.73 m^2）］，因此对于 2 岁以下婴幼儿，主要经过肾小球滤过的药物其消除速率低于年长儿。

在临床中，肾小球率过滤往往可以用肌酐清除率（Ccr）来表征，肾脏病病人药物清除率降低的程度也可以用肌酐清除率的变化来判断。肌酐清除率的测定和计算参见本章第四节内容。

2. 药物的肾小管排泌

肾小管的排泌作用是指肾小管将化学物质（包括某些药物）由血流转运入肾小管腔的主动转运过程，该过程需要载体参与，有饱和现象。在近端小管，存在着两种转运机制：①转运有机阴离子（某些弱有机酸）；②转运阳离子（某些弱有机碱）。能经肾小管主动排泌的药物如下：①酸性药物包括：青霉素类、头孢菌素类、磺胺类、噻嗪类利尿药、对氨基马尿酸、水杨酸、丙磺舒、保泰松、吲哚美辛、氯噻嗪、氨苯砜、氯磺丙脲、乙酰唑胺、呋塞米等，以及药物的葡萄糖醛酸结合物、甘氨酸结合物、硫酸酯等；②碱性药物包括：季胺类化合物、胆碱、组胺、美卡拉明、普鲁卡因、普鲁卡因酰胺、米帕林、阿米洛利、多巴胺、吗啡、哌替啶、5- 羟色胺、妥拉唑林等。

　　如通过同一转运机制从肾小管排泄的两种药物合用，则可在转运系统上发生竞争抑制。如青霉素，主要以原形从肾脏排泄，其中 90% 通过肾小管排泌，仅 10% 由肾小球滤过，丙磺舒同样参与此种主动排泄机制，与载体形成较稳定的复合物，阻碍了青霉素的排泄，使青霉素血药浓度提高，血清半衰期延长，有效浓度维持时间延长，治疗效果提高。同样通过阴离子转运机制排泄的阿司匹林、吲哚美辛、保泰松和磺胺药等也减少青霉素的肾小管分泌而延长其血清半衰期。氢氯噻嗪（双氢克尿噻）、呋塞米（速尿）及依他尼酸（利尿酸）等都能阻碍尿酸的肾小管排泄，引起高尿酸血症。呋塞米与大剂量水杨酸盐合用时，由于后者的排泄被抑制，可产生蓄积中毒。这种竞争性抑制在阳离子转运机制中同样存在，如美卡拉明（美加明）和奎尼丁可通过这种方式增强氯筒箭毒碱和戈拉碘铵的肌松作用。地高辛除部分从肾小球滤过外，远端肾单位的分泌也参与了它的排泄，然而奎尼丁、维拉帕米、地尔硫卓、氟卡尼、胺碘酮、螺内酯等可阻断地高辛的分泌，使其血药浓度升高。其中奎尼丁作用最为突出，可致 90% 病人的地高辛浓度加倍，所以在它们合用时需密切监测地高辛血药浓度。

3. 药物的肾小管重吸收

　　正常情况下，原尿中的盐和水约有 60% ~ 80% 在近曲小管被重吸收，使该处原尿中的药物浓度比血浆中高出 2.5 ~ 5 倍，因而形成一种由肾小管向血浆被动扩散重吸收的驱动力量。脂溶性高者，易透过生物膜，易通过简单的扩散方式由肾小管重吸收，而血浆中血药浓度维持时间延长。脂溶性低者，则难于被肾小管重吸收，因此排泄增加，血浆中药浓度维持时间缩短。

　　在肾小管中，药物以两种形式存在，解离型——脂溶性低，非解离型——脂溶性高。药物的解离度取决于所处环境的 pH 值，酸性药物在酸性环境中的解离度小，脂溶性较高，易于被动扩散重吸收，排泄慢，维持作用时间长。

　　有的药物能够改变尿液的酸碱度，例如碳酸氢钠和乙酰唑胺可使尿液碱化，使碱性药物重吸收增加；氯化铵可使尿液酸化，使酸性药物重吸收增加，联合用药时应考虑它们对于上述药物排泄的影响。在处理药物中毒或减轻药物毒副作用时，适当的碱化或酸化尿液可以加速药物的排泄，如巴比妥类或水杨酸盐等酸性药物中毒时，服用碳酸氢钠钠可以加速其排泄；相反，酸性尿液可促进弱碱性药物如哌替啶、氨茶碱或阿托品等在尿中排泄。

　　除依赖浓度梯度被动转运机制的重吸收外，肾小管重吸收中也存在主动转运，如葡萄糖、氨基酸、三羧酸循环的中间产物、维生素 C、胆盐、尿酸等。转运葡萄糖和转运氨基酸的载体蛋白可能是不同的，提示载体蛋白具有特异性。丙磺舒可抑制主动转运系统，阻滞尿酸在肾小管的主动重吸收，有促进尿酸排泄的作用。

三、药物性肾脏损害

凡是由药物引起的肾脏结构和（或）功能损害，均称为药物性肾损害（drug-induced kidney injury，DIKI）；DIKI 中具有相应临床过程者，称为药物性肾病（drug-induced kidney diseases，DIKD）。DIKI 或 DIKD 主要类型有急性肾小管坏死、急性或慢性间质性肾炎、肾小球肾炎及血管性损害，以及肾灌注不足和肾前性氮质血症。目前 DIKI 有增多趋势，约 25% 急性肾功能衰竭（ARF）患者与 DIKI 有关。有报道在药物引起的急慢性肾衰中，急性肾衰占 34.2%，临床治疗中若对药物毒副作用认识不足，不能及早发现药物性肾损害，或将其误认为原发性肾脏疾病表现，而延误治疗，甚至可发展为不可逆的肾衰。因此，了解药物对肾脏的毒性作用，并合理用药，对最大限度地降低药物性肾损害的发生具有重要临床意义。

1. 肾脏对药物的易感性与 DIKI 的危险因素

肾脏药物排泄的主要生理过程包括肾小球滤过、近端小管分泌和远端小管重吸收。肾脏固有的一些解剖生理特点，使肾脏易于发生药物性损害，包括：肾脏血流量大，约占心搏量的 1/4，通过的药物量相对较多；肾小球内皮细胞和肾小管上皮细胞表面积大，增加了与药物或药物参与形成的免疫复合物接触的机会；肾小管对药物的分泌和重吸收作用，导致药物在肾脏的富集；逆流倍增机制使肾髓质和乳头部药物浓度显著增高，易于发生损害；肾小管的酸化过程，可影响某些药物的溶解度，易于发生药物沉积；肾内毛细血管非常丰富，易于发生抗原抗体免疫复合物沉积；新生儿、婴幼儿肾脏功能发育不完善，而老年人肾脏储备功能降低，一旦有诱发因素，易出现肾功能损害。

药物性肾损害的发病，有其自身规律。在存在某些危险因素的情况下，药物性肾损害的发生机会可大大增加。这些危险因素主要包括两个方面。①药物因素：药物的毒力程度强；肾组织药物浓度高，尤其细胞内药物浓度高；同时（或近期内）应用两种或两种以上肾毒性药物；遗传素质和基因类型，尤以药物过敏中起重要作用。②患者因素：患者本身的病理生理状况，如老年、肾功能不全或原有肾脏疾患、血容量不足（如脱水、休克、心力衰竭、大出血、大手术后等）、电解质代谢紊乱（如高钙血症、低钾血症、低镁血症、严重酸中毒或碱中毒等），以及严重缺氧、肝功能不全等。

2. DIKI 的主要临床类型

药物性肾损害的多种类型。

1）急性肾小管坏死（ATN）

ATN 主要表现为肾小管细胞发生凋亡和（或）坏死，常发生在应用氨基糖苷类、两性霉素 B、万古霉素、利福平、顺铂、造影剂等药物之后。此类损害可通过以下途径发生：肾小管上皮细胞内溶酶体酶释放或线粒体功能受抑制、自由基 – 反应性氧代谢产物（ROM）蓄积、药物沉积致肾小管梗阻、横纹肌溶解症（ rhab-domyolysis）致肾小管 – 间质损伤等。引起肌肉裂解症的药物和化学物质有可待因、海洛因、巴比妥、安非他明、汞制剂、甲醇、乙醇、乙二醇、水杨酸类、某些降脂药（如他汀类）等。

2）急性间质性肾炎（AIN）

大多数 AIN 与细胞免疫有关，也可涉及 IgE2 介导的超敏反应。发病与药物剂量无关。临床上常伴发热、皮疹、关节痛、外周血嗜酸性粒细胞增多等全身过敏症状，可出现无菌性白细胞尿、少量蛋白尿，严重者可表现为少尿型急性肾衰竭（ARF）。病理表现为肾间质大量单个核细胞、浆细胞浸润。AIN 常见于应用 $\beta-$ 内酰胺类抗生素（包括青霉素类、头孢菌素类、碳青霉烯类），尤以青霉素类抗生素最为常见，如甲氧西林引起的 AIN 发生率为 10%～15%。利福平、环丙沙星、阿昔洛韦等也可以引起 AIN，但发生率较低。

3）肾血流量急剧减少

应用非甾体抗炎药（NSAIDs）、环氧化酶 2（COX2）抑制剂、血管紧张素 I 转换酶抑制剂（ACEI）等以后，可引起肾血流量急剧减少、肾小球滤过率急剧下降，并通过这一机制发生肾前性 ARF，部分严重病例也可发生肾实质性 ARF。如存在老年、慢性肾病、肾动脉硬化及肾动脉狭窄等因素，更易于发生肾血流量急剧减少。

4）慢性间质性肾炎

在止痛剂、NSAIDs、COX2 抑制剂、马兜铃属等药物或毒物（如铅、镉、汞等重金属）的刺激下，可导致慢性间质性肾炎和肾间质纤维化。代谢性障碍如高尿酸血症、高草酸血症、高钙血症等也可引起此类肾损害。

5）血管性损害

药物也可引起系统性小血管炎、血栓性微血管病（TMA）。如他巴唑等治疗甲状腺功能亢进症药物可引起抗中性粒细胞胞浆抗体（Anti-neutrophil cytoplasmi cantibodies，ANCA）相关的血管炎；某些抗生素（如头孢羟氨苄、氧哌嗪青霉素、青霉素 G、利福平、环丙沙星等）、钙调磷酸酶抑制剂（环孢素 A、他克莫司）、抗肿瘤药（丝裂霉素 C 等）则可引起血栓性微血管病（TMA）。

6）肾小球肾炎

氨苄西林、青霉素 G、利福平、干扰素、NSAIDs、COX2 抑制剂、血管紧张素 I 转换酶抑制剂（ACEI）、重金属（金、汞）等，可引起某些类型的肾小球肾炎（微小病变肾病、膜性肾病、系膜增殖性肾小球肾炎），利福平还可引起急进性肾炎。应用干扰素 2α 患者中约有 25% 发生不同程度蛋白尿，其肾小球病变类型主要为微小病变、局灶节段性肾小球硬化（FSGS）。

四、肾脏病的药代动力学和药效学影响

肾脏的三大功能：排泄，调节水、电解质和酸碱平衡以及激素合成分泌功能决定了，在肾脏病时不仅可影响药物的排泄，也能因为对体液环境的改变而影响药物在体内的吸收、分布和代谢过程，使药物的浓度升高或降低，药理作用增强或减弱，甚至失效或出现毒性反应。

1. 对药物吸收的影响

胃肠道功能紊乱、胃液 pH 值的变化以及合并用药均可能影响口服药物的生物利用度。肾功能衰竭病人由于氨的含量增多而使胃内 pH 值升高，常伴有恶心、呕吐、腹泻

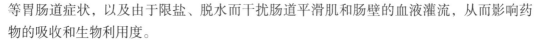

等胃肠道症状，以及由于限盐、脱水而干扰肠道平滑肌和肠壁的血液灌流，从而影响药物的吸收和生物利用度。

2. 对药物分布的影响

影响药物与蛋白质结合的原因较复杂，可能主要与蛋白质从尿中丢失，及小肠对氨基酸吸收障碍而导致的低蛋白血症有关。此外还可能存在下列因素：①慢性肾衰病人血中存在某些竞争抑制物或取代物，阻止药物与白蛋白结合，如肾功能障碍病人血中的酸性代谢物及部分芳香族氨基酸、肽类可降低酸性药物的蛋白结合率；②由于蛋白质结构改变而降低其与药物的亲和力；③由于药物代谢产物的蓄积而影响药物与血浆蛋白的结合，导致药物与白蛋白结合部位的亲和力下降。如在慢性肾衰时，苯妥英钠和华法林的蛋白结合率随尿毒症病情加重而降低。

药物血浆蛋白结合率减少可影响其分布与消除，并影响着药物的疗效，这种影响对于高血浆蛋白结合率的药物更为显著。

3. 对药物代谢的影响

药物的消除包括代谢和排泄两个过程，将药物按照消除途径可分为主要经肾消除的药物（原药经尿液排泄总量比率 ≥ 30%）和主要经非肾消除的药物（原药经尿液排泄总量比率 < 30%）。

对于主要经肾脏消除的药物，肾脏病除了对药物及其代谢物的排泄有所影响外，也将影响药物代谢。肾脏是一个仅次于肝脏的代谢药物器官。已证明依赖细胞色素 P-450 的混合功能氧化酶（MFO）亦存在于肾脏，虽其量不如肝脏多，但已有重要临床意义。目前已发现，很多药物的代谢场所就在肾脏，其中肾小管上皮细胞内含有高浓度的葡萄糖醛酸转移酶及硫酸转移酶等，静脉注射呋塞米及吗啡后，约 20% 药物可在肾脏内进行葡萄糖醛酸化，机体约 50% 胰岛素也在肾脏内代谢。另外一些药物，如水杨酸盐、胆碱（choline）、儿茶酚胺（catecholamine）、5- 羟色胺及苯乙胺等均可在肾小管分解转化。然而肾功能低下时各种药物的代谢过程、转化速率及途径都将受到不同程度的影响，其中体内氧化代谢速率可加快，还原、水解和乙酰化过程则减慢，而葡萄糖醛酸化、硫酸酯化则属正常。如尿毒症时奎尼丁的氧化、结合反应多属正常，而乙酰化反应往往减慢，但苯妥英钠的氧化代谢速率却明显加快，其常规剂量将难以控制癫痫发作。由于肾衰时肾脏对胰岛素降解减少，因此对胰岛素的需要量也应降低。若药物代谢产物的消除主要由肾脏完成，则肾衰时由于肾脏排泄药物代谢产物的能力降低，该药的活性代谢产物将会潴留。因此，此时使用别嘌醇（别嘌呤醇，allopurinol）、哌替啶、普鲁卡因胺等药物应该慎重。

药物的非肾清除指除了肾排泄以外的药物消除形式，主要包括药物代谢消除、胆汁排泄、粪便排泄、肺排泄、皮肤排泄等。药物的非肾消除主要涉及肝脏、胃肠道、肺等多个器官，与药物的酶代谢、主动转运等过程相关。代谢酶及转运体的功能和活性在药物的非肾消除过程中起关键作用。肾功能不全主要通过影响胃肠道及肝脏的代谢酶及转运体的活性，从而影响药物非肾消除，引起药动学及药效学改变。体外研究中将代谢酶和转运体的蛋白含量表达水平作为主要工具来考察体内酶及转运体活性；而临床研究主要采用探针药物的清除率或者是探针药物与代谢产物在尿中血中和唾液中的浓度比值等指标来评价酶及转运体的活性。

目前研究主要集中在体外研究肾功能不全对代谢酶及转运体的影响，但是人体内多个器官之间复杂的转运体及药物代谢酶之间的相互关系，肾功能不全复杂的病程及治疗手段，使体外及动物试验的结果不能完全可靠反映人体体内真实情况。对于主要经非肾消除的药物特别是口服利用率低，治疗窗口窄的药物进行慢性肾功能不全患者药代动力学研究具有非常重要的临床意义。据统计美国 FDA 从 2003 年至 2007 年审批的 71 个口服新药中，主要经非肾消除的药物为 37 个，进行肾功能不全药动学研究的非肾消除药物为 23 个，35% 的非肾消除药物肾功能不全患者药动学显著改变，其中 16% 在肾功能不全患者使用需调整剂量。对非肾清除药物进行肾功能不全药动学研究，对不同病程的患者根据药动学及药效学资料制定合理个体化给药方案，可以显著增加这一特殊人群用药的安全性和有效性。

4. 对药物排泄的影响

肾脏是药物和其代谢产物的主要排泄器官。肾功能不全时，主要经肾脏排泄的药物将在体内蓄积，致药物血浆半衰期延长，使药效提高，甚至发生毒性反应。如在使用相同剂量的地高辛时，尿毒症病人的地高辛血药浓度往往高于正常人，半衰期可由正常的 33 h 延至 83 h，临床上也发现在地高辛中毒病例中，约有 70% 病人伴有肾功能不全。肾功能不全时药物代谢产物的排泄速率也同时减慢，引起蓄积，若代谢产物有活性，则出现相应药理作用。如应用普鲁卡因胺后，可因其活性代谢产物 N- 乙酰普鲁卡因胺的蓄积而使作用增强。当然，药物活性代谢产物的蓄积也能引起不良反应，如哌替啶的活性代谢产物去甲哌替啶有致惊厥作用，易导致肾衰病人发生激动、震颤、抽搐、惊厥等不良反应。另外，肾衰时甲基多巴的降压作用增强，呋喃妥因致外周神经炎等也与各自活性代谢物的蓄积有关。另外，影响药物从肾脏的排泄同样可从三个方面探讨。

1）肾小球滤过率　药物的滤过受血流量、血药浓度、血浆蛋白结合率以及肾小球滤过率等因素影响。肾病综合征破坏了肾小球滤过膜的完整性，使结合型和游离型的药物都能从尿中排出；急性肾小球肾炎时，由于肾小球滤过率降低，药物的滤过量也随之减少。肾脏血流速率的变化一般对肾小球滤过率影响不大，但当肾脏严重缺血时，肾小球滤过率将明显减少。肾小球滤过率与多数药物的血浆半衰期有关，滤过率降低常能延长一些主要经肾脏排泄药物的半衰期，如卡那霉素的半衰期可随肾小球滤过率的降低而延长。因此，当肾小球滤过率降低时，应及时调整其给药剂量或间隔时间。

2）肾小管分泌功能　弱酸性和弱碱性药物均可经肾小管分泌，该过程为主动转运机制，需要载体的参与，基本不受药物与血浆蛋白结合的影响，但存在对转运载体的竞争抑制。尿毒症时机体内源性有机酸的蓄积，可竞争性地抑制酸性药物的分泌，使之排泄减少，这在临床有时可能比有效肾单位减少所致的后果更为严重。因此，一旦进入尿毒症阶段，应用酸性药物必须谨慎，必要时调整剂量。同样，弱碱性的药物在肾小管分泌中也有竞争性。肌酐是一种弱碱性物质，既可由肾小球滤过，同时也可从肾小管分泌。它的清除率可受弱碱性药物西咪替丁和甲氧苄啶的影响而降低。这种肌酐清除率的降低并不是肾小球滤过率的降低所导致，而是肾小管的分泌被竞争性地抑制所致。因此不能认为这是药物的肾脏毒性表现。

3）肾小管重吸收功能 肾小管重吸收属简单扩散，非解离子型的弱酸、弱碱性药物在近曲小管和远曲小管可被被动重吸收，大部分解离型药物却不被重吸收，一般由肾脏排泄。药物的被动重吸收主要依赖尿液 pH 值的改变。因此临床上在处理药物中毒时，适当地碱化或酸化尿液可加速某些药物的排泄。如巴比妥类或水杨酸盐等酸性药物中毒后，服用碳酸氢钠可加速其排泄。相反，对强碱性药物如氨茶碱、哌替啶等，酸化尿液可使其排泄增加。

第二节 肾衰竭患儿的用药原则

肾脏是药物重要的消除器官，肾衰竭时易导致药物在体内蓄积。其原因除肌酐清除率下降导致药物原型排泄减慢外，药物在肝的代谢产物从肾排泄减少也可引起代谢产物蓄积中毒。此外，尿毒症毒素及继发的各种内环境紊乱也可影响胃肠道、肝脏等其他参与药物处置过程的重要脏器功能，使药物吸收、代谢、分布过程受到不同程度的影响。虽然关于肾脏病对药效学的影响资料有限，但在相同浓度时，药物对肾脏病患者所产生的效应很可能与正常人不同，肾功能不全患者体内各种内环境紊乱还可使患者对药物的毒性更敏感，从而也使病人的药物中毒发生率增加。肾衰竭患者的合理用药，仍然应该遵从安全、有效、经济的总体原则。

一、谨慎用药

1. 免或减少肾毒性药物使用

造成肾功能不全的原因可以是疾病、年龄相关性肾功能减退等因素，也可以是药物本身。在肾脏病患者的常用治疗药物中，不少药物本身即可导致药物性肾损害（详见本章第一节），因此肾脏疾病的治疗在考虑药物治疗作用的同时，必须评估药物的肾脏负担和加重肾损害风险，在充分权衡、利大于弊的情况下，谨慎用药，减少不必要的药物使用。表 17–3 列举了常见可致肾损害药物，在选择使用这些药物时需要谨慎。

表 17–3 肾病患儿慎用的药物

损害类别	慎用的药物
肾小球功能障碍	非甾体抗炎药、硝普钠、四环素类抗生素、普萘洛尔、可乐定、利血平、米诺地尔、甲基多巴、哌唑嗪、尼卡地平、卡托普利、硝苯地平、两性霉素 B、环孢素
	巯嘌呤、锂制剂、格列苯脲、四环素类、两性霉素 B、秋水仙碱、利福平、长春新碱等
肾小球肾炎及肾病综合征	锂制剂、铋制剂、青霉胺、卡托普利、非甾体抗炎药、利福平、甲巯咪唑、华法林、可乐定、干扰素、磺胺类

续表

损害类别	慎用的药物
急性肾衰竭 泌尿系统阻塞 血管阻塞 肾间质及肾小管损害	镇静催眠药、阿片制剂、抗抑郁药、甲基多巴、解热镇痛药、吗啡及二醋吗啡等镇痛药、抗凝药、磺胺类、甲氨蝶呤、巴比妥类、乙醇、利福平、琥珀胆碱、巯嘌呤及对比剂等 氨基己酸、噻嗪类利尿药、磺胺类、糖皮质激素、青霉素、肼屈嗪、普鲁卡因胺、奎尼丁、丙硫氧嘧啶等 青霉素类、四环素类、氨基糖苷类抗生素、利福平、磺胺类、环孢素、多黏菌素B、对比剂、右旋糖酐-40
肾小管功能障碍	锂制剂、强利尿药、四环素类
急性肾小管坏死	氨基糖苷类抗生素、鱼精蛋白、氢化可的松、卡托普利（低钾及血容量降低可加重毒性）、顺铂、卡莫司汀、洛莫司汀、甲氨蝶呤、门冬酰胺酶、丝裂霉素。能增大上述各药毒性的有呋塞米、两性霉素B、克林霉素、头孢菌素类及对比剂
渗透性肾病	甘露醇、右旋糖酐-40、青霉胺、甘油及大量葡萄糖
肾小管损害	丝裂霉素、口服避孕药、甲硝唑（儿童）、磺胺类、噻嗪类利尿药、卡马西平、格列苯脲、苯妥英钠、奎尼丁、青霉胺、链激酶及生物制品等
急性肾小球肾炎	利福平、肼屈嗪、青霉胺、依那普利等
间质性肾炎	头孢菌素、青霉素类、庆大霉素、对氨水杨酸、利福平、异烟肼、乙胺丁醇、多黏菌素B、粘菌素、呋喃妥因、多西环素、磺胺类、氢氯噻嗪、呋塞米、布洛芬、吲哚美辛、阿司匹林、非诺洛芬、西咪替丁、硫唑嘌呤、环孢素、干扰素、卡托普利、普萘洛尔、甲基多巴、苯妥英钠、苯巴比妥、苯茚二酮等
肾结石	维生素D、维生素A及过量抗酸药（如磷酸钙和三硅酸镁等）、乙酰唑胺、非甾体抗炎药、大量维生素C（4～6g/d）、磺胺类及甲氨蝶呤
尿潴留	吗啡、哌替啶、可待因、吲哚美辛、肾上腺素、阿托品、山莨菪碱、东莨菪碱、溴丙胺太林、喷托维林、氯丙嗪、奋乃静、氟哌啶醇、多塞平、丙米嗪、氯米帕明、苯海索、丙吡胺、普萘洛尔、拉贝洛尔、硝苯地平、硝酸甘油、氟桂利嗪、氨茶碱、呋塞米、可乐定、甲基多巴、林可霉素、头孢唑林、异烟肼、西咪替丁、镇静催眠药、氨甲苯酸等
血尿	头孢菌素、多肽抗生素、甲硝唑、氨基糖苷类、多黏菌素、青霉素类、磺胺类、抗结核药、西咪替丁、雷尼替丁、卡托普利、环磷酰胺、环孢素、解热镇痛药、抗凝药、阿普唑仑等
尿失禁	氟哌啶醇、氯丙嗪、甲基多巴、哌唑嗪
影响肾功能试验	西咪替丁
引起肾损害的常用药物	抗菌药物（如青霉素类、磺胺类、利福平、氨基糖苷类、四环素类、两性霉素B、万古霉素、多黏菌素等）、抗肿瘤药（如环磷酰胺、长春新碱、氟尿嘧啶、巯嘌呤、顺铂、洛莫司汀、丝裂霉素、柔红霉素、博来霉素等）、生物制品、非甾体抗炎药、钙通道阻滞药、维生素A和维生素D、右旋糖酐-40、甘油、环孢素等

引自《中国国家处方集-化学药品与生物制品卷-儿童版》2013。

2. 肾功能不全者可选用具有其他消除途径的药物

对于肾功能不全而肝功能正常者，可选择主要经肝脏代谢，或存在肝肾双通道，或其他途径代谢消除的药物。比如抗生素类药物中，阿莫西林、氨苄西林、美洛西林、哌拉西林、头孢噻肟、头孢哌酮、头孢曲松、红霉素、螺旋霉素、吉他霉素、氯霉素、磷霉素、多西环素、林可霉素类、利福霉素类、甲硝唑、酮康唑、三唑类抗真菌药物、异烟肼、乙胺丁醇等，这类药物除肾脏排泄外，也可或主要经肝脏代谢，也可经胆汁、粪便等途径排出体外，因此肾功能不全患儿可按正常剂量略减使用，造成体内蓄积或加重肾脏损害的风险相对小。

3. 注意药物相互作用，尽可能避免肾毒性药物联合使用

肾脏病患者常常接受多种药物的联合治疗，当其中一种药物改变了其他药物的吸收、分布、代谢、排泄时，就会发生药物相互作用。两种或多种具有肾毒性药物的联合使用，药物效应可能增加，肾损害的发生率和严重程度往往较单一药物更高，因此应该尽可能避免这种情况。

4. 熟悉药物的药动学特点，依据肾小球滤过率、肌酐清除率及时调整治疗方案和药物剂量

在肾功能不全患者体内的药动学过程受诸多因素影响，药物的生物利用度、蛋白结合率、分布容积与代谢活性在肾功能不全时均发生改变，影响药物在体内吸收、分布、代谢、排泄整个过程，因此给肾功能不全患者用药前，须了解该药物的药动学特点，和根据肾功能损伤程度调整剂量的方法，了解药物使用中的重要注意事项、主要不良反应及其处置方法。除特殊情况外，均应在有充分准备的基础上开始药物治疗，因此谨慎用药还体现在执行和调整用药方案的过程中。对特殊药物还应进行治疗药物监测，在保证药物有效性的同时，尽量减少药物不良反应。

5. 开展治疗药物监测，设计个体化给药方案

治疗药物监测通过快速测定患者血药浓度，结合药动学参数对给药方案进行调整，无疑是肾脏病患者进行个体化给药方案设计，保证患者治疗安全有效的重要手段。但其临床应用仍有一定局限，首先，并非所有药物均符合监测条件，包括有便捷快速灵敏的检测方法和已知的浓度效应关系；其次，治疗药物监测通常测定血浆或全血药物浓度，包括结合和游离的药物，而发挥药理作用的是游离药物，肾病患儿常伴的低蛋白血症可影响游离型药物浓度，可能出现血浆药物浓度下降而游离药物浓度不变或升高的情况，因此临床在应用血药浓度监测结果时应该考虑低蛋白血症可能带来的影响。

二、循证用药

1. 寻找高质量证据

就肾功能不全患者的药物剂量调整方法而言，目前尚没有一个针对所有药物通用具体的方法，不同的文献资料给出的药物剂量调整意见甚至存在较大差异。因此从患者的具体情况出发，全面掌握临床资料和存在问题，针对性搜索高质量证据。在面对海量的原始文献和众多的参考书籍，搜索循证资源时，在药物治疗中最具法律效应的药品说明书应成为重要的参考，专业学会相关循证指南的推荐意见也具有重要参考价值，有条件的情况下可以利用 UpToDate、DynaMed、《美国临床事实型数据库》（MICROMEDEX®Healthcare 中的 DRUGDEX®Evaluations）等临床证据整合系统，除此之外一些权威或采用循证方法编订的工具书可资利用，如《中国国家处方集》（有儿童版）、《英国国家处方集》（Britisb National Forrnulary， BNF，有儿童版）、《马丁代尔大药典》（Mtartindale-the Complete Drug Reference），《肾衰处方手册》（Drug Prescribing in Renal Failure， DPRF）、《热病：桑福德抗微生物治疗指南》（The Sandord Guide to Antimicrobial Therapy）等。需要注意的是在利用文献资料，特别是一些临床试验资料时，应该对证据质量进行判断。

2. 根据具体的医疗技术条件选择方案

不同的参考资料可能给出不同的方案，这时除了考虑证据的质量、来源和可靠性外，还应结合临床的医疗技术条件进行选择。

3. 充分考虑病人的期望或选择

循证医学提倡医师在重视疾病诊断、治疗的同时，力求从病人的角度出发，去了解患者对治疗方案的期望与选择。比如，从个体化治疗方案制定和剂量调整角度出发，选择治疗药物监测或药物代谢基因筛查等方法时，应充分考虑患者的经济承受能力和对所选方案的期望，在充分知情告知的情况下共同决策。

第三节　血液净化对药物消除的影响

对血液净化患者进行药物治疗时，必须考虑血液净化对药物清除率的影响。在透析结束后可能需要追加剂量，或者对其他药物治疗方案进行必要的调整，从而维持治疗药物浓度。在用药过量时，透析也可以加速某些药物从体内清除。

在应用血液净化处理药物过量时，患者可能产生一些与药物透析清除过程不相关的临床表现。如血浆药物浓度水平下降很可能与同期肝脏代谢性清除，或肾脏排泄有关，是独立于透析过程本身的现象。此外，临床症状的改善很可能与透析清除药物的活性代谢产物有关，而不一定是原型药物本身。

透析对药物清除能力的影响可参阅一些早期文献，但过去研究的文献资料与特定的临床状态之间存在一定差距，并不能完全照搬硬套。而适合于某一特定透析治疗的研究资料更是少之又少。而往往个案报道也缺乏定量资料，而其临床有效性只是建立在患者的临床症状与预后改善，并不是基于客观的血药浓度或透析液中药物浓度变化。

如果将过去的文献资料应用于某一特定患者时，必须考虑到透析器的特性（透析器的类型、膜面积、膜孔径、血流速与透析液流速等）。同时也要特别关注一些个案报道中有关特定患者的一些特殊性资料（如药物的摄取率、肝脏与肾脏功能状态）。同时，也必须仔细地分析用于计算透析药物清除率的方法。此外，值得注意的是，临床研究者们经常应用透析前与透析后血清中药物浓度来评价药物的透析清除率，而没有将药物代

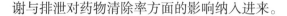

谢与排泄对药物清除率方面的影响纳入进来。

一、药物自身特性

药物的理化特性可用来预测透析对药物清除的效能。常规血液透析可以有效地清除小分子量（MW）化合物或药物，因为这些化合物易于通过透析膜。应用铜仿膜进行标准透析时，相对分子量小于 500 的化合物或药物的清除相对于分子量大于 500 的化合物（如万古霉素，相对分子量约 1 400）透析清除率明显大得多。而高通量聚砜膜对分子量较大的药物或化合物具有更高的透析清除率。此外，药物水溶性也影响其透析清除率，因为水溶性化合物较脂溶性化合物更易于通过透析膜并清除体外。

药代动力学特性（蛋白结合率、表观分布容积、V_d）也影响药物的透析清除效能。分布容积大的药物，在外周房室内分布广泛，而在血浆中含量较少，因此，药物的透析清除效果差；脂溶性药物更是如此，如地高辛（V_d 为 300 ~ 500 L）、胺碘酮（V_d=60 L/kg）。此外，蛋白结合率高的药物如华法林（99%）和头孢曲松（83% ~ 96%）透析几乎不能清除，因为蛋白质 – 药物复合体的分子量太大而不能通过透析膜。

在进行药物总体清降率的分析时，必须对药物的自身血浆清除率与透析清除率的效果进行对比分析。清除率结果可以进行累加，很多情况下透析清除率在药物的整体清除率中具有重要作用，并可以增加药物清除。如齐多夫定在重症肾病患者的自身血浆清除率较大（≈ 1 200 ml/min）。故此，尽管血液透析清除率达 63 ml/min，透析清除率对于齐多夫定总体清除率而言仍然是可以忽略不计的。

二、血液净化方式

1. 高通量血液透析

与常规方法相比，高通量血液透析的血流量与透析液流量更高。由于高通量透析效能提高、所用透析膜（聚砜膜）的孔径更大，小分子与中分子化合物如万古霉素（分子量 1 400）至少部分性地可以通过透析清除。一些药物，如庆大霉素与膦甲酸可以通过常规透析清除，改为高通量血液透析时清除效率更高。很多情况下，每次高通量透析比常规透析清除的药物总量多，这主要归因于高通量透析过程中的高血流量。两者的主要区别是高通量透析较常规透析更能有效地清除分子量较大的药物。

2. 连续非卧床腹膜透析

连续非卧床腹膜透析（CAPD）是利用患者自身腹膜为透析膜进行透析的一种方法。CAPD 是通过一个事先插入到患者腹腔内的导管，将透析液灌入到患者的腹腔内，然后保留数小时。体内潴留的液体与尿毒症毒素将从血液弥散至透析液内。灌入的透析液每 4 ~ 8 h 进行一次交换（参见第十三章）。

某些药物，特别是抗生素，在 CAPD 患者可以通过腹腔用药。特别是发生腹膜炎时更是如此，因为腹膜炎状态下腹膜腔局部需要较高的药物浓度。在腹腔内应用药物后如氨基糖苷类，血浆与腹腔内药物浓度将会逐渐达到平衡。尽管腹膜腔内药物可以吸收入血，但通过腹透来清除血浆中的药物往往不够充分。因此，CAPD 对于大多数治疗药物而言，其清除能力微乎其微，也不必进行药物治疗剂量方面的调整。

3. 连续性肾脏替代治疗

连续性肾脏替代治疗（CRRT）常被运用于伴有急性肾功能衰竭的重症患者，以及因为血流动力学不稳定而不能耐受常规血液透析的急性肾功能衰竭患者。正如血液透析一样，该方法可以有效地清除液体、电解质、小分子与中分子量溶质成分。利用中空纤维、半透膜血滤器，水与溶质在静水压的作用下滤过清除。对流的透析液能增加到回路中以提高溶质清除率。

有关现代 CRRT 技术对药物清除率影响方面的研究资料相对较少，因此多数药物剂量调整方案仍来源于药物在终末期肾病常规间歇透析治疗，或过时的 CRRT 技术中的研究资料，儿童的相关研究更为稀少，亟待更多地以现代 CRRT 技术为背景的研究以确定适宜的药物剂量调整方案。

连续肾脏替代治疗中影响药物消除的因素包括，药物本身、CRRT 模式和器材、患者自身情况。在现代高通量 CRRT 中，药物分子量对于药物清除的影响已十分有限，如常用抗菌药物中分子量最大的万古霉素也能在 CRRT 中得到有效清除；药物的血浆蛋白结合率是影响药物清除的重要因素，高血浆蛋白结合率（$P > 90\%$，如苯唑西林、萘夫西林、头孢曲松、厄他培南、克林霉素、替考拉宁、唑类和棘白菌素类抗真菌药物）的药物经 CRRT 消除困难；药物的表观分布容积是另一个影响因素，一般亲水性药物（$V_d < 0.6\ L/kg$）易被 CRRT 清除，包括大多数 β– 内酰胺类、糖肽类和氨基糖苷类抗菌药物，而脂溶性药物（$V_d > 2\ L/kg$）则不易被 CRRT 清除，如阿奇霉素、利奈唑胺、环丙沙星、左氧氟沙星、唑类抗真菌药物等。不同的膜材料具有不同的膜筛选系数，不同的 CRRT 模式清除率也有差异，但近期有研究显示在相同膜材料，使用不同的 CRRT 模式（CVVH 与 CVVHDF，前置换与后置换）对万古霉素的清除率影响并不显著，随着时间的延长，当置换量达到 12 000 ml 时才显示出不同模式的差异。另外患者的病理生理学改变也是影响药物清除的重要因素，但从目前的研究看危重症患者的体内药动学参数变化情况复杂，难于预测，因此当前条件下，对治疗药物进行血药浓度监测仍然是药物剂量调整的最佳方法。

4. 血液灌流

血液灌流是血液净化治疗的一种方法，可用于药物过量的治疗，从而加速药物排泄。血液灌流就是血液流经一个充填有吸附剂的柱子（即活性炭、树脂）。血液灌流对于大分子量化合物或药物及蛋白结合率高的药物特别有效，这些药物不能被常规透析有效清除。大分子化合物被吸附在大面积树脂表面，当血液流经吸附柱时，药物就会从药物 – 蛋白复合体物中清除掉。血液灌流也可以清除脂溶性药物，而后者难以被血液透析清除出体内。然而，脂溶性药物经常具有较大的 V_d，由于大量的药物分布在外周房室，因此，血液灌流的清除能力十分有限。

第四节　肾衰竭时常用药物剂量调整方案

肾脏病患者常常同时使用多种药物进行治疗，需要对其所用药物进行个体化的治疗方案调整与监测。2011 年 KDIGO 指南为 AKI 和 CKD 患者推荐了一个阶梯式的个体化用药剂量设计方案，包括如表 17-4 所示的 6 个步骤。

表 17-4　肾衰竭患者药物剂量方案设计步骤与方法

	步骤	具体内容
1	采集病史	获取详细的患者信息，既往病史（包括肾脏病诊治情况），目前的临床症状体征、试验检查（包括目标药物的代谢基因多态性）
2	评估肾功能	采用最适合的方法，基于患者年龄、体重、体表面积、种族以及伴发疾病状态，测算 eGFR 或 Ccr
3	审查当前药物	审查当前所有治疗药物，确定那些药物需要个体化治疗方案
4	确定个体化方案	（1）明确给药方案设计的目标：获得相似的峰、谷浓度，或平均稳态药物浓度，或者 $t > MIC$、AUC/MIC（针对抗菌药物） ①有明确浓度效应关系者，维持药物浓度在有效浓度范围内 ②无明确浓度效应关系者，达到相似的平均稳态药物浓度 （2）根据药物的药代动力学特点，患者的容量状态（VD）和肾功能（eGFR 或 Ccr）计算达到治疗目标所需的剂量方案
5	监测	（1）监测患者的疗效和不良反应 （2）有 TDM 条件者，监测血药浓度水平
6	调整方案	根据治疗反应及病情变化（包括肾功能）调整方案

注：Ccr，肌酐清除率；eGFR，估算的肾小球滤过率；TDM 治疗药物监测。

一、肾功能测定与计算

1. 血尿素氮与血肌酐

血尿素氮（BUN）是最早用于评价肾小球滤过率的指标，其受多种因素影响，如饮食中的蛋白含量、组织分解代谢状态（比如创伤、感染，药物如糖皮质激素的应用）、肝功能、尿量等，因而用 BUN 评价肾功能实际很不准确。

作为肾小球滤过率的指标来说，血清肌酐（Scr）是一种较稳定的指标，也是临床上作为肾功能筛查最普遍使用的指标，各年龄组正常儿童血肌酐检测值详见表 17-5。但 Scr 水平不仅与肾脏清除肌酐的能力，即肾功能有关，还与体内肌酐产生的速度有关。肌酐产生的速度受体重、肌肉容积、肌肉损伤等因素影响。如消瘦者或老年人肌肉容量相对小，在肾功能下降到同样的程度时，他们的 Scr 水平会比体格健壮者、年轻人的低。换言之，老年人 Scr 水平即使在化验正常范围内，他们的肾小球滤过率（GFR）也可能是降低的。因此对于低体重者、老年人、营养状况不佳、肢体活动受限的患者，即使没有明确的慢性肾脏病史，也需要用 GFR 来评价肾功能。

表 17-5　各年龄组正常儿童血清肌酐浓度

年龄（岁）	血清肌酐值浓度（μmol/L）	
	均数（x）	标准差（±s）
新生儿	44.2	7.1
0.5 ~ 3	28.3	6.2
4 ~ 5	33.6	6.2
6 ~ 7	37.1	7.1
8 ~ 9	44.2	8.8
10 ~ 11	46.0	8.0
12 ~ 18	50 ~ 80	

注：单位换算 1 mg/dl=88.41 μmol/L。

2. 肌酐清除率计算

评估肾功能的最佳指标是 GFR，并且可以评估肾脏病的严重程度，临床上检测 GFR 的方法有多种，但是相对复杂、昂贵，不利于广泛应用。实践中常用肌酐清除率（Ccr）来代替 GFR，因为肾小管上皮细胞会排泌少量肌酐，在肾衰竭时，Ccr 常常超过实际的 GFR。

Ccr 可用通过如下公式计算，应注意留取尿量准确，并以体表面积校正。

$$Ccr = \frac{尿肌酐浓度 \times 尿流量(ml/min)}{血肌酐浓度}$$

$$依体表面积矫正 = \frac{Ccr \times 1.73}{小儿体表面积(m^2)}$$

但是 Ccr 需要收集 24 h 尿液进行检测，不仅不方便，而且尿量不易测量准确，测量波动性大。而 Scr 检测相对稳定、方便，目前有多种利用 Scr 开发的公式可以用来很方便地计算 Ccr 或估算肾小球滤过率（eGFR）。

临床常用 Cockcroft-Gault 公式（http://www.nephron.com/cgi-bin/CGSI.cgi 提供计算器）计算 Ccr，研究显示其测定的肾功能与 [125]I- 碘肽酸测定的 GFR 相比，其符合率可以达到 73%，用来调整药物剂量的符合率达到 85%。

Cockcroft-Gault 公式：

$$男性Ccr（ml/min）= \frac{(140-年龄)\times 体重(kg)}{72\times 血清肌酐(mg/dl)} = \frac{(140-年龄)\times 体重(kg)}{0.81\times 血清肌酐(\mu mol/L)}$$

$$女性Ccr（ml/min）= 0.85 \times 男性Ccr$$

通过此公式计算肌酐清除率来调节药物剂量时，不适用于可经肾小管排泌或重吸收的药物，过度肥胖、水肿和肝硬化的患者也不宜以此计算药物排泄率。该公式也不适用于小儿，儿童通常用 Schwartz 公式：

$$eGFR = K \times 身高 (cm) / 血肌酐（mmol/L）$$

K：低出生体重儿（< 2.5kg）为 29；0 ~ 1 岁为 40；1 ~ 13 岁为 32.5；> 13 岁为 36.5（男）或 32.5（女）。

二、根据肌酐清除率确定剂量调整方案

通常内生肌酐清除率（Ccr）大于 50 ml/min 的患者不需要进行药物剂量的调整，肾功能受损无须调整剂量的抗感染药物见表 17-6。但是对于峰谷浓度波动较大，治疗窗较窄的药物，即使轻度肾功能不全的患者也需进行药物剂量的调整，有条件者宜行治疗药物监测。

表 17-6　肾功能受损无须调整剂量的抗感染药物

抗细菌药物		抗真菌药物	抗结核药物	抗病毒药物	
阿奇霉素 头孢曲松 氯霉素 环丙沙星缓释剂 克林霉素 多西环素 利奈唑胺	甲硝唑 米诺环素 莫西沙星 萘夫西林 乙胺嘧啶 利福昔明 替加环素	安妮芬净 卡泊芬净 伊曲康唑口服液 酮康唑 米卡芬净 伏立康唑（限口服）	乙胺丁醇 异烟肼 利福平 利福布汀 利福喷汀	阿扎卡韦 阿扎那韦 达仑那韦 地拉夫定 依法韦仑 恩夫韦地[1] 福沙那韦 茚地那韦	洛匹那韦 奈非那韦 奈韦拉平 雷特格韦 利巴韦林 沙奎那韦 替拉那韦

注：引自《桑德福抗微生物治疗指南》（新译第 43 版）北京，中国协和医科大学出版社，2013 年 12 月。

1. 恩夫韦地：在 Ccr < 35 ml/min 的患者中没有研究。勿用。

根据计算得到的肌酐清除率，通过查阅药品说明书或其他参考资料即可得到药物剂量调整的推荐方案，需要注意这些推荐的剂量方案往往来源于特定的疾病状态下的研究，比如药品说明书的剂量调整方案通常是根据终末期肾病、接受长期间歇性透析治疗的患者的药动学研究资料得出的，所以不一定能很好地适用于别的情况，如急性肾功能衰竭接受 CRRT 治疗的患者，这宜根据临床情况做适当调整。

三、剂量调整方法

1. 负荷剂量

理论上负荷剂量取决于患者所需达到的目标血药浓度与表观分布容积。通常这两者不会发生显著变化，因此负荷剂量可以维持不变，无须减量。KDIGO 急性肾损伤（AKI）指南中提到，在 AKI 危重患者中有些药物（主要是亲水性药物）表观分布容积将显著增加，这时甚至需要增加负荷剂量以达到药物目标治疗浓度。

$$D_{\text{Loading}} = C_{\text{Desired}} \times V_d$$

2. 维持剂量

维持剂量是在负荷剂量之后给予的以维持稳定有效血药浓度的药物剂量，维持剂量的调整在肾衰竭时药物剂量方案中至关重要，可以通过调整给药剂量和调整给药时间两种手段来实现，在药品说明书和参考文献的剂量调整方案中这两种方法均有使用。表 17-7 提供了各系统疾病部分常用药物用量与肾功能之间的关系及血液净化中的剂量调整方案，供参考。

四、连续性肾脏替代治疗患者药物剂量的调整方法

CRRT 已成为重症 AKI 患者的重要支持治疗手段，在接受 CRRT 治疗的危重症患者中，获得准确的药动学数据以制定合理的个体化的给药方案显得尤为重要。然而有关现代 CRRT 技术下药物剂量方案调整的研究资料相对较少，儿童相关研究更为稀缺，要通过具体的药代动力学参数计算剂量调整方案是复杂而难于实现的。治疗药物监测是最理想的最准确的方法，但在实际工作中能够监测血药浓度的药物数量有限。一个可行的方案是基于总肌酐清除率调整剂量。负荷剂量的确定仍然符合上述规律。维持剂量需要根据总肌酐清除率调整。CRRT 时药物清除率等于 CRRT 清除率与机体残余清除率之和，因此计算总肌酐清除率采用如下公式：

$$Cl_{\text{Cr tot}} = Cl_{\text{Cr CRRT}} + Cl_{\text{Cr non-CRRT}}$$

其中 $Cl_{\text{Cr CRRT}}$ 等于透析液或超滤液流速，$Cl_{\text{Cr non-CRRT}}$ 即机体残余的肌酐清除率通过肌酐清除率公式进行计算。得到总肌酐清除率后，可以据药品说明书或相关资料中基于肌酐清除率的剂量调整方案设定维持剂量方案。或者采用如下公式粗略计算：

给药剂量 = 正常剂量 ×[$Cl_{\text{Cr tot}}$ ÷ Ccr（正常）]（维持给药间隔不变）

给药间隔 = 正常间隔时间 ×[$Cl_{\text{Cr tot}}$ ÷ Ccr（正常）]（维持每次给药剂量不变）

表 17-7　肾衰竭患儿药物剂量调整

药物	代谢和排泄	血浆蛋白结合率(%)	肾功能正常时给药剂量	肾衰竭时剂量调节 GFR, ml/(min·1.73 m²)			透析后追加剂量
				30~50	10~29	<10	
抗菌药物							
阿米卡星	无参考	极少	5~7.5 mg/kg, q8 h	q12~18 h	q18~24 h	q48~72 h	血透: 5 mg/kg给药后监测血药浓度 / 腹透: 5 mg/kg给药后监测血药浓度, 或 IP:LD25 mg/L, 维持在 12 mg/L / CRRT:7.5 mg/kg, q12 h, 监测血药浓度 [A]
庆大霉素	无参数	无参数	2.5 mg/kg, q8 h	q12~18 h	q18~24 h	q48~72 h	血透: 按2 mg/kg给药, 监测血药浓度 / 腹透: 按2 mg/kg给药, 监测血药浓度, 或 IP:LD8 mg/L, 维持在4 mg/L / CRRT:2~2.5 mg/kg, q12~24 h, 监测血药浓度 [A]
链霉素	无参数	34	一日20~40 mg/kg, q24 h	7.5 mg/kg, q24 h	7.5 mg/kg, q48 h	7.5 mg/kg, q72~96 h	血透及腹透: 7.5 mg/kg, q72~96 h / CRRT:7.5 mg/kg, q24 h, 监测血药浓度 [D]
妥布霉素	无参考	无参数	2.5 mg/kg, q8 h	q12~18h	q18~24 h	q48~72 h	血透: 2 mg/kg给药后监测血药浓度 / 腹透: 按2 mg/kg给药, 监测血药浓度, 或 IP:LD8 mg/L, 维持在4 mg/L / CRRT:2~2.5 mg/kg, 每12~24 h监测血药浓度 [A]
头孢克洛	20%~50%被透析清除	25	一日20~40 mg/kg, q8~12 h	100%	100%	50%	血透: 50%, 如有需要血透开始后追加剂量 / 腹透: 50% / CRRT: 不适用 [B]

续表

药物	代谢和排泄	血浆蛋白结合率(%)	肾功能正常时给药剂量	肾衰竭时剂量调节 GFR, ml/(min·1.73 m²)			透析后追加剂量
				30~50	10~29	<10	
头孢羟氨苄	肾衰竭患儿 $t_{1/2}$ 为 20~24 h	20	一日 30 mg/kg, q12 h	100%	15 mg/kg, q24 h	15 mg/kg, q36 h	血透: 15 mg/kg, q24 h; 腹透: 15 mg/kg, q36 h; CRRT: 不适用[D]
头孢拉定	无参考	8~17	一日 25~50 mg/kg, q6~12 h; OM: 一日 75~100 mg/kg, q6~12 h	12.5~50 mg/kg, q12 h	12.5~50 mg/kg, q24 h	12.5~50 mg/kg, q36 h	血透: 血透开始后给予 12.5~50 mg/kg, 首剂后 12 h, 36~48 h 再次给予; 腹透: 12.5~50 mg/kg, q36 h; CRRT: 不适用[D]
克林霉素	不可清除	94	口服: 一日 10~30 mg/kg, q6~8h; 静脉: 一日 25~40 mg/kg, q6h	100%	100%	100%	血透: 100%; 腹透: 100%, IP: LD300 mg/L, 维持在 150 mg/L; CRRT:100%[D]
红霉素	不可清除	75~90	口服: 一日 30~50 mg/kg, q6~8h; 静脉: 一日 15~50mg/kg, q6h	100%	100%	10~17 mg/kg, q8 h	血透及腹透: 10~17 mg/kg, q8 h; CRRT:100%[B]
氨苄西林	40% 可经透析清除	15~18	一日 100~200 mg/kg, q6 h	35~50 mg/kg, q6 h	35~50 mg/kg, q8~12 h	35~50 mg/kg, q12 h	血透及腹透: 35~50 mg/kg, q12 h; CRRT:35~50 mg/kg, q6h[B]
万古霉素	无参考	55	10 mg/kg, q6 h 或 15 mg/kg, q8 h	10 mg/kg, q12 h	10 mg/kg, q18~24 h	10 mg/kg 需监测血药浓度	血透: 10 mg/kg, 需监测血药浓度; 腹透: 10 mg/kg, 需监测血药浓度, IP:LD500 mg/L, 维持在 30 mg/L; CRRT:10 mg/kg, q12~24 h 需监测血药浓度

续表

药物	代谢和排泄	血浆蛋白结合率（%）	肾功能正常时给药剂量	肾衰竭时剂量调节 GFR, ml/(min·1.73 m²)			透析后追加剂量
				30~50	10~29	<10	
抗结核药							
乙胺丁醇	5%~20% 可透析清除	20~30	一日 15~25 mg/kg, q24 h	100%	一日 15~25 mg/kg, q36 h	一日 15~25 mg/kg, q48 h	血透及腹透：一日 15~25 mg/kg, q48 h；CRRT:100%[D]
异烟肼	50%~100% 可透析清除	10~15	治疗：一日 10~15 mg/kg, q12~24 h；预防：一日 10 mg/kg, q24 h	100%	100%	100%	血透：100%, 透析后给药；腹透：100%；CRRT: 100%[D]
镇痛药							
对乙酰氨基酚	经肝代谢	20~50	10~15 mg/kg, q4~6 h	100%	100%	q8h	血透及腹透：q8h；CRRT: 100%[B]
阿司匹林	经肝代谢，肾排泄；50%~100% 可透析清除	无参考	10~15 mg/kg, q4~6 h；抗炎治疗：一日 60~100 mg/kg, q4~6 h	100%	100%	避免	血透：透析后给药；腹透：避免；CRRT:100%（监测 GFR 水平）[D]
可待因	肝代谢，极少经肾排泄	7	0.5~1 mg/kg, q4~6 h	75%	75%	50%	血透及腹透：50%；CRRT:75%[D]
哌替啶	肝代谢，肾排泄，去甲哌替啶替除除外	60~85	0.5~2 mg/kg, q3~4 h	75%	75%	50%	血透及腹透：避免；CRRT: 75%[D]
美沙酮	肝代谢，极少经肾排泄	69~90	口服：0.05~0.2 mg/kg, q4~6 h, 给 3~4 次, 然后 q8~12 h；静脉：0.03~0.1 mg/kg, q4~6 h, 给 3~4 次, 然后 q8~12 h	q6~8 h	q8~12 h	q12~24 h	血透及腹透：q12~24 h；CRRT: 以 q8~12 h 起始, 逐步加量, 在 4~5 次后, 延长至 q8~24 h[D]

续表

药物	代谢和排泄	血浆蛋白结合率(%)	肾功能正常时给药剂量	肾衰竭时剂量调节 GFR, ml/(min·1.73 m²)			透析后追加剂量
				30~50	10~29	<10	
吗啡	经肝代谢，肾排泄	20~35	口服：0.2~0.5 mg/kg, q4~6h; 静脉：0.05~0.2 mg/kg, q2~4h	75%	75%	50%	血透及腹透：50% / CRRT：75%逐步加量[B]
镇静催眠药							
地西泮	在肝代谢为活性代谢物，排泄前经葡萄糖醛化作用，以奥沙西泮、去甲安定和N-替马西泮形式在尿中排泄	新生儿：84~86，成人：98	口服：一日0.12~0.8 mg/kg, q6~8h; 静脉：0.04~0.3 mg/kg, q6~8h	100%	100%	100%	血透及腹透：100% / CRRT:100%逐步加量[D]
戊巴比妥	在肝中经羟基化和氧化作用，只有1%经肾清除	35~55	1~2.mg/kg, q2~6h 或每小时1~3mg/kg（戊巴比妥会导致昏迷，大剂量使用时应注意）	100%	100%	100%	血透及腹透：100% / CRRT:100%逐步加量，注射剂溶解包含10%乙醇和40%丙二醇，监测毒性盐取代物，不可透析[D]
抗高血压药							
可乐定	肾衰竭患者半衰期延长，透析不可排泄	20~40	一日5~10 μg/kg, q8~12h, 最大量一日0.9mg	100%	100%	100%	血透：100%，透析后剂量 / 腹透：100% / CRRT：100%[D]

续表

药物	代谢和排泄	血浆蛋白结合率（%）	肾功能正常时给药剂量	肾衰竭时剂量调节 GFR, ml/（min·1.73 m²）			透析后追加剂量
				30～50	10～29	<10	
肼屈嗪	在肝中乙酰化，14% 以原型经尿排泄	85～90	口服：一日 0.75～1 mg/kg, q6～12 h, 最大量一日 200 mg; 静脉：0.1～0.2 mg/kg, q6 h, 每次最大剂量 20 mg	q8 h	q8h	q12～24 h	血透及腹透：q12～24 h; CRRT:q8h[D]
米诺地尔	50%～100% 可透析清除	无参考	一日 0.25～0.1 mg/kg, q12～24 h, 最大量一日 50 mg	100%	100%	100%	血透：100%, 透析后给药; 腹透：100%; CRRT: 100%[D]
普鲁卡因胺	在肝中乙酰化，血液可部分经透析清除，腹膜不可透析清除	15～20	口服：一日 15～50 mg/kg, q4～6 h; 静脉：负荷剂量 3～6 mg/kg, 每分钟 20～80 ug/kg	口服：q6～12 h, 连续使用, 100%	口服：q6～12 h, 连续使用, 100%	口服：q8～24 h; 静脉：LD12 mg/kg, 从低剂量开始，以维持剂量停止	血透：口服，透析后 q8～24 h; 静脉，LD12 mg/kg, 从低剂量开始，以维持剂量停止; 腹透：口服，q12～24h, 静脉，LD12 mg/kg, 从低剂量开始，以维持剂量停止; CRRT:口服，q6～12 h 连续使用，100%; 监测血药浓度；普鲁卡因胺可经血液透析清除，不可经腹膜透析清除；N-乙酰普鲁卡因胺血液、腹膜膜均不可透析清除

抗痛风及抗浆药

| 别嘌醇 | 约 75% 的药物代谢为活性代谢物，主要是别嘌呤二醇 | <1 | 参照个体方案 | 50% | 50% | 30% | 血透及腹透：30%; CRRT:50%[D] |

续表

药物	代谢和排泄	血浆蛋白结合率（%）	肾功能正常时给药剂量	肾衰竭时剂量调节 GFR, mL/(min·1.73 m²)			透析后追加剂量
				30～50	10～29	<10	
布洛芬	45%～80%经尿排出	90	5～10 mg/kg, q6 h	100%	100%	100%	血透及腹透：100% CRRT：100%[D]
泼尼松龙	在肝中转化为波尼松龙	70，蛋白结合	根据适应证调整	100%	100%	100%	血透及腹透：100% CRRT：100%[D]
免疫抑制药及抗肿瘤药							
多柔比星	在肝和血中代谢为活性和非活性代谢物	75	参照个体方案	100%	100%	100%	血透及腹透：100% CRRT：100%，高胆红素患者应调整剂量[B]
硫嘌呤	在胃肠黏膜和肝发生首过效应，20%以原型经肝排泄	19	参照个体方案	q48 h	q48 h	q48 h	血透及腹透：q48 h CRRT：q48 h[B]
白消安	通过结合谷胱甘肽在肝代谢，10%～50%的代谢产物经尿排泄	32～55	参照个体方案	100%	100%	100%	血透及腹透：100% CRRT：100%，华盛顿大学实验结果显示调整可行[B]
顺铂	不通过肝药酶代谢，50%经尿排泄	>90	参照个体方案	75%	75%	50%	血透：50%，透析后给药 腹透：50% CRRT：75%，在给予最小的透析剂量前需保证肾功能恢复正常[B]

续表

药物	代谢和排泄	血浆蛋白结合率（%）	肾功能正常时给药剂量	肾衰竭时剂量调节 GFR, ml/（min·1.73 m²）			透析后追加剂量
				30～50	10～29	＜10	
环磷酰胺	前体药物经过羟基化，变为有活性的环磷酰胺氮芥，20% 的原型药物和 85%～90% 的活性代谢物经尿液排泄	20，基础代谢率 60	参照个体方案	100%	100%	75%	血透：50%，透析后给药 腹透：75% CRRT:100%，部分可透析 20% ～ 50%[B]
阿糖胞苷	主要在肝中经胞苷脱氨酶代谢失活，80% 以代谢产物经尿排泄	13	参照个体方案	100%	100%	100%	血透：参考其他儿科文献 腹透：无数据 CRRT: 100%，Ccr ＜每分钟 60 ml 会增加神经毒性风险，肝、肾功能障碍患者应减少剂量 [B]
长春碱	主要经肝代谢，95% 经胆汁排泄	75	参照个体方案	100%	100%	100%	血透及腹透：100% CRRT: 100%，高胆红素患者应调整剂量 [B]
长春新碱	主要经肝代谢，80% 经胆汁排泄	75	参照个体方案	100%	100%	100%	血透及腹透：100% CRRT: 100%，高胆红素患者应调整剂量 [B]
甲氨蝶呤	在肝代谢为 7-羟甲氨蝶呤；主要经肾小球滤过和肾小管主动分泌，由尿排泄（90%）	50～60	参照个体方案	50%	50%	30%	血透及腹透 30% CRRT:50%，监测血药浓度，《儿科剂量手册》推荐 Ccr 每分钟 61% ～ 80% 的患者减少 25%，Ccr 每分钟 51% ～ 60% 的患者减少 33%[A]

作用于神经与精神系统药物

续表

药物	代谢和排泄	血浆蛋白结合率（%）	肾功能正常时给药剂量	肾衰竭时剂量调节 GFR, ml/(min·1.73 m²)			透析后追加剂量
				30~50	10~29	<10	
卡马西平	主要经肝	75~90（主要为AAG）	一日10~20 mg/kg, q8~12 h	100%	100%	75%	血透及腹透：75%；CRRT：75%，监测血药浓度 [B]
苯巴比妥	主要经肝，20%~50%经肾	35~50	一日3~7 mg/kg（根据年龄），q12~24 h	100%	100%	50%或q24 h	血透：100%，补充剂量可在透析过程中也可在透析后，依据血药浓度[B]；腹透：腹透可清除40%~50%，清除量随透析周期不同而变化；CRRT:10 mg/kg，q8 h，可能需要更高水平（如60~80），监测血药浓度[B]
丙戊酸	主要在肝经肾，极少经肾，血透无须调整剂量，非结合清除率被减少到27%，血透减少20%的清除率	80~90	一日20~60 mg/kg, q8~12 h;静脉：q6 h	100%	100%	100%	血透及腹透：100%；CRRT：100%[B]
其他药物							
苯海拉明	主要经肝	78	1 mg/kg, q4~6 h	100%	100%	100%	血透及腹透：100%；CRRT:100%[D]
肝素	网状内皮系统代谢，极少经肾排泄	极少	50~100 U 负荷剂量，之后每小时20 U/kg	100%	100%	50%	血透及腹透：50%；CRRT: 监测 PPT 或 ACT[B]

续表

药物	代谢和排泄	血浆蛋白结合率（%）	肾功能正常时给药剂量	肾衰竭时剂量调节 GFR, ml/（min·1.73 m²）			透析后追加剂量	
				30～50	10～29	<10		
华法林	主要经肝	99	一日 0.1～0.3 mg/kg	100%	100%	100%	血透及腹透：100%	CRRT：N/A，监测 PT/INR[D]

① 本表摘自美国内科医师协会《肾衰竭患者药物处方剂量指南（2007 年）》（第五版）儿童用药部分 [George R.Aronff，MD，William M. Benntt，MD，and Jeffrey S.Berns，MD et al . Drug Prescribing in Renal Failure Dosing Guidelines for Adults and Children . 5th edition（2007）:135-182]。

② 数据来源：[A] 推荐源于多个临床试验，[B] 个体个案研究，[C] 细胞实验数据，[D] 专家对该药物药代和药效学的评价，q8 h，每 8 h1 次；q24 h，每 24 h1 次；q12 h，每 12 h1 次；q12～18 h，每 12～18 h1 次；q48～72 h，每 48～72 h，每 72～96 h1 次；q18～24 h，每 18～24 h1 次；q36h，每 36 h1 次；q6h，每 6 h1 次；q6～8h，每 6～8 h1 次；q48 h，每 48 h1 次；q4～6 h，每 4～6 h，每 3～4 h1 次；q2～4 h，每 2～4 h1 次；q6～12 h，每 6～12 h，IP. 腹腔注射；I.D. 负荷剂量；CRRT. 连续肾脏替代疗法（血液滤过）；GFR. 肾小球滤过率；Ccr. 肌酐清除率；ACT. 活化全血凝固时间；PT/INR. 凝血酶原时间 / 国际标准化比值；SC. 皮下注射；N/A. 不可用；AAG. α- 酸性蛋白，CPR. 磷酸肌酸激酶。

（黄　亮　郭妍南）

第十八章　儿童血液净化内环境稳定的管理

血液净化是通过体外循环的方式达到清除毒素以及多余水分的目的，儿童血容量较成人小，代偿能力较成人弱，血液净化过程中要注意维护内环境稳定，包括血流动力学、尿毒症毒素水平、酸碱、电解质及代谢平衡、免疫功能和细胞功能等，保证儿童血液净化治疗的顺利进行，从而为后续的治疗创造条件、争取时间。

第一节　儿童血流净化血流动力学稳定的管理

在儿童血液透析中急性的血流动力学改变是最常见的引起治疗并发症的原因。血流动力学是否稳定关系到个体治疗的效率及持久性，从而增加了治疗和护理方面的要求。儿童血液净化血流动力学改变由于治疗方式（血液灌流、血浆置换、血液透析及持续性肾脏替代治疗等）的不同，血流动力学的改变也不同。总的来说，血液透析由于在短期内伴随毒素的清除及大量水分的超滤，血流动力学改变相比之下是其中最明显的，应引起足够重视。儿童透析过程中发生透析性低血压的概率是20%～30%，其病理生理机制是复杂的、多因素的，其原因尚不完全清楚：①尿毒症环境会削弱血流动力学改变时升压反应和静脉收缩的代偿性反应；②一氧化氮生成过多；③血浆量降低；④内源性精氨酸加压素、左旋肉碱和类固醇的不足造成应激反应欠佳；⑤心室充盈、心肌收缩储备不足和静息压力感受性反射的敏感性；⑥Bezold-Jarisch反射可引起低血压的突然发生，并可合并心动过缓；⑦在儿童尤其是幼童，血液净化管路中的血液量可能会占其有效循环血量的相当一部分，从而导致循环血量不足；⑧血液和透析膜的接触引发的炎性反应可导致早期失代偿，已有证据证明纤维素膜比合成膜更容易激活补体和大量细胞因子系统；⑨由于血浆钙的螯合作用，局部枸橼酸抗凝更易引起低血压，抗凝药物的选择非常重要。

普遍认为，在透析日前停用抗高血压药物、透析时禁食、使用碳酸氢钠缓冲液以及处理透析期间的低钙血症等可以维持透析时血流动力学的稳定。然而，仅仅使用这些方法来避免透析期低血压是远远不够的，我们尚需要其他手段。

在透析时，透析液钠可产生一定的晶体渗透压，从而影响液体在血液和透析液间的流动。在透析早期使用较高钠的透析液可以避免由于尿素和其他小分子物质清除造成液体反渗，而透析后期使用相对低钠浓度的透析液则可以降低钠负荷。与恒定的透析液钠相比，此种方法可使成人及儿童患者在透析期的血流动力学更加稳定，并且降低了透析间期患者疲劳等症状。在一项将钠浓度由 148 mmol/L 阶梯性降至 138 mmol/L 的透析观察中，儿童发生透析低血压或提前结束透析的比率降低了27%。超滤速度对血流动力学也有影响，Saran 等发现当超滤速度大于 10 ml/（kg·h）时可增加低血压的发生率及死亡率。在儿童中，透析期间不断调整超滤率并不比恒定超滤速度更有益处。

而相比之下，持续性肾脏替代治疗由于是持续、缓慢清除体内毒素和过多的液体，能较好地维持稳定的血流动力学，也可通过调整置换液成分很好的控制机体的电解质和酸碱平衡。

第二节　水平衡的管理

健康肾脏通过浓缩和稀释功能调节体内的水平衡。正常情况下，肾脏滤过液中 12% ~ 20% 以自由水形式排出。慢性肾功能衰竭时肾不能浓缩尿液，水摄入减少或各种原因造成失水，容易引起血容量不足。不加控制地过量饮水及慢性肾脏病晚期大量肾单位萎缩，又会导致水潴留和低钠血症。在终末期肾脏病患者中，尤其是 GFR 降低为 10 ml/min 时，则更易于出现水潴留，这种情况需要限制水分摄入，防止水过多和水中毒。

肾衰竭终末期时，如摄入水分过多，超过了肾的排泄能力，则极易导致水的潴留，产生稀释性低钠血症，出现水中毒的症状，严重者可发生心力衰竭、肺水肿及脑水肿。脑水肿可出现各种神经精神症状，如乏力、头痛、感觉障碍、意识淡漠和精神失常，重者可发生惊厥和昏迷。脑水肿的症状严重程度与血钠下降的程度和速度呈正相关。终末期肾衰竭患儿常由于代谢性酸中毒而换气过度，再加上唾液腺分泌功能低下，引起口唇干燥，但不要误以为是缺水表现而盲目地补充水分，以致发生水中毒。水过多时，如患者病情严重，出现惊厥、意识障碍和昏迷等神经精神症状时，应采取紧急措施。最好立即腹膜透析或血液透析清除体内过多的水分，以挽救患儿生命。

透析患儿水平衡的管理原则是指其液体摄入量与清除量保持平衡。液体超负荷时可加重心脏负担，严重时可引起肺水肿，造成呼吸衰竭从而威胁生命；透析超水量过大会引起血压下降，造成肾脏的低灌注损伤。透析患儿液体清除与成人相同，应以努力达到干体重为度。规律透析患儿平日通过监测尿量及控制水分摄入，量出为入，可较好地保证水平衡。

第三节　电解质代谢紊乱的管理

一、钠代谢紊乱

1. 高钠血症

终末期肾病患儿由于对钠的调节能力几乎完全丧失，对摄入水和钠的变化不能引起正常排泄反应，常因钠排出减少致血钠升高。高钠血症使细胞外液渗透压升高，细胞内水分移至细胞外，致细胞内失水，脑细胞极易受脱水损害，出现一系列神经精神症状，轻者表现为淡漠、嗜睡或烦躁，严重者可发生惊厥、抽搐或昏睡，甚至昏迷或死亡。

2. 低钠血症

低钠血症在病情危重，需紧急透析的患者中较常见，主要因为这些患者输注了大量低渗液体。渗透性利尿、不恰当长期限制钠盐、呕吐、腹泻、利尿等使钠丢失过多及心钠素等抑制肾小管重吸收，均可导致低钠血症，使血容量增加，心脏负担加重，甚至诱发心力衰竭。

对血液透析患者而言，轻度低钠血症，即透析前血钠水平高于 125 mmol/L（但低于 135 mmol/L）时，要使常规 4 h 血液透析的患者透析后血钠维持于 140 mmol/L，则透析液钠浓度应高于 140 mmol/L，最高可为 150 mmol/L。中重度低钠血症，即透析前血钠水平低于 125 mmol/L，尤其是当低钠血症持续时间较长时，治疗须十分谨慎、缓慢提升血钠；过快使血钠水平升至正常是很危险的，有出现水肿、高血压，甚至心力衰竭、渗透性脱髓鞘症的潜在危险。

血液净化在调节机体钠平衡中起重要作用。理想的透析液或置换液钠浓度应是使透析中清除的钠与血液净化间期增加的钠相等。钠浓度的选择一方面据透析超滤量，另一方面据患者的残余肾功能、水钠摄入量和血压等具体情况而定。无残余肾功能、水钠负荷重、血压较高者，宜选用钠浓度较低的透析液。但使用低钠透析液血透以纠正高钠血症是有一定风险的。当透析液钠浓度低于血钠值 3 ~ 5 mmol/L 时，某些透析并发症的发生率将明显增加；当水从透析过的血液（含钠较以前低）进入相对高渗的组织间隙时，血浆体积缩小，可引起低血压；水从透析过的相对低钠的血中进入细胞内可引起脑水肿，加剧了失衡综合征。当透前血尿素氮水平较高（＞ 35.70 mmol/L）时，应避免使用低钠透析液，最安全的途径是透析液的钠浓度与血钠水平接近，缓慢给予等渗或稍低渗透析液。两次透析间期体重增加不明显，无明显水钠潴留者，血钠、血压偏低者，用低钠透析易发生低血压，可用高钠透析。对长期严重低钠血症患者，透析液钠浓度高于血钠水平不应超过 15 ~ 20 mmol/L。为避免高钠透析的不良反应，宜采用可调钠透析，即前 3 h 用高钠（145 ~ 150 mmol/L）透析液，以提高血浆渗透压，并耐受大量超滤，达到预定脱水量，防止发生低血压。后 1 h 改用低钠（130 ~ 135 mmol/L）透析液，以消除体内过多 Na+，防止透析间期口渴、饮水过多、体重增加过多、高血压、心衰等。只要透析液钠浓度起点、终点选择合适，就能既维持血钠合理的水平，又不增加钠负荷，避免高钠透析的不良反应。总之，透析液钠浓度宜根据患者实际情况而定，整个透析过程的不同时间可根据患者的不同反应调整钠浓度以适应患者当时需要。

二、钾代谢紊乱

肾脏是排钾的主要器官，具有很强的调节钾代谢能力，只要 24 h 尿量＞ 1 000 ml，且不伴严重便秘或过度钾负荷，肾衰患者的钾代谢通常处于平衡状态。只有到了终末期

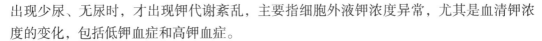

出现少尿、无尿时，才出现钾代谢紊乱，主要指细胞外液钾浓度异常，尤其是血清钾浓度的变化，包括低钾血症和高钾血症。

1. 高钾血症

尿毒症患儿肾脏调节钾的能力明显降低，如不控制饮食，摄入大量水果、饮料、蔬菜、蛋白质等高钾食物，不适当给予钾盐，服含钾高的中药，或因感染、外伤、组织坏死、输陈旧血、烧伤、手术、胃肠道出血等引起内源性或外源性钾负荷增加，均可导致高钾血症。透析不充分或透析液高钾是引起高钾血症的另一个原因。尿毒症时往往伴有酸中毒，也可以造成高钾血症。另外，血管紧张素转化酶抑制剂、血管紧张素 II 受体拮抗剂、肝素、环孢素 A 等药物，可抑制醛固酮分泌，导致肾排钾减少或细胞外钾分布变化，引起高钾血症。血液透析是治疗高钾血症最有效的方法。

2. 低钾血症

血液透析患者很少出现低钾血症，长期血液透析的患者低钾血症的发生率仅为 0.4%。原因有摄入不足或呕吐或腹泻等导致消化道失钾，排钾利尿剂的长期不合理应用也可以导致低钾发生。

三、钙磷代谢紊乱

由于尿毒症患者体内有毒物质潴留，引起活性维生素 D（VitD）相对或绝对不足，小肠黏膜功能受损，钙吸收减少，而肾小球滤过率降低，肾脏排磷明显减少，因而普遍存在低钙血症和高磷血症。其发生还与饮食、用药密切相关。如含钙食物摄入少、钙剂、VitD 剂量小，可加重低钙血症。而摄入高蛋白饮食、服含磷酸盐的导泻药致肠道吸收磷增加、未服用足量磷酸结合剂或服用方法不当（未按时于餐中服）、透析不充分、未清除足够的磷、均可加重高磷血症。

血透可使血钙达到大致正常水平，透析膜钙转移的多少主要依赖于透析清除率及透析液与血浆钙的浓度梯度差，透析钙清除率为尿素的 60% ~ 70%，透析者血钙弥散分数约为 60%，稍高于正常人。透析液钙浓度多为 1.5 ~ 1.7 mmol/L。当透析液钙浓度 < 1.5 mmol/L 时，骨钙丢失，可导致甲状旁腺功能亢进症和肾性骨营养不良。若透析液钙浓度增至 2 mmol/L 时，机体总钙含量增加，且可能抑制 PTH 分泌。对明显低钙血症患者，可暂时用含钙 2 mmol/L 的透析液，但需严密监测透后血钙水平，以免发生高钙血症。维持性血透患者有低钙血症时，服活性 VitD 效果比用高钙透析液好，更接近生理状态，此时透析液钙浓度应 < 1.5 mmol/L，否则易至高钙血症。标准透析液不含磷、延长透析时间、使用表面积较大的透析器，提高透析充分性，可提高磷清除量，达到降磷目的。血磷明显升高（> 2.58 ~ 3.23 mmol/L），伴急性横纹肌溶解或顺应性差的患者，透析液钙浓度应较低，以免透析期间出现高钙负荷或转移性钙沉淀。高磷血症是维持性血透患者的常见并发症，控制透析患者高磷血症，可防止肾性骨营养不良和转移性钙化等并发症。血透虽可降磷，但细胞外液磷只占身体总磷的 1%，透后磷的再分布使血磷回升，所以透析清除磷只是一过性的，不能真正控制高磷血症。控制饮食中磷摄入量为降磷有效方法，但欲使源于食物的磷减少，则需降低蛋白摄入，这不利于维持性透析患者的营养状态，因而主张给予磷结合剂，同时适当控制饮食，磷摄入量 < 1.2 g/d。口服磷结合剂降磷，应用最早且有效的是铝制剂，但可引起铝在体内蓄积，导致透析脑病、铝性骨病等并发症，限制了其应用。后来发现碳酸钙（$CaCO_3$）既可补钙，又可在肠道中与摄入的磷结合，有一定降磷作用，但碳酸钙可引起高钙血症和胃肠道反应，限制了其应用。近年国内外研究发现醋酸钙是一种有效的胃肠道磷结合剂，既可结合胃肠道中磷、缓解酸中毒，又可避免高钙血症。无论是短期还是长期应用醋酸钙均比 $CaCO_3$ 能更有效地降磷，虽可能会有血钙升高，但钙磷乘积有显著下降。新的不含铝的钙磷结合剂 RenaGel 是一种非吸附性结合磷的聚合物，可以减少透析患者血清磷而不增加血清钙，因此降低钙磷乘积。慢性肾功能衰竭动物实验应用 RenaGel 证实，比碳酸钙明显降低磷、PTH 和心脏与肝脏等异位钙化。

四、镁代谢紊乱

镁主要依靠肾脏及肠道调节。镁摄入过多时，肠道吸收率下降，而经肾排出的镁增加。镁缺乏时，则肠道吸收增加，而肾排镁减少，以保持体内镁在恒定水平。VitD 可增加镁在肠道的吸收，而醛固酮可增加尿镁的排出，并减少镁的吸收、降低血镁水平。甲状腺素能动员镁的转运，增加尿镁的排出，也可使血镁下降。

尿毒症患者因肾小球滤过率下降，肾排镁减少，若正常饮食或服含镁药物（抗酸药，硫酸镁）可致高镁血症。血透时，透析液高镁、透析水处理不当，亦可致高镁血症。此外，横纹肌溶解，细胞释放镁增加，亦可致高镁血症。高镁血症是肾性骨病及软组织钙化原因之一，血镁 > 3 mmol/L 时可引起神经系统症状，血镁 > 5 mmol/L 时可导致心功能异常，并可抑制甲状旁腺激素释放。高镁血症可降低 PTH 水平，减少 PTH 的钙效应，从而降低血钙水平。肾衰患者肠道吸收镁是正常的，不依赖于 VitD。存在高镁血症时，仍可吸收镁，因而含镁的药物应避免。低镁血症出现于营养不良的透析患者，可引起心律失常，神经肌肉功能紊乱，影响甲状旁腺激素释放。

通常，维持性血透患者高镁血症的危害比低镁血症大，因而应尽量避免高镁血症，尽量不用含镁的药物，并用低镁透析液血透。透析患者血镁水平与透析镁浓度有直接关系，若透前血镁浓度为 1.5 ~ 2 mmol/L 时，应用较低浓度的镁透析液，如 0.5 ~ 0.7 mmol/L。为了减少铝中毒而用含镁的磷酸螯合剂如 $MgCO_3$、$Mg(OH)_2$ 代替 $Al(OH)_3$ 时或使用含镁的抗酸药抑制磷吸收时，可用含镁更低的透析液，如 0.3 mmol/L 或无镁透析。如透析时间短，镁潴留增加，透析液中镁在 0.2 ~ 0.3 mmol/L 之间较为合适。

第四节　酸碱平衡紊乱的管理

一、代谢性酸中毒

肾功能正常时，肾通过排酸和重吸收碳酸氢盐来维持酸碱平衡。肾功衰竭时，此种功能明显降低，因而 ESRD 患者均有不同程度的代谢性酸中毒。透析是纠正 ESRD 患者代谢性酸中毒最有效方式，透析液中一般加入碱性缓冲液。机体代谢异常导致一种或多种有机酸产生过多，或碱丢失过多是透析患者代谢性酸中毒最常见的原因。腹泻是肠道碱丢失过多的常见原因。

血透可清除 H^+，补充 HCO_3^-，使血液 pH 值和缓冲能力正常。碳酸氢盐是正常血浆的缓冲碱，不需代谢可直接入血，增加细胞外液中碳酸氢盐，其纠酸作用比醋酸盐透析迅速且充分，并可使患者较大量的超滤。但透析液制备麻烦，易有细菌生长不宜久置，且成本较高，为其不足。透析液常用碳酸氢盐浓度为 35 ~ 48 mmol/L。血透纠酸应适度，过度纠正严重代谢性酸中毒（血碳酸氢盐浓度 < 10 mmol/L）是危险的，可致脑脊液异常酸化。最初的治疗目的是部分纠正酸中毒，目标值为透后血碳酸氢盐浓度 15 ~ 20 mmol/L。醋酸盐透析时，醋酸根离子通过透析膜进入血中，经肝脏代谢产生碳酸氢盐，以纠正酸中毒；但在透析开始 1 ~ 2 h 内，透析液中不含碳酸氢盐，血中碳酸氢盐弥散到透析液中，可能会导致酸中毒暂时加重，故严重的代谢性酸中毒不能用醋酸盐透析；随着碳酸氢盐水平不断增加，酸中毒得以纠正，但血透结束后，由于积蓄的醋酸盐继续代谢，可导致血碳酸氢盐浓度持续升高两个多小时。若透前血碳酸氢盐浓度为 16 ~ 20 mmol/L，透析结束时可升至 22 ~ 25 mmol/L，透后 1 h 将达 17 ~ 24 mmol/L。醋酸盐透析常用浓度为 35 ~ 40 mmol/L，具有制备简便，保存容易，成本较低，不引起钙镁沉淀的优点。但可使心肌供氧减少、心肌灌注不足，发生低氧血症。透析过程中可出现低血压，恶心，呕吐等"醋酸盐不耐受现象"。因而，心血管功能不稳定、糖尿病、肝功异常、老年人、对醋酸盐不耐受的患者最好不用醋酸盐透析，而用碳酸氢盐透析。

二、代谢性碱中毒

透析患者出现碱血症最常见的原因是频繁呕吐及胃液引流时，富含 HCl 的酸性胃液大量丢失，来自胃壁及肠液的 HCO_3^- 得不到足够的 H^+ 中和而被吸收入血，致血浆 HCO_3^- 浓度升高，发生代谢性碱中毒。碱性物质摄入过多，如口服或输入过量 $NaHCO_3$，摄入乳酸钠、乙酸钠、柠檬酸钠等，其在体内氧化产生碳酸氢钠，均可致代谢性碱中毒。尿毒症患者多伴贫血，若大量输入库存血，可引起代谢性碱中毒。$Al(OH)_3$ 与聚苯乙烯磺酸钠树脂合用时，有时可引起代谢性碱中毒，因为树脂可结合铝，而不再结合 HCO_3^-，HCO_3^- 重吸收，致代谢性碱中毒。代谢性碱中毒亦可出现于重复用枸橼酸盐作抗凝剂者。透析患者很少出现代谢性碱中毒，尤其是醋酸盐透析者。轻度碱血症患者是可以耐受的，仅少数病例需迅速纠正碱中毒。

三、呼吸性酸中毒

呼吸性酸中毒是因肺泡换气不足致 CO_2 排泄障碍所致，表现为动脉血二氧化碳分压（$PaCO_2$）增加。高碳酸血症可导致肾衰患者持续出现严重的酸血症。如患儿血二氧化碳分压（$PaCO_2$）水平维持在 55 mmHg（7.3 kPa），肾功能正常时，血 pH 值呈轻度下降，为 7.36 ~ 7.38，因为 $PaCO_2$ 增加将使血 HCO_3^- 增至 30 ~ 35 mmol/L。而 ESRD 患者，同

样的 $PaCO_2$ 水平，透前的 HCO_3^- 仅 20 mmol/L，pH 值 7.18。呼吸性酸中毒患者用含碳酸氢盐的透析液较合理，醋酸透析初期，酸血症可能会暂时加重，低氧血症亦较重。

第五节　内分泌紊乱的管理

一、甲状旁腺素

甲状旁腺素（PTH）被认为是最重要的尿毒症毒素之一。由于慢性肾功能衰竭时，高磷血症、低钙血症、1，25-$(OH)_2D_3$ 不足等多种因素致 PTH 合成分泌增加；同时，肾脏对 PTH 清除减少，上述因素共同导致血 PTH 水平升高。身体内许多组织、器官都是 PTH 的靶目标，故其慢性升高可致体内器官广泛的功能紊乱和组织损伤，包括 PTH 水平增高，可导致广泛的软组织钙化（如角膜、皮肤、血管、周围神经、心脏、肺、肝脏、脂肪和睾丸等组织内钙化）、钙化防御、心血管功能异常、肾性骨病、神经系统功能紊乱（脑电图异常、运动神经传导速度延长、周围神经病变）、胰岛素抵抗和高血糖症、脂代谢异常（高甘油三酯血症）、免疫功能受损、骨髓纤维化和骨硬化症、皮肤瘙痒等。

研究表明，甲状旁腺功能亢进症、高磷血症及钙磷乘积升高使慢性肾衰患者死于心血管疾病的危险明显增加。主要因为动脉粥样硬化和钙化的加快，斑块破裂的增加，心肌钙化致传导系统结构破坏，使恶性心律失常的发生率增加，血管平滑肌细胞增殖、血管内膜增厚、血管阻力增加而影响心肌灌注，促进心肌成纤维细胞活化及心肌间质纤维化，导致心肌纤维缩短的百分比降低、左室顺应性降低、舒张功能不全、左室射血分数减少、心脏指数降低等。以上情况主要发生在血磷 > 2.10 mmol/L 及钙磷乘积高于正常10 个单位以上的继发性甲状旁腺功能亢进患者。当 PTH > 495 pg/ml 时，CRF 患者猝死的发生率明显升高。甲状旁腺素（PTH）相关肽（PTH-rP）在调节血管平滑肌细胞钙化中可能起着重要作用。近来发现，在钙化模型的体外实验中，PTH-rP 对小牛血管平滑肌细胞具有抑制作用，无钙化的冠状动脉粥样硬化病变中 PTH-rP 表达高于钙化的血管平滑肌细胞。这些发现清楚地说明了 PTH-rP 的表达与动脉钙化之间的关系。然而，PTH-rP 抑制动脉钙化的机制，肾衰时发生血管钙化中 PTH-rP 及其受体、PTH 受体的表达的调节机制目前尚不清楚。

PTH 水平升高、高磷血症及钙磷乘积升高是钙化防御（即尿毒症性小动脉病）发生的主要因素。钙化防御表现为双侧对称性浅表部位的病灶，常见疼痛性斑点状皮疹，酷似网状青斑，在指（趾）尖、踝、膝或臀部表面可见紫色结节，进一步可发展为出血灶、皮肤、手指坏疽。活检病理检查可见小动脉壁钙沉积伴小叶状脂肪坏死、钙化和中性粒细胞、淋巴细胞及巨噬细胞浸润。钙化防御患者多死于败血症或缺血性疾病。

甲状旁腺功能亢进症相关的肾性骨病主要为纤维性骨炎，属于高转换型骨病。该病的生化和组织学异常一般出现在临床症状之前，其症状出现较晚，且无特异性。可表现为关节周围炎和关节炎（关节的红、肿、热、痛、僵硬和功能障碍）、骨痛、自发性骨折、肌痛和肌无力、自发性肌腱断裂等。

PTH 可增加中性粒细胞弹性蛋白酶的释放，并影响细胞的迁移至单核粒细胞的吞噬功能减弱；作用于淋巴细胞引起钙离子进入细胞增加、蛋白激酶的激活、细胞和体液免疫功能降低，使尿毒症患者易并发感染。

关于甲状旁腺素在肾性贫血发生中的作用目前尚不完全肯定，有报道 PTH 抑制红细胞生成，抑制促红细胞生成素的功能，使红细胞脆性增加，高水平的 PTH 可引起血红素明显降低，有报道在甲状旁腺切除后，50% 患者血红蛋白升高，骨髓纤维变性恢复；用 $1, 25-(OH)_2D_3$ 抑制甲状旁腺素的活性，可见血红蛋白明显升高。

上述所提及的多种功能紊乱和组织损伤，多与 PTH 所致细胞内钙升高有关。在一些细胞内，PTH 可使来自细胞储存池的钙动员加强，钙离子进入细胞内增多。但在所有的细胞内 PTH 都能够激活钙离子通道，并能够被钙离子拮抗剂所抑制。钙离子升高导致线粒体内氧化受阻，ATP 产生减少，$Ca^{2+}-ATP$ 酶活性、Na^+-Ca^{2+} 交换和 Na^+，K^+-ATP 酶活性均降低，致 Ca^{2+} 从细胞内排出减少。

二、促红细胞生成素

慢性肾功能衰竭发展到终末期可并发血液系统的多种异常，如贫血、血小板功能障碍、淋巴细胞功能异常和凝血机制异常等，其中贫血最为常见。急性肾功能衰竭时也可发生贫血，但出血比较突出。

肾性贫血是指由各种因素造成肾脏促红细胞生成素（EPO）产生不足或尿毒症血浆中一些毒性物质干扰红细胞的生成和代谢而导致的贫血。促红细胞生成素产生部位在肾远曲小管和肾皮质及外髓部分小管周围毛细血管内皮细胞。肾功能衰竭时 EPO 缺乏无疑是引起贫血的主要原因，随着肾脏疾病的发展，肾组织不断破坏，EPO 的产生、分泌减少。一般来说，贫血的程度与肾功能受损的程度呈正相关，近来用人类重组红细胞生成素治疗肾性贫血获得满意效果。

人类重组红细胞生成素是利用 DNA 重组技术人工合成的激素，它的生物活性、免疫学特性与自然 EPO 完全相同，到目前为止尚未发现血中存在这种激素的抗体，故使用安全。人类重组红细胞生成素治疗肾性贫血的效果令人满意，治疗 10 d 外周血网织红细胞增多，4 周内血红蛋白和红细胞比容增加，增加速度与 EPO 用量有关，一般 4 周内血红蛋白增加 10 ~ 20 g/L 为妥，过快会引起其他副作用。另外，EPO 还可以增加血小板计数，但一般不超过正常水平，对白细胞影响不大。重组红细胞生成素皮下使用比静脉使用更为安全，作用持续时间长。

重组红细胞生成素常见副作用包括：

（1）高血压：为主要并发症，发生率为 5% ~ 30%，如果减少 EPO 剂量，减慢红细胞比容上升速度，可减少高血压的发生率，引起高血压的原因可能为：①红细胞数增加；②血黏滞度增加；③心输出量增加。

（2）癫痫：大致有 5.4% 患者应用人类重组红细胞生成素后可有癫痫样发作，高血压脑病可能是其主要原因，故治疗过程中应注意控制血压，防止红细胞比容上升过快。

（3）头痛：头痛一般随着贫血的纠正而出现，并与 EPO 的剂量过大以及血红蛋白上升过快有关，这可能与血压的上升和血黏滞度增高有关。

（4）血液凝固增加：随着治疗后贫血的纠正，血小板功能得到改善及出血时间缩短，可减少潜在的出血，但可能引起血栓形成，有关血管内血栓形成的报道，并不一致。在治疗过程中加大肝素用量或用小剂量阿司匹林可减少血栓的形成。

（5）透析器清除降低：随着红细胞比容的增加，透析器对溶质清除减低，血钠、血磷和血肌酐浓度增高。这一方面由于红细胞增多干扰了溶质的清除，另一方面透析膜上血凝块的形成也损害透析器的清除功能。

（6）肌痛和输液样反应：不少患者在静脉输入人类重组红细胞生成素 1 ~ 2 h 后可出现肌痛、寒战、出汗等输液样反应，可持续 10 ~ 12 h。这些症状可随着继续给药或间断给药而清除。

（卢　婧　王　峥）

第十九章　血液净化中心（室）质量管理

血液净化不仅作为急慢性肾衰竭的主要治疗手段，还在肾脏疾病以外的领域发挥着巨大作用。为规范我国血液净化机构医疗行为，保证血液净化质量，2009 年中国医师协会血液净化中心管理分会颁布了《血液透析质量管理规范（草稿）》，2010 年卫生部颁布了《血液透析建设与管理指南（征求意见稿）》与《血液净化标准操作规程（2010版）》，2020 年国家卫生健康委员会再版了《血液净化标准操作规程》。国家卫生健康委员会在等级医院评审要求中也有对血液净化中心的质量监控要求。在儿童血液净化方面，中国医师协会儿科医师分会儿童血液净化专业委员会也先后有了两版《儿童血液净化标准操作规程》。

第一节　儿童血液净化中心建立条件

一、儿童血液净化中心（室）建立及资格认定

1）设立儿童血液净化中心（室）的医疗机构必须具备卫生行政部门核准的肾脏病学专业诊疗科目，且符合《医疗机构血液透析室基本标准》。必须经县级或县级以上卫生行政部门审批，并需通过该卫生行政部门的定期审核。

2）新建立的儿童血液净化中心（室）应向县级或县级以上卫生行政部门提出申请，并经所在省或地市级医疗质量控制中心进行实地评估审核合格，再经县级或县级以上卫生行政部门批准执业登记，方可开展工作。

3）经批准开展儿童血液透析治疗的医疗机构必须在《医疗机构执业许可证》副本"备注"一栏登记"血液透析室"及血液透析机数量；血液透析室设置或透析机数量发生变化时应按相关规定进行变更。

4）二级以上医疗机构应配备 10 台以上血液透析机，其他医疗机构可根据所处地域、人口密度和服务人群需求等情况，合理配置相应透析机数量；其中必须含有 1 台及以上用于急诊治疗的血液透析机。

5）儿童血液透析中心（室）应配合卫生行政部门、各级血液净化医疗质量控制中心

的检查指导、数据统计和质量评估，不得拒绝或阻挠，不得提供虚假资料。

二、结构布局

儿童血液净化中心（室）应结构合理，充分考虑合理的人员、物品流向满足工作需要，符合医院内感染管理的需要。清洁区和污染区严格分开。必须具备功能区包括透析治疗室和治疗准备室；辅助功能区包括水处理间、清洁库房、污物间、洁具间以及接诊室/区、患者更衣室等；医务人员办公室和生活区。如有条件可在功能区设立专用手术室/操作室，使用集中供液系统的透析室在辅助区应设置配液间。其中治疗准备室、水处理间、库房、配液间及医务人员办公室和生活区属于清洁区。透析治疗室、专用手术室/操作室、接诊室/区、患者更衣室为半污染区。污物间、洁具间为污染区。

1. 透析治疗室

1）应设置在安静的区域，光线充足，符合《医院消毒卫生标准》（GB15982—2012）中对Ⅲ类环境的要求。具备通风设备或空气消毒装置、空调等，保持空气清新。地面使用防腐蚀材料并设置地漏。

2）设置手卫生设施，每个分隔透析治疗区域均配置洗手池、非接触水龙头、洗手液、速干手消毒液、干手物品或设施，手卫生设施数量和位置需满足工作及感染管理需要。

3）透析室设置为非传染病透析患儿治疗的普通透析治疗室/区和为血源性传染病（含乙型病毒肝炎、丙型病毒肝炎、梅毒、艾滋病）患儿治疗的隔离透析治疗室/区。未设置隔离透析室/区的透析室不得为合并以上疾病的血液透析患儿提供透析治疗。确诊患有梅毒、艾滋以及开放性结核、其他需要隔离的严重呼吸道传染病的患儿建议在传染病院或卫生行政部门指定的医疗机构进行透析。疑似血源性传染病患儿安排在用于急诊的血液透析机、每班末位透析，治疗结束后严格消毒透析机。

4）一个标准血液净化单元包括一台透析机、一张透析床/椅。每张床/椅间距离需满足医疗救治及感染管理要求，不少于1.0 m。每个单元配置有电源插座组及安全保护装置、反渗水供给接口和透析废液排出接口。配有供氧和中心负压装置或移动负压吸引装置，有条件者，配置网络接口即呼叫系统。

5）配置双路电力供给系统，血液透析机具备相应安全装置，保证停电情况下在体外循环的血液能回输至患儿体内。

6）配备操作用治疗车（转运透析操作必需物资）、抢救车（备有急救物品及药品）及抢救设备（除颤仪、吸氧和吸痰装置等）。

7）备有必要的职业防护物品。

8）透析治疗区内根据规模及布局设置一个或多个能够观察覆盖全部患儿的医护工作站，便于实时观察、记录和及时救治。

2. 治疗准备室

按《医院消毒卫生标准》（GB15982—2012）中Ⅲ类环境的要求设置。按要求存放血液净化中使用的药物和耗材、器械。

3. 水处理间

1）水处理间面积为水处理机实际占地面积的 1.5 倍以上。地面承重符合设备要求并进行防水处理，设置有地漏。

2）有良好的隔音和通风条件，并可维持稳定适宜的温湿度。水处理机放置在不被阳光直接照射的地方，放置处设有下水口。

3）水处理机有足够的自来水供给量，入口处按要求安装压力表，压力符合设备要求。透析机的水管路选用材料符合消毒要求，尽可能减少无效腔，避免细菌生长。

4. 专用手术室 / 操作间

根据医院实际情况设置。

1）手术室管理同医院常规手术室，应达到《医院消毒卫生标准》（GB15982–2012）中Ⅰ类环境的要求。

2）符合医院常规手术时要求，可以进行自体动静脉内瘘成形术和移植物内瘘成形术。

3）不能达到医院常规手术室要求的，只能作为操作室进行中心静脉导管置管、拔管、换药和拆线等操作。应达到《医院消毒卫生标准》（GB15982—2012）中Ⅱ类环境的要求。

5. 库房

应符合《医院消毒卫生标准》（GB15982–2012）中Ⅲ类环境的要求。分别设置干性物品库房和湿性物品库房。干性物品库房存放透析器、管路、穿刺针等耗材及被服等；湿性物品库房存放浓缩透析液、消毒液等。物品分类放置，并有明确的区域标识。进入透析治疗区的所有物品不得再返回库房。

6. 医务人员办公室及生活区

办公室应具备可以及时将患儿信息上报至全国血液净化病历信息登记系统的设备，根据条件配备血液透析中心信息化管理等需求的设备。可根据实际情况设置用餐室、卫生间和值班室等。

7. 工作人员和患儿更衣室

工作人员更衣后进入透析治疗室和透析治疗准备室。患儿在更衣区换好病员服和拖鞋后进入透析治疗室。工作人员和患儿的通道分开。

8. 候诊区、接诊室 / 区

候诊区根据透析室实际患儿数量决定，以不拥挤、舒适为度。医护人员在接诊区为患儿分配透析单元、测量体重、血压、脉搏，需设置计算机及网络传输设施，配备相应的信息管理系统。

9. 污物间

用以暂时存放生活垃圾和医疗废弃物，需按感染管理要求分类存放，严格执行医疗废物处置管理规定；设置污物转运专用通道，严格按要求密封医疗废物，以防转运过程中发生泄漏。

10. 洁具间

用以清洗、消毒和存放卫生工具。要求符合《医疗机构环境表面清洁与消毒管理规范》（WS/T512—2016）中相关规定。工作区、普通透析治疗区、隔离透析治疗区等不同区域的清洁用具要分区使用，并标识明确，分别冲洗、消毒，分开干燥存放，有条件的可采用一次性使用清洁消毒用品，或交由医疗机构统一清洁消毒。

第二节　儿童血液净化中心管理制度

一、任职资格及岗位设置

1）从事儿童血液净化的医生、护士和工程师均须具备卫生行政部门颁发的资格证书和执业证书。医生和护士有儿科肾脏专业工作3年以上工作经验，通过3个月以上的血液净化专科培训，并经考核合格后方可上岗。

2）医生　血液净化室中心（室）须由副高以上职称的医师负责。

3）护士　血液净化中心（室）应配置有护士长（组长）。三级医院血液净化中心（室）的护士长（组长）应由具有一定血液净化工作经验的中级以上职称的护士担任，二级医院的护士长（组长）由具有一定血液净化经验的初级（师）以上职称的护士担任。护士的配置根据净化中心（室）机器和患儿数量而定。《血液透析质量管理规范（草稿）》规定，成人血液透析室人员配置要求为机器与护士比例4：1。儿童血液净化中心（室）可适当增加为机器与护士比例（2～3）：1。

4）工程师　配置10台以上透析机的血液净化中心（室）须设置1名专职工程师，负责水处理和血液净化设备的维修。没有达到10台以上透析机的血液净化室也必须有医院设备维修部门的工程师专门负责相关工作。

5）其他人员根据工作需要配置工人等，负责患儿转送、物资领取和保管。

二、岗位培训与考核

1. 医师培训

1）基础知识与专科理论　小儿肾脏科基本理论知识、血液净化基本原理、各种血液净化技术原理、血管通路使用及管理要求、血液净化中心（室）的各项规章制度。

2）专科技能　掌握各种血液净化技术的临床应用、血管通路的建立、各种并发症的观察与处理、应急预案的使用。

3）在上级医师指导下，从事不少于20例的血液净化导管置管术的助手工作，并经考核合格；在上级医师指导下，参加对血液净化患儿的全过程管理，包括治疗前评价、诊断性检查结果解释、血管通路建立和并发症处理、儿童血液净化方案的制定、各种操作与治疗过程记录、急慢性并发症处理、重症患儿的处理和质量的监控与评价。

2. 护士培训

1）基础知识与专科理论　小儿肾脏科基本理论知识、血液净化基本原理、各种血液净化技术原理、血管通路使用及管理要求、血液净化中心（室）的各项规章制度。

2）专科技能　掌握各种血液净化技术的临床应用、血液净化设备的操作、血管通路的应用、各种并发症的观察与处理、应急预案的运用。

3）在上级护师指导下，参与不少于100例次血液净化患儿的护理，并经考核合格；在上级医师和护师指导下，参加对血液净化患儿的全过程管理，包括治疗前评价、血管通路的并发症处理、血液净化操作与过程记录、各种急慢性并发症处理、重症患儿的护理。

3. 考核方法

1）制定专科操作量化表，由指导老师和管理人员不定期抽查。

2）分阶段进行理论和操作考核。

三、继续教育及考核

1）每年外派学习、进修，医护人员轮流参加。

2）每季度至少组织一次血液净化专业知识学习，学习内容包括但不限于规章制度、评审标准、治疗方案、新技术、特殊案例和缺陷及经验教训。

3）积极撰写学术论文和科研项目标书，提高学术水平。

4）在职人员考核制度

（1）根据分层管理和岗位要求制定考核标准，应包括专科考核内容：岗位职责完成情况、操作技能及病情观察、应急处理、有无差错事故及有效投诉、参与管理。

（2）每月按绩效管理要求完成绩效考核。

（3）每年至少一次理论考试和操作考核。

四、医疗质量管理制度

1）建立血液净化质量控制小组，加强环节质量和终末质量控制，定期分析质量问题，及时提出整改意见，实施反馈控制，有效预防差错事故。

2）实行质量管理责任制，责任落实到形成过程的每个环节、每个岗位、每个个体。

3）制定切实可行的差错、事故、纠纷防范措施并落实。

4）每季度一次质量教育。使医护人员明确质量管理的意义和必要性，掌握质量管理的基本知识和方法。

5）病历质量严格把关，加强病历等医疗文书的书写和保管。

6）强化医护人员的伦理道德观念，保护患儿的隐私权，维护患儿权益。

7）各班次之间做好交接。

8）严格执行无菌制度，避免交叉感染；严格遵守标准操作规程。

9）下班前仔细检查仪器设备及水电设施，确保安全。

五、医护人员工作制度

1）严格执行消毒隔离制度，进入血液净化中心（室）须更换工作服、工作鞋，戴好口罩、帽子，操作时遵守无菌原则。

2）工作人员不得迟到、早退、脱岗，不得在透析治疗室内谈笑、会客、进餐及做其他私事，因工作原因外出时，需说明去向。

3）连续上班者不得去食堂及外出就餐，由食堂送餐。

4）热情接待患儿，消除紧张情绪，指导患儿及家属做好饮食管理。

5）医师要严格掌握血液净化治疗的适应证、禁忌证，积极收治患儿，组织血液净化治疗的实施和危重患儿的抢救。

6）医师在治疗前后要认真查看患儿并做好医疗文件的书写。

7）严格执行查对制度，发现隐患及不良事件及时报告。

8）工作人员须有高度责任心，治疗过程中严密观察病情及设备运行情况，及时发现并发症，积极处理，做好相关记录。

9）科室药品、耗材、被服由专人负责保管，急诊抢救物品、药品定期检查，随时处于备用状态。

10）换班时做好危重患儿的交接，并做好记录、签名。

11）治疗结束后完成仪器消毒清洁，更换床单，做好次日的工作准备。

六、血液净化中心（室）感染管理制度

1. 工作人员的管理

1）工作人员进入血液净化中心（室）应当换工作鞋。医护人员对患儿进行有创性诊断和治疗操作时，应当戴口罩、帽子，穿工作衣，戴一次性无菌手套，必要时戴护目镜，对不同患儿进行操作时应该更换手套。

2）工作人员进入污染区时必须衣帽穿戴整齐，离开时，应消毒双手。

3）工作人员应每年进行体检一次，乙肝表面抗体阴性的工作人员应接种乙肝疫苗。

4）工作人员手卫生管理

医务人员在操作中应严格遵守手卫生规范，遵循以下规定：

（1）医务人员在接触患儿前后应洗手或用快速手消毒剂擦手。

（2）医务人员在接触患儿血液、体液或治疗单元内可能被污染的物体表面时应戴手套，离开治疗单元时，应脱下手套。

（3）医务人员在进行以下操作前后应洗手或用快速手消毒剂擦手，操作时应戴手套：深静脉插管、静脉穿刺、注射药物、处理血标本、处理插管及通路部位、处理伤口、擦拭透析机。

（4）在接触不同患儿、进入不同治疗单元、清洗不同机器时应洗手或用快速手消毒剂擦手并更换手套。

（5）以下情况应强调洗手或快速手消毒剂擦手：脱去个人保护装备后；开始操作前；结束操作后；从同一患儿污染部位移动到清洁部位时；接触患儿黏膜、破损皮肤及伤口前后；接触患儿血液、体液、分泌物、排泄物、伤口敷料后；触摸被污染的物品后。

2. 患儿的管理

1）患儿进入透析治疗室应更换拖鞋或穿鞋套。

2）患儿床单、被套每人次一换，换下后应放入专门的容器，送洗衣房清洗。

3）加强宣教，每个患儿初次进入血液透析中心（室）时护理人员均应对患儿进行全面的院感防护知识的宣教。

4）新患儿首次血液净化治疗前，常规检查肝、肾功能、血常规、肝炎标志物包括甲肝标志物（抗 HAV–IgM）、乙肝标志物（HBSAG、HBS–AB、HBC–AB、HBEAG、HBE–AB）、丙肝抗体。测定梅毒及 HIV 抗体。透析器和管路应一次性使用，建立 HCV、HBV 阳性患儿登记制度。长期血液透析患儿根据情况，每隔 6 个月进行肝炎标志物的复查，并将检查结果记录在册。对 HBV 阴性的血透患儿建议接种 HBV 疫苗。每年复查梅毒及 HIV 感染指标。

5）乙肝、丙肝患儿分机隔离治疗（安排单独治疗），护理乙肝和丙肝患儿的护理人员不能同时照顾乙肝、丙肝阴性的患儿。感染患儿使用的设备和物品如病历、血压计、听诊器、治疗车、机器用后应进行消毒处理。

6）患儿家属不得随意进出血液透析中心（室），如果需要陪伴必须戴口罩、帽子，穿隔离衣及换鞋后方可进入。

3. 环境的管理

1）血液透析中心（室）必须划分清洁区、半污染区、污染区。

2）患儿和工作人员有各自的出入通道，不交叉，各区域设置合理。

3）保持环境整洁，要求各个房间每天拖地两次，每天用有效氯为 500 mg/L 的含氯消毒液擦拭桌面及物品表面一次，有明显污染时要立即打扫，每日进行空气消毒。

4）不同区域的拖把及抹布有标识，分开使用。水池、污物桶保持清洁无异味。

5）医用垃圾和生活垃圾要分开存放，使用不同颜色的垃圾袋，并及时加盖。

6）每月底进行一次彻底的大扫除，排除各个卫生死角。做好防四害工作。

4. 机器管理

每次透析结束后按生产厂家的要求对透析机水管路进行消毒。用 500 mg/L 含氯消毒溶液擦拭透析机表面，如果血液污染透析机，应立即用一次性抹布蘸取 2 000 mg/L 含氯消毒剂擦拭去掉血迹后，再用 500 mg/L 含氯消毒剂擦拭消毒机器外部。

5. 治疗物品管理

1）护士按治疗需要在治疗准备室准备治疗物品，并将所需物品放入治疗车，带入治疗单元的物品应为治疗必需且符合清洁或清毒要求。

2）不能将传染病治疗区患儿的物品带入非传染病治疗区。

3）不能用同一注射器向不同的患儿注射肝素或对深静脉置管进行肝素封管。

4）透析器及血路管均一次性使用，透析管路预冲后必须 4 h 内使用，否则要重新预冲。

5）每个患儿使用后的血路管等医疗垃圾，应用医疗垃圾袋单独包扎后放入医疗垃圾桶并加盖，专人送到指定的医疗废物处理地点处理，并有登记。

6. 血液净化中心（室）常用感染管理监测

1）每月进行一次透析治疗室、治疗准备室空气培养和医务人员手及物体表面培养，要求 $\leqslant 500\,CFU/m^3$，医务人员手及物体表面 $\leqslant 10\,CFU/cm^2$。

2）每月进行水处理系统各部位的细菌培养和内毒素检测，反渗水及透析液入口所含细菌总数，应不得超过 $200\,CFU/ml$，如有超标应采取措施纠正。水处理装置输出端的细菌内毒素，应不得超过 $1\,EU/ml$，在血液透析装置入口的输送点上的细菌内毒，不得超过 $2\,EU/ml$，超过时应该采取纠正措施。

3）患儿传染病病原微生物监测：对于第一次血液净化治疗或由其他中心转入的患儿必须在治疗前进行乙肝、丙肝、梅毒及艾滋病感染的相关检查，保留原始记录，建立登记本，对长期透析的患儿应该至少每 6 个月复查 1 次，保留原始记录，登记检查结果。如有患儿在透析过程中出现乙肝、丙肝阳性，应立即对密切接触者进行乙肝、丙肝标志物检测。血液净化中心发现新发的乙型肝炎、丙型肝炎或其他传染病应按照国家有关传染病报告制度报告相关部门。

4）导管感染监测：建立导管感染登记本，每月登记留置长期导管患儿例数、临时导管例数、导管感染发生率，记录导管感染患儿的姓名、登记号、临床表现、血培养结果、治疗方案、治疗效果。确诊导管感染病例在 24 h 内上报院感科。分析导管感染可能原因，进行整改。

5）医务人员感染监测：完成乙肝、丙肝、梅毒及艾滋病感染的相关检查。

7. 血液净化患儿登记及病历管理制度

1）认真登记患儿资料，保持资料的完整性。一份完整的血透病历包括首次透析病程记录、血液净化记录单、病程记录、知情同意书、长期医嘱、临时医嘱、化验检查单。

2）科室有上网系统，在完成每例血液透析治疗后 3 日内，登录"全国血液净化病例信息登记系统"按要求进行病例信息报送，如实登记患儿姓名、年龄、住址、身份证号码、联系电话等。

3）血透医生接诊新入患儿后必须认真询问病史、仔细体格检查，血透前必须签署血液透析治疗知情同意书，8h 内必须书写首次透析病程记录，以后根据患儿的病情变化、实验室和影像学检查结果书写病程记录，至少每月 1 次，保留门诊血透患儿的各种化验检查单，长期医嘱要体现出治疗方案，如透析处方、饮食、长期用药，治疗方案有更改时要随时记录。

4）血透护士必须按要求认真完整填写血液净化记录单，包括置管部位、使用耗材厂家及型号、透析时生命体征变化、各项透析参数、不良反应、透析时用药情况等。

5）长期血透患儿的病历资料每年整理归档一次，临时血透患儿终止透析及时将病历归档。病历资料存放在血透室资料间，血透病历保存 30 年。

第三节　儿童血液净化中心（室）质量管理

一个完整的血液净化过程包括患儿的术前准备（如了解病情、明确诊断、治疗方案的准备，使用耗材的准备、血管通路的准备）、净化过程的观察和处理（包括血管穿刺、循环建立、参数选择、症状监测、并发症处理等）、净化结束（患儿撤离机器、效果评价、信息反馈等）等，过程环节多而复杂，而每一个环节均可能影响治疗效果。医护人员通过对血液净化过程的质量控制，提高治疗效果，降低并发症，提高患儿的治疗安全性、舒适性以及生活质量和长期生存率，是血液净化中心质量管理所要达到的目标。加强对儿童血液净化中心的管理，推行持续性质量改进的策略，将有助于提高血液净化的运营效率，提高质量和患儿满意度。 儿童血液净化主要质量控制方法介绍如下：

一、成立质量管理小组

质量管理小组的核心任务是保证血液净化中心的质量安全。参与人员包括主任、医生、护士长、组长。小组有明确的工作目标，每个成员有特定的岗位职责，每位质控人员按职责进行管理。小组成员配合每月完成全面质量检查一次，每季度召开一次管理小组会，分析存在的问题和改进措施。

二、建立健全各项规章制度和操作规程

1）儿童血液净化中心（室）根据相关规范结合自身情况制定的规章制度。

2）根据行业标准、规范，制定符合本医院及科室实际的操作规程。

三、分析影响血液净化质量的"人、机、料、法、环"因素

"人机料法环"是对全面质量管理理论中的五个影响产品质量的主要因素的简称。

1）人　即人员，血液净化质量管理中人员的因素包括医护人员、各种仪器及产品生产者、患儿及家长等。不仅包括了医护人的技术因素，也包括了职业素质、团队协作能力；也包括患儿及家长对疾病的认识、遵医行为等。

2）机　即机器，血液净化中所有涉及的机器；血液净化各种机器各项技术参数的稳定性，机器的维护和保养等。

3）料　材料或原料，指治疗过程中使用的全部材料，包括透析器、灌流器、透析用水、透析液、置换液、血管通路、内瘘穿刺针、消毒剂等。

4）法　即方法和法律、法规，指血液净化实施过程中各种规章制度和操作规程；

5）环　即环境，指血液净化所处的环境设施。

四、确立质量控制关键绩效指标

关键绩效指标（key performance indicator，KPI）是通过对组织内部流程的输入端、输出端的关键参数进行设置、取样、计算、分析，衡量流程绩效的一种目标式量化管理，是把企业的战略目标分解为可操作的工作目标的工具，是企业绩效管理的基础。KPI的理论基础是二八原理，它是由意大利经济学家帕累托提出的一个经济学原理，即一个企业在价值创造过程中，每个部门和每位员工的80%的工作任务是由20%的关键行为完成的，抓住20%的关键，就抓住了主体。建立KPI指标的要点在于流程性、计划性和系统性。首先明确血液净化质量控制的目标，利用头脑风暴法和鱼骨分析法找出管理重点，然后用头脑风暴法找出关键绩效指标(KPI)，最后使用PDCA循环逐步完善和落实。

1. KPI流程

1）制定具体关键绩效指标 根据卫生行政部门相关法律法规，结合检查标准，结合本行业国内外技术标准，制定出关键绩效指标。指标不一定多，但一定是本中心的质量控制重点；指标应具体，可用数据监测。

2）确定关键绩效指标控制线（目标） 可根据卫生行政部门检查标准制定质量控制目标、控制标准。

3）确定质量控制的工具或具体考核方法、

4）确定检查频率，根据要求可为每月、每季度等评价或考核。

2. 血液净化中心常用质量控制关键绩效指标

1）血液净化中心院感监测指标合格率。

2）血液净化患儿查对准确率。

3）血液净化水处理合格率。

4）血液净化留置导管感染率。

5）血液净化留置导管非计划拔管率。

五、血液净化室常用质控方法

1. 追踪法

首创于摩托罗拉生产线，国际医疗卫生机构认证联合委员会(JCI)将其运用于医疗卫生领域。在全球范围内，它改变了医院的评审机制和评审方法。

1）使用追踪法的目的是为了医院改进收集信息和资料，不带有任何惩罚性。

2）追踪法步骤：实地以患儿个体或某项工作进行追踪，了解一线人员和各部门对制度的执行情况，得出检查结果，再追问有问题的局部。

3）追踪法类型包括个案追踪、系统追踪。

2. 鱼骨分析法

鱼骨分析法或特性要因图分析法，是由日本管理大师石川馨先生1952年发明的，故又名石川图。它是一种发现问题"根本原因"的方法。以"图示"的方法详细的确认、发现问题的所有可能原因，是找出问题根本原因的重要工具，也就是利用群体的脑力（头脑风暴），完整的分析问题切实掌握细节。

1）寻找原因常用演绎法和归纳法：

（1）演绎法　将原因预先分成几大类，例如"人""机""料""法""环"等，再由这些大原因往下分别思考中原因和小原因。

（2）归纳法　每位圈员写几个原因，再将所有原因集合起来，删去重复的部分，加以分类。

2）因果图制作步骤

（1）明确问题点：

> 问题点
> 1. 反渗水不合格
> 2. 患儿依从性低
> 3. 交接班不完整

（2）建立讨论小组准备绘图用工具

> 小组成员：
> 4～10人为佳
> 不受级别限制
> 成员多样化
> 可邀请外部人员
> ……

> 绘图工具：
> 白板或大白纸
> 不同色记号笔
> 直尺
> 即时贴
> ……

（3）绘制因果图的骨架（背骨）

纸的中央自左到右绘制一条箭头，在箭头顶端处写明问题点，形成如下图案。

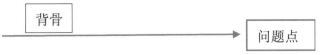

（4）将大原因画为大骨，并以"□"圈起，绘制大骨，背骨与大骨成60°角，在大骨的顶端处写明大要因的名称，形成如下图案

例如：人、机、料、法、环

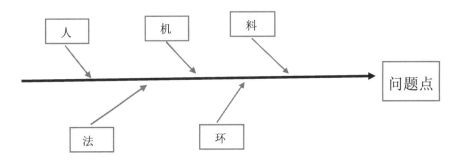

（5）讨论构成大原因的中原因和小原因

用头脑风暴，寻找中原因，以 3 ～ 5 个为宜，形成中骨，将中原因绘制在中骨上，中骨与大骨成 60° 角。

讨论中要因之下的小原因：找到构成中要因之下的小原因，小原因以 3 ～ 5 个为宜，形成小骨，将小原因绘制在小骨上，小骨与中骨形成 60° 角。

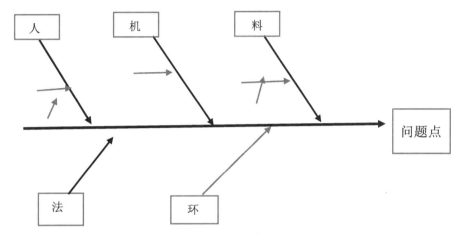

备注：中小原因的名称不需要以"□"圈起。

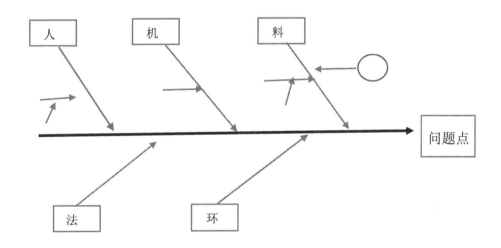

（6）要因的讨论

讨论哪个小原因影响最大，它就是要因。要因画单线圈标记出来。

（7）在完成的要因图上录入要因图的名称、制作日期、绘制人姓名。

3. PDCA

1）PDCA 循环　是由美国 Shewhart 博士所提出，20 世纪 50 年代日本人将其改称为戴明循环 (Deming cycle)。它是一个质量持续改进模型，包括持续改进与不断学习的四个循环往复的步骤，即计划（Plan）、执行（Do）、检查（Check/Study）、处理（Act）四阶段、八步骤。

（1）四个阶段：第一阶段：事件调查、问题确认。

规划如何写？
方案是否满足要求？
产品如何有效的整合？
配置的如何优化？
Plan
规划.方案
Do
实施.维护
Act
处理.整改
Check
检查.评估
问题如何处理？
问题如何反馈？
问题如何指导建设？
检查.评估什么？
能否发现真正问题？
问题发现公正否？

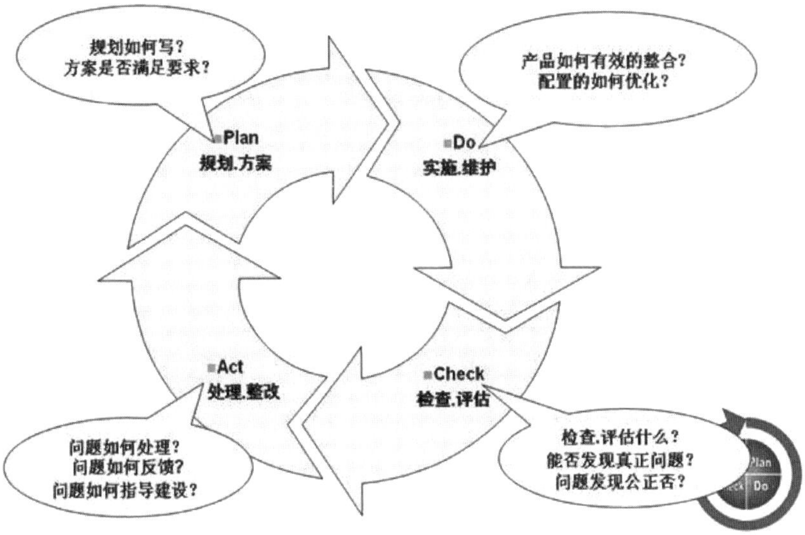

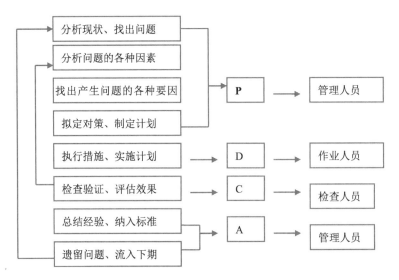

图 19-1　PDCA 的四个阶段

P 计划，包括方针和目标的确定，以及活动规划的制定。

D 执行，根据已知的信息，设计具体的方法、方案和计划布局；再根据设计和布局，进行具体运作，实现计划中的内容。

C 检查，总结执行计划的结果，分清哪些对了，哪些错了，明确效果，找出问题。

A 处理，对检查的结果进行处理，对成功的经验加以肯定，并予以标准化；对于失败的教训也要总结，引起重视。对于没有解决的问题，应提交给下一个 PDCA 循环中去解决。

（2）八个步骤：

分析现状、找出问题
分析问题的各种因素
找出产生问题的各种要因
拟定对策、制定计划
执行措施、实施计划
检查验证、评估效果
总结经验、纳入标准
遗留问题、流入下期
P
D
C
A
管理人员
作业人员
检查人员
管理人员

图 19-2　PDCA 的八个步骤

4. 根本原因分析

根本原因分析（RCA）是一项结构化的问题处理法，用以逐步找出问题的根本原因并加以解决，而不是仅仅关注问题的表征。根本原因分析是一个系统化的问题处理过程。在组织管理领域内，根本原因分析能够帮助利益相关者发现组织问题的症结，并找出根本性的解决方案。

1）根本原因分析法的步骤

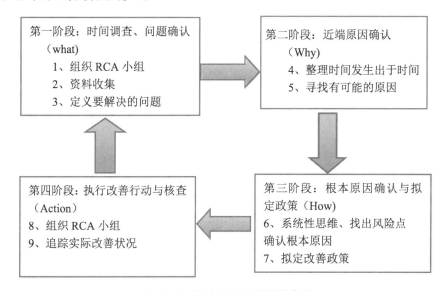

图 19-3　根本原因分析法的步骤

第一阶段：问题确认发生了什么？组织 RCA 小组，资料收集，定义要解决的问题

第二阶段：原因确认整理事件发生过程与时间，提问为什么会发生当前情况，并对可能的答案进行记录。

第三阶段：因为引起问题的原因通常有很多，物理条件、人为因素、系统行为或者流程因素等等，需要系统性思维，找出风险点，确认根本原因，拟定改善行动。

第四阶段：执行改善行动与核查确实完成改善计划，追踪实际改善状况 （什么办法能够阻止问题再次发生） 评估改变根本原因的最佳方法，从而从根本上解决问题。这是另一个独立的过程，一般被称之为改正和预防。当我们在寻找根本原因的时候，必须要记住对每一个业已找出的原因也要进行评估，给出改正的办法，因为这样做也将有助于整体改善和提高。

根本原因分析作为一个一般性的术语，存在着一系列不尽相同的结构化的具体方法，用于解决具体的组织问题。

2）原因分析常用方法：鱼骨图（详见鱼骨分析法）。

5. 品管圈

品管圈是指同一工作现场、工作性质相类似的基层人员，自动自发地进行质量管理活动而组成的团队。作为全面质量管理的一环，这个团队在自我启发、相互启发下，活用各种品质管理手法、全员参加，对团队自己的工作现场不断进行维持与改善。具有群众性、目的性、自主性、民主性、科学性。由圈长、圈员和辅导员构成。

1）品管圈常用管理方法包括 PDCA、5S 管理（seiri、seiton、seiso、setketsu、shitsuke）、六西格玛管理、全面质量管理（TQM）。

2）品管圈使用步骤

（1）主题选定

①主题选定的步骤及各步骤可运用的质量管理方法

表 19-1　品管圈选题步聚及质量管理方法

选题步骤	可用的品管圈方法
1. 列出工作场所的问题点	头脑风暴 + 亲和图
2. 对问题加以讨论及理解	记名式团体技巧法、查检表
3. 对问题进行评价	评价表、记名式团体技巧法、优先次序矩阵
4. 选定主题	
5. 说明衡量指标的定义及计算公式	
6. 主题选定的理由	

②主题选定常从以下几方面进行

品质：不良率　正确率　质量异常等。

成本：人员　效率　费用　设备使用率等。

产量：业务量　库存量　等待时间　达标率等。

管理：满意度　作业流程　美化环境。

③主题选定的基础

a. 共通性：圈员共同了解的事。

b. 可行性：本圈有能力去做的事。

c. 定量性：可用数据统计衡量的事。

d. 有明显的预期效果。

e. 急迫性、重要性。

f. 可以脑力激荡法产生。

④主题命名方式

动词 + 名词 + 评价基准

例：降低　留置导管　堵管率

　　　提高　腕带佩戴　正确率

　　　提高　动静脉置管穿刺　成功率

（2）活动计划拟定　使用甘特图（Gantt Chart）拟定品管圈活动计划。它是以图示的方式通过活动的列表和时间刻度形象地表示出任何特定项目的活动顺序与持续时间。

月份 周次 步骤	年　月				年　月				年　月				年　月				年　月				年　月				负责人
	1周	2周	3周	4周	1周	2周	3周	4周	1周	2周	3周	4周	1周	2周	3周	4周	1周	2周	3周	4周	1周	2周	3周	4周	
主题选定																									
活动计划拟定																									
现状把握																									
目标设定																									
解析																									
对策拟定																									
对策实施与检讨																									
效果认定																									
标准化																									
检讨与改进																									
成果发表																									

图 19-4　甘特图

（3）现状把握　是品管圈活动中最关键的一步。主要目的是掌握事实，了解问题的现状、严重程度，为设定目标提供依据。本阶段主要使用查表法、层别法和其他相关工具收集客观真实数据。通过制作流程图、查检，最后确定需要重点改善的问题。

（4）目标设定　在主题选定和现状把握后设定改善的目标。目标值设定合理与否与后期改善项目的多少及品管圈活动的最终效益有关。目标值计算公式：

目标值＝现状值－改善值（现状值 × 改善重点 × 圈能力）

（5）要因解析　为了达到设定目标，根据现状把握找到的改善重点，一一对应分析，分别展开解析，通过对问题产生原因的分析，找出问题的关键所在，通过科学的分析，得出其中起主要作用和决定作用的少数几个原因，即"要因"。在要因的基础上，可以对现场的数据进行收集和分析，找出产生问题的真正原因，即"真因"。要因解析使用的方法有头脑风暴、特性要因图分析、系统图、关联图等，经过查找原因、要因分析、真因验证等过程完成要因的解析。

（6）对策拟定 针对前一步骤找出的要因，探讨所有可能的改善对策，并进一步选出合适的方案以及对合适方案进行排序，决定实施顺序的过程。包括如何提出对策及如何选取对策。

①思考并提出对策 针对特性要因图或系统图选出的要因，使用头脑风暴和创造性思维探讨所有可能的方案。

②选择并确定实施对策 在众多的对策中，以可行性、效益性、经济性作为评价的指标，并将评价指标内分为 3 ~ 5 个级别，由圈员共同对每个评价指标进行打分。根据得分的高低进行排序并选择最合适方案，作为实施的顺序。

（7）对策实施与检讨（见图 19-5）

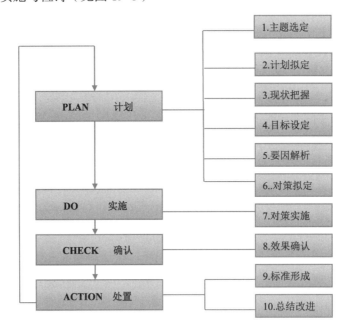

图 19-5 品管圈实施步骤

①确定实施对策后，制定实施计划，安排出各计划实施的时间，并非所有对策都同时进行，尤其是存在相互干扰的对策，必须分开实施。圈员知晓实施方案，明确分工合作，圈长随时掌握实施进程，辅导员及时辅导、督促，确保计划的顺利实施。

②对策检讨 运用直方图对实施结果进行检讨，效果不佳时再次进行解析和修订措施，直到效果的产生。可以使用 PDCA 循环对对策实施过程加以记录。

（8）效果确认 是确认品管圈活动实施的效果，包括有形成果和无形成果。有形成果是指可以用物质价值表现出来，通常能直接计算其经济效益的成果，如降低血管路堵管发生率、提高血液净化水处理合格率，是整理成报告和发表论文的重点。无形成果是与有形成果相对而言，通常无法用物质或价值形式表现出来。无法直接计算其经济效益。如改进品管圈小组管理能力、提高小组成员自主管理能力等，无形成果可推动品管圈各种活动有效进行，提高小组成员素质和小组凝聚力等。

（9）标准化　遵循统一化、规格化、系列化、规范化的原则，将取得有效成果的改善措施进行标准化，通过制定和使用标准来规范医疗行为，使各部门的医疗行为在技术上保持高度一致。

（10）检讨与改进　是对品管圈实施的整个过程全盘的反省和评价，并运用 PDCA 进行持续的改进与提高。具体改进的内容包括：

①讨论本次品管圈活动的每个步骤所发现的优缺点、可作为下一圈活动改善的参考。

②列出本次品管圈活动结束后的"残留问题"，以便后续持续追踪改善。

③活动结束后列出下一圈活动的主题，贯彻品管圈持续改进的精神。

④就品管圈活动而言，此环节为 PDCA 的 A 部分，此步骤能够让下一期品管圈运作更流畅，持续质量改进更有效。

（刘莉莉　陈秀英）

附　录

附录一　血液净化有关名词术语英中文对照

Ac-HD 醋酸盐透析

Acute renal failure 急性肾衰竭

Adequate dialysis 充分透析

Vascular access 血管通道

Artificial kidney 人工肾

Backfiltration 反超

Batch 槽式

Bi-HP 碳酸氢盐透析

Biofiltration 生物滤过

Blood purification 血液净化

Bypass 旁路

Cascade filtration 二级滤过

Cellophane 赛璐玢

Cellulose 纤维索

Clearance 清除率

Clearance fraction 清除分数

Coil 蟠管型

Celloidin 火棉胶

Compliance 顺应性

Convective transport 对流传质

Continuous ambulatory peritoneal dialysis 连续非卧床腹膜透析

Continuous arteriovenous hemodiafiltration 连续动静脉血液透析滤过

Continuous arteriovenous hemodialysis 连续动静脉血液透析

Continuous arteriovenous hemofiltration 连续动静脉血液滤过

Continuous arteriovenous ultrafiltration 连续动静脉超滤

Continuous syclie peritoneal dialysis 连续循环腹膜透析

Capillary reengorge rate 毛细血管再充盈率

Cryofiltration 冷滤过

CTR 心胸比例

Cuprommonium 铜氨

Cuprophane 铜仿

Coupled plasma filtration adsorption 配对血浆滤过吸附

Dialysance 透析清除率

Dialysis 透析

Dialysis index 透析指数

Diffusion 弥散

Diffusion–convective 弥散 – 对流

DImm 中分子透析指数

Direct arteriovenous fistula 直接动静脉内瘘

Disequilibrium syndrome 失衡综合征

Donnan 道南氏

Double filtration 双重膜滤过

Double pump of single needle dialysis 单针双泵血液透析

Dry body weight 干体重

ECW 细胞外液

EFP 有效滤过压

End stage renal disease 终末期肾病

EOG 环氧乙烷

Erythropoietin 红细胞生成素

Ethylene vinylalcohol copolymer 乙烯醇共聚物

External arteriovenous shunt 动静脉外分流

Extracorporeal ultrafiltration 体外循环超滤

Extraction rate 排除率

Extracorporeal membrane oxygenation 体外循环氧合疗法

Extracorporeal treatment 体外循环疗法

FICK 弥散及斐克定律

Filtration fraction 滤过分散

Filtration pressure 滤过压

First–use syndrome 首次使用综合征

Fixed minimum reject flou 固定最小排斥流

Fluid balance 液体平衡

Fouling index 污染指数

Graft arteriovenous fistula 移植动静脉内瘘

Hemodiafiltration 血液透析滤过

Hemodialysis 血液透析

Hemofiltration 血液滤过

Hemoperfusion 血液灌流

Hemophane 血仿膜

High efficiency hemodialysis 高效血液透析

High efficiency hemofiltration 高效血液滤过

High flux dialyzer 高流量透析器

High flux hemodiafiltration 高流量血液透析滤过

Hollow fiber 空心纤维

Hypertonic hemodiafiltration 高张血液透析滤过

HWSF 不用置换液的血液滤过

Hydroslatic pressure 静水压

Hyperfiltration 高滤过

Hybrid renal replacement therapy 杂合肾脏替代疗法

ICW 细胞内液

Idiogenicosmdes 自生渗量物质

Immunoadsorption 免疫吸附

Intermittent continuous peritoneal dialysis 间歇性连续腹膜透析

Internal arteriovenous fistula 动静脉内瘘

Intradialytic paranteral nutrition 透析中肠外营养

Isolated ultrafiltration 单纯超滤

Kiil 标准平板型

LMWH 低分子量肝素

Leukocytapheresis 白细胞去除

Molecular adsorbent recirculating system 分子吸附再循环系统

Nightly intermittent peritoneal dialysis 夜间间歇性连续腹膜透析

On-line HF 在线血液滤过

Oncotic pressure 胶体压

Parallel plate 平板型

PCR 蛋白分解率

Peritoneal dialysis 腹膜透析

Plasma exchange 血浆置换

Plasmapheresis 血浆分离

Plasma removal 血浆排除

Polyacrylonitrile 聚丙烯腈

Polycorbonate 聚碳酸酯

Polyelectrolytes 聚合电解质

Polyether-sulfone 聚醚砜

Polymethylmethaerylete 聚甲基丙烯酸甲酯

Polymide 聚酰胺

Polysulfone 聚砜

Post-dilutinal 后稀释

P-P SND 压力 - 压力单泵单针透析

Pre-dilutinal 前稀释

Protein catabolism rate 蛋白分解率

P-T SND 压力 - 时间单泵单针透析

Plasma filtration adsorption dialysis 血浆滤过吸附透析

Prometheus 人工肝

Q_B 血流量

Q_D 透析液流量

Recirculation 再循环

Regenevated cellulose 再生纤维素

Renal replacement therapy 肾替代疗法

Redy-2000 吸附式

Replacement solution 置换液

Residual kidney 残余肾功能

RSP 部分再循环式

Reverse osmosis 逆渗透

Sequeasial dialysis 序贯透析

Sieving coefficient 筛选系数

Single needle dialysis 单针透析

Single pass 单通道

Short hemodialysis 短时血液透析

Steal syndrome 窃血综合征

Substitution fluid 置换液

Swollen hand syndrome 手肿胀综合征

TBV 总体容量

TBW 总体水

TDS 总溶解的固体颗粒数

Teflon 聚四氟乙烯

Tidal peritoneal dialysis 潮式腹膜透析

TPVR 末梢血管总阻力

Transmembrane pressure 跨膜压

Transport 传质

TVR 总血管阻力

Ultrafiltration 超滤

Ultrashort dialysis 超短时间透析

Ultrafiltration during dialysis 透析中超滤

Ultrafiltration rate 超滤率

Urea time average concentration 时间平均尿素浓度

附录二　血液净化术语

Terms of blood purification

血液透析 hemodialysis，HD

一种主要通过跨越半透膜的扩散作用，纠正患者血液中溶质失衡的方法。

弥散 diffusion

溶质从高浓度处向低浓度处运动。

渗透 osmosis

溶剂或稀释液通过半透膜，从低浓度向高浓度溶液侧移动的过程。

反渗透 reverse osmosis

当在浓溶液侧加压并超过渗透压时，溶剂或稀溶液通过半透膜，从浓溶液侧向稀溶液侧移动，与渗透作用的方向相反。

透析 dialysis

溶质通过半透膜，从高浓度溶液向低浓度溶液运动。

透析率 dialysance

血液与透析液之间的溶质在单位时间内，血液和透析液浓度梯度的变化率。

清除率 clearance

在单位时间内透析器从溶液中彻底清除溶质的体积。

超滤 ultrafiltration，UF

经过透析液除去患者血液中液体的方法。

超滤率 ultrafiltration rate，UFR

也称超滤系数或超滤指数，即水分清除率，单位是 ml/（Pa·h）［ml/（mmHg·h）］。

透析液 dialysing fluid

进行血液透析 / 血液透析滤过时，拟与血液交换溶质和（或）水的溶液。

透析液流率 dialysing fluid flow rate

透析液进入透析器的速率，用 ml/min 表示。

透析液浓度 dialysing fluid concentration

透析液所含电解质的浓度。

浓缩透析液 dialysing fluid concentrate

经适当稀释后可制成透析液的含各种化学物质的溶液。

透析液室容量 dialysate fluid concentrate

在一定的跨膜压下，注入透析器内透析液室的透析液体积。

透析液入口 dialysate inlet

透析液进入透析器的入口。

透析液出口 dialysate outlet

透析液离开透析器的出口。

血液入口 blood inlet

血液进入透析器的入口。

血液出口 blood outlet

血液离开透析器的出口。

动脉压 arterial pressure

在连接动脉的血泵与患者间的体外管道测得的压力。

静脉压 venous pressure

从透析器出口引出，返回患者体内的体外管道中测得的压力。

透析液供给装置 dialysate delivery device

有浓度、流量、温度等参数控制的供给透析液的装置。

血液透析装置 hemodialysis equipment

由血液和透析液监视、透析液供给、水处理和透析器等系统组成的装置。

血液透析器 hemodialyzer

由多层板状半渗透膜及支撑结构组成的透析器。

肝素泵 heparin pump

定时定量注射肝素到血液管道的泵。

漏血 blood leak

由于透析器的半透膜破裂，血液从血液室到透析液室的泄露。

漏血检测器 blood leak detector

利用光电原理等检测血液漏入透析液中的装置。

残留血量 residual blood voloum

透析结束时残留在透析器内的血液量。

电导率 conductivity

透析液因所含电解质产生离子而具有的导电性能，用以反映透析液电解质的浓度。

单针透析 single needle dialysis，SND

经一根穿刺针分别引出与回入血液的透析方法。

双针透析 double needle dialysis，DND

经二根穿刺针分别引出与回入血液的透析方法。

血液滤过 hemofiltration，HF

一种主要通过跨越半透膜的滤过作用纠正患者血液中溶质失衡的方法。

对流 convection

在跨膜压的作用下，通过透析膜从血液中滤过的溶质。

置换液 substitution fluid

进行血液滤过或血液透析滤过时，通过体外管道输给患者的液体。

血液滤过装置 hemofiltration equipment

由血液监护、体液平衡、滤过器等系统组成的装置。

血液滤过器 hemofilter

用高分子聚合物膜制成的滤器，通过超滤清除体内的水分和溶质。

超滤泵 ultrafiltration pump

提供超滤压力的泵。

补液泵 substitution pump

自动控制输液速度的泵。

筛选系数 sieving coefficient

超滤液中溶质浓度与血液中溶质浓度的比值。

截留分子量 catch molecular weight

可以通过高分子聚合物膜的溶质的最大分子量，用以判断滤器的滤过性能。

连续性动脉压血液滤过 CAVH

利用动静脉血压差，使血液通过高透性的小型滤过器，连续进行血液滤过的方法。

腹膜透析 PD

利用腹膜作为透析膜，向腹腔注入透析液，膜一侧毛细血管内血浆和另一侧腹膜内透析液借助其溶质浓度梯度和渗透梯度，通过弥散对流和超滤的原理，清除体内潴留的代谢废物和过多的水分，同时通过透析液补充所必需的物质。

自动腹膜透析 automated peritoneal dialysis，APD

是一广义概念，泛指所有利用腹膜透析机进行腹透液交换的各种腹膜透析形式。主要包括：持续循环式腹膜透析、间歇性腹膜透析、夜间间歇性腹膜透析和潮式腹膜透析。

持续循环式腹膜透析 CCPD

借助于腹膜透析机帮助注入和排除腹透液的平衡式腹膜透析形式，是自动腹膜透析的主要形式。其方法是病人在夜间入睡前与腹膜透析机连接，先将腹膜内透析液引流干净，然后进行 3 ~ 4 次透析交换，每次使用 2 ~ 3 L 透析液，夜间每个透析周期透析液糖浓度 1.5% ~ 2.5%，在腹腔内留置 2.5 ~ 3 h，最末袋透析液糖浓度 4.25%，灌入腹腔后关闭透析机，病人与机器脱离，白天最末袋透析液在腹腔内留置约 14 ~ 16 h，病人可自由活动，直到晚上病人又与腹透机连接先将腹腔内液体全部引流出来，再开始新一天的透析。

间歇性腹膜透析 IPD

在透析间歇期，病人腹腔内不留置腹透液，由于 IPD 方式中进行物质交换的停留弥散期是间歇进行的，故称之为间歇性腹膜透析。

夜间（间歇性）腹膜透析 NIPD

是间歇性腹膜透析的另一种变异形式。腹膜透析在夜间由自动腹膜透析机自动进行，亦可以把它看成是 CCPD 形式去除白天透析液长时间留置腹腔的交换。用透析液间歇式流动技术进行夜间腹膜透析，即所谓的夜间间歇性腹膜透析。

潮式腹膜透析 TPD

指透析开始时向病人腹腔内灌入一定容量的透析液后，每个透析周期只引流腹腔内部分透析液，并用新鲜透析液替换，这样使得腹腔内腹膜组织始终与大部分透析液接触，直到透析治疗结束后再将腹腔内所有的液体尽可能引流出来。

持续性非卧床腹膜透析 CAPD

一般常规 CAPD 每天交换透析液 4 ~ 5 次，每次使用透析液 1.5 ~ 2L，透析液白天在腹腔内留置 4 ~ 5 h，白天，病人只在更换透析液的短暂时间内不能自由活动，而其他时间病人可以自由活动或从事日常工作，这就是所谓非卧床透析，而在一天 24 h 内，病人腹腔内基本上都留置有透析液在与血液进行透析交换，这就是所谓持续性透析。

灌入 inflow

腹腔加注透析液的阶段。

引流 outflow

腹腔排空透析液的阶段。

入液期 inflow phase

腹膜透析液通过透析管道系统进入病人腹腔的时间。

停留弥散期 diffusion and osmosis phase

腹膜透析液在腹腔内停留时间，在此期间，腹透液与腹膜毛细血管内血液通过弥散与渗透原理进行物质交换，以达到清除代谢废物和过多水分，并向机体补充必要物质的目的。

引流期 outflow phase

透析液经过透析导管从病人腹腔内流出的间期。

体外管路 extracorporeal circuit

血液管路和某些有关的组合辅助件。

半透膜 semi–permeable membrane

能通过小、中分子量物质的膜，用于血液透析和血液滤过等。

流体阻力 flow resistance

在设定流速条件下，透析器或滤过器的半透膜所施加的液体静水压力。

膜面积 membrane surface area

透析器或滤过器的半透膜与血液接触的面积，以平方米为单位计算。

膜厚 membrane thickness

单张半透膜的厚度，以微米为计算单位。

预充量 priming volume

开始血液透析或血液滤过之前，预先灌注到透析器、滤过器和血液通道内的液体量。

血室 blood compartment

血液通过血液透析器、血液透析滤过器和血液滤过器的部分。

血室容量 blood compartment volume

在设定跨膜压下，充满血液透析器或血液滤过器中血液的血室容积。

透析液室 dialysing fluid compartment

透析液通过血液透析器或血液滤过器的部分。

透析液室容量 dialysing fluid compartment volume

在设定跨膜压下，充满血液透析器和血液透析滤过器透析液室的透析液容积。

血液流率 blood flow rate

单位时间内流经透析器或滤过器的血液量，以 ml/min 表示。

血液通道 blood access

把血液引流出，进入体外循环，再回到体内的出入途径，通常包括外分流、内瘘或临时穿刺的血管。

动脉管路 arterial circuit

从患者瘘管到血液透析器或滤过器的血液入口的体外血液通路。

静脉管路 venous circuit

从血液透析器或滤过器的出口到患者瘘管的体外血液通道。

序贯超滤和透析 sequential ultra1filtration and dialysis

超滤和透析按顺序分开进行的一种血液净化方法。

血液透析滤过 hemodiafiltration

一种通过跨越半渗透膜同时进行滤过和弥散、纠正患者血液中溶质失衡的方法。

无缓冲剂血液透析滤过 buffer–free hemodiafiltration

血液透析滤过的一种特殊形式，向患者输送透析液时无缓冲剂，而提供补充液。

连续性动静脉血液透析滤过 continuous arteriovenous hemodiafiltration

在进行连续性动静脉血液滤过的同时，从血液透析液室滴入透析液，借以提高溶质清除率。

血液净化 blood purification

把血液引出体外，通过一个净化装置清除体内有害物质，达到治疗某些疾病的目的的一门技术。包括血液透析、血液滤过、血液透析滤过、连续性动脉血液滤过、血液灌流和血浆置换等。

血液灌流 blood hemoperfusion

把血液引出体外，通过一个吸附罐清除体内有害物质，达到治疗某些疾病的一门技术。

人工肾 artificial kidney

把血液引出体外进行血液净化的一种装置，可部分的替代人体肾脏功能。

泵管 pump tube

体外血液管路上受血泵作用的一段。

血泵 blood pump

一种蠕动式滚柱泵，带有两个或多个可转动的滚柱。在血液透析时提供血液体外循环的动力，调节血泵转速可以控制血流量。

负压泵 negative pressure pump

透析或滤过时，用以在透析液侧产生负压的泵。

水处理装置 water treatment unit

通常采用机械滤过、软化、活性炭吸附及反渗透法处理天然水，使之成为符合用水标准要求的装置。

气泡捕集器 bubble trapper

设置在静脉血液管道中收集血液中气泡的器件。

监护报警装置 alarm lamp and buzzer

在净化治疗中，参数超过设定值时即自动报警，产生视觉和听觉信号的装置。

防护系统 protective system

为保护患者免遭可能出现的安全方面的危险，专门设计能检出单个（或多个）特定参数或结构特征的自动装置。

附录三　血液透析质量控制和管理指导原则

中国医院协会血液净化中心管理分会

目录

九、其他规章制度

十、继续教育

十一、接受评估、考核

十一、收费管理

附件

附件 1. 中华人民共和国国家标准《医院消毒卫生标准》（GB 15982–1995）

附件 2. 国家食品药品监督管理局《医疗器械管理方法》"血液净化设备和血液净化器具"部分

附件 3. 中华人民共和国医药行业标准《心血管植入物和人工器官 血液透析器、血液透析滤过器、血液滤过器和血液浓缩器》（YY 0053–2008）

附件 4. 中华人民共和国医药行业标准《血液透析及相关治疗用浓缩物》（YY 0598–2006）

附件 5. 中华人民共和国卫生部《消毒技术规范》（2002 年版）中有关物体和环境表面消毒方法

附件 6. 中华人民共和国卫生部《消毒技术规范》（2002 年版）中有关污水和污物的处理方法

附件 7. 卫生部关于印发《血液透析器复用操作规范》的通知（卫医发 [2005]330 号）及委托中华医学会制定的《血液透析器复用操作规范》

血液透析是慢性肾衰竭病人赖以生存的肾脏替代治疗手段之一，也为急性肾衰竭患者完全或部分恢复肾功能创造了条件。血液透析时需要将病人血液引出体外，血液在透析器中与透析液进行物质交换，达到清除体内代谢废物、排出体内多余的水分和纠正电解质、酸碱平衡的目的。

为了规范血液透析治疗的管理，保证治疗的质量和病人的安全，2007 年 11 月中国医院协会血液净化中心管理分会制定了"血液透析质量控制管理规范（草案）"。本次发布的"血液透析质量控制和管理指导原则"是在上一版内容的基础上进行了部分修订。

一、医院资质

（一）二级以上医院（含二级）。能够独立完成血液透析治疗，具有处理血液透析患者急、慢性并发症和合并症的能力。

（二）血液透析室（中心）

透析室（中心）应具备透析区、水处理区、治疗室、候诊室等基本功能区域；应有符合规格的透析机、水处理装置及抢救的基本设备；建立并执行感染控制措施、透析液及透析用水的质量检测制度、技术操作规范、设备检查及维修制度；有完备的病历档案管理制度。

二、人员资质

透析室（中心）应当有：持有执业证书的医生、护士和技师。新上岗人员应在管理规范的三级医院或卫生行政部门指定的血液透析室（中心）接受至少6个月的透析专业培训，由培训单位进行理论及技术考核，合格后方可上岗。

（一）医生

血液透析室（中心）应由副主任医师及以上职称、有透析专业知识和工作经验的医师担任负责人，由经过透析专业培训的主治医师负责管理透析室（中心）的日常工作。

透析单位负责人负责安排医疗、教学和科研工作；组织业务学习、技术考核等；定期查房，解决临床疑难问题；监督及评估病人的透析质量，做好持续性质量改进工作；依据血液透析规范化要求制定并实施透析室（中心）的管理规程；负责新技术的开展。

主治医师负责管理透析室（中心）的日常工作，包括病人透析方案的制定、调整，急、慢性并发症的处理等；应定期查房，及时调整透析方案和药物治疗，若有疑难问题应向上级医师汇报，不断改善病人的生活质量；记录并保管好病历资料，认真做好透析登记工作。

（二）护士

血液透析室（中心）应当配备护士长（或护士组长）和护士。护士的配备应根据透析机和病人的数量及透析环境等合理安排，每个护士最多负责5台透析机的操作及观察，以保证血液透析的正常进行和病人的治疗安全。

护士长（或护士组长）负责各项规章制度的执行；技术操作培训及感染控制流程的组织实施与监督；医疗用品的管理；协助做好日常管理工作及新技术的开展。负责组织对病人及家属的宣教工作。

护士应严格执行操作规程及感染控制措施；执行透析医嘱；熟练掌握血液透析机的操作；掌握各种血液透析通路的操作及护理；透析中定期巡视病人，观察机器运转情况，认真做好透析记录；认真实施查对，防止差错。

（三）技师

有10台以上透析机的血液透析单位应配专职技师一名；不足10台血液透析机的单位可配备兼职技师。技师应具备机械和电子学知识及一定的医疗知识，熟悉透析机和水处理设备的性能、结构、工作原理和维修技术，并负责其日常维护，保证正常运转；负责定期进行透析用水及透析液相关指标的检测，确保其符合质量要求。

1.透析机的维护和保养

每日巡视透析机的工作情况，核对各种参数包括电导度、血泵速、透析液温度及流量、超滤量、动脉压、静脉压、跨膜压等；实施、监督机器的消毒及除钙；按设备要求定期更换在线血滤机的过滤器。定期对机器进行保养，发现问题及时处理并做好记录，保证透析机正常运转。

2.水处理系统的维护

每日巡视水处理系统。应根据设备的要求定期对水处理系统进行冲洗、消毒并登记。发现问题应当及时处理并做好记录，保证水处理系统正常运转。定期进行透析用水及透析液质量检测（包括生物学指标），并保存原始记录，确保符合要求。

三、分区

血液透析室（中心）按实际需要合理布局，必须具备基本功能区，区分清洁区与污染区。

（一）透析治疗间

1. 透析治疗间应当达到《医院消毒卫生标准》（GB15982–1995）中规定的Ⅲ类环境（见附件1）。具备空气消毒装置、空调等，必要时使用换气扇。保持安静，光线充足及空气清新。地面应使用防酸材料并设置地漏。

2. 一台透析机与一张床（或椅）称为一个透析单元，透析单元间距按床间距计算不能小于0.8米，透析单元占用面积不小于3.2平方米。每一个透析单元应当有电源插座组、反渗水供给接口、废透析液排水接口，中心供液系统要有透析液接口。应配备供氧装置、中心负压接口或配备可移动负压抽吸装置。根据环境条件，可配备网络接口、耳机或呼叫系统等。

3. 透析治疗间应当具备双路电力供应。如果没有双路电力供应，在停电时，血液透析机应具备相应的安全装置，确保在30 min内将体外循环的血液回输至病人体内。

4. 护士站设在便于观察病人和进行设备操作的地方。备有治疗车（内含血液透析操作物品及药品）、抢救车（内含抢救物品及药品）及抢救设备（如心电监护仪、除颤仪、简易呼吸器等）。

（二）治疗室

治疗室应达到《医院消毒卫生标准》（GB15982–1995）中规定的对Ⅲ类环境的要求（见附件1）。

透析中需要使用的药品如促红细胞生成素、肝素盐水、鱼精蛋白、抗生素等应当在治疗室配制，现用现配。备用的消毒物品（缝合包、静脉切开包、无菌纱布等）应当在治疗室储存备用。

（三）库房

透析器、管路、穿刺针等耗材应该在库房存放，库房应符合《医院消毒卫生标准》（GB15982–1995）中规定的Ⅲ类环境（见附件1）。

（四）水处理间

水处理间面积应为水处理装置占地面积的1.5倍以上；地面承重应符合设备要求；地面应进行防水处理并设置地漏。水处理间应维持合适的室温，并有良好的隔音和通风条件。水处理设备应避免日光直射。水处理机的自来水供给量应满足要求，入口处安装压力表，入口压力应符合设备要求。

（五）工作人员和病人更衣区

工作人员和病人更衣区要分开。病人更衣区的大小应根据透析室（中心）的实际病人数量决定，以不拥挤、舒适为度。

（六）接诊区

病人在接诊区称量体重、测血压和脉搏等，由医务人员确定病人本次透析的治疗方案及开具药品处方、化验单等。

（七）医务人员办公及生活用房

可根据实际情况配置（比如办公室，用餐室，卫生间，病案资料室，值班室等）

（八）污染区

污染区用来暂时存放生活垃圾和医疗废弃品，需分开存放，单独处理。医疗废弃品包括使用过的透析器、管路、穿刺针、纱布、注射器、医用手套等。

四、器材设备

透析室（中心）使用的水处理装置、血液透析机应当按照国家食品药品监督管理局公布的Ⅲ类医疗器械（血液净化设备和血液净化器具，编号 6845-04）的要求进行管理（见附件 2）。透析器、血液灌流器、血浆分离器应当按照中华人民共和国医药行业标准《心血管植入物和人工器官、血液透析器、血液透析滤过器、血液滤过器和血液浓缩器》（YY 0053-2008）的要求进行管理（见附件 3）。

（一）透析机

透析机应当在设备规定的环境下（包括温度、湿度、电压、供水压力等）使用，按照要求进行操作。正在使用的透析机应当运转正常、超滤准确、监测系统和报警系统工作正常。透析机使用后进行有效的水路消毒（具体消毒方法参见透析机的有关说明书），透析机水路中消毒液残留量必须小于允许值（见表 1）。

血液透析室（中心）应当为每一台透析机建立档案，档案内容包括透析机的出厂信息（技术信息和操作信息）、运转情况和维修记录等。

（二）水处理设备

水处理设备应当在设备规定的环境（包括温度、湿度、电压、供水压力、供水量等）使用，供应充足的反渗水。水处理装置应根据水质情况进行相应的配置。反渗水供应线路上不应当有开放式储水装置，防止二次污染。透析机供水管路应选用无毒材料制备，并设置回路，尽量避免盲端和无效腔，以避免滋生细菌和生物膜形成。按照设备要求定期对反渗机和供水管路进行消毒和冲洗，消毒和冲洗方法及频率参考设备使用说明书。每次消毒和冲洗后测定管路中消毒液残留量，确定在安全范围内（见表 1，表中未涉及的消毒剂请参照生产厂商的说明书）。血液透析室（中心）应当为水处理设备建立档案，档案内容包括水处理设备的出厂信息（技术信息和操作信息）、巡视记录、消毒和冲洗记录、出现的问题和维修记录。每日巡视并记录设备的运行情况。

（三）透析器材

各种透析器材应该在符合条件的库房内存放，使用前应该认真检查使用期限，有无包装破损等。记录可能与其相关的不良反应，并采取应对措施。

表 1　水路中消毒剂的最大允许残留浓度

消毒剂	合格标准
甲醛	< 5 ppm（5 mg/L）
过氧乙酸	< 3 ppm（3 mg/L）
次氯酸钠	< 0.5 ppm（0.5 mg/L）

五、透析用水和透析液

透析室（中心）使用的透析用水可允许的化学污染物最大浓度要求参照美国医疗器械协会（AAMI）2008 年的标准管理，见表 3。透析液和透析粉按照《中华人民共和国医药行业标准——血液透析浓缩液\干粉》的要求管理，见附件 4。

（一）透析用水

透析用水的化学污染物检测至少每年一次，需符合 AAMI 2008 年的标准，见表 2；每日应进行软水硬度及游离氯检测。以上检查结果和化验单应登记并保留。新安装的水处理系统或怀疑水处理系统有问题时应提高检测频度；如果确定水处理设备存在问题而不能及时纠正，应停止使用。

表 2　血液透析用水可允许的化学污染物最大浓度（AAMI 标准，2008 年）

污染物	允许的最大化学污染物的浓度（mg/L）
钙	2（0.1 mEq/L）
镁	4（0.3 mEq/L）
钠	70（3.0 mEq/L）
钾	8（0.2 mEq/L）
氟	0.2
氯（自由态）	0.5
氯胺	0.1
硝酸盐	2.0
硫酸盐	100.0
铜、钡、锌	每种 0.1
铝	0.01
砷、铅、银	每种 0.005
镉	0.001
铬	0.014
硒	0.09
汞	0.0002
锑	0.006
铍	0.0004
铊	0.002

透析用水细菌培养每月检测一次，细菌数不能高于 200 CFU/ml，内毒素每 3 个月检测一次，不能超过 2 EU/ml，登记并保留检验结果。

（二）透析液

透析液必须由浓缩液加反渗水配制。购买的浓缩透析液和透析粉剂必须有国家食品药品监督管理局颁发的注册证。浓缩液可以从厂家直接购买、或由具备浓缩液制备资格的医院制剂室配制（获得食品药品监督管理局颁发的"制剂许可证"以及制备透析液批准文号，所配制的浓缩透析液只限本医院内部使用）。浓缩透析液应在规定的有效期内使用。如果从厂家购买透析粉剂由透析中心自行溶解配制，必须有专人负责，并且有人员进行核查，并签字登记。

每月进行透析液的细菌培养，在透析液流入或流出透析器的位置收集标本，细菌数不能高于 200 CFU/mL。登记并保留检验结果。

每 3 个月对透析液进行内毒素检测一次，留取标本方法同细菌培养，内毒素不能超过 2 EU/ml，登记并保留检验结果。

自行配置透析液的单位应定期进行透析液溶质浓度的检测，留取标本方法同细菌培养，登记并保留检验结果。碳酸盐透析液的溶质浓度参照表 3。

表 3　碳酸盐透析液中的溶质浓度

钠（mmol/L）	135 ~ 145
钾（mmol/L）	0 ~ 4.0
钙（mmol/L）	0 ~ 1.75
镁（mmol/L）	0.25 ~ 0.5
氯（mmol/L）	102 ~ 106
醋酸根（mmol/L）	2 ~ 4
碳酸氢根（mmol/L）	30 ~ 39
葡萄糖（mmol/L）	0 ~ 11
pH 值	7.1 ~ 7.3

六、感染控制措施

血液透析室（中心）应严格区分清洁区和污染区。清洁区包括透析治疗间、治疗室和水处理室等，应符合国家技术监督局 1995 年颁布的《医院消毒卫生标准》（GB15982-1995）中规定的对Ⅲ类环境的要求。清洁区应当保持空气清新，每日进行有效的空气消毒（消毒方法参见 2002 年 11 月由中华人民共和国卫生部下发的《消毒技术规范》，见附件 5）。为有效防止被污染的血液或被血液污染的液体在病人之间直接传播，或经污染的设备或物体表面间接传播，每次透析结束，应用低浓度消毒剂将透析站内所有潜在污染的物品表面（透析机表面、小桌面等）及地面擦拭干净。明显被血液或液体污染的表面应用含有至少 500 p.p.m. 的次氯酸盐溶液（5% 的家庭漂白剂按 1：100 稀释）消毒。每月进行空气培养，定期进行物体表面和医务人员手培养，发现问题及时解决。

医务人员进入清洁区应当穿工作服、换工作鞋，进行治疗操作时，应当戴工作帽、口罩。在接触病人或透析站任何设备之前、之后用肥皂或杀菌洗手液及清水洗手。除了洗手，医务人员在对病人进行操作或接触透析站内可能被污染的任何表面时都应该戴一次性清洁手套。对不同病人进行操作，必须更换手套。换手套前应洗手，当手部没有明显污染时可用杀菌酒精凝胶搓手。离开透析站时应该摘下手套。

透析过程中一次性器械应该在一名病人使用之后处理掉。非一次性器械应该在每一名病人使用后消毒。不易消毒的器械（如止血带）应该为一名病人专用。

药物及其他辅助材料不应在病人之间移动。如果药物在多次使用的安瓿内或药物需多次在一稀释瓶中稀释，应在专用区域准备并单独分配给每个病人。

废弃的针头应放置在密闭、不易破碎的容器内，且不要过度充满。因为针头表面可能已被污染，把针头扔进容器时应采用"不碰触"的技术。如果因为容器的设计无法这样做，则应在完成病人的治疗操作之后再处理针头。

使用过的体外循环装置由透析站运出之前应尽可能将其有效的密封在一不漏水的废物袋或防漏容器中。因重复使用需将循环装置内的液体排出时，应该在远离治疗及准备区的专用区域进行。

对乙型肝炎病人应当分区、分机器进行隔离透析，配备专门的透析操作用品车，护理人员相对固定。

重复使用的消毒物品应标明消毒有效期限，超出期限的应当根据物品特性重新消毒或作为废品处理。

透析废水应排入医疗污水系统。严格执行一次性使用物品（包括穿刺针、透析管路、透析器等）的规章制度。废弃的一次性物品应进行登记、毁形及焚烧处理，具体处理方法参见中华人民共和国卫生部 2002 年 11 月颁布的《消毒技术规范》（见附件 6）。

七、病历档案管理

血液透析室（中心）必须建立血液透析病人登记及病历管理制度。血液透析患者应实行实名制管理，建立完整的登记记录，包括姓名、年龄、有效证件号码、联系电话、住址、工作单位等。透析病历包括首次病历、透析记录、化验记录、用药记录、知情同意书等。对于与血液透析相关的有创性操作，例如动脉 – 静脉内瘘成形术、中心静脉置管术及患者进行血液透析治疗之前，血液透析室（中心）应当向病人及家属讲明该操作或治疗的目的、可能出现的并发症及其措施，并签署知情同意书。

血液透析室（中心）应认真做好透析资料的登记及年度上报工作。

八、血液透析器的复用

经批准的一次性血液透析器不得重复使用。乙肝病毒感染病人不得复用透析器。建议不复用丙肝病毒感染病人的透析器，在不得不复用的情况下，需与非丙肝患者分开复用，并且严格执行感染控制程序。经国家食品药品监督管理局批准的可以重复使用的血液透析器应当遵照卫生部委托中华医学会制定的"血液透析器复用操作规范"进行操作（见附件 7）。

九、其他规章制度

制定严格的接诊制度。新血液透析患者或转入的患者要认真询问病史，进行乙肝、丙肝、梅毒及艾滋病感染的相关检查。对于 HbsAg、HbsAb 及 HbeAg、HbeAb、HBcAb

均阴性的患者建议给予乙肝疫苗的接种。对于 HCV 抗体阳性的患者，应进一步行 HCV RNA 及肝功能指标的检测，有活动性感染的患者应予以积极的治疗。透析中心应每6 ~ 12 个月对患者的上述感染指标进行复查。对于确定的慢性病毒携带者可每 12 个月复查一次。

血液透析室（中心）应对每一台透析机进行编号，对患者使用的透析机做好记录。

血液透析室（中心）应根据设备要求制定并执行相应的操作常规。

十、继续教育

医师、护士及技师每年应参加血液透析相关的继续教育，不断提高医疗及管理水平。

十一、接受评估、考核

血液透析室（中心）每年要接受卫生行政部门组织的检查和考核。对不合格或不足之处应认真进行整改。

十一、收费管理

严格执行国家物价政策，按规定收费。收入的所有费用应当纳入医院财务部门统一管理，并向患者出具发票。

附件 1. 中华人民共和国国家标准《医院消毒卫生标准》（GB 15982 — 1995）

1 主题内容与适用范围

本标准规定了各类从事医疗活动的环境空气、物体表面、医护人员手、医疗用品、消毒剂、污水、污物处理卫生标准。

本标准适用于各级各类医疗、保健、卫生防疫机构。

2 引用标准

GB 4789.4　食品卫生微生物学检验沙门氏菌检验

GB 4789.11　食品卫生微生物学检验溶血性链球菌检验

GB 4789.28　食品卫生微生物学检验染色法、培养基和试剂

GB 7918.2　化妆品微生物标准检验方法细菌总数测定

GB 7918.4　化妆品微生物标准检验方法绿脓杆菌

GB 7918.5　化妆品微生物标准检验方法和试剂金黄色葡萄球菌

GB J 48　医院污水排放标准（试行）

3 术语

3.1 消毒卫生标准

不同对象经消毒与灭菌处理后，允许残留微生物的最高数量。

3.2 层流洁净手术室及层流洁净病房

采用层流空气净化方式的手术室及病房。即空气通过高效过滤器，呈流线状流入室内，以等速流过房间后流出。室内产生的尘粒或微生物不会向四周扩散，随气流方向被排出房间。

3.3 重症监护病房

采用现代化仪器、设备，对各种危重病人进行持续监护与治疗的病房。

3.4 保护性隔离房间

为避免医院内高度易感病人受到来自其他病人、医护人员、探视者以及病区环境中各种致病性微生物和条件致病微生物的感染而进行隔离的房间。

3.5 供应室清洁区

灭菌前，供应室人员对清洁物品进行检查、包装及存放等处理的区域。

3.6 供应室无菌区

灭菌后，供应室内无菌物品存放的区域。

3.7 消毒剂

能杀灭细菌繁殖体、部分真菌和病毒，不能杀灭细菌芽孢的药物。

4 卫生标准

4.1 各类环境空气、物体表面、医护人员手卫生标准

4.1.1 细菌菌落总数

允许检出值见表 1

4.1.2 致病性微生物

不得检出乙型溶血性链球菌、金黄色葡萄球菌及其他致病性微生物。在可疑污染情况下进行相应指标的检测。

表 1　各类环境空气、物体表面、医护人员手细菌菌落总数卫生标准

环境类别	范围	标准		
		空气	物体表面	医护人员手
		CFU/m^3	CFU/cm^2	CFU/cm^2
Ⅰ类	层流洁净手术室、层流洁净病房	≤ 10	≤ 5	≤ 5
Ⅱ类	普通手术室、产房、婴儿室、早产儿室、普通保护性隔离室、供应室无菌区	≤ 200	≤ 5	≤ 5
Ⅲ类		≤ 500	≤ 10	≤ 10
Ⅳ类	烧伤病房、重症监护病房、儿科病房、妇产科检查室、注射室、换药室、治疗室、供应室清洁区、急诊室、化验室、各类普通病房和房间传染病科及病房	－	≤ 15	≤ 15

母婴同室、早产儿室、婴儿室、新生儿及儿科病房的物体表面和医护人员手上，不得检出沙门氏菌。

4.2 医疗用品卫生标准

4.2.1 进入人体无菌组织、器官或接触破损皮肤、黏膜的医疗用品必须无菌。

4.2.2 接触黏膜的医疗用品细菌菌落总数应 ≤ 20 CFU/g 或 100 cm^2；致病性微生物不得检出。

4.2.3 接触皮肤的医疗用品细菌菌落总数应 ≤ 200 CFU/g 或 100 cm²；致病性微生物不得检出。

4.3 使用中消毒剂与无菌器械保存液卫生标准

4.3.1 使用中消毒剂细菌菌落总数应 ≤ 100 CFU/ml；致病性微生物不得检出。

4.3.2 无菌器械保存液必须无菌。

4.4 污物处理卫生标准

污染物品无论是回收再使用的物品，或是废弃的物品，必须进行无害化处理。不得检出致病性微生物。在可疑污染情况下，进行相应指标的检测。

4.5 污水排放标准按 GHJ48（试行）执行。

5 检查方法

5.1 采样及检查方法按附录 A 执行。

6 有关规定

6.1 各级、各类医疗、保健、卫生防疫机构必须执行本标准，并应指定专门科室（部门）负责具体贯彻落实。

6.2 各级卫生监督、卫生防疫部门按《中华人民共和国传染病防治法实施办法》和《消毒管理办法》有关规定负责监督、监测工作。

附录 A

采样及检查方法（补充件）

A1 采样及检查原则

采样后必须尽快对样品进行相应指标的检测，送检时间不得超过 6 h，若样品保存于 0 ~ 4 ℃条件时，送检时间不得超过 24 h。

A2 空气采样及检查方法

A2.1 采样时间

选择消毒处理后与进行医疗活动之前期间采样。

A2.2 采样高度

与地面垂直高度 80 ~ 150 cm。

A2.3 布点方法

室内面积 ≤ 30 m²，设一条对角线上取 3 点，即中心一点、两端各距墙 1 m 处各取一点；室内面积 > 30 m²，设东、西、南、北、中 5 点，其中东、西、南、北点均距墙 1 m。

A2.4 采样方法

用 90 mm 直径普通营养琼脂平板在采样点暴露 5 min 后送检培养。

A2.5 细菌菌落总数检查

A2.5.1 普通营养琼脂培养基

按 GB4789.28 中 3.7 条配制。

A2.5.2 检查方法

参照 GB7918.2 规定执行。

A2.5.3 结果计算

空气细菌菌落总数（CFU/m^3）=50 000 N/AT

式中：A——平板面积，cm^2；T——平板暴露时间，min；N——平均菌落数，CFU/平皿。

A3 物体表面采样及检查方法

A3.1 采样时间

选择消毒处理后 4h 内进行采样。

A3.2 采样面积

被采表面＜100 cm^2，取全部表面；被采表面≥100 cm^2，取 100 cm^2。

A3.3 采样方法

用 5×5 cm^2 的标准灭菌规格板，放在被检物体表面，用浸有无菌生理盐水采样液的棉拭子 1 支，在规格板内横竖往返各涂抹 5 次，并随之转动棉拭子，连续采样 1—4 个规格板面积，剪去手接触部分，将棉拭子放入装 10 ml 采样液的试管中送检。门把手等小型物体则采用棉拭子直接涂抹物体的方法采样。

A3.4 细菌菌落总数检查

按 A2.5 规定执行。

A3.4.1 结果计算

物体表面细菌菌落总数（CFU/cm^2）= 平皿上菌落的平均数 × 采样液稀释倍数 / 采样面积（cm^2）

A4 医护人员手采样及检查方法

A4.1 采样时间

在接触病人、从事医疗活动前进行采样。

A4.2 采样面积及方法

被检人五指并拢，将浸有无菌生理盐水采样液的棉拭子一支在双手指曲面从指根到指端来回涂擦各两次（一只手涂擦面积 30 cm^2），并随之转动采样棉拭子，剪去手接触部位。

将棉拭子放入装有 10 ml 采样液的试管内送检。采样面积按平方厘米（cm^2）计算。

A4.3 细菌菌落总数检查

按 A2.5 规定执行。

A4.3.1 结果计算

手细菌菌落总数（CFU/cm^2）= 平皿上菌落的平均数 × 采样液稀释倍数 /（30×2）

A5 医疗用品采样及检查方法

A5.1 采样时间

在消毒或灭菌处理后，存放有效期内采样。

A5.2 采样量及采样方法

可用破坏性方法取样的医疗用品，如输液（血）器、注射器和注射针等均参照《中华人民共和国药典》1990 年版一部附录中《无菌检查法》规定执行。对不能用破坏性方法取样的特殊医疗用品，可用浸有无菌生理盐水采样液的棉拭子在被检物体表面涂抹采样，被采表面 < 100 cm^2，取全部表面；被采表面 ≥ 100 cm^2，取 100 cm^2。

A5.3 无菌检查

按《中华人民共和国药典》1990 年版一部附录中《无菌检查法》规定执行。

A5.4 细菌菌落总数检查

按 A2.5 规定执行。

A6 使用中消毒剂与无菌器械保存液

A6.1 采样时间

采取更换前使用中的消毒剂与无菌器械保存液。

A6.2 采样量及方法

在无菌条件下，用无菌吸管吸取 1 ml 被检样液，加入 9 ml 稀释液中混均，对于醇类与酚类消毒剂，稀释液用普通营养肉汤即可；对于含氯消毒剂、含碘消毒剂、过氧化物消毒剂，需在肉汤中加入 0.1% 硫代硫酸钠；对于氯己定、季铵盐类消毒剂，需在肉汤中加入 3%（W/V）吐温 80 和 0.3% 卵磷脂；对于醛类消毒剂，需在肉汤中加入 0.3% 甘氨酸；对于含有表面活性剂的各种复方消毒剂，需在肉汤中加入 3%（W/V）吐温 80，以中和被检药液的残效作用。

A6.3 细菌菌落总数检查

按 A2.5 规定执行。

A6.3.1 结果分析

平板上有菌生长，证明被检样液有残存活菌，若每个平板的落数在 10 个以下，仍可用于消毒处理（但不能用于灭菌），若每个平板菌落数超过 10 个，说明每毫升被检样液含菌量已超过 100 个，即不宜再用。

A7 溶血性链球菌检查

参照 GB4789.11 执行。

A8 沙门氏菌检查

参照 GB4789.4 执行

A9 绿脓杆菌检查

参照 GB7918.4 执行

A10 金黄色葡萄球菌检查

参照 GB7918.5 执行。

A11 污物采样及检查方法

A11.1 采样时间

在消毒或灭菌处理后进行采样。

A11.2 采样量及采样方法

按 A5.2 执行。

A11.3 检查方法

可参照 A7 — A10 章进行相应指标的检测。

A12 污水、污泥采样及检查方法

按 GBJ48（试行）规定执行。

A13 结果判断

检查结果符合相应的本标准值者，判定为该项检查合格；反之，不符合相应本标准值者，则判定为检查不合格。

附录 B

本标准用词说明（参考件）

B1 对本标准条文执行严格程度用词

B1.1 表示很严格，非这样做不可的用词"必须"

B1.2 表示严格，在正常情况下均应这样正面词"应"；反面词"不得"，即无细菌可被检出。

B1.3 表示允许有选择，在特殊条件下，可以这样做的用词"可"。

附件 2. 国家食品药品监督管理局《医疗器械管理方法》"血液净化设备和血液净化器具"部分

注：第一类是指，通过常规管理足以保证其安全性、有效性的医疗器械。

第二类是指，对其安全性、有效性应当加以控制的医疗器械。

第三类是指，植入人体；用于支持、维持生命；对人体具有潜在危险，对其安全性、有效性必须严格控制的医疗器械。

6845 体外循环及血液处理设备

1	人工心肺设备	人工心肺机	Ⅲ
2	氧合器	鼓泡式氧合器、膜式氧合器	Ⅲ
3	人工心肺设备辅助装置	血泵、贮血滤血器、微栓过滤器、滤血器、滤水器（超滤）、气泡去除器、泵管、血路	Ⅲ
		热交换器、散热器	Ⅱ

续表

1	人工心肺设备	人工心肺机	Ⅲ
4	血液净化设备和血液净化器具	血液透析装置、血液透析滤过装置、血液滤过装置、血液净化管路、透析血路、血路塑料泵管、动静脉穿刺器、多层平板型透析器、中空纤维透析器、中空纤维滤过器、吸附器、血浆分离器、血液解毒（灌流灌注）器、血液净化体外循环血路（管道）、术中自体血液回输机	Ⅲ
5	血液净化设备辅助装置	滚柱式离心式输血泵、微量灌注泵	Ⅲ
6	体液处理设备	单采血浆机、人体血液处理机、腹水浓缩机、血液成分输血装置、血液成分分离机	Ⅲ
		腹膜透析机、腹膜透析管	Ⅱ
7	透析粉、透析液		Ⅲ

附件 3. 中华人民共和国医药行业标准《心血管植入物和人工器官、血液透析器、血液透析滤过器、血液滤过器和血液浓缩器》（YY 0053-2008）

前言

本标准的全部技术内容为强制性。

本标准修改采用 ISO8637：2004《心血管植入物和人工器官 血液透析器、血液透析滤过器、血液滤过器和血液浓缩器》。

本标准代替 YY0053—1991《空心纤维透析器》。

本标准与 YY0053—1991 的差异：

——根据国际标准的适用范围，增加了血液透析滤过器、血液滤过器、血液浓缩器等产品，使本标准应用范围更广了；

——根据国际标准的相关内容，增加了对多次使用血液透析器的项目指标，使本标准不局限于一次性使用的范围；

——根据国际标准的内容及国家相关法规规定，增加了生物学评价的内容，按国内通行的方法与项目进行检验，适合我国国情；

——使用性能方面将原来肌酐、尿素的下降率改为肌酐、尿素、维生素 B_{12}、磷酸盐等四种成分的清除率，增加了针对血液透析滤过器、血液滤过器、血液浓缩器的筛选系数的检测项目，针对白蛋白、肌红蛋白、菊粉等物质的筛选系数进行了规定；

——试验方法中提供了多种检测方案供使用方选择。

本标准的附录 A、附录 B 为资料性附录。

本标准由国家食品药品监督管理局提出。

本标准由全国医用体外循设备标准化技术委员会归口。

本标准起草单位：国家食品药品监督管理局广州医疗器械质量监督检验中心。

本标准主要起草人：何晓帆、吴静标、周英。

1 范围

本标准规定了在人体上使用的血液透析器，血液透析滤过器，血液滤过器和血液浓缩器的技术要求，在本文中涉及的"器件"特指上述产品。

本标准不适用于：

——体外循环血液管路；

——血浆分离器；

——血液灌注装置

——血管通路装置；

——血泵；

——体外循环血液管路的压力监测器；

——空气监测器；

——制备、供给和监控透析液的系统；

——用于进行血液透析、血液滤过或血液透析滤过治疗的系统；

——再处理步骤和设备。

注：血液透析器，血液透析滤过器和血液滤过器的体外循环血液管路的要求按照 YY0267 的规定。

2 规范性引用文件

下列文件中的条款通过本标准的引用而成为本标准的条款。凡是注日期的引用文件，其随后所有的修改单（不包括勘误的内容）或修订版均不适用于本标准，然而，鼓励根据本标准达成协议的各方研究是否可使用这些文件的最新版本。凡是不注日期的引用文件，其最新版本适用于本标准。

GB/T1962.2-2001 注射器、注射针及其他医疗器械6%（鲁尔）圆锥接头 第二部分：锁定接头（GB/T1962.2—2001.ISO594-2：1998，IDT）

GB/T2828.1 计数抽样检验程序 第一部分：按接收质量限（AQL）检索的逐批检验抽样计划（GB/T2828.1-2003，ISO2859-1:1999，IDT）

GB/T14233.1 医用输液、输血、注射器具检验方法 第一部分：化学分析方法

GB/T14437-1997 产品质量计数一次监督抽样检验程序（适用于总体量较大的情形）

GB/T16886.1—2001 医疗器械生物学评价 第一部分：评价与试验（idt ISO10993-1:1997）

GB/T16886.4—2003 医疗器械生物学评价 第四部分：与血液相互作用试验选择（ISO 10993-4：2002，IDT）

GB/T16886.5—2003 医疗器械生物学评价 第五部分：体外细胞毒性试验（ISO10993-5：1999，IDT）

GB/T16886.7—2001 医疗器械生物学评价 第七部分：环氧乙烷灭菌残留量（idt ISO 10993-5:1995）

GB/T16886.10-2005 医疗器械生物学评价 第十部分：刺激与迟发型超敏反应试验（ISO10993-10：2002，IDT）

GB/T16886.11—1997 医疗器械生物学评价 第十一部分：全身毒性试验（idt ISO 10993-11:1993）

YY0267—2008 心血管植入物和人工器官 血液净化装置的体外循环血路

YY0466—2003 医疗器械 用于医疗器械标签、标记和提供信息的符号（YY0466-2003，ISO15223:2000，IDT）

中华人民共和国药典

3 要求

3.1 生物学评价

对于产品中与血液直接或间接接触的部分应进行生物学危害的评价。

3.2 无菌

产品应经过一确认过的灭菌过程使之无菌。

3.3 无热源

产品应无热源

3.4 机械性能

3.4.1 结构密合性

血液透析器、血液透析滤过器、血液滤过器和血液浓缩器应无渗漏。产品的密合性应按下列条件进行确认。

a）按规定的最大正压的 15 倍和

b）按生产厂规定的最大负压的 15 倍，如超过 93.3 kPa（700 mmHg），则应施加 93.3 kPa（700 mmHg）

注：本要求针对的是器件的外部完整性

3.4.2 血室密合性

按生产厂规定的最大跨膜压的 15 倍对产品血室进行压力试验室，血室应无渗漏。

3.4.3 血液透析器、血液透析滤过器和血液滤过器血室接口

血室接口尺寸应符合图 1 的规定血液透析器，血液透析滤过器或血液滤过器与体外循环血液管路呈整体化设计的情况除外。

Dimensions in millimetres

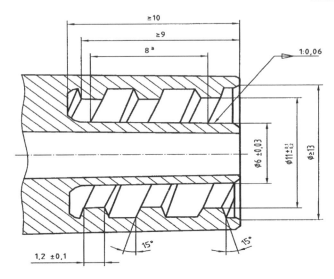

图1 血液入口和出口接头的主要装配尺寸（a= 双螺纹，单位 mm）

3.4.4 血液透析器和血液透析滤过器透析液室接口

透析液室接口尺寸应符合图2的规定。

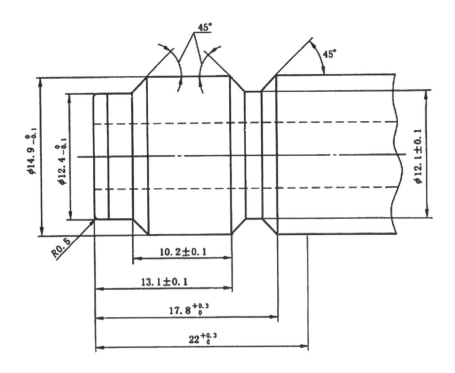

图2 透析液入口和出口的主要装配尺寸

3.4.5 血液滤过器滤过液接口

血液滤过器的滤过液接口应符合图 2 的规定或 GB1962.2 中鲁尔锥度锁定接头的要求。

3.4.6 血液浓缩器血液和滤过液接口

血液浓缩器和滤过液的接口应能提供一个与配套使用产品可靠的连接。

3.5 使用性能

3.5.1 血液透析器和血液透析滤过器的清除率

对尿素、肌酐、磷酸盐和维生素 B_{12} 的清除率应符合生产厂的规定。血液及透析液的流速应覆盖生产厂规定的范围

注：作为一个补充，可以包括 K_0A 结果。

3.5.2 血液透析滤过器、血液滤过器和血液浓缩器的筛选系数

白蛋白、菊粉和肌红蛋白的筛选系数应符合生产厂的规定。试验条件应按照生产厂给定的信息。

3.5.3 超滤率

超滤率应符合生产厂的规定。试验应覆盖生产厂规定的跨膜压和血液流速的范围。

3.5.4 血室容量

血室容量应符合生产厂的规定，试验条件应覆盖生产厂规定的跨膜压范围。

如果血室没有顺应性，确定在任一个特定的跨膜压下的容量都是可以接受的。

3.5.5 压力降

3.5.5.1 血室压力降

血室压力降应符合生产厂的规定。

3.5.5.2 透析液室压力降

透析液室压力降应符合生产厂的规定。

3.6 有效期

按照有效期的规定，产品的性能应在有效期内得到保证。

3.7 多次使用器件的要求

如果产品标明是多次使用的，则应按规定进行复用处理后，进行 3.4、3.5 的检测，结果应符合生产厂的规定。

注：生产厂的使用说明书中应对复用程序进行描述，其内容应符合卫生部发布的相关标准中的规定。

4 试验方法

4.1 总则

在新产品投入市场之前和改型产品需要进行重新评价时，4.5 中规定的使用性能的项目应预先确认。

实验所需的样品应在生产厂的合格品（经过所有的质量控制程序，并灭菌可使用的）中随机抽取。产品应按生产厂推荐的临床使用的要求准备好。

试验应在 37 ℃ ±1 ℃进行。当各变量关系是非线性时，应进行充分测量以便在各数据间做插值法。本章给出的检测方法是仲裁试验方法。如可以证明其他的试验方法在精度和重现性方面具有可比性，则也可使用。

图示的各个测试装置并未标明所有切实可行的测试仪器的必要细节。实测装置的形式、结构以及安放情况也会带来许多引起检测误差的因素，包括（但不局限于）因静态压差效应和动态压力下降而引起的压力误差，参数稳定时间，在非恒定流率下的不可控制的温度变化，pH 值，热、光和时间引起的测试物质的降解，试验液的除气，收集的空气，以及因杂质、藻类和细菌引起对装置的污染等。

4.2 生物学评价

血液透析器、血液透析滤过器、血液滤过器和血液浓缩器直接或间接与病人的血液接触的部分应按 GB/T16886.1、GB/T16886.4、GB/T16886.5、GB/T16886.10、GB/T16886.11 等标准的规定进行生物学评价。

4.2.1 环氧乙烷残留量

按 GB/T1423.1 中环氧乙烷残留量分析方法进行检验应＜ 10 mg/kg.

4.3 无菌

4.3.1 按《中华人民共和国药典》的规定进行，（应符合 3.2 的规定）

注：该方法不宜用于出厂检验。

4.3.2 适宜的灭菌方法见附录 B。

4.4 无热源

应选择适当的试验方法来评价血液透析器、血液透析滤过器、血液滤过器和血液浓缩器的致热源性。按中华人民共和国药典的规定进行检验，应符合 3.3 的规定。

4.5 机械性能

4.5.1 结构密合性

4.5.1.1 总则

按下列试验方法进行，应符合 3.4.1 的要求。

4.5.1.2 正压试验

将器件装满脱气蒸馏水，放置于 37 ℃ ±1 ℃，与压力测试装置连接的接口外，所有接口均应封闭。对产品施加一个生产厂规定压力 1.5 倍的正压，并封闭测试装置。10 min 后，记录压力值并目视检查产品是否有泄漏。

4.5.1.3 负压试验

将器件装满脱气蒸馏水，放置于 37 ℃ ±1 ℃，除与压力测试装置连接的接口外，所有接口均应封闭。对产品施加一个生产厂规定压力 1.5 倍的负压；除非负压超过 93.3 kPa（700 mmHg）或不作规定，此时应施加 93.3 kPa（700 mmHg）负压并封闭测试装置。10 min 后，记录压力值并目视检查产品是否泄漏。

4.5.2 血室密合性

按生产厂规定的最大跨膜压的 1.5 倍对器件血室进行压力试验时，血室应无渗漏。

4.5.3 血液透析器、血液透析滤过器和血液滤过器血室接口

用通用量具或专用量具进行检验，应符合 3.4.3 的要求。见图 1 和图 3

单位为毫米

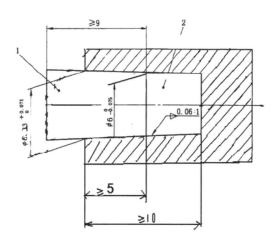

1——外圆锥；

2——内圆锥。

图3　血液入口和出口接头内锥和外锥的啮合长度

4.5.4 血液透析器或血液透析滤过器透析液室接口

目力检查，应符合 3.4.4 的要求，见图 2。

4.5.5 血液滤过器滤过液接口

目力检查并按图 2 的要求或（GB1962.2）的要求，应符合 3.4.5 的要求。

4.5.6 血液浓缩器血液和滤过液接口

对器件施加 15N 静态轴向拉力持续 15s，不应发生分离，应符合 3.4.6 的要求。

4.6 使用性能

4.6.1 清除率

4.6.1.1 总则

按下述方法进行检测，应符合 3.5.1 的要求。

4.6.1.2 试验液

使用包含一种或几种试验物质（按下列表 1 中列出的物质）的模拟液（常规透析液）灌注血室。

使用透析液灌注血液透析器和血液透析滤过器透析液室。

注：根据试验步骤的条件变化，按表 1 列出的溶液的摩尔浓度。列出的溶液只给出一个初始浓度。

表1　试验液的标准摩尔浓度

溶质	摩尔浓度
尿素（mmol/L）	15 ~ 35
肌酐（μmol/L）	500 ~ 1000
磷酸盐 /（mmol/L）	1 ~ 5，调节 pH 值 7.4 ± 0.1
维生素 B_{12}/（μmol/L）	15 ~ 40

4.6.1.3 清除率试验步骤

按图 4 装配试验回路。调节血液及透析液流率至稳定。确定温度、压力和超滤率平稳。在达到指定血液和透析液流率范围后，平稳运行一段时间后，收集样品。在每一个条件下均应进行超滤率的检测。进行样品分析，并按 4.6.1.4 中的公式进行清除率的计算。

注：确定测试可靠性的可能方法是监测质量平衡误差。

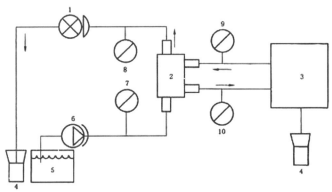

1——压力控制；2——血液透析器；3——带超滤控制的透析液供给装置；4——废液；5——试验液；6——血泵；7——测量血液进口侧压力值 P_{BI}；8——测量血液出口侧压力值 P_{BO}；9——测量透析液进口侧压力值 p_{DI}；10——测量透析液出口侧压力值 p_{DO}。

图 4 测定血液透析器或血液透析滤过器清除率的开环式装置示意图

4.6.1.4 清除率计算公式

对于血液透析和血液透析滤过，清除率 K 的计算应用式（1）：

$$K=\left(\frac{C_{BI}-C_{BO}}{C_{BI}}\right)q_{BI}+\frac{C_{BO}}{C_{BI}}q_F \quad\cdots\cdots\cdots\cdots\cdots\cdots\cdots（1）$$

式中：

C_{BI}——指血液透析器或血液透析滤过器血液入口的溶液浓度；

C_{BO}——指血液透析器或血液透析滤过器血液出口的溶液浓度；

q_{BI}——指产品入口端的血液流率；

q_F——指滤过液流率（超滤率）；

C_{BI} 和 C_{BO} 采用的浓度单位相同。

4.6.2 血液滤过器、血液透析滤过器和血液浓缩器的筛选系数

4.6.2.1 总则

按下列试验方法规定进行检测，应符合 3.5.2 的要求。

4.6.2.2 试验液

首选的试验液为含蛋白浓度为 60±5 g/L 的抗凝牛血浆。

使用 4.6.1.2 中列出的含一种或几种溶质的试验液灌注血室。

4.6.2.3 试验步骤

按图 5 装配试验回路。调节血液及滤过液流率至稳定（包括温度、流率和压力）。调解超滤率的大小，以覆盖生产厂给定的范围，成对收集血液样品和滤过液样品，并按

4.6.2.4 中的公式进行筛选系数的计算。

4.6.2.4 筛选系数计算公式

$$S=2C_F/（C_{BI}+C_{BO}）\cdots\cdots\cdots\cdots\cdots\cdots（2）$$

式中：

S——指筛选系数；

C_{BI}——指血液透析滤过器、血液滤过器或血液浓缩器血液入口的溶液浓度；

C_{BO}——指血液透析滤过器、血液滤过器或血液浓缩器血液出口的溶液浓度；

C_F——指血液透析滤过器、血液滤过器或血液浓缩器滤过液端的溶液浓度。

在公式中，C_{BI}、C_{BO} 和 C_F 采用的浓度单位相同。

4.6.3 超滤率

4.6.3.1 试验液

试验液应为抗凝牛血浆，蛋白浓度为 60 ± 5 g/L。

不应用溶液灌注透析液室或滤过液室

4.6.3.2 试验步骤

按图 5 装配试验回路。调节血液及滤过液流率至稳定，（包括温度、流率和压力）。测量超滤率的大小，已覆盖生产厂给定的范围。按跨膜压从小到大的顺序测量超滤率的值。

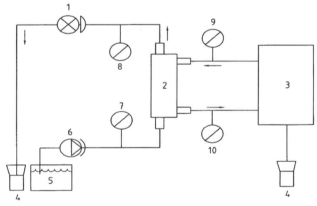

1——压力控制；

2——血液透析器，血液透析滤过器，血液滤过器或血液浓缩器；

3——滤过液泵；

4——+ 滤过液；

5——试验液回收器；

6——血泵；

7——废液；

8——测量血液出口侧压力值 P_{BO}；

9——测量血液进口侧压力值 P_{BI}；

10——测量滤过液侧，压力值 P_{FI}

图 5　测定盘管型或中空纤维型血液透析器，血液透析滤过器，

血液滤过器或血液浓缩器的超滤率或筛选系数的装置示意图

4.6.4 血室容量

对于空心纤维透析器，腔室的容积按透析器尺寸和成束纤维的根数计算。如果已知膜的尺寸在接触过溶液之后发生显著变化，则应选择使用下列试验方法。

作为另一种选择，用一种易于抽取但又不透过膜的溶液充满血室，测量充满血室的溶液的体积。按给定的跨膜压范围进行测量。如血室容量没有变化，则在单独一个压力下进行检测也是可以接受的。

4.6.5 压力降

4.6.5.1 血室压力降

4.6.5.1.1 总则

按下列试验方法进行检测，应符合 3.5.5.1 的要求。

4.6.5.1.2 试验液

用蛋白浓度为 60 g/L ± 5 g/L 的抗凝牛血浆的试验液或相近黏度的溶液充满血室。用一般透析液填充透析液室或滤过液室。

4.6.5.1.3 试验步骤

调整血液流率，读取血室出入口压力值，计算压力降。按生产厂提供的血液流率范围重复上述检测。

对于平板型透析器，调整透析液流率，检测压力及血液流率也是必要的。

4.6.5.2 透析液室压力降

4.6.5.2.1 试验液

用一般透析液做试验液充满透析液室。

用牛血浆充满血室，并密封。

4.6.5.2.2 试验步骤，

调整透析液流率，读取透析液室出入口压力值，计算压力降。按生产厂提供的透析液流率范围重复上述检测。

对于顺应性膜的透析器，调整血液流率，按生产厂提供的血液流率范围检测压力值是必要的。

4.7 有效期

经过一段加速或实时的保存期（相当于有效期）后，对产品的无菌和机械密合性能进行检测，应符合 3.6 的要求。

注：加速过程可参考 ASTMF1980《standard Guide for Accelerated Aging of sterile Medical Device Packages》的规定。

4.8 多次使用器件的试验方法

按规定对器件进行复用处理，按对应的试验方法进行检测，结果应符合 3.7 的要求。

5 标志

5.1 产品上的标志

产品上的标志至少应有下列信息：

a）生产厂名称；

b）产品名称；

c）产品规格型号或生产厂器件识别代码；

d）生产批号；

e）如适用，血液及透析液流向的标识；

f）最大跨膜压；

g）有效期；

h）灭菌方式；

i）如适用，一次性使用的说明。

注：综上所述，YY0466中的符号也可以采用。

5.2 单包装上的标志

可在单包装上或透过单包装看到至少应有下列信息：

a）生产厂名称及地址；

b）产品名称；

c）产品规格型号或生产厂器件识别代码；

d）生产批号；

e）无菌和无热源的声明。可有三种可能性：

1）整个产品包装为无菌和无热源；

2）液体通道（血液和透析液）为无菌和无热源；

3）只是血液通道无菌或无热源；

f）灭菌方式；

g）有效期；

h）一次性使用或多次使用的说明；

i）应有"使用前请阅读使用说明书"的文字说明；

j）如适用，应有针对超滤控制装置的要求的说明。

注：综上所述，YY0466中的符号也可以采用。

5.3 外包装上的标志

外包装上应至少有下列信息：

a）生产厂名称及地址；

b）产品名称，外包装中有产品目录及数量的描述；

c）产品规格型号或生产厂器件识别代码；

d）生产批号；

e）无菌及无热源的声明；

f）关于处理及贮存的警示及说明；

g）有效期；

h）如适用，应有针对超滤控制装置的要求的说明。

注：综上所述，YY0466中的符号也可以采用。

5.4 随机文件

每个外包装至少应提供下列信息：

a）生产厂名称及地址；

b）产品名称；

c）使用说明书：

1）随生产厂提供的使用指南（如适用）中关于配套设备的说明；

2）体外循环血液管路的连接位置（如适用），及透析管道连接的位置；

3）血液透析、血液透析滤过、血液滤过或血液浓缩操作步骤中推荐性关于预充、冲洗和终止的说明；

4）关于血液流向的说明（如适用）；

5）典型的连接示意图；

6）关于抗凝措施和按医嘱的说明；

7）一些配套设备的细节要求；

d）注意事项与警告：

1）压力限制；

2）企业推荐的透析液流速限制（只针对血液透析器和血液透析滤过器）；

3）企业推荐的血液流速限制；

4）推荐使用前冲洗产品的介绍；

5）需要专门设备的说明；

6）已知不良反应一览表；

7）一般或特殊禁忌一览表，诸如"建议不用于儿科"，"无除气的透析液供应系统不得使用"；

8）关于器件在低于某些流率或低于某种压力下，及在特定方向（水平、垂直等）使用时，性能会削弱的警告和禁忌；

e）产品规格型号或生产厂器件识别代码；

f）无菌及无热源的声明，灭菌方式；

g）一次性使用或多次使用的声明；如标示为多次使用，产品能承受多次使用的次数应注明。如果国家或地方性法规要求，重复使用的次数可包含在内包装物中；

h）应包含及指示产品的性能参数。对于新产品，透析器的性能参数应包括有效膜面积，清除率，筛选系数、超滤率、透析液和血液侧压力降和血室容量；

性能参数应包括或提及：

1）如适用，说明体外测定的结果很可能不同于体内测定的结果，应估计至数值的差异；

2）如适用，说明性能会随观察时间的长短而变化；

3）用于确定性能特性的各种试验方法；

i）如果有多次使用的标示，应有相应的透析器复用程序的介绍。介绍应包括（但不局限于）：

1）关于拆卸接头和O形圈，清洗及装配的介绍（如适用）；

2）推荐的复用过程所用的试剂和程序（如适用）；

3）使用前测定化学残留物的方法；

4）透析器复用前性能试验的介绍；

5）对透析器已知有害的试剂或操作应用的警示；

6）如标示为复用，透析器应有只针对同一病人使用的说明；

7）应有复用对透析器性能的影响的说明（如适用）；

j）膜的通用名（如适用）和商品名；

膜的通用名应包括膜材料的完整的化学名称；

k）产品的通用描述。这类信息应包括产品特有的特征，如滤过液流率需要特殊专门的控制器或透析液中泡沫的副作用；

l）推荐的，与透析液接口或滤过液接口的连接器；

m）如果血室接头不是按图 1 和图 3 的要求，对血液管道接头如何与产品连接在一起应规定型号；

n）产品中直接或间接与血液接触的结构材料的通用名称。

注：综上所述，YY0466 中的符号也可以采用。

附录 A

（资料性附录）

本标准与 ISO8637：2004 的技术差异及其原因

表 A.1 给出了本标准与 ISO8637：2004 的技术性差异及其原因的一览表。

表 A.1

本标准的章条编号	技术性差异	原　因
2	引用了采用国际标准的我国标准，而非国际标准。删除了 ISO8637：1989 中的部分标准。增加了 GB/T2828、GB/T14233.1 两份标准	以适合我国国情。根据 GB/T1.1 的规定格式，标准采用均使用国内现行有效标准
3	将原有第 3 章删除	因为我国有 GB13074，对术语方面专门进行了规定，为了不产生相应的冲突，将此章删除
3.7	将复用试验方法专门列为一个项目要求	由于国内有相应的复用程序规定，可参考采用。这样可与一次性使用产品进行区分
6	对应要求中的修改，对相应的检测方法进行了修改或增删	以适合我国国情，便于操作
附录 B	增加了检验规则	以适合我国国情，便于操作

附录 B

（资料性附录）

文献目录

【1】GB/T16886.1—2001 医疗器械生物学评价第1，部分：评价与试验（idt ISO 10993–1:1997）

【2】GB/T16886.7—2001 医疗器械生物学评价 第7部分：环氧乙烷灭菌残留量（idt ISO 10993–5:1995）

【3】GB/T16886.11—1997 医疗器械生物学评价 第11部分：全身毒性试验（idt ISO 10993–11:1993）

【4】GB18278 医疗保健产品灭菌 确认和常规控制要求 工业湿热灭菌（GB 18278–2000，idt ISO 11134:1994）

【5】GB18279 医疗器械 环氧乙烷灭菌 确认和常规控制（GB 18279–2000, idt ISO 11135:1994）

【6】GB18280 医疗保健产品灭菌 确认和常规控制要求 辐射灭菌（GB 18280–2000，idt ISO 11137:1995）

附件 4. 中华人民共和国医药行业标准《血液透析及相关治疗用浓缩物》（YY 0598—2006）

前言

本标准修改采用 ISO 13958–2002《血液透析及相关治疗浓缩物》，并根据我国血液透析及相关治疗用浓缩物产品的特点，结合临床使用要求编制。

本标准被采用的国际标准的主要技术性差异见附录 NA。

本标准为全文强制性标准。

本标准由国家食品药品监督管理局提出。

本标准由中国药品生物制品检定所归口

本标准由百特（中国）投资有限公司、中国药品生物制品检定所医疗器械检验中心起草。

本标准主要起草人：冯小明、潘志成、王健、母瑞红、柯林楠、黄清泉、奚廷斐。

引言

透析液含有的电解质与细胞外体液浓度相似。也可能含有非电解质，如葡萄糖。由于透析液用量较大，透析液通常由特定质量的透析用水将浓缩物稀释配制而成。浓缩物提供的形式可以是液体或者干粉。

醋酸盐浓缩物是单一产品并且不利于细菌的生长。碳酸氢盐浓缩物常与酸性浓缩物配套混合使用。碳酸氢盐浓缩物易于长菌，碳酸氢盐浓缩物的原料和制备技术应该使微生物和化学污染减低到最小限度，容器和储存状况也应该保持原有水平。

这些浓缩物在使用和配制期间，应能够有效预防和避免微生物污染。

由制造商按本标准生产、包装并标识的浓缩物，配制成为最终透析液，配制透析液所使用的大量透析用水应符合 YY0572 标准要求。水处理设备的操作、浓缩物的处理是整个血液透析系统中不可分割的部分。

因为最终透析液的配制不为制造商所控制，本标准不包括临床操作的技术要求，血液透析专业人员应选定适用的透析技术（血液透析、血液透析滤过、血液过滤和后处理设备）并且必须知道使用这些透析液进行每一种治疗的安全要求和风险。

本标准是针对透析浓缩物制造商的基本要求，也利于透析过程的控制，最终的目的是透析液的安全和正确的使用。

血液透析及相关治疗用浓缩物

1 范围

本标准适用于血液透析或血液透析滤过用透析液的浓缩物。规定了浓缩物的化学成分组成及其纯度，微生物污染，浓缩物的处理、度量和标识，容器的要求和浓缩物质量检验所需要的各项测试。

本标准不适用治疗中浓缩物与透析用水配成最终使用浓度的混合过程。

本标准不适用透析液的再生系统。

2 规范性引用文件

下列文件中的条款通过本标准的引用而成为本标准的条款。凡是注日期的引用文件，其随后所有的修改单（不包括勘误的内容）或修订版均不适用于本标准，然而，鼓励根据本标准达成协议的各方研究是否可使用这些文件的最新版本。凡是不注日期的引用文件，其最新版本适用于本标准。

中华人民共和国药典（2005 版二部）

GB/T 11904–1989 水质钾和钠的测定原子吸收分光光度法

GB/T 11905–1989 水质钙和镁的测定原子吸收分光光度法

GB/T 14641–1993 工业循环冷却水中钠、铵、钾、镁和钙离子的测定离子色谱法

GB/T 15452–1995 工业循环冷却水中钙、镁离子的测定 EDTA 滴定法

DZ/T0064.27–1993 地下水质检验方法火焰发射光谱法测定钾和钠

WS–10001–（HD–0476）–2002 氯化镁

WS–10001–（HD–0584）–2002 醋酸钠

YY0572–2005 血液透析和相关治疗用水（ISO 13959 MOD）

3 术语和定义

下列术语和定义适用于本标准：

3.1 血液透析及相关治疗用浓缩物（简称浓缩物）Concentrates for haemodialysis and related therapies 指血液透析、血液透析滤过等相关治疗用浓缩液或干粉。

浓缩液是指一种含有高浓度电解质的液体，可含葡萄糖。使用时按指定比例用透析用水稀释成透析液后使用，其溶质成分取决于临床需要。

干粉是由一种或者多种固态化学物质按一定比例组成。使用时需用透析用水溶解成浓缩液。

3.2 醋酸盐透析液 Acetate dialysing fluid

一种不含碳酸氢盐，使用醋酸盐作为缓冲剂的透析液。

注：醋酸盐透析液通常由一种浓缩物配制而成。

3.3 碳酸氢盐透析液 Bicarbonate dialysing fluid

一种含有生理水平或较高浓度的碳酸氢盐的透析液。

注：碳酸氢盐透析液通常由两种浓缩物，酸性浓缩液（简称 A 液）和碳酸氢盐浓缩液（简称 B 液）与透析用水配制而成。

3.4 阴离子 Anion

带负电荷的原子或原子团。

3.5 最终浓度（最终使用时透析液的溶质浓度）Final concentration

血液透析或血液透析滤过浓缩物与透析用水（或检验用水）按使用说明配成透析液时的溶质浓度。

3.6 阳离子 Cation

带正电荷的原子或原子团。

3.7 透析液 Dialysing fluid，dialysis fluid，dialysate

在血液透析或血液透析滤过时，用于交换血液中溶质的液体。

注：不包括用于血液透析滤过中的置换液。

3.8 电解质 Electrolyte

任何可以导电的离子、离子溶液。

3.9 微生物 Microbial

是指用显微镜可以观察到的生物体，如细菌、真菌等。

3.10 比例混合及比例混合系统 Proportioner，Proportioning sysetm

可持续用透析用水将浓缩物按一定比例混合成透析液的设备。

3.11 致热源 Pyrogen

致热物质，一般指革兰氏阴性菌的脂多糖。

3.12 无致热原 Non-pyrogenic

用中华人民共和国药典（2005 版二部）细菌内毒素检查法检测，细菌内毒素不大于 0.5EU/ml 可以认为无热源。并通过适当的措施维持此状态。

3.13 无菌 Sterile

在无菌测试实验或在有效范围内不得检出微生物（通常减少到 10-6）。并通过适当的措施维持此状态。

4 物料

4.1 容器

容器（包括封盖）中所含物在处理、储存、运输中不得对 5.5 中规定的浓度限度和其他技术要求造成影响。每个容器的容积不得低于所装浓缩物的体积或质量的标示装量。

容器和封盖应可以维持对微生物状况的要求。

4.2 化学原料

应符合以下标准中的规定要求。原料进厂时，应逐批检验。

4.2.1 氯化钠（NaCl）

应符合《中华人民共和国药典》（2005 版二部）氯化钠项下的有关规定。

4.2.2 氯化钙（$CaCl_2 \cdot 2H_2O$）

应符合《中华人民共和国药典》（2005 版二部）氯化钙项下的有关规定。

4.2.3 氯化钾（KCl）

应符合《中华人民共和国药典》（2005 版二部）氯化钾项下的有关规定。

4.2.4 氯化镁（$MgCl_2 \cdot 6H_2O$）

应符合 WS–10001–（HD–0476）–2002 氯化镁项下有关规定。

4.2.5 无水醋酸钠和醋酸钠（$CH_3COONa \cdot 3H_2O$）

应符合 WS–10001–（HD–0584）–2002 醋酸钠项下有关规定。

4.2.6 葡萄糖（$C_6H_{12}O_6 \cdot H_2O$）

应符合《中华人民共和国药典》（2005 版二部）葡萄糖项下的有关规定。

4.2.7 碳酸氢钠 （$NaHCO_3$）

应符合《中华人民共和国药典》（2005 版二部）碳酸氢钠项下（供注射用）的有关规定。

4.2.8 冰醋酸（$C_2H_4O_2$）

应符合《中华人民共和国药典》（2005 版二部）冰醋酸项下的有关规定。

4.2.9 醋酸（$C_2H_4O_2$）

应符合《中华人民共和国药典》（2005 版二部）醋酸项下的有关规定。

4.2.10 其他原料

应符合《中华人民共和国药典》（2005 版二部）、国家药品标准的现行技术要求，包括所有可适用条款，以及《中华人民共和国药典》（2005 版二部）附录、国家药品标准中可适用的检验方法。

5 技术要求

5.1 性状

浓缩液或干粉配成浓缩液应无可见异物，颜色应不深于 1 号黄色（或黄绿色）比色液。

5.2 浓缩物装量

浓缩物的装量应不小于标示装量。干粉应为标示装量的 97.5% ~ 102.5%。

5.3 pH 值

醋酸盐透析液 pH 值应在 6.0 ~ 8.0 之间。碳酸氢盐透析液 pH 值应在标示范围之内。

5.4 生产用水

配制浓缩液所用水质应符合 YY0572–2005 的规定。

5.5 溶质浓度

在保质期限内，钠离子应为标示量的 97.5% ~ 102.5%，醋酸（或醋酸根）应为标示

量的 90% ~ 110%,

其他溶质应为标示量的 95% ~ 105%。

5.6 过滤和微粒状况

5.6.1 过滤

生产中,酸性或醋酸盐浓缩液应当经过 1.2μm(或更精细的)的过滤器过滤,碳酸氢盐浓缩液应

当经过 0.45μm(或更精细的)的过滤器过滤。

5.6.2 微粒

透析液的不溶性微粒含量应在标识范围内。

5.7 微生物限度

血液透析用浓缩液(或干粉按使用比例配成浓缩液后)的细菌总数应不大于 100 CFU/ml,真菌总数应不大于 10 CFU/ml,大肠杆菌应不得检出。

5.8 无菌

任何对浓缩物的无菌状况的陈述,应通过生产者的文件来验证是否符合规定,或者通过无菌检查的测试。

5.9 无致热原

浓缩物以细菌内毒素检查用水配成透析液后,透析液细菌内毒素含量应不大于 0.5 EU/ml。

6 检验方法

6.1 性状

6.1.1 浓缩液

浓缩液性状按 6.1.1.1 和 6.1.1.2 方法检查,观察结果均应符合 5.1 的规定。

6.1.1.1 可见异物

取样品分作 5 份于 10 ml 纳氏比色管中,按《中华人民共和国药典》(2005 版二部)附录Ⅸ H 可见异物

检查法进行(灯检法),不得检出金属屑、玻璃屑、长度或最大粒径超过 2 mm 纤毛和块状物等明显外来的可见异物,并在旋转时不得检出烟雾状微粒柱。

6.1.1.2 溶液颜色

按《中华人民共和国药典》(2005 版二部)附录Ⅸ A 溶液颜色检查法(第一法)规定的方法进行。

6.1.2 干粉

按使用说明与透析用水配成浓缩液后,按 6.1.1 的方法检查,应符合 5.1 的规定。

6.2 装量

采用体积测定或重量测定仪器进行,平行测定 2 份,结果均应符合 5.2 的规定。

6.3 pH 值测定

以 6.5 法取样制成最终浓度,按《中华人民共和国药典》(2005 版二部)附录 VIH 的方法进行,应符合 5.3 的要求。

6.4 生产用水

在水进入到浓缩液生产系统的入口处收集样品，按 YY0572-2005 规定的方法进行。

6.5 溶质浓度

检验液的制备和测定：精密量取浓缩液（如为干粉，按使用说明制成浓缩液）。任何一种浓缩液的取样量不低于 10 ml，平行取样两份，按使用说明要求的混合比例用透析用水配制成 7.7 所标示浓度（标示量）的透析液为检验液（如需要，配成检验方法所要求的浓度范围为供试液），以透析用水为空白试液，立即测定，结果应为两份样品测定值的算术平均值。

注 1：6.5 所涉及的检验方法适用于醋酸盐透析液和碳酸氢盐透析液溶质浓度的检验，对其他类型透析液的检验仅为参考。

注 2：其他溶质浓度的检验，应首先选用中华人民共和国药典的方法，如果药典无检验方法或检验方法不适用，所使用的方法应在报告中说明。

注 3：检验时，应扣除试验用水（透析用水）中所含被测物（如钠离子）对检测结果造成的影响。

6.5.1 氯离子

精密量取供试液，按《中华人民共和国药典》（2005 版二部）"生理氯化钠溶液"项下规定的方法测试。每 1 ml 硝酸银滴定液（0.1 mol/L）相当于 0.1 mmol 的氯离子，计算检验液浓度，结果应符合 5.5 的规定。

注：仲裁检验时应按《中华人民共和国药典》（2005 版二部）附录 VIIA "电位滴定法"判断滴定终点。

6.5.2 碳酸氢钠（碳酸氢根）

精密量取供试液，按《中华人民共和国药典》（2005 版二部）"碳酸氢钠注射液"项下含量测定方法测试，每 1 ml 盐酸滴定液（0.5 mol/L）相当于 0.5 mmol 的碳酸氢钠（或碳酸氢根），计算检验液浓度，结果应符合 5.5 的规定。

6.5.3 醋酸钠（醋酸根）

检验方法见附录 A，结果应符合 5.5 的规定。

6.5.4 阳离子

选用表 1 中所示方法测试，计算检验液浓度，扣除空白后的结果应符合 5.5 的规定。

表 1　阳离子测试方法

编号	阳离子	分析方法	适用标准
1	钙	原子吸收分光光度法，*EDTA 滴定法	GB11905
		离子色谱法	GB/T15452，GB/T15454
2	镁	原子吸收分光光度法，*EDTA 滴定法	GB11905
		离子色谱法	GB/T15452，GB/T15454
3	钾	*火焰发射光谱法，离子色谱法	DZ/T0064.27，GB/T15454
4	钠	*火焰发射光谱法，离子色谱法	DZ/T0064.27，GB/T15454

*表示为仲裁法。

注：如采用非仲裁方法测定钠、钾、氯、钙、镁离子含量，需与仲裁法进行比较试验，根据试验结果掌握使用。

6.5.5 含水葡萄糖

取 6.5 法制备的检验液，按《中华人民共和国药典》（2005 版二部）"葡萄糖氯化钠注射液"项下方法测试，以样品旋光度三次测定结果的算术平均值与 2.0852 相乘，即得供试液量中含水葡萄糖（$C_6H_{12}O_6 \cdot H_2O$）的重量（g），计算结果应符合 5.5 的规定。

注：应排除其他旋光性物质的干扰。

6.6 过滤和微粒状况

6.6.1 过滤

生产企业提供完整的记录文件，证明浓缩液的过滤工序符合 5.6.1 的要求。

6.6.2 不溶性微粒

供试液的制备：按 6.5 法以一种浓缩液取样（如为干粉按使用说明与注射用水混合成浓缩液）用注射用水稀释至最终浓度，成浓缩物的供试液，立即测定。

去供试液按《中华人民共和国药典》（2005 版二部）附录Ⅸ C "注射液中不溶性微粒检查法（光阻法）"进行，扣除注射用水的本底液微粒数，计算透析液单位体积内微粒的含量（如为碳酸氢盐透析液，应分别测定 A、B 液的微粒含量，合并计算透析液的微粒含量），应符合 5.6.2 的要求。

6.7 微生物限度检查

6.7.1 供试液的制备

浓缩液，直接取样成为供试液；对干粉，各称取样品 20 g，按使用说明用无菌生理盐水配成浓缩液后取样（如不合格，复试时采用实际用量配液），成为供试液。

6.7.2 细菌数和真菌数检查

供试液经薄膜过滤后，按《中华人民共和国药典》（2005 版二部）附录Ⅸ J 微生物限度检查法规定的方法进行，应符合 5.7 的规定。

6.7.3 大肠杆菌检查

按《中华人民共和国药典》（2005 版二部）附录Ⅸ J 微生物限度检查法规定的方法进行，应符合 5.7 的规定。

6.8 无菌检查

若浓缩物标识为无菌，取 6.7.1 方法制备的供试液，按《中华人民共和国药典》（2005 版二部）附录Ⅸ H 无菌检查法检查，应符合 5.8 无菌检查的规定。

注：若生产过程采用了湿热、环氧乙烷或辐照灭菌，其灭菌的确认和常规控制按 GB18278，GB18279 或 GB18280 进行。

6.9 致热原

供试液的制备：浓缩液，直接取样成供试液；

对干粉，称取样品 5 g，用细菌内毒素检查用水按使用说明配成浓缩液成供试液。

取供试液按使用说明的比例混合，以细菌内毒素检查用水稀释后按《中华人民共和国药典》（2005版二部）附录ⅨE方法检查，计算结果应符合5.9的要求。

7 标签、标志和说明书

浓缩物应具备以下标示或说明：

7.1 生产者或经销商的名称及地址；

7.2 在适当的存放状况下的产品有效日期；

7.3 在产品包装上标示能够追踪生产过程的批号；

7.4 组成成分，包括添加剂，以及每一个制定溶质的浓度或质量；

7.5 干粉溶解成浓缩液与水的配合比例；

7.6 透析时浓缩液和水的混合比例：例如：在标签上标出（A：B：水）；

7.7 浓缩物各组分按使用说明配成透析液后，透析液中电解质的浓度（mmol/L）和非电解质的浓度（g/L）；

注：此标示浓度不能包括临床使用透析用水中的电解质和非电解质的成分。

7.8 标明无致热原；

例如：本品以内毒素检查用水稀释为透析液后，细菌内毒素不大于0.5EU/ml。

7.9 标明浓缩物稀释为透析液的不溶性微粒状况（一种或两种浓缩物分别按稀释比例配成透析液浓度时的微粒状况）。

例如：本品稀释为透析液后，扣除本底后微粒含量：

$\geq 10\mu m$ 的微粒不大于12个/ml;

$\geq 25\mu m$ 的微粒不大于2个/ml。

7.10 浓缩物的微生物状况。如果是无菌包装，应标明浓缩物无菌以及灭菌方法；

7.11 装量；

7.12 产品商品名（如适用）；

7.13 对于碳酸氢盐浓缩物，制造商应标明开封后一次用完，不得储存再用；

7.14 明确标示浓缩物和其他浓缩物的配套关系，以及相关设备的对应关系，用以监控浓缩物被正确的用于透析治疗。

注：通常，透析设备不能纠正因用错浓缩物而配出错误的透析液用于患者的失误。故应密切注意当班的专业人员的标记，交接工作和工作过程，以确保安全。此监控原则的建立和各步操作的确认是为了对患者（或使用者）负责。

7.15 对于浓缩液，标签上应标明储存条件。说明容器破损、有明显颗粒的溶液不得使用。

7.16 对于干粉，标签上应标明储存条件。开封后立即使用。

7.17 色标：应用白色的封盖和标签表示醋酸盐浓缩物，红色表示酸性浓缩物（A液/粉），蓝色表示碳酸氢盐浓缩物（B液/粉）。

7.18 应标示配成透析液后（最终浓度）的pH值范围。

8 包装

浓缩物/干粉应置于内容物不产生物理和化学变化的容器中。

9 运输要求

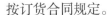

按订货合同规定。

10 贮存

密封储存，避免阳光直晒，通风良好，并避免冻结，不应与有毒、有污染和有不良气味的物品混存。

附件 5. 中华人民共和国卫生部《消毒技术规范》（2002 年版）中有关物体和环境表面消毒方法

3.10 物体和环境表面消毒

3.10.1 适用范围

本节规范适用于 GB15982—1995 中规定的 Ⅰ、Ⅱ、Ⅲ、Ⅳ类环境室内物体表面的消毒及医院各环境表面消毒。

3.10.2 Ⅰ、Ⅱ类物体表面的消毒

Ⅰ类环境包括层流洁净手术室、层流洁净病房；Ⅱ类环境包括普通手术室、产房、婴儿室、早产儿室、普通保护性隔离室、供应室洁净区、烧伤病房、重症监护病房。Ⅰ、Ⅱ类环境要求物体表面的细菌总数 ≤ 5 CFU/cm^2。

3.10.2.1 地面消毒

医院地面经常受到病人排泄物、呕吐物、分泌物的污染，由于人员的流动量大，如果不能及时清除地面污染，极易造成病原菌的扩散。

（1）当地面无明显污染情况下，通常采用湿拭清扫，用清水或清洁剂拖地每日 1 次 ~ 2 次，清除地面的污秽和部分病原微生物。

（2）当地面受到病原菌污染时，通常采用二溴海因消毒剂 200 ~ 500 mg/L 消毒，作用 30 min，致病性芽孢菌污染用 1 000 ~ 2 000 mg/L 作用 30 min 或用有效氯或有效溴 500 mg/L 的消毒液拖地或喷洒地面。

（3）对结核病人污染的表面，可用 0.2% 过氧乙酸或含氯消毒剂或二溴海因消毒液擦洗。

对烈性传染病病原体污染的表面，如霍乱、炭疽等可用有效溴或有效氯 1 000 ~ 2 000 mg/L 作用 30 min 消毒。

3.10.2.2 墙面消毒

医院墙面在一般情况下污染情况轻于地面，通常不需要进行常规消毒。当受到病原菌污染时，可采用化学消毒剂喷雾或擦洗，墙面消毒一般为 2.0 ~ 2.5 m 高即可。

对细菌繁殖体、肝炎病毒、芽孢污染者，分别用含有效氯或有效溴 250 ~ 500 mg/L、2 000 mg/L 与 2 000 ~ 3 000 mg/L 的消毒剂溶液喷雾和擦洗处理，有较好的杀灭效果。喷雾量根据墙面结构不同，以湿润不向下流水为度，一般 50 ~ 200 ml/m^2。

3.10.2.3 病房各类用品表面的消毒

病房内用品有桌子、椅子、凳子、床头柜等。一般情况下室内用品表面只进行日常的清洁卫生工作，用清洁的湿抹布或季铵盐类消毒液，每日 2 次擦拭各种用品的表面，可去除大部分微生物。当室内各种用品的表面受到病原菌的污染时必须采取严格的消毒处理。

（1）用 100 ~ 200 mg/L 二溴海因或含有效氯 200 ~ 500 mg/L 的消毒剂溶液、含有效碘 250 ~ 500 mg/L 的碘伏，可擦拭或喷洒室内各种物品表面。

（2）紫外线灯照射

1）悬吊式或移动式紫外线灯消毒时，离污染表面不宜超过 1 m，消毒有效区为灯管周围 1.5 ~ 2 m。

2）紫外线灯管表面必须保持清洁，每 1 ~ 2 周用酒精纱布或棉球擦拭一次，照射时间根据灯管强度及所杀灭病原微生物而定，时间不得少于 30 min。

3）高强度、低臭氧紫外线杀菌灯，照射 30 ~ 60 s，对物品表面消毒效果可靠。

3.10.2.4 其他表面的消毒

包括病历夹、门把手、水龙头、门窗、洗手池、卫生间、便池等物表，这些地方容易受到污染。通常情况下，每天用洁净水擦抹刷洗处理，保持清洁。当受到病原微生物污染时参照 3.10.2.1 与 3.10.2.3 的方法进行。

3.10.2.5 床单位的消毒

床单位包括病床、床垫、枕芯、毛毯、棉被、床单等。臭氧消毒，可采用床单位臭氧消毒器进行消毒，按说明书操作。

3.10.3 Ⅲ类环境物体表面的消毒

Ⅲ类环境包括儿科病房、妇产科检查室、注射室、换药室、治疗室、供应室清洁区、急诊室、化验室、各类普通病房和房间。Ⅲ类环境要求物体表面的细菌总数 ≤ 10 CFU/cm²。可以采用以下消毒方法。

3.10.3.1 消毒方法：上述 3.10.2 介绍方法均可采用。

3.10.3.2 喷洒或擦洗 配制 1 000 mg/L 氯己定溶液，对各种污染的表面进行喷洒或擦洗。

3.10.3.3 各种物表及台面消毒 治疗室、注射室、换药室、化验室的各种物表及台面等每日用 300 ~ 500 mg/L 含氯或含溴消毒剂擦拭，湿拖把拖地。

3.10.4 Ⅳ类环境物体表面的消毒

Ⅳ类环境包括传染病科及病房，Ⅳ类环境要求物体表面细菌总数 ≤ 15 CFU/cm²。消毒方法方法参照 3.10.2 方法执行。

3.10.5. 化验室污染区的消毒

化验室污染区的各种表面消毒包括：

（1）桌椅等表面的消毒：每天开始工作前用湿布抹擦 1 次，地面用湿拖把擦 1 次，禁用干抹干扫，抹布和拖把等清洁工具各室专用，不得混用，用后洗净晾干。下班前用 250 ~ 500 mg/L 有效溴消毒液或 0.1% ~ 0.2% 过氧乙酸抹擦 1 次。地面的消毒：用 2 倍浓度上述消毒液拖擦。

（2）各种表面也可用便携式高强度紫外线消毒器近距离表面照射消毒。

（3）若被明显污染，如具传染性的标本或培养物外溢、溅泼或器皿打破、洒落于表面，应立即用消毒液消毒，用 1 000 ~ 2 000 mg/L 有效溴或有效氯溶液，或 0.2 ~ 0.5% 过氧乙酸溶液洒于污染表面，并使消毒液浸过污染物表面，保持 30 ~ 60 min，再擦，拖把用后浸于上述消毒液内 1 h。

（4）若已知被肝炎病毒或结核杆菌污染，应用 2 000 mg/L 有效氯或有效溴溶液或 0.5% 过氧乙酸溶液擦拭，消毒 30 min。

3.11 检验相关物品的消毒（略）

3.12 口腔诊疗器具及环境的消毒与灭菌（略）

3.13 织物的消毒

3.13.1 适用范围

适用于医疗机构织物的消毒。包括全院病人衣服、被单和医护人员的一般工作服清洗消毒工作，但不负责手术衣和隔离衣的灭菌。

洗衣房划分为污染区（收集、分拣、清点、处理及清洗衣服、被单）及清洁区（供晾或烘干、缝补、熨烫、折叠、储存及发送洗净衣被和办公）。污染衣被未经洗涤不得进入清洁通道及清洁区，各区受污染程度不同，消毒方法也有所不同。

3.13.2 衣被的收集袋和接送车的清洁消毒

3.13.2.1 衣被收集袋

每个病区应有 3 个衣被收集袋，分别收放有明显污染的病人衣被、一般病人衣被及医护工作人员的工作衣服、帽子和口罩。衣被收集袋应保持密闭直至清洗。也可定时、限时收集工作人员衣物，及时发送至洗衣房。

3.13.2.2 污染推车与清洁推车

接送衣被均用推车，洗衣房有污染推车与清洁推车，分别用于接衣与送衣，接衣后及送衣前的推车均应用清水或 1% 洗涤剂溶液擦拭一次；接运传染病房、结核病房、烧伤病房及有明显污染衣被后的推车应用 0.5% 过氧乙酸或 1 000 mg/L 有效氯或有效溴消毒液擦拭消毒；也可用 500 mg/L 二氧化氯溶液擦拭。

3.13.2.3 一次性使用衣被收集袋

一次性使用衣被收集袋用后焚烧。非一次性者用 1% 洗涤液，90 ℃以上热水在洗衣机中消毒 25 min。

3.13.2.4 注意事项

严禁在病房内清点或处理传染病人，特别是肝炎、结核病人及传染性物质所污染的衣被，烈性传染病人的衣服应先消毒或灭菌后，再送洗衣房洗涤；或焚烧。清点传染病人衣被的工作人员应戴手套和口罩，穿工作衣。一次性使用的手套用后焚烧；可重复使用者，在洗衣机中用 90 ℃以上热水消毒 25 min。

3.13.3 衣被的洗涤消毒

病人衣被和医护工作人员的工作服必须分机或分批洗涤。婴儿衣被应单独洗涤，不可与其他衣被混洗。根据衣被受污染程度可分别用专机洗涤，特别是传染病人（肝炎、结核等）、烧伤病人的衣服应专机洗涤，无条件时也应先洗工作人员的工作服，帽子和口罩；再洗一般病人衣被、污染衣被，最后洗传染性病人、烧伤病人的衣被。

3.13.3.1 一般衣被的洗涤消毒

一般衣被指无明显污染及无传染性的衣被，将衣被收集袋打开，棉质衣被用1%消毒洗涤剂70℃以上温度（化纤衣被只宜40℃~45℃）在洗衣机内洗25 min，再用清水漂洗。

3.13.3.2 传染病房和烧伤病房的衣被

必须用含二氧化氯或有效氯500 mg/L的消毒洗衣粉溶液洗涤30~60 min，然后用清水漂净。

3.13.3.3 有传染性的衣被

有明显血、脓、便污染的衣被，视为传染性的衣被。在用热水洗涤前，先用冷洗涤液或1%~2%冷碱水将血、脓、便等有机物洗净，将该洗液煮沸消毒，再按3.13.3.2洗涤消毒。

3.13.3.4 衣被储存

应晾（烘）干、熨烫、折叠、储存衣被。对工作人员和病人衣被；一般污染和有传染性的衣被洗涤消毒后应分区或分批晾（烘）干、熨烫、折叠和储存，不宜混杂。熨烫时要特别注意曾受或易受污染之处。新生儿、婴儿衣被应有专用烘干、熨烫、折叠、储存衣被处，不可与其他衣被混淆。

3.13.4 洗衣池（机）的消毒

洗衣池（机）洗衣后，特别是洗可能有传染性的衣被后，应用90℃以上的热水或消毒剂消毒。

3.13.5 洗衣房的环境清洁消毒

3.13.5.1 洗衣房污染区的清洁消毒

上班时打开窗户、保持良好通风，下班时污染区地面用0.2%过氧乙酸溶液或含有效氯或有效溴500 g/L的消毒剂溶液拖地一次。

3.13.5.2 洗衣房清洁区的保洁

上班时开窗通风一次，清水擦拭桌、椅、工作台面、地面，保持清洁。下班时关闭门窗，减少灰尘和风沙，地面用清水拖擦一次。

3.13.6 洗衣房人员的卫生

洗衣房工作人员工作前后，特别是处理了污染衣被或具有传染性的衣被后，必须用肥皂流水洗手，即使戴手套，工作完后也应用流水洗手，污染区的工作人员工作时应穿工作服，工作完后脱下工作服，工作服每天换洗一次。离去时应进行淋浴。熨烫、折叠衣被的工作人员不能患有化脓性皮肤病。

附件6. 中华人民共和国卫生部《消毒技术规范》（2002年版）中有关污水和污物的处理方法

3.14 污水的消毒处理

3.14.1 适用范围

适用于医院污水和污泥的消毒处理。

3.14.2 污水治理的原则

3.14.2.1 防止污染

要防止传染病病原菌的排放和对环境的污染。对可能排出大量传染病病原菌的传染病院、结核病医院和传染病房及受到传染病病原菌污染的污水进行严格的消毒处理，达到相应的医院污水排放标准方可排放。

3.14.2.2 分类处理

对含有某些化学毒物的废水废液要尽量单独收集，分别处理，防止大量有毒有害物质进入综合排水系统。

3.14.2.3 严格排放

对含有放射性物质的废水必须单独收集处理，达到排放标准后再排入综合污水系统。

3.14.2.4 执行标准

对医院综合污水应视其排污去向，按不同的要求进行处理，达到相应的排放标准后方可排放。直接或间接排入不同水体的医院污水应按其受纳水域的功能要求，执行一级或二级排放标准，通常需要进行二级（生物）处理；对排入末端有城市污水处理厂的城市下水道的医院污水，除含有致病菌和某些特殊污染物的医院污水外，一般同生活污水相近，可不作单独处理，达到排入下水道的标准即可排放。

3.14.2.5 保证安全

医院污水消毒选用的消毒剂尽量安全可靠，操作简单，费用低，效率高。

3.14.2.6 加强管理

加强医院用水管理，节约用水，减少污水排放量，在水源紧张和有条件的地方可采用水的再生利用。

3.14.3 污水处理站

医院污水处理一般应建造污水处理站（小型医院污水处理不需要，建消毒池即可）。污水处理站通常由设备间、控制室、泵房、贮药间、休息室、化验室和厕所、浴室等组成；处理构筑物根据处理工艺不同有格栅池、集水井、调节池、定量池、消毒池、沉淀池、生化池、污泥池等组成。

3.14.4 污水处理工艺流程

3.14.4.1 《医院污水处理设计规范》对污水处理的规定

（1）凡现有、新建、改建的各类医院以及其他医疗卫生机构被病原菌、病毒所污染的污水都必须进行消毒处理。

（2）含放射性物质、重金属及其他有毒、有害物质的污水，不符合排放标准时，须进行单独处理后，方可排入医院污水处理站和城市下水道。

（3）医院的综合排水量、小时变化系数，与医院性质、规模、设备完善程度等有关，应综合考虑。

（4）在无实测资料时，医院每张病床每日污染物的排出量可按下列数值选用：BOD_5：60克/（床·天），COD：100~105克/（床·天），悬浮物：50~100克/（床·天）。

（5）设计处理流程应根据医院类型、污水排向、排放标准等因素确定。

当医院污水排放到有集中污水处理厂的城市下水道时，以解决生物性污染为主，采用一级处理。

当医院污水排放到地面水域时，应根据水体的用途和环境保护部门的法规与规定，对污水的生物性污染、理化性污染及有毒有害物质进行全面处理，应采用二级处理。

3.14.4.2 一级处理工艺流程

污水通过排水管汇集到污水处理站，对于粪便污水应先通过化粪池沉淀消化处理，然后进入污水处理站。处理站设有隔栅、调节池、计量池、提升泵和接触池。消毒剂通过与水泵联动或与虹吸定量池同步定量投加至待处理污水中，通过管道或专用设备充分与污水混合后，进入接触池，在接触池内污水与消毒剂经过一定时间的接触后达到水质净化和消毒要求之后，排放入城市下水道。化粪池和沉淀池产生的污泥定期进行清除和消毒处理。

3.14.4.3 二级处理工艺流程

污水的二级处理即生物处理，是利用微生物的代谢过程将污水中的有机物转化为无机物。典型的二级处理工艺流程为：污水—隔栅—调节池—初次沉淀池—生化处理—二次沉淀池—加消毒剂—接触池。常用的方法有生物转盘法、生物接触氧化法、射流曝气法、塔式生物滤池、氧化沟法等。

3.14.4.4 特殊污水的处理

来自牙科治疗和化验室的重金属废水，含汞、铬等有害污染物，可用化学沉淀法或离子交换法处理。来自同位素诊疗的放射性污水，低浓度的采用衰变池处理。来自厨房食堂的含油废水，一般采用隔油池处理。照片洗印产生的废水中含有银、显影剂、定影剂等有害物质，含银废水可采用电解法回收银，显影剂可用化学氧化法处理。

3.14.5 污水的消毒

医院污水消毒是医院污水处理的重要工艺过程，医院污水消毒的主要目的是杀灭污水的各种致病菌，同时也可改善水质、达到国家规定的排放标准。

3.14.5.1 污水预处理前的加氯消毒

对于传染病院和结核病院的各病区，以及综合性医院的传染病区的厕所，应按每 10 床位每日投放含有效氯 25% 的漂白粉 1 kg，分 3 ~ 4 次投入。最佳投放时间可定在使用厕所高峰期末，投放的漂白粉随流水冲入化粪池内，并在化粪池出口处进行余氯测定。

3.14.5.2 氯化消毒

（1）氯化消毒工艺：当医院污水院内集水管道高于院外公共污水管或水体水位时（通常需要有 600 mm 的高度差），可采用虹吸式定比投氯消毒系统；当污水需要提升才能排出时，需在消毒混合接触池前设置污水泵提升污水，消毒投加设备与提升泵可同步运行，由集水池的水位控制污水泵自动启动，同时控制投药系统同步运行；氯片消毒法是把氯片消毒器置于出水管渠上，利用过流污水的冲力不断溶解消毒片，水流大时药剂溶解多，水流小时药剂溶解少，可基本达到比例投氯的目的。

液氯消毒一般采用真空式虹吸定比投氯系统；次氯酸钠、二氧化氯等消毒液的投加应采用双虹吸自动定比投氯系统。

（2）加氯量的设计：经一级处理的污水，加氯量一般设计为 30 ～ 50 mg/L；经二级处理的污水，加氯量设计为 15 ～ 25 mg/L。实际加氯量可按出口污水中余氯量进行调整。

（3）小型污水池的消毒处理：可采用漂白粉、次氯酸钠定容定量加氯投放消毒法，按有效氯 50 mg/L 用量加入污水中，并搅拌均匀，作用 2 h 后排放。

（4）注意事项

1）当用液氯消毒时，必须采用真空加氯机，并应将投氯管出口淹没在污水中，严禁无加氯机直接向污水中投加氯气。

2）输送氯气的管道应使用紫铜管，严禁使用聚氯乙烯等不耐氯气腐蚀的管道；输送含氯消毒液的管道宜采用硬聚氯乙烯管，严禁使用铜、铁等不耐含氯溶液腐蚀的金属管。

3.14.5.3 二氧化氯消毒法

二氧化氯用于污水消毒处理的投加系统和次氯酸钠消毒法一致。由于二氧化氯的氧化能力（消毒能力）是氯气的 2.63 倍，一般推荐二氧化氯处理医院污水的使用量为有效氯投加量的 1/2.5。

3.14.5.4 臭氧消毒法

按 3.1.7.3 方法进行。

3.14.5.5 二溴海因消毒

用量和用法参照"氯化消毒法"。

3.14.6 污水排放标准

3.14.6.1 医疗卫生机构污水的排放质量应符合 GB8978–1996《污水综合排放标准》和 GB18466–2001《医疗机构污水排放要求》

（1）排入 GB3838 Ⅲ类水域（划定的保护区和游泳区除外）和排入 GB3097 中二类海域的污水，执行一级标准。

（2）排入 GB3838 中Ⅳ、Ⅴ类水域和排入 GB3097 中三类海域的污水，执行二级标准。

（3）排入设置二级污水处理厂的城镇排水系统的污水，执行三级标准。

（4）排入未设置二级污水处理厂的城镇排水系统的污水，必须根据排水系统出水受纳水域的功能要求，分别执行 3.14.6.1.（1）和 3.14.6.1（2）的规定。

（5）医疗机构污水必须进行处理和消毒。医疗机构污水处理构筑物中的污泥必须经过无害化处理。未经消毒或无害化处理的污水、污泥，不准任意排放或用做农肥。

（6）严禁各级各类医疗机构将污水、污泥排入生活饮用水水源卫生防护地带内。

（7）严禁各级各类医疗机构采用渗井、渗坑排放污水、污泥。

（8）与污水消毒处理有关指标的要求见表 3–3 和表 3–4。

表 3-3 医疗卫生机构污水排放的消毒指标

医疗机构类别	粪大肠菌群 MPN/L	肠道致病菌	结核杆菌	消毒接触时间（h） 氯化法	消毒接触时间（h） 二氧化氯法	总余氯（mg/L） 氯化法	总余氯（mg/L） 二氧化氯法
综合性医疗机构	≤ 900	不得检出	——	≥ 1.0	≥ 0.5	≥ 3.5	≥ 2.5
传染病医疗机构	≤ 900	——	——	≥ 1.5	≥ 0.5	≥ 6.5	≥ 4.0
结核病医疗机构	≤ 900	不得检出	不得检出	≥ 1.5	≥ 0.5	≥ 6.5	≥ 4.0
其他医疗机构	≤ 900	不得检出	——	≥ 1.0	≥ 0.5	≥ 3.5	≥ 2.5

表 3-4 医疗卫生机构污水排放的理化指标 （mg/L）

	1997 年 12 月 31 日前建设的单位 一级标准	1997 年 12 月 31 日前建设的单位 二级标准	1997 年 12 月 31 日前建设的单位 三级标准	1998 年 1 月 1 日后建设的单位 一级标准	1998 年 1 月 1 日后建设的单位 二级标准	1998 年 1 月 1 日后建设的单位 三级标准
pH	6 ~ 9	6 ~ 9	6 ~ 9	6 ~ 9	6 ~ 9	6 ~ 9
BOD_5	30	60	300	20	30	300
COD	100	150	500	100	150	500
SS	70	200	400	70	150	400
氨氮	15	25	—	15	25	—

3.14.6.2 监测要求

（1）医疗机构污水中总余氯：经过连续处理装置的污水，每日至少检测 2 次；经过间歇式处理装置的污水，每次排放前均应检测。

（2）医疗机构污水中粪大肠菌群：每月检测不得少于 1 次。

（3）医疗机构污水中致病菌：每年检测不得少于 2 次。主要检测沙门菌和志贺菌，结核病医疗机构检测结核杆菌。

（4）采用二级处理的污水处理站还应定时监测 BOD_5、COD、溶解氧、悬浮物、氨氮等项目。

3.14.6.3 监测方法

（1）粪大肠菌群数：按 GB8978-1996 规定采用多管发酵法。

（2）余氯量

1）按 GB8978-1996 规定采用 GB11898-89 "N，N- 二乙基 -1，4- 苯二胺分光光度法"或 GB11897-89 "N，N- 二乙基 -1，4- 苯二胺滴定法"监测。日常监测一般采用比色计（邻联甲苯胺比色法）：在含 5 ml 样品的比色管内滴加邻联甲苯胺溶液 2 滴 ~ 3

滴，混匀，置暗处 15 min，与永久性余氯标准比色溶液比色测定。检测温度应控制在 15 ℃ ~ 20 ℃；余氯过高会产生橘黄色，碱度过高或余氯很低时可能会产生淡蓝绿色或淡蓝色，应多加 1 ml 1 ∶ 2 的盐酸或 1 ml 邻联甲苯胺溶液，即可产生正常的淡黄色进行比色测定。

2）对剩余二氧化氯的现场测定，目前没有合适、统一的方法，可用余氯比色计法（邻联甲苯胺比色法）测得的读数 ×1.9 推测剩余二氧化氯的量。

3）pH 值：按 GB8978-1996 规定采用 GB6920-86"玻璃电极法"；日常监测中可用 pH 计或精密 pH 试纸进行监测。

4）BOD_5（五日生化需氧量）：按 GB8978-1996 规定采用 GB7488-87"稀释与接种法"进行监测。

5）COD（化学需氧量）：按 GB8978-1996 规定采用 GB11914-89"重铬酸钾法"进行监测。

6）SS（悬浮物）：按 GB8978-1996 规定采用 GB11901-89"重量法"进行监测。

7）氨氮：按 GB8978-1996 规定采用 GB7478-87"钠氏试剂比色法"进行监测。

3.14.6.4 脱氯处理

通常采用化学脱氯，利用还原剂与氯的反应将氯除去，如 SO_2、$NaHSO_3$、Na_2SO_3、NaS_2O_3、活性炭等。

3.14.7 污泥的处理

3.14.7.1 污泥的脱水与干化

污泥脱水与干化的目的是减少污泥体积，便于污泥的最后处置。污泥干化池通常有两种形式，一种是无人工滤水层的自然滤层干化池，另一种是设置人工滤水层的干化池。

3.14.7.2 堆肥

医院污泥可以和垃圾及其他有机物混合，通过堆肥处理达到消毒目的和产出肥料。

（1）当采用高温堆肥法处理污泥时，应符合下列要求：合理配料，就地取材；堆肥保持在 60 ℃以上不少于 1d；保证堆肥的各部分都能达到有效消毒；采取防止污染人群的措施。

（2）采用高温堆肥应达到表 3-5 卫生标准要求。

表 3-5　高温堆肥卫生标准

项　目	卫　生　标　准
堆肥温度	最高堆温达 50 ℃ ~ 55 ℃以上，持续 5 ~ 7 d。
蛔虫卵死亡率	59% ~ 100%
粪大肠菌值	0.1 ~ 0.01
苍蝇	有效控制苍蝇孳生，堆肥周围没有活的蛆、蛹或新羽化的成蝇

3.14.7.3 石灰消毒法

石灰投加量 15 g/L［Ca（OH）$_2$］，pH 值达到 12 以上，并存放 7 d 以上。

3.14.7.4 氯化消毒法

加氯量应通过试验确定，当无资料时，可按有效氯 2.5 g/L 投加；消毒时应充分混合。

3.14.7.5 利用废热进行加热消毒，应防止臭气扩散污染环境。

3.14.7.6 对集中消毒处理的医院污泥，可利用核废料作辐射源，进行辐照消毒。

3.14.7.7 医疗机构污泥排放标准应符合 GB18466–2001《医疗机构污水排放要求》。

表 3–6　医疗卫生机构污泥排放标准值

医疗机构类别	粪大肠菌群	肠道致病菌	结核杆菌	蛔虫卵死亡率（%）
综合性医疗机构	$\geqslant 10^{-2}$	不得检出	——	> 95
传染病医疗机构	$\geqslant 10^{-2}$	不得检出	——	> 95
结核病医疗机构	$\geqslant 10^{-2}$	——	不得检出	> 95
其他医疗机构	$\geqslant 10^{-2}$	——		> 95

3.15 污物的消毒处理

3.15.1 适用范围

本节所称"污物"是指医疗卫生机构在诊断、治疗、卫生处理过程中产生的废弃物和患者生活过程中产生的排泄物及垃圾，这些废弃物均有病原微生物污染的可能，也可能对公众健康造成危害，本节规范主要提供了对污物消毒的方法和要求，也对医疗卫生机构产生的其他有害废弃物的处理提供了方法。

对医疗卫生机构污物的处理必须符合国家有关法律法规的规定。

3.15.2 污物的分类

医院的大部分废物是没有危害的普通垃圾，不需特别处理；但一旦这些没有危害性的垃圾与其他具有危害性的或传染性的污物混合在一起，就需特殊的搬运和处理。因此对医院污物进行分类是医院污物有效处理的前提。

3.15.2.1 生活垃圾

在医疗卫生机构的管理、建筑物的维修中产生，按城市垃圾处理原则，进行处理，

3.15.2.2 感染性废弃物，

指可能含有病原菌（细菌、病毒、寄生虫或真菌）的废弃物，其浓度和数量足以对人致病。主要包括以下几类：

（1）实验室所用的菌落及病原株培养基和保菌液；

（2）传染病人手术或尸解后的废弃物（如组织、污染的材料和仪器等）；

（3）来自传染病房的废弃物（如排泄物、手术或感染伤口的敷料、严重污染的衣服）；

（4）传染病人血透析中产生的废弃物（如透析设备、试管、过滤器、围裙、手套等）；

（5）实验室感染的动物；

（6）传染病人或动物接触过的任何其他设备和材料。

（7）使用过的一次性注射器、输液器、输血器等废弃物。

3.15.2.3 病理性废弃物

包括组织、器官、部分躯体、死胎和动物尸体、血液、体液。

3.15.2.4 锋利物（锐器）

指能对人扎伤或割伤的物体，包括针头、皮下注射针、解剖刀、手术刀、输液器、手术锯、碎玻璃及钉子。

3.15.2.5 药物性废弃物

包括过期、被淘汰、压碎或污染的药品、疫苗、血清。

3.15.2.6 遗传毒性废弃物

包括已明确的抑制细胞的药物，化学或放射治疗病人的呕吐物、尿或粪便。如苯、环孢霉素、环磷酰胺等。细胞毒性药物是这类废弃物中的主要物质，能杀死或阻碍特定细胞的生长，用于肿瘤的化疗及在器官移植、免疫性疾病的治疗中作为免疫抑制剂。

3.15.2.7 化学性废弃物

在诊断、试验、清洁、管理、消毒过程中产生的，具有毒性、腐蚀性、易燃性、反应性或遗传毒性的固体、液体、气体。如甲醛、摄影用剂、有机化合物等。

3.15.2.8 放射性废弃物

包括被放射性核素污染了的固体、液体和气体。如低活度的固体废弃物（吸收纸、拖把、玻璃器皿、注射器、小药皿）、放置放射性物质容器内的残余物、诊断剂。

3.15.3 污物的处理原则

3.15.3.1 分类收集原则

减少有害有毒废物和带传染性废物的数量，有利废物的回收利用和处理。

3.15.3.2 回收利用原则

避免浪费。

3.15.3.3 减量化原则

通过重复利用、破碎、压缩、焚烧等手段减少固体废物的体积和数量。

3.15.3.4 无公害原则

废物处理必须遵守环保及卫生法规标准要求。

3.15.3.5 分散与集中处理相结合的原则

分类收集的废物分别进行处理。

3.15.4 污物的收集

3.15.4.1 分类收集

（1）设置三种以上颜色的污物袋，黑色袋装生活垃圾，黄色袋装医用垃圾（感染性废弃物），直接焚烧的污物、放射性废弃物和其他特殊的废弃物使用有特殊标志的污物袋进行收集。使用的污物袋应坚韧耐用、不漏水，并首选可降解塑料制成的污物袋。

（2）医院应建立严格的污物分类收集制度，所有废弃物都应放入标有相应颜色的污物袋（桶）中，应及时清运或在装满3/4时有人负责封袋运送。

（3）锐器不应与其他废弃物混放，用后必须稳妥安全地置入锐器容器中。高危区的医院污物建议使用双层污物袋，并及时密封。放射性废物应存放在适当的容器中防止扩散。

（4）分散的污物袋要定期收集集中。污物袋应每日运出病房或科室，也可根据需要决定搬运时间，并运往指定的收集地点。不能移动未标明废弃物产生地及废弃物种类的污物袋（箱），应立即补充上新的同类的污物袋（箱），以供使用。应防止污物袋（箱）的泄漏。

3.15.4.2 医院中心废物存放地

（1）污物袋（箱）在就地处理或异地处理之前，要集中存放在医院中心废物存放地，有害废物和普通垃圾要分开存放，并有明显标识。

（2）存放地应有遮盖设施，防止污染周围环境；设有冲洗及消毒设施，清洗过程的废水应排入医院污水系统。

3.15.5 感染性废弃物的消毒处理

3.15.5.1 液体污物

主要指患者吃过的剩饭剩菜、排泄物、呕吐物等。

（1）可作动物饲料的剩饭剩菜，须煮沸 30 min 后才能运出；

（2）没有利用价值的剩饭剩菜和排泄物、呕吐物，加 1/5 量的漂白粉，搅匀后作用 2 h，倒入专用化粪池或运出；

（3）特殊传染病病人的排泄物、呕吐物参照 3.15.5.3 ~ 3.15.5.8 执行。

3.15.5.2 固体污物

（1）无利用价值的可燃性污物，在条件允许的情况下可采用焚烧处理。

（2）非可燃性固体污物应先消毒，然后根据物品的再利用价值，送废旧物品收购站或城市垃圾处理站。消毒方法可选用含有效氯或有效溴 500 ~ 1 000 mg/L 的消毒液、含 1 000 ~ 2 000 mg/L 二氧化氯的消毒液或 0.5% 过氧乙酸消毒液浸泡 60 min。

3.15.5.3 感染症病人污物的消毒处理：

（1）病人的粪便加 2 倍量 10% ~ 20% 漂白粉乳液；呕吐物加 1/5 量干漂白粉，搅匀后加盖作用 2 h，再倒入厕所。

（2）伤寒病人的尿液每 100 ml 加漂白粉 3 g，搅匀后加盖，作用 2 h。

（3）患者使用过的便器用 1% 漂白粉上清液、含有效氯 2 000 mg/L 的消毒液、0.5% 过氧乙酸浸泡 30 min。

（4）病毒性肝炎病人衣物可用具有消毒杀菌作用的洗涤剂进行浸泡清洗；也可采用甲醛、环氧乙烷进行熏蒸消毒。

（5）结核病人的痰盒收集后焚烧；也可加等量 10% ~ 20% 漂白粉乳液（或 1/5 量的干粉），作用 2 ~ 4 h 或加等量 1% 过氧乙酸作用 30 ~ 60 min。

（6）真菌病人使用过的毛巾、衣物等可用含 0.2% 过氧乙酸溶液浸泡 30 min 后清洗；也可采用上述（4）的方法熏蒸。

（7）无经济价值的可燃性污物采用焚烧处理。

3.15.5.4 炭疽病人污物的消毒处理

（1）尽可能都采用焚烧处理。不能焚烧的，用含有效氯或有效溴 2 000 mg/L 的消毒液或 2% 戊二醛浸泡、擦拭 30 ~ 60 min。

（2）肠炭疽病人排泄物按 3.15.5.3（1）处理，但作用时间需延长至 6 h；病人所用便器按 3.15.5.3（3）处理，但使用药物浓度应加倍。

3.15.5.5 艾滋病病人污物的消毒处理

（1）无经济价值的可燃性污物采用焚烧处理。

（2）病毒携带者和病人分泌物、排泄物用 20% 漂白粉乳液 1：2 混合后作用 2 h。

（3）液体污物可煮沸 30 min；也可加入含氯消毒剂（使混合液中有效氯达到 1 000 mg/L），或过氧乙酸（使混合液中达到 5 000 mg/L）作用 30 min。

（4）病人使用过的衣物、床单等可装入防水口袋内，外加一布袋后采用压力蒸汽消毒；也可直接煮沸 30 min。对被血液或排泄物明显污染的衣物，采用含有效氯 1 000 mg/L 的消毒液浸泡 30 min 处理。

3.15.5.6 朊病毒污染物的处理

朊病毒类感染因子对理化消毒及灭菌因子的抵抗力很强，消毒及灭菌处理困难。对该病患者或疑似患者污染的手术器械、物品及分泌物、排泄物等可参照表表 3-7 方法进行。

表 3-7　朊病毒灭活方法

灭活方法	说明
1. 132 ℃，30 min	处理污染物品；121 ℃ 120 min 仅部分效果
2. 134 ℃ ~ 138 ℃，18 min	处理高危物品与中危物品
3. 浸泡于 1 mol/L 氢氧化，钠溶液内作用 1h，再 121 ℃，60 min	处理高危物品与中危物品（注意腐蚀性）
4. 浸泡于 1 mol/L 氢氧化钠溶液作用 15 min，或 8.25% 有效氯的次氯酸钠	处理低危性表面（如病理解剖台表面和地面）

3.15.6 一次性使用注射器、输液器、输血器等使用后的处理

3.15.6.1 使用过的一次性使用注射器、输液器和输血器等物品必须就地进行消毒毁形，并由当地卫生行政部门指定的单位定点回收，集中处理，严禁出售给其他非指定单位或随意丢弃。

3.15.6.2 一次性使用输血器（袋）、采血后的一次性使用注射器可放入专用收集袋直接焚烧；不能采用焚烧方法的，必须先用含有效氯 2 000 mg/L 的消毒液浸泡 60 min（针筒要打开）后，方可毁形处理。

3.15.6.3 一次性使用输液器使用后先剪下针头部分，用含有效氯或有效溴 1 000 mg/L 的消毒液浸泡 60 min 以上，放入专用的收集袋即可。

3.15.6.4 使用后的一次性注射器建议使用毁形器进行毁形，然后用含有效氯 1 000 mg/L 的消毒液浸泡 60 min 以上，即可回收；没有接触人体的一次性使用注射器毁形后即可回收。

3.15.6.5 明确没有污染的一次性使用医疗用品，如输液袋（瓶）、配制药物的针筒

等，使用后不需浸泡消毒，只要毁形后即可回收。

3.15.6.6 医院必须建立定点回收制度，设专人负责定点回收工作。每个科室使用后加强管理，严防人为流失。凡参与一次性医疗用品处理的人员必须经培训合格并加强个人防护。

3.15.7　放射性废弃物的处理

3.15.7.1　存放要求

盛放固体废弃物的容器应在里面衬以耐用的透明塑料袋，可以用胶带或加热密封。液态废弃物应根据废弃物的化学和放射性质、体积、处理和贮存方法来选择合适的容器。衰竭的放射源应保存在防护层下。

3.15.7.2　放射性废液

（1）使用放射性核素量比较大、产生污水比较多的核医学单位，必须有废水专用处理装置或分隔污水池，以存放和排放废水。

（2）产生放射性核素废液而无废水池的单位，应将废液注入容器存放 10 个半衰期后，排入下水道系统。如废液含长半衰期核素，可先固化，然后按固体放射性废物进行处理。

（3）放射性浓度不超过 1×10^4 Bq/L 的废闪烁液，或仅含有浓度不超过 1×10^5 Bq/L 的 ^{3}H 或 ^{14}C 的废闪烁液，可按一般废弃物进行处理。

（4）对使用放射性药物进行治疗病人的排泄物应实施统一收集和处理。对专用化粪池内的排泄物应贮存 10 个半衰期后排入下水道系统；对无专用化粪池的单位，应为病人提供具有辐射防护性能的尿液、粪便收集器，最初几天的收集物存放 10 个半衰期后作一般废弃物处理；对收集含有 ^{131}I 病人排泄物时，必须同时加入 NaOH 或 10%KI 溶液后密封存放待处理。

（5）对同时含有病原微生物的病人排泄物，应备有专用容器单独收集，经存放衰变、消毒处理后，排入下水道系统。

3.15.7.3　固体废物的处理

（1）废物袋、废物包、废物桶及其他存放废物的容器必须在显著位置标有废物类型、核素种类、比活度范围和存放日期的说明。

（2）内装注射器及碎玻璃等物品的废物袋应附加外套。

（3）焚化可燃性固体废物必须在具备焚烧放射性条件的焚化炉内进行。

（4）同时污染有病原微生物的固体废物，必须先消毒，然后按固体放射性废物进行处理。

（5）Bq 量级以下且失去使用价值的废弃密封放射源，必须在具备足够外照射屏蔽能力的设施里存放、待处理。

（6）比活度小于或等于 7.4×10^4 Bq/kg 的医用废物，或废物经衰变比活度小于 7.4×10^4 Bq/kg 以下后，即可按一般废弃物进行处理。

（7）如果可能的话，将废弃的密封放射源退换给供应商，或向当地环境保护部门提出申请，要求处置放射源。

3.15.8 锋利物的处理

锋利物品应尽量焚化，并且可以和其他感染性废弃物一起焚化处理。

3.15.9 遗传毒性废弃物的处理

3.15.9.1 返还给供应商；

3.15.9.2 高温焚化

应采用双室热解焚化炉，最高温度应达到 1 200 ℃以上。

3.15.9.3 对环磷酰胺、异环磷酰胺、硫酸长春新碱等可采用化学降解法。

3.15.9.4 也可选择封存或使之自动失效的方法处理。

3.15.10 药物性废弃物的处理

3.15.10.1 对少量药物性废弃物可选择填埋、封存处理，也可和感染性垃圾一起焚化处理。

3.15.10.2 对大量药物性废弃物首选焚化；也可封存后在卫生填埋点处置。静脉注射液可采用排入下水道或填埋方式处置；玻璃安瓿不能焚化处理，可以先压碎，然后与锋利物品一起处理。

3.15.11 化学性废弃物的处理

3.15.11.1 一般的化学性废弃物，如糖、氨基酸和特定的盐类，可以与市政垃圾一起处置，或者排入下水道。

3.15.11.2 少量的危险化学性废弃物，如包装内的残留化学物，可采用热解焚化炉、封存或填埋处理。

3.15.11.3 大量的危险化学性废弃物，可返还给供应商；某些可燃性的可采用焚化处理（含大量卤代有机溶剂的不能焚化处理）；也可采用化学法处理；但不能排入下水道系统，也不能采取封存或填埋方法处理。

附件 7. 卫生部关于印发《血液透析器复用操作规范》的通知（卫医发〔2005〕330号）及委托中华医学会，制定的《血液透析器复用操作规范》

各省、自治区、直辖市卫生厅局，新疆生产建设兵团卫生局：

为规范血液透析治疗，保证医疗质量和医疗安全，我部委托中华医学会制定了《血液透析器复用操作规范》（以下简称《规范》），现印发给你们，请遵照执行。

医疗机构及其医务人员使用经国家食品药品监督管理局批准的可以重复使用的血液透析器应当遵照本《规范》执行。经批准的一次性血液透析器不得重复使用。各级卫生行政部门要加强对医疗机构和医务人员执行《规范》情况的指导和监督检查，对不按《规范》要求复用的，要依照有关卫生管理法律、法规予以处罚。对《规范》执行过程中发现的问题，各地要及时反馈我部医政司。

附件：血液透析器复用操作规范

二〇〇五年八月十一日

血液透析器复用操作规范

目录

1. 范围

本规范描述了合理复用血液透析器的基本要素，其目的是保证复用血液透析器的安全性和有效性。

1.1 本规范只适用于依法批准的有明确标识的可重复使用的血液透析器。

1.2 由具有复用及相关医学知识的主管血液透析的医师决定复用血液透析器，医疗单位应对规范复用血液透析器负责。

1.3 本规范可能未涵盖复用过程中所有可能遇到的不能预知的危险因素。

1.4 本规范不涉及血液透析器首次使用的情况。

2. 需说明的医疗问题

2.1 复用前应向患者或其委托人说明复用的意义及可能遇到的不可预知的危害，可选择是否复用并签署知情同意书。

2.2 乙型肝炎病毒标志物阳性患者使用过的血液透析器不能复用；丙型肝炎病毒标志物阳性患者使用过的血液透析器在复用时应与其他患者的血液透析器隔离。

2.3 艾滋病病毒携带者或艾滋病患者使用过的血液透析器不能复用。

2.4 其他可能通过血液传播传染病的患者使用过的血液透析器不能复用。

2.5 对复用过程所使用的消毒剂过敏的患者使用过的血液透析器不能复用。

3. 复用记录

所有复用记录都应符合医学记录的标准，需注明记录日期及时间并签名。

3.1 血液透析器复用手册：每个血液透析医疗单位须根据本规范设立血液透析器复用手册，血液透析器复用手册应包括有关规定、复用程序和复用设备说明等。

3.2 复用记录：包括患者姓名、性别、病案号、血液透析器型号、每次复用的日期和时间、复用次数、复用工作人员的签名或编号以及血液透析器功能和安全性测试结果。

3.3 事件记录：记录有关复用的事件，包括血液透析器失效的原因及副反应。

4. 复用人员资格与培训

4.1 资格：从事血液透析器复用的人员必须是护士、技术员或经过培训的专门人员。复用人员经过充分的培训及继续教育，能理解复用的每个环节及意义，能够按照每个程序进行操作，并符合复用技术资格要求。

4.2 培训内容：透析基本原理，血液透析器性能及评价，消毒剂的理化特性及贮存、使用方法、残存消毒剂导致的副作用，透析用水标准及监测，透析充分性，复用对血液透析器的影响，以及评价血液透析器能否复用的标准。

4.3 培训资料档案：记录有关培训内容，包括题目，参加者姓名，培训的日期和时间以及考核结果。

4.4 血液透析治疗单位负责人对复用人员的技术资格负责。

5. 复用设备及用水要求

复用设备必须合理设计，并经测试能够完成预定的任务。

5.1 水处理系统

复用应使用反渗水。供复用的反渗水必须符合水质的生物学标准，有一定的压力和流速，必须满足高峰运行状态下的设备用水要求。

5.1.1 消毒：水处理系统的设计应易于整个系统的清洁和消毒，消毒程序应包括冲洗系统的所有部分，以确保消毒剂残余量控制在安全标准允许的范围内。

5.1.2 水质要求：应定期检测复用用水细菌和内毒素的污染程度。应在血液透析器与复用系统连接处或尽可能接近此处进行水质检测。细菌水平不得超过 200 CFU/ml，干预限度为 50 CFU/ml；内毒素含量不得超过 2 EU/ml，干预限度为 1 EU/ml。当达到干预限度时，继续使用水处理系统是可以接受的，但应采取措施（如消毒水处理系统），防止系统污染进一步加重。

5.1.3 水质细菌学、内毒素检测时间：最初应每周检测 1 次，连续 2 次检测结果符合要求后，细菌学检测应每月 1 次，内毒素检测应每 3 个月至少 1 次。

5.2 复用系统

5.2.1 复用设备：复用设备必须确保以下功能：使血液透析器处于反超状态能反复冲洗血室和透析液室；能完成血液透析器性能及膜的完整性试验；用至少 3 倍血室容积的消毒液冲洗血液透析器血室及透析液室后，可用标准消毒液将其充满，以确保血液透析器内的消毒液达到有效浓度。

5.2.2 维护：血液透析器复用设备的维护应遵循复用设备厂家和销售商的建议，并与之制定书面维修程序及保养计划。厂家和销售商有责任承诺设备在安装正确的条件下运行正常。

5.2.3 血液透析单位根据自身条件可选用自动复用或半自动复用设备。

6. 复用间环境的安全要求

6.1 复用间环境：复用间应保持清洁卫生，有通风排气设施，通风良好，排水能力充足。

6.2 贮存区：已处理的血液透析器应在指定区域内存放，应与待处理的血液透析器分开放置，以防混淆导致污染甚至误用。

6.3 个人防护：每一位可能接触患者血液的工作人员均应采取预防感染措施。在复用过程中操作者应穿戴防护手套和防护衣，应遵守感染控制预防标准，从事已知或可疑毒性或污染物溅洒的操作步骤时，应戴面罩及口罩。

6.4 复用间应设有紧急眼部冲洗水龙头，确保复用工作人员一旦被化学物质飞溅损伤时能即刻有效地冲洗。

7. 血液透析器标识

7.1 要求：血液透析器复用只能用于同一患者，标签必须能够确认使用该血液透析器的患者，复用及透析后字迹应不受影响，血液透析器标签不应遮盖产品型号、批号、血液及透析液流向等相关信息。

7.2 内容：标签应标有患者的姓名、病历号、使用次数、每次复用日期及时间。

8. 血液透析器复用

血液透析器复用前必须先给血液透析器贴标签，然后按复用程序操作，参见附件1《血液透析器半自动复用程序》和附件2《血液透析器自动复用程序》。

8.1 运送和处置：透析结束后血液透析器应在清洁卫生的环境中运送，并立即处置。如有特殊情况，2 h 内不准备处置的血液透析器可在冲洗后冷藏，但 24 h 之内必须完成血液透析器的消毒和灭菌程序。

8.2 冲洗和清洁：使用符合第 5.1.2 条标准的水冲洗和清洁血液透析器的血室和透析液室，包括反超滤冲洗。稀释后的过氧化氢、次氯酸钠、过氧乙酸和其他化学试剂均可作为血液透析器的清洁剂。

注意：加入一种化学品前必须清除前一种化学物质。在加入福尔马林之前，必须清除次氯酸钠。次氯酸钠不能与过氧乙酸混合。

8.3 血液透析器整体纤维容积（Total Cell Volume，TCV）检测：检测血液透析器的 TCV，复用后 TCV 应大于或等于原有 TCV 的 80%。

8.4 透析膜完整性试验：血液透析器复用时应进行破膜试验，如空气压力试验。

8.5 消毒和灭菌：清洗后的血液透析器必须消毒，以防止微生物污染。血液透析器的血室和透析液室必须无菌或达到高水平的消毒状态，血液透析器应注满消毒液，消毒液的浓度至少应达到规定浓度的 90%。血液透析器的血液出入口和透析液出入口均应消毒，然后盖上新的或已消毒的盖。

注意：消毒程序不能影响血液透析器的完整性。为防止膜损伤，不要在血液透析器内混合次氯酸钠和福尔马林等互相发生反应的物质。

8.6 血液透析器外壳处理：应使用与血液透析器外部材料相适应的低浓度消毒液（如 0.05% 次氯酸钠）浸泡或清洗血液透析器外部的血迹及污物。

注意：采用某些低浓度消毒液反复消毒，有可能导致血液透析器的塑料外壳破损。

8.7 废弃血液透析器处理：废弃的血液透析器应毁形，并按医用废弃物处理规定处理。

8.8 复用血液透析器贮存：复用血液透析器经性能检验、符合多次使用的检验标准后，应在指定区域内存放，防止与待复用血液透析器或废弃血液透析器混淆。

8.9 复用后外观检查：

8.9.1. 外部无血迹和其他污物。

8.9.2. 外壳、血液和透析液端口无裂隙。

8.9.3. 中空纤维表面未见发黑、凝血的纤维。

8.9.4. 血液透析器纤维两端无血凝块。

8.9.5. 血液和透析液的出入口加盖，无渗漏。

8.9.6. 标签正确，字迹清晰。

8.10 复用次数：应根据血液透析器 TCV、膜的完整性试验和外观检查来决定血液透析器可否复用，三项中有任一项不符合要求，则废弃该血液透析器。采用半自动复用程序，低通量血液透析器复用次数应不超过 5 次，高通量血液透析器复用次数不超过 10 次。采用自动复用程序，低通量血液透析器推荐复用次数不超过 10 次，高通量血液透析器推荐复用次数不超过 20 次。

9. 血液透析器使用前检测

参见附件 1《血液透析器半自动复用程序》和附件 2《血液透析器自动复用程序》。

9.1 外观检查：

9.1.1 标签字迹清楚。

9.1.2 血液透析器无结构损坏和堵塞。

9.1.3 血液透析器端口封闭良好、充满消毒液（由血液透析器颜色、用试纸或化学试剂确认该血液透析器已经过有效浓度消毒液的消毒和处理）、无泄漏。

9.1.4 存储时间在规定期限内。

9.1.5 血液透析器外观正常。

9.2 核对患者资料：确保血液透析器上的姓名和患者记录中身份信息一致，血液透析器上的标签和患者的治疗记录也应确保无误。

9.3 冲洗消毒液：冲洗程序应经验证能确保将血室和透析液室填充的消毒液浓度降至安全水平。

9.4 消毒剂残余量检测：可根据消毒剂厂商的说明，采用敏感的方法（如试纸法等），检测消毒剂残余量，确保消毒剂残余量低于允许的最高限度。

注意：消毒剂残余量检测后 15 min 内应开始透析，防止可能的消毒液浓度反跳。如果等待透析时间过长，应重新清洁、冲洗、测定消毒剂残余量，使之低于允许的最高限度。

10. 血液透析器使用中监测

10.1 透析中监测：应观察并记录患者每次透析时的临床情况，以确定由复用血液透析器引起的可能的并发症。

10.2 与复用有关的综合征：

10.2.1 发热和寒战：体温高于 37.5 ℃或出现寒战，应报告医师。不明原因的发热和 / 或寒战常发生在透析开始时，应检测透析用水或复用水的内毒素含量及消毒液残余量。

10.2.2 其他综合征：若透析开始时出现血管通路侧上肢疼痛，医师应分析是否由于已复用血液透析器中残余的消毒液引起。若怀疑是残余消毒剂引起的反应，应重新评估冲洗程序并检测消毒剂残余量。

10.3 血液透析器失效处理原则：如血液透析器破膜或透析中超滤量与设定值偏离过多，应评估并调整复用程序；如患者出现临床状况恶化，包括进行性或难以解释的血清肌酐水平升高，尿素下降率（URR）或 Kt/V（K：血液透析器尿素清除率，t：透析时间，V：体内尿素分布容积）降低，应检查透析操作程序，包括复用程序。

10.4 临床监测：定期检测 URR 或 Kt/V，如果结果不能满足透析处方的要求，应加以分析并评估。

11. 透析结束后处理

回冲程序：回冲生理盐水，使血液透析器中的残留血液返回患者体内，不应使用空气回冲血液。患者脱离透析管路后，用剩余的生理盐水反复循环冲洗血液透析器数分钟。

12. 质量控制

12.1 质量控制标准：工作人员应监控所有复用物品、复用材料、复用程序、复用操作和结果。

12.2 记录：记录有关研究分析、意见和质量控制检查方面的结果，从而为客观的分析提供资料。临床资料是提示复用程序质量的最重要指标，根据记录进一步改进复用操作规范。

12.3 血液透析治疗单位应接受有关机构对血液透析器复用过程及质量控制的监督和检查。

附件 1 血液透析器半自动复用程序

（参见《血液透析器复用操作规范》第 8 条）

1. 结束血液透析，首次复用前贴上血液透析器复用标签。

2. 使用反渗水冲洗血液透析器血室 8 ~ 10 min，冲洗中可间断夹闭透析液出口。

3. 肉眼观察血液透析器有无严重凝血纤维，若凝血纤维超过 15 个或血液透析器头部存在凝血块，或血液透析器外壳、血液出入口和透析液出入口有裂隙，则该血液透析器应废弃。

4. 标记血液透析器使用次数及复用日期及时间，尽快开始下一步程序。

5. 冲洗

按如下步骤进行。

5.1 血液透析器动脉端朝下。

5.2 由动脉至静脉方向，以 1.5 ~ 2.0 kg/m² （或 3 ~ 4 L/min）压力冲洗血室。

5.3 透析液侧注满水，不要有气泡，夹闭透析液出路 15 min。

5.4 放开透析液出口，同时以 2.0 kg/m² 压力冲洗血室 2 min，此期间短时夹闭血室出路 3 次。

5.5 重复过程 5.3 及 5.4 共 4 次，每次变换透析液侧注水方向。

6. 清洁（血液透析器如无凝血，可省略此步骤）

根据透析膜性质选用不同的清洁剂。可选用 1% 次氯酸钠（清洁时间应 < 2 min）、3% 过氧化氢或 2.5%Renalin。清洁液充满血液透析器血室，用反渗水冲洗。

7. 检测

7.1 TCV 检测：血液透析器 TCV 应大于或等于初始 TCV 的 80%；

7.2 压力检测：血室 250 mmHg 正压，等待 30 s，压力下降应 < 0.83 mmHg/s；对高通量膜，压力下降应 < 1.25 mmHg/s。

8. 消毒

8.1 常用消毒剂有过氧乙酸、福尔马林等。

8.2 将消毒液灌入血液透析器血室和透析液室，至少应有 3 个血室容量的消毒液经过血液透析器，以保证消毒液不被水稀释，并能维持原有浓度的 90% 以上，血液透析器血液出入口和血液透析器出入口均应消毒，然后盖上新的或已消毒的盖。

8.3 供参考的常用消毒剂的使用要求见表 1，其使用方法建议按血液透析器产品说明书上推荐的方式进行。

表 1　常用消毒剂的使用要求

消毒剂	浓度（%）	最短消毒时间及温度 *	消毒有效期（天）**
福尔马林	4	24 h，20ºC	7
过氧乙酸	0.25 ~ 0.5	6 h，20ºC	3
Renalin	3.5	11 h，20ºC	14 ~ 30

* 复用血液透析器使用前必须经过最短消毒时间消毒后方可使用。

** 超过表中所列时间，血液透析器必须重新消毒方可使用。

9. 准备下一次透析

9.1 检查血液透析器。

9.2 核对患者资料。

9.3 冲洗消毒液：血液透析器使用前须用生理盐水冲洗所有出口。

9.4 消毒剂残余量检测：血液透析器中残余消毒剂水平要求：福尔马林 < 5 ppm（5 μg/L）、过氧乙酸 < 1 ppm（1 μg/L）、Renalin < 3 ppm（3 μg/L）。

附件 2 血液透析器自动复用程序

血液透析器自动复用程序与半自动复用程序相似，包括反超滤冲洗、清洁、血液透析器容量及压力检测、消毒等。每种机器使用特定的清洁剂及消毒剂，具体操作程序应遵循厂家及销售商建议，以下复用程序仅供参考。

1. 结束血液透析，首次复用前贴上血液透析器复用标签。

2. 用生理盐水 500 ml 冲洗血液透析器血室，夹闭血液透析器动脉及静脉端，关闭透析液出口，开始自动复用程序（如复用程序不能立即进行，应将血液透析器进行冷藏）。

3. 自动清洗

3.1 将血液透析器血室及透析液室出口分别连接于机器上。

3.2 使用清洗液冲洗血室一侧（从动脉到静脉）。

3.3 反超滤冲洗透析膜。

3.4 冲洗透析液室部分。

3.5 再次冲洗血室部分（分别从动脉到静脉及从静脉到动脉，共 2 次）。

4. 自动检测：

包括 TCV 检测及压力检测，参见附件 1《血液透析器半自动复用程序》第 7.1 及 7.2 条。

5. 自动消毒

5.1 用消毒液冲洗透析液室部分；

5.2 用消毒液冲洗血室部分（从静脉到动脉）；

5.3 将消毒液充满透析液室；

5.4 将消毒液充满血室。

6. 准备下一次透析

参见附件 1《血液透析器半自动复用程序》第 9.1、9.2、9.3 及 9.4 条。

附件 3 名词解释

1. 血液透析：使用血液透析机及其相应配件，利用血液透析器的弥散、对流、吸附和超滤原理给患者进行血液净化治疗的措施。

2. 血液透析器：由透析膜及其支撑结构组成的血液透析器件，为血液透析的重要组成部分。

3. 血液透析器功能：指血液透析器的溶质转运、吸附和超滤脱水功能。

4. 血液透析器血液出入口：在透析过程中将患者血液引出体外进入血液透析器一端（动脉端）为血液透析器血液入口；血液从血液透析器另一端（静脉端）进入体内为血液透析器血液出口。

5. 血液透析器透析液出入口：透析液从血液透析器一端侧孔（通常在静脉端）进入透析液室为透析液入口；透析液从血液透析器另一端侧孔出来为透析液出口。

6. 血液透析器复用：对使用过的血液透析器经过冲洗、清洁、消毒等一系列处理程序并达到规范要求后再次应用于同一患者进行透析治疗的过程。

7. 致热原：引起透析患者发热的物质，主要包括革兰阴杆菌内毒素及其碎片、肽聚糖和外毒素等。内毒素不能通过透析膜，但是它的碎片可以通过透析膜，引起患者发热、寒战等症状。

8. 内毒素：指革兰氏阴性杆菌产生的一类生物活性物质，主要为脂多糖（LPS），其相对分子量 10 000 ~ 1 000 000，可以引起机体发热等反应。通常用 LAL（Limulus

Amebocyte Lysate）方法检测其含量。

9. 冲洗：用反渗水冲洗血液透析器血室和透析液室，旨在冲洗掉两室内的血迹及其他杂质。

10. 反超：在透析过程中，水及溶质从透析液室转移到血室的过程称为反超。

11. 消毒：通过化学或物理的方法使各种生长的微生物失活的过程。

12. 消毒剂：杀灭微生物的制剂。血液透析器复用时常用的消毒剂为过氧乙酸、福尔马林及其他专用制剂。

13. 消毒剂的清除：用生理盐水通过血液透析器的血室和透析液室冲掉室内的消毒液，并达到允许的标准浓度。

14. 消毒液浓度反跳：消毒液容易渗透到血液透析器的固体成分上，当用溶液清洗消毒液时，溶液中消毒液的浓度可以很低，如果停止冲洗，由于血液透析器内的消毒液从固体成分向溶液弥散，残留消毒液的浓度会反跳升高，并因此进入人体引起消毒液相关反应。

15. 整体纤维容积（Total Cell Volume，TCV）：指溶液完全灌满血液透析器中空纤维及血室两个端头的容量，其容量即表示血液透析器整体纤维容积。

附录四　血液透析和相关治疗用水

前　言

本标准的全部技术内容为强制性。

本标准修改采用国际标准 ISO 13959：2002《血液透析和相关治疗用水》。

本标准与国际标准的修改在于：

——国际标准中 3.1 条验证和监测经处理的水，因无具体的测试方法，只是一个原则上的规定，故将此条单列出来，作为总则。

——国际标准中 3.2 条微生物要求是包含了细菌总数和细菌内毒素两个指标，故本标准将之分成了两个条款，且将其不明确的地方（或不得低于国家法规和同类法规的要求）删除。

——国际标准中 4.1 中对细菌总数提出了多种确定方法和不建议使用的方法，本标准明确采用了国内常用的倾注平板法为仲裁方法，也可采用膜过滤法。

——国际标准中 4.2 所列举的各元素的检验方法有很多，本标准对此明确了仲裁方法，并对一些明显是精确度较低的，但比较经济的测试方法，增加了精确度较高的测试方法，如砷、硫酸盐等。

本标准由国家食品药品监督管理局提出。

本标准由全国医用体外循环设备标准化技术委员会归口。

本标准起草单位：广东省医疗器械质量监督检验所。

本标准主要起草人：颜林、李伟松、张扬、莫富诚。

YY 0572—2005

引言

要想保证血液透析或血液透析滤过既安全又有效，极其重要的一个方面，就要是保证水质优良。

血液透析和血液透析滤过，患者通过血液透析器或血液透析滤过器的半透膜，每周可能要接触超过 300L 的水。而一个健康的人，每周摄入的水很少超过 12L。与水接触的量增加近 30 倍，因此，应控制和监测水质，以避免已知的或估计有害的物质过量。制备透析液的用水通常都要经过一定的处理，使水质达到规定的要求。这类水处理系统可包括各种设备：水质软化器、反渗透装置、去离子装置、高效过滤器、微型过滤器、活性炭过滤器、紫外线消毒器和散热器。水处理系统的这些设备性能如何，取决于原水的水质和整个系统的功能，看它能否制备出并持续生产出合格的处理水。

微量元素和微生物源污染长期存在着潜在的危害，现在对此了解正越来越多，处理饮用水的技术已获得持续发展，为此，本标准亦将相应的向前发展，并日臻完善。

本标准包含了对制备透析液用水在化学方面和微生物学方面的最低要求，及为保证符合要求而应实行的各项步骤。其中，包括了对原水的基本判定准则。

处理水中因存在有机污染物而产生生理效应，这是一个值得研究的重要领域。考虑本标准发布时若规定低于各管理机构公布的阈值，并不恰当。但本标准的用户应当意识到，若存在有机物污染，就可能出现问题。监测有机物污染的总浓度，可通过测量有机碳总量（TOC）进行。TOC 并不表征某种特定污染物的浓度。对于原水，已知有机物污染浓度高的地方，可考虑进行特定的水处理。

用浓缩物配制最终的透析液，应按 ISO 13958 的规定进行生产、包装和贴标签。用于混合的大量用水，要符合本标准。血液透析机构负责管理水处理设备、血液透析系统和浓缩物。

由于最终混合制成的透析液不受生产者控制，故本标准不对其临床技术上必要的处理作出规定。血液透析职业人员负责选择各种不同的应用（血液透析、血液透析滤过、血液滤过），并要了解各种处理的风险及在每种治疗中采用透析液的安全要求。

若处理水用于血液透析器再处理（清洁，测试及与消毒剂混合），用户应保证处理水符合本标准要求。应在重复使用设备的进水口测定处理水。

本标准对水处理系统生产者、血液透析机构具有指导作用。

血液透析和相关治疗用水

1. 范围

本标准规定了血液透析和血液透析滤过中制备浓缩透析液和透析液所用水的最低要求。

本标准不涉及水处理设备的操作，亦不涉及由处理水与浓缩物混合最后制成供治疗用的透析液。负责操作的只能是专业透析人员。

2. 术语和定义

下列术语和定义适用于本标准：

2.1 透析液　dialyzing fluid，dialysis fluid，dialysate

血液透析或血液透析滤过时，拟与血液交换溶质的液体。

注：这不包括血液透析滤过中所用预包装的母液。

2.2 原水 feed water

供给水处理系统的水。

2.3 处理水 Product water

完全通过了水处理系统处理、进入血液透析设备的水。

3. 验证和监测处理水

为了设计出一种合适的水处理系统，以便符合进行体外循环治疗病人的需要，应测定原水的水质及其变化。应定期监测原水的水质，并保证持续进行恰当的水处理。按下面规定，处理水的水质应在安装水处理装置时验证，应定期监测处理水的水质。生产者应在原水和处理水的监测方式和频度两方面向用户提供说明书，并对方法选择、监测频度及偏离要求的纠正措施进行指导。

4. 要求

4.1 微生物学要求

4.1.1 处理水所含细菌总数，应不得超过 100 CFU/ml。

4.1.2 在水处理装置的输出端的细菌内毒素，应不得超过 1 EU/ml；在血液透析装置入口的输送点上的细菌内毒素，应不得超过 5 EU/ml。

4.2 化学污染物

处理水所含化学污染物，应不得超过表 1 的规定。

表 1　处理水所含化学污染物最大容允量

污染物	最大允许量（mg/L）	污染物	最大允许量（mg/L）
铝	0.01	镁	4
砷	0.005	汞	0.000 2
钡	0.1	硝酸盐（氮）	2
镉	0.001	钾	8
钙	2	硒	0.09
氯胺	0.1	银	0.005
氯	0.5	钠	70
铬	0.014	硫酸盐	100
铜	0.1	锡	0.1
氟化物	0.2	锌	0.1
铅	0.005	—	—

5. 试验方法

5.1 微生物试验

应在按比例配制透析液装置的入口处或在混合罐的入口处，收集处理水的试样。

5.1.1 试样应在收集后 30 min 内进行化验，或立即放在 1 ℃ ~ 5 ℃下储存，并按常规程序在收集后 24 h 内化验。应采用常规的微生物检验方法（倾注平板法）获得细菌总数计数（标准培养皿计数）。培养基应为胰蛋白酶大豆琼脂或等价物。计算菌落数目应在 35 ℃ ~ 37 ℃下培养 48 h 后进行。48 h 后若呈阴性，可于 72 h 后再检查。这是标准的操作方法。

也可用另一种方法测定水生微生物，即采用膜过滤技术滤除 500 ~ 1 000 ml 水，并在像 R2A 这样的低营养琼脂培养基上，可在 28 ℃ ~ 32 ℃下培养 5d 或更长时间。

5.1.2 应用鲎试剂法检查内毒素，测定是否有致热原。

5.2 化学污染物试验

对处理水进行化学分析，检查其所含表 1 列举的污染物量，应采用基准化学分析方法，要保证测定精确，应采用合适的容器，并调节 pH 值。表 2 列出检验每种污染物的方法，其他检验方法若被证明具有同样的精确性及再现性，亦可以采用。

注：为了检验化学污染物，可能需要在取样点收集足够的样本. 取样点的选择，要根据水处理系统及其整个管道的状况决定。

表 2 污染物检验

污染物	检 验 名 称	污染物	检 验 名 称
铝	LeGendre and Alfrey 法（1976）或 ICP–MS 法	镁	原子吸收（直接吸入）
砷	原子吸收（气态氢化物）	汞	冷原子吸收法（原子吸收）
钡	原子吸收（石墨炉）	硝酸盐（氮）	番木鳖碱比色法或镉还原法或离子色谱法 色谱法
镉	原子吸收（石墨炉）	钾	原子吸收（直接吸入）或火焰光谱法或离子选择电极法 或离子选择电极法
钙	（乙二胺四醋酸）滴定法或原子吸收（直接吸入）及特定离子电极法 接吸入	硒	原子吸收（气态氢化物）·或原子吸收（石墨炉）
氯和氯胺	DPD 铁滴定法或 DPD 量热法或离子色谱法	银	原子吸收（石墨炉）
铬	原子吸收（石墨炉）	钠	原子吸收（直接吸入）或火焰光谱法或离子选择电极法

续表

污 染 物	检 验 名 称	污 染 物	检 验 名 称
铜	原子吸收（直接吸入）或新试铜灵法	硫酸盐	浊度测定法或离子色谱法
氟化物	电极滴定法或SPANDS比色法	锡	原子吸收（石墨炉）
铅	原子吸收（石墨炉）	锌	原子吸收（直接吸入）或双硫腙法

＊为仲裁方法。

（张　辉）

主要参考文献

[1] 王卫平，孙锟，常立文 . 儿科学 [M]. 北京：人民卫生出版社，2018.

[2] 易著文，何庆南 . 小儿临床肾脏病学 [M]. 北京：人民卫生出版社，2016.

[3] 徐虹，丁洁，易著文 . 儿童肾脏病学 [M]. 北京：人民卫生出版社，2018.

[4] 王质刚 . 血液净化学 [M]. 北京：北京科学技术出版社，2016.

[5] 陈香美 . 血液净化标准操作规程 [M]. 北京：人民卫生出版社，2021.

[6] 沈颖，吴玉斌 . 儿童血液净化标准操作规程 [M]. 北京：人民卫生出版社，2020.

[7] 林善琰 . 当代肾脏病学 [M]. 上海：上海科技教育出版社，2001.

[8] 沈颖，易著文 . 儿科血液净化技术 [M]. 北京：清华大学出版社，2012.

[9] 何长民，张训 . 肾脏替代治疗学 [M]. 上海：上海科学技术出版社，2005.

[10] 陈香美 . 腹膜透析标准操作规程 [M]. 北京：人民军医出版社，2010.

[11] 翟丽 . 实用血液净化技术及护理 [M]. 北京：人民军医出版社，2012.

[12] 日本肾不全看护学会 . 透析看护 [M]. 日本：日本株式会社医学书院，2005.

[13] 方勇，任继勤，蔡中华 . 质量管理 [M]. 北京：化工工业出版社，2020.

[14] KDIGO Guidlines 2012 from: https://kdigo.org/guidelines/.